we are nurse

 간호사 국가시험 **출 제 범 위**

성인간호학	1. 안전과 안위 간호	1. 면역/신체손상
		2. 안위변화
	2. 영양대사배설 간호	1. 섭취/흡수/대사장애
		2. 체액 불균형/배뇨장애
	3. 활동휴식 간호	1. 활동/자기돌봄장애
		2. 심혈관/혈액장애
		3. 호흡기능장애
	4. 인지조절감각 간호	1. 인지/신경기능장애
		2. 조절기능장애
		3. 감각기능장애

목차

PART 01　안전과 안위 간호

CHAPTER 01　면역 / 신체손상　6
- UNIT 01　면역(immunization)이상
- UNIT 02　감염환자 문제
- UNIT 03　응급환자 문제
- UNIT 04　수술환자 문제
- UNIT 05　피부통합성 장애 : 피부장애

CHAPTER 02　안위변화　63
- UNIT 01　통증
- UNIT 02　암(신생물)
- UNIT 03　호스피스 완화 간호
- UNIT 04　성인기 발달단계별 간호문제
- UNIT 05　노인의 간호문제
- UNIT 06　재활간호

PART 02　영양·대사·배설 간호

CHAPTER 01　섭취/흡수/대사장애 : 소화기계　104
- UNIT 01　소화기계의 구조와 기능 및 간호사정
- UNIT 02　위장관 장애 대상자 간호사정
- UNIT 03　식도장애
- UNIT 04　위, 십이지장 장애
- UNIT 05　소장, 대장장애
- UNIT 06　간, 담도 췌장장애
- UNIT 07　위장관 삽입
- UNIT 08　총비경구적 영양(total parenteral nutrition, TPN)

CHAPTER 02　체액불균형/배뇨장애 : 항상성 및 비뇨생식기계　159
- UNIT 01　항상성 유지 간호(체액-전해질, 산-염기의 평형상태)
- UNIT 02　비뇨기계(신장과 요로계) 장애사정
- UNIT 03　신장과 요로계 질환
- UNIT 04　남성생식기계 장애
- UNIT 05　유방질환

CONTENTS

간호사 국가시험대비 / 성인간호학

PART 03   활동·휴식 간호

CHAPTER 01   심혈관/혈액장애 : 심장계/혈관계/혈액계 ········· 210
- UNIT 01   심장의 구조와 기능
- UNIT 02   심혈관계 사정
- UNIT 03   심장계 질환
- UNIT 04   혈관계 질환
- UNIT 05   혈액계 질환

CHAPTER 02   호흡기능장애 : 호흡기계 ········· 283
- UNIT 01   호흡기계의 구조와 기능
- UNIT 02   호흡기계 간호사정
- UNIT 03   호흡기계 환자 간호 중재
- UNIT 04   상부호흡기계 장애의 간호
- UNIT 05   하부호흡기계 장애의 간호

CHAPTER 03   활동/자기돌봄장애 : 근골격계 ········· 340
- UNIT 01   근골격계의 구조와 기능
- UNIT 02   근골격계 사정
- UNIT 03   뼈의 장애
- UNIT 04   관절 장애
- UNIT 05   근육 지지구조 장애
- UNIT 06   기타 근골격계 장애(손, 발, 척추, 결체조직장애)

목 차

PART 04   인지·조절·감각 간호

CHAPTER 01   **인지/신경기능장애 : 신경계** ················ 384
- UNIT 01   신경계의 구조와 기능
- UNIT 02   신경계사정
- UNIT 03   신경학적 장애
- UNIT 04   인지기능장애(무의식)
- UNIT 05   뇌조직관류장애 : 뇌질환
- UNIT 06   신경운동장애

CHAPTER 02   **감각기능장애** ································ 429
- UNIT 01   시력/시각장애
- UNIT 02   청력/청각장애

CHAPTER 03   **조절기능장애 : 내분비계 장애** ·············· 448
- UNIT 01   내분비계의 구조와 기능
- UNIT 02   뇌하수체 기능장애
- UNIT 03   당 대사 장애
- UNIT 04   갑상샘 기능장애
- UNIT 05   부갑상샘 기능장애
- UNIT 06   부신 기능장애

성 인 간 호 학

안전과 안위 간호

CHAPTER 01 면역 / 신체손상
- UNIT 01 면역(immunization)이상
- UNIT 02 감염환자 문제
- UNIT 03 응급환자 문제
- UNIT 04 수술환자 문제
- UNIT 05 피부통합성 장애 : 피부장애

CHAPTER 02 안위변화
- UNIT 01 통증
- UNIT 02 암(신생물)
- UNIT 03 호스피스 완화 간호
- UNIT 04 성인기 발달단계별 간호문제
- UNIT 05 노인의 간호문제
- UNIT 06 재활간호

CHAPTER 01
면역 / 신체손상

UNIT 01 면역(immunization)이상

1. 염증(inflammation)
- 세포손상에 대한 일련의 반응, 염증성 물질 중화, 괴사 물질 제거, 치유와 회복에 적합한 환경 조성
- 신체부위나 원인과는 상관없이 손상이나 침입이 발생하며 염증 반응 발생
  cf. 감염(infection) : 박테리아, 진균, 바이러스 같은 미생물의 침입

1) 염증반응 : 손상 후 즉시 시작해서 3~6일 동안 지속

  (1) 혈관반응 단계
  ① 지혈을 위해 손상초기 혈관이 수축되고 응고과정 시작
  ② 곧이어 모세혈관이 이완되어 손상부위 혈류 증가, 발적
  ③ 모세혈관 투과성 증가, 혈류 속도 지연 → 부종

  (2) 세포반응
  ① 변연화(margination) : 모세혈관 내벽으로 호중구와 단핵구가 이동하여 붙음 - 아메바 운동으로 모세혈관 벽을 통해 손상부위로 누출
  ② 화학주성(chemotaxis) : 백혈구 유도 인자에 의해 염증부위에 호중구와 단핵구 축적

  (3) 식작용(Phagocytosis)
  호중구와 대식세포 등의 백혈구가 침입자를 삼키고 효소의 분해 작용으로 침입자를 파괴

2) 염증의 증상과 유발원인

  (1) 발적
  혈류 증가(충혈)

  (2) 열
  국소 대사 작용 증가

(3) 종창, 부종
혈관이 이완되면서 혈액 증가, 간질공간으로 염증성 삼출액 축적, 신경말단 자극인자 증가, 삼출액으로 조직 팽만 종창

(4) 통증
신경말단 자극 인자 증가, 삼출액으로 조직 팽만

(5) 기능이상
종창, 통증

(6) 전신증상
허약감, 권태감(염증산물이 혈류, 림프관으로 흘러 들어감), 호흡수증가, 맥박증가, 오한, 발한

3) 염증 시 간호

(1) 부종 조절
휴식(rest), 냉(ice), 압박(compression), 상승시키기(elevation) = RICE

(2) 염증 감소
항염증제제(NSAIDs, 코르티코스테로이드), 항생제

(3) 전신반응 관찰
① 고열 : 낮은 열은 세균성장을 지연시키므로 고열은 수액과 해열제로 조절
② 통증 : 염증반응 24~72시간은 냉 적용, 그 후에는 열 적용하여 조절, 진통제
③ 영양 : 콜라겐 형성, 혈관 형성, 조직 형성과 치유를 위해 고칼로리, 고단백, 고비타민 (Vit-C)식이 제공
④ 백혈구증가증 : 적혈구 침강속도 ESR증가 관찰
⑤ 그 외 식욕부진, 허약감, 빈호흡, 빠른 맥박 등 관찰

2. 면역(immunization)

> **면역계의 주요 기능**
> ① 자기를 인식 : 자기와 비자기 구별
> ② 항체 생산 → 항원에 대한 특이적 반응
> ③ 자기와 다른 동종세포, 바이러스 감염세포, 종양세포를 특이적으로 공격
> ④ 생체 방어
> ⑤ 면역반응 → 특이한 기억보존, 추후 같은 항원에 노출 시 신속하게 면역반응

1) 면역이란?
미생물 침입, 종양 단백질과 같은 이물질로부터 인체를 보호하는 반응

(1) 면역 반응의 특징
가. 특이성
   이종 항원이 체내에 침입했을 때 이에 대한 특이 항체를 생성하거나 감작된 림프구를 형성하는 특정항원에 대한 숙주의 특이반응
나. 기억성
   항원을 기억하는 능력으로 인해 두 번째 이후의 반응은 더 강하고 빠르게 나타날 수 있음
다. 자기 인식성 : 인체의 백혈구는 자기 항원이 있어 자기와 비자기를 구별함
라. 자기 관용성
   자기와 비자기를 구별하여 자기구성성분에 대해서는 면역반응이 일어나지 않게 함

(2) 항원(antigen)
① 면역반응을 유발하는 물질
② 단백질 형태를 갖춘 화학 물질
③ 박테리아, 바이러스 그리고 이들로부터 유리되는 독소
④ 주체(숙주, host) 내의 항체를 생성하게 하는 물질

(3) 항체(antibody)
① 면역체 또는 면역글로불린(immunoglobulin)
② 혈청 단백질 중에서 감마 글로불린으로 알려져 있는 부분이 항체의 역할
③ 생체를 보호하는 물질

> **면역 글로불린 종류**
> ① IgG : 혈장, 간질액에 위치, 태반을 통과하는 유일한 글로불린
> ② IgA : 체액(눈물, 침, 모유, 초유)에 위치, 점막에 분포. 신체 보호
> ③ IgM : 혈장에 위치, 1차 체액성 면역반응의 주 항체, ABO 항원에 대한 항체 형성
> ④ IgE : 혈장에 위치, 알레르기 반응의 증상을 일으킴(아나필락틱쇼크), 비만세포활성화
> ⑤ IgD : 혈장에 위치, 림프구 표면에서 발견, B림프구의 분화를 도움

(4) 백신
① 면역계가 반응할 수 있는 항원을 포함
② 박테리아 낭(capsule)과 같은 병원성 세균의 일부로 사균, 약화된 생균, 비활성화 시킨 독소인 유독소(toxoid)로 구분

(5) 면역세포
가. 호중구(neutrophile)
   백혈구의 55~70%, 미생물에 대한 즉각적이고 비특이적인 방어로 식작용을 함
나. 단핵식세포(mononuclear phagocyte)
   단세포와 대식세포를 포함, 항원의 존재를 림프구에 알려주는 역할, 세포성, 체액성 매개 면역반응 자극, cytokines분비, 자기와 비자기 구분, 침입한 세포 포획시 획기적

다. 림프구(lymphocyte) : 후천성 면역반응 시 항원을 특이적으로 인식, 기억, 반응
　① B림프구
　　㉠ B림프구는 항원에 노출되면 형질세포(plasma cell)와 기억세포(memory cell)로 분화
　　㉡ 형질세포는 항체(면역글로불린)생성 → 체액성 면역
　② T림프구
　　㉠ 골수에서 생성, 흉선에서 분열 증식되고 성숙. 면역 반응의 매개체
　　㉡ 세포성 면역 주도 : 바이러스 및 진균 감염관련 중요한 면역 반응

2) 면역의 종류

(1) 비특이적 면역
① 태어날 때부터 지니게 되는 방어기전
② 대표적으로 피부, 점막 및 분비물(케라틴층, 피지, 단백질 분해효소 등)
③ 백혈구의 식작용
④ 자연 살해세포의 세포 파괴
⑤ 보체의 활성화
⑥ 체액 내 인터페론 → 항바이러스 작용, 면역조절 기능
⑦ 발열 반응
⑧ 염증 반응

(2) 특이적 면역

	체액성 면역(항체 매개성 면역)	세포성 면역(세포 매개성 면역)
관련세포	B림프구	T림프구, 대식세포
생성물	항체	감작된T세포, 사이토카인 ★
기억세포	존재	존재
방어	세균, 세포외 바이러스 호흡기 및 위장관 병원체	곰팡이, 세포내 바이러스 만성감염인자, 종양세포
예	아나필락시스, 아토피, 수혈반응, 세균감염	결핵, 곰팡이 감염, 접촉성피부염 이식거부반응, 종양세포파괴

(3) 후천성 특이면역의 유형=획득면역 ★★
가. 자연 능동면역(항원에 적극적으로 반응하여 특이 항체 생성)
　① 질병을 앓고 난 후 획득
　② 이물질에 대한 기억을 통해 발생, 재발 안 됨
　③ 수두, 홍역, 볼거리

나. 인공 능동면역
　　① 심한 질병을 피하게 하는 방어
　　　㉠ 생균 : 소아마비(구강), 홍역, 풍진, 결핵
　　　㉡ 사균 : 장티푸스, 콜레라, 소아마비(주사용)
　　② 적은 양의 항원을 신체 내부에 침투시켜 신체가 항체 형성(예방접종)
다. 자연 수동면역
　　① 태아가 모체를 통해 받는 면역
　　② 태반, 초유, 모유
라. 인공 수동면역
　　① 인체 감마글로불린의 주사
　　② 다른 사람이나 동물에 의해 이미 만들어진 항체를 주입
　　③ 면역반응 → 즉각적, 효과 → 일시적 ∴ 경우에 따라 반복투여 필요함
　　④ 광견병, 파상풍, 독사에게 물린 경우

3. 면역계장애

1) 알레르기(과민)반응

이전에 노출된 항원(알레르기원)에 대한 과다한 반응으로 조직 손상

> **관련요인**
> ① 항원(알레르기원)에 대한 지나친 면역 반응
> ② 발생과 강도↑
> ③ 숙주의 방어력↓
> ④ 항원의 본질과 농도↑
> ⑤ 인체 침입경로
> ⑥ 항원노출 → 위의 조건에 따라 반응 정도 달라짐
>
> **알레르기 원 : 과민반응을 나타내게 하는 물질 ★**
> ① 흡입성 : 꽃가루, 먼지, 동물비듬, 진균, 풀 등
> ② 섭취성 : 음식(달걀, 우유, 견과류, 땅콩, 갑각류, 생선, 초콜렛 등), 음식물첨가, 약물
> ③ 접촉성 : 비누, 나무, 꽃가루, 라텍스(수술실 멸균장갑, foley cath 재질), 환경호르몬 등
> ④ 주사약물(페니실린, 아스피린, 국소마취제, 항암제 등), 벌독, 약물, 조영제나 부신피질 자극호르몬
> ⑤ 감염원이나 박테리아
> ⑥ 자가 알레르기원 : 체내에 존재

(1) 매개물질
　　가. Mast cell의 화학적 매개 물질
　　　① Histamine ★★
　　　　㉠ 혈관투과성 증가, 평활근 수축, 수용체 자극 → 기관지 평활근 수축 : 천명음, 기관지 경련

ⓒ 후두부종, 두드러기, 혈관부종, 홍반
ⓒ 위나 점막세포의 분비 증가 : 오심, 구토, 설사
ⓔ 쇼크
② 혈소판 활성화 인자(platelet Activating Factor, PAF)
㉠ 혈소판 분비 및 응집, 혈관 확장자극
㉡ 저혈압, 폐동맥압 상승

나. 아라키돈산 대사산물
① Lukotrienes : 기관지 평활근 수축, 혈관 투과성 증가, 세기관지의 지속적 경련, 평활근에 히스타민 작용 강화
② Prostaglandin : 혈관이완 자극, 평활근 수축 → 피부 팽진, 발적, 저혈압, 기관지 경련

다. 세로토닌 : 혈소판에서 유리, 혈관 투과성 증가, 평활근 수축 → 점막 부종, 기관지 수축
라. kinins : 느리고 지속적인 평활근 수축, 혈관투과성 자극, 점막 분비 자극 → 통증 동반 혈관부종, 기관지 수축

(2) 과민반응 유형

가. 제1유형(아나필락시스성/즉시형 과민반응) ★★★★
① 항체 : IgE
② 아나필락틱 쇼크 : 과민반응 중 가장 심각, 즉시 발생
③ 소양증, 부종, 콧물, 호흡곤란, 청색증, 천명음, 아토피성, 음식, 약물에 의해 발생
④ 예방이 최우선, 건초열, 기관지 천식 ★, 아토피 피부염, 알레르기,두드러기(담마진)

나. 제2유형(세포용해성/세포독성 과민반응)
① 항체 : IgG, M
② 혈액형이 다른 수혈반응(ABO부적합), 약물로 인한 용혈성 빈혈, 자가면역성 혈소판 감소성 자반증

다. 제3유형(면역복합성 과민반응)
① 항체 : IgG, M
② 항원항체 복합체가 과도하게 형성되어 축적된 기관에서 발병함, 국소적 조직괴사
③ 사구체염, 류마티스 관절염, SLE
④ 혈청질환 : 이종혈청 주사한 경우(부종, 열, 두드러기)

라. 제4유형(세포매개성/지연형 과민반응) ★
① 항체 : 없음
② 알레르기원에 노출 24~72시간에 발생
③ 피부반응 검사 : 24~72시간 내 홍반과 부종(결핵피부반응검사)

> **피부검사 : 첩포 검사(Patch Test) ★**
> 알레르기원을 피부에 부착 후 반응확인, 접촉성 피부염 진단, 피부검사는 아나필락틱 쇼크 경험자는 검사 금지, 응급상황을 대비해 산소, 에피네프린, 항히스타민, 아미노필린 정맥주사 준비

(3) 치료 및 간호중재 ★★★★

가. 알레르기 간호
① 새로운 약물, 음식, 조영제의 알레르기 반응 관찰 및 확인
② 적절한 알레르기 검사 시행
③ 확인된 알레르기원 피하기(약물, 먼지, 꽃가루, 동물, 곤충 등)
④ 알레르기원의 조절방법 교육
⑤ 에피네프린 주사방법 교육
⑥ 아나필락시스에 대한 대처법 교육
⑦ 알레르기 대상자 팔찌 착용
⑧ 필요시 탈감작요법 시행 ★★

> **탈감작요법 ★★★**
> ① 제1유형 IgE 매개형 과민반응 치료에 사용
>   확인된 알레르기원을 희석하여 용액으로 조제 후 피하 ★로 주입, 적은 용량에서 점차 양을 늘려 둔해지게 하는 방법
> ② 방법
>   ㉠ 정확한 양의 알레르기원을 격주 또는 매주 규칙적으로 주사, 1회에 여러 종류 주입X ★
>   ㉡ 아나필락시스 쇼크 예방위해 주사부위 변경 및 응급처치 준비(에피네프린)
>   ㉢ 상박에 주사, 항원용량 정확히 측정하기 위해 1cc 주사기 사용
>   ㉣ 주사 후 20분간 환자 관찰 : 소양감, 둔해지는 감각, 인후부종, 쇼크 등
>   ㉤ 최대농도(보통 1:100)가 될 때까지 약 1~2년(5년) ★ 정도 소요
>   ∴ 급성기 즉각적 치료는 아님

나. 아나필락시스 간호 ★★★
아나필락시스 → 제 1형 과민 반응의 가장 치명적 상태, 수초 ~ 수분내에 발병
① 증상 : 점막세포 분비 증가로 콧물, 재채기, 눈물, 충혈, 모세혈관투과성↑, 광범위 혈관확장, 기관지 협착, 심박출량↓ 등
② 관리
  목표 : 적절한 환기와 조직관류 유지
  ㉠ 기도유지, Fowler체위
  ㉡ 필요시 1 : 1000 epinephrine 0.3~0.5ml 10~15분 반복 SC 투여 ★
  ㉢ 고용량의 산소 투여
  ㉣ 수액 : 정맥으로 투여
  ㉤ 두드러기, 혈관부종, 기관지 경련 의심 : 진경제(anticonvulsive), 항히스타민제, 코르티코스테로이드 사용
  ㉥ 쇼크, 기도폐쇄, 심부정맥, 위 내용물의 흡인, 발작 등의 징후 관찰
  ㉦ 24시간 이내에 아나필락시스의 재발 관찰
  ㉧ 대상자와 가족지지

2) 자가면역

자기를 비자기로 인식하여 항체나 림프구가 건강한 세포와 조직을 공격 → 과다 면역반응 유발 → 세포성, 체액성 면역반응 일으킴

(1) 전신성홍반성낭창(systemic lupus erythematosus, SLE) ★★★

가. 정의
  ① 결체조직을 침범하는 만성염증성 질환
  ② 일생동안 증상 악화/완화 불규칙적 반복
  ③ 가임기간 젊은 여성(20~40대)호발

나. 병태생리
  ① 세포의 핵 부위에 대한 자가항체 생성
  ② 면역복합체가 광범위한 조직손상 유발
  ③ 특정 가족에게 발생 빈도 높음
  ④ B림프구의 과도한 활동(항원-항체반응, 체액성 면역)

다. 증상 → 악화와 완화 반복
  ① 관절염 : 특히 손과 발(관절부위에 열, 부종, 압통)
  ② 얼굴에 나비모양 발진 (햇빛에 노출 되었을 때 뚜렷함)
  ③ 신증상 ★ : 혈뇨, 단백뇨, 소변량 감소 → 신부전으로 전신적으로 증상이 나타날 수 있어 위험
  ④ 백혈구 감소증
  ⑤ 만성적 염증질환
  ⑥ 심폐증상 : 심내막염, 심근염, 심낭염 등
  ⑦ 위장계 : 복통, 설사, 연하곤란, 오심과 구토 등
  ⑧ 신경계 : 정신증, 발작, 편두통, 뇌신경마비, 말초신경 증상
  ⑨ 생식기계 : 월경불순

라. 진단
  ① 혈청 내 자가항체, anti DNA, antibody, anti Nuclear antibody(ANA) 확인
  ② 백혈구↓, 보체↓, ESR↑, 면역글로불린↑

마. 치료 및 간호중재 ★★
  ① 통증
    ㉠ 관절운동범위, 근육강화(등척성)운동
    ㉡ 필요시 열/냉 적용, 진통제 복용 ★
  ② 피부통합성 유지
    ㉠ 철저한 위생, 피부자극 주의
    ㉡ 외출 시 : 자외선 차단크림, 긴소매 옷, 챙이 넓은 모자 착용 ★
    ㉢ 건조한 피부에는 로션 적용 ★
  ③ 적절한 휴식과 활동(병의 활동성이 심할 때는 운동보다는 안정 유지)

④ 감염된 사람과 접촉 금지
⑤ 신체적, 정서적 스트레스 방지
⑥ 필요시 결혼 임신 관련 상담
⑦ 망막증의 합병증을 예방하기 위해 6개월마다 안과 진료
⑧ 처방 없이는 머리 염색도 금지
⑨ 고혈압관리, 금연, 비만 및 고지혈증 예방

3) 면역결핍증

(1) 선천성 면역 결핍증
- 태아기 때 면역계 중 필수적 기능을 하는 부분이 잘 발달하지 못해 발생
- 원인은 매우 다양하나 실제로는 낮은 빈도 보임

가. 간세포 결핍
① T림프구의 부족이 B림프구의 부족보다 심하게 나타나서 발생, T림프구의 성숙에 결함
② 1년 이내에 사망, 골수이식이 유일한 치료법

나. 항체형성 결핍
① 골수에서 간세포가 B림프구로 성숙되지 못하는 질환
② 호흡기 감염, 자가면역 질환 호발, IgA결핍, 아토피성 질환 호발

다. 세포매개성 면역 결핍
① 흉선의 기능저하로 발생
② 장기들의 기형

라. 보체기능 이상
① 유전성 보체인자의 부족으로 발생
② 전신성홍반성낭창 및 결합조직 질환이 잘 발생

(2) 후천성 면역결핍 질환(Acquired immune Deficiency Syndrome, AIDS) ★★
- 원인균 ★ : HIV(human immunodeficiency virus)에 감염된 후 심하게 면역기능이 억제
- 전파경로 ★ : 성적접촉, 혈액 및 혈액제제, 모체로부터의 전파

가. 병태생리
① HIV 인체침입 CD4+ helper T세포 공격 → 손상된 Helper T세포와 파괴된 세포 잔여물을 식세포가 식균 → HIV저장 및 증식소 역할
② 감염된 T세포 내에서 정상 인체 DNA 대신 바이러스 RNA 생산, 복제 → 면역파괴
③ HIV감염된 대식세포 : 바이러스 저장소로 활동
④ 진단적 사정 : HIV감염 후 6~12주 후 항체 형성
⑤ 단계별 특징
㉠ 1단계(감기몸살증상)
㉡ 2단계(무증상적 감염기) : 증상이 모호하고 비특이적, 감염여부에 대한 인식저하로 전염성↑

　　　　ⓒ 3단계(진행기) : 초기에 볼 수 없었던 증상 악화, 면역체계 기능저하로 대상포진, 칸디다증, 카포시육종, 구강백반증 발생
　　　　② 4단계(만성감염) : 후기 AIDS, 기회 감염(폐렴, 결핵)증가, 사망률 증가
　나. 검사
　　① 항체검사
　　　　㉠ 효소면역분석법(enzyme-linked immunosorbent assay : ELISA)
　　　　㉡ ELISA양성 반복이면 : WB(western blot)검사, IFA(Immunofluore scence Assay)검사
　　② 바이러스 배양검사, 바이러스 부하검사, 림프구 수 등
　다. 검사결과 해석
　　① HIV양성
　　　　㉠ 반드시 에이즈임을 확정하지는 못함
　　　　㉡ 앞으로 질병 예측 불가능, 다른 사람에게 전파 가능
　　　　ⓒ 항체 계속 존재
　　　　② 장기기증 안됨
　　② HIV음성 : 항체가 존재하지 않으며 감염이 안 되어 있음. 지속적 예방
　라. 간호중재 ★
　　① 치료약물 : 칵테일 약물요법 → 바이러스 증식억제
　　② 감염의 예방 ★
　　　　㉠ 피부 통합성, 호흡기, 소화기 상태의 세심한 평가와 신체사정이 필요
　　　　㉡ 건조한 피부는 로션으로 마사지
　　　　ⓒ 주사바늘 사용 후 캡을 다시 씌우지 않음(대부분 사용 후 캡을 씌우면서 찔림)
　　　　② 성관계시 콘돔을 사용하도록 교육
　　　　⑤ 주사바늘, 면도기, 칫솔 따로 사용
　　　　⑥ 단순한 피부접촉, 가벼운 키스, 포옹은 감염위험 없음
　　　　⑦ 호중구수가 500개 이하 시 : 엄격한 무균술
　　　　⑧ 피임권유
　　③ 영양상태 증진
　　　　㉠ 식욕부진, 오심, 구내염, 연하곤란 등의 원인의 사정 및 섭취 개선을 위한 적절한 전략의 개발
　　　　㉡ 고열량, 고단백 식이를 자주 제공(∵ 소모성 질환)
　　　　ⓒ 식전의 구강간호, 다른 사람과 식사하는 것, 즐거운 환경을 만들기 등 음식 섭취를 도울 수 있는 방법 격려
　　　　② 장관염이 있는 경우에는 장의 휴식위해 구강섭취 제한
　　④ 의사소통 증진
　　　　㉠ 감정을 표현할 수 있게 도움
　　　　㉡ 여러 분야의 자원을 이용

⑤ 피로 감소
　㉠ 충분한 야간 수면 취함
　㉡ 대상자의 활동에너지를 보유할 수 있는 환경 조성
　　예 손닿기 쉬운 곳에 사용하는 물건두기
⑥ 두려움의 감소
　㉠ 두려움을 확인하고 두려움을 다루는 환자의 방법을 확인
　㉡ 지지그룹을 이용 격려
⑦ 사회적 상호작용 유지

UNIT 02　감염환자 문제

1. 감염 발생
① 미생물이 숙주와 접촉한 후 서로 상호작용을 일으킨 상태
② 인간의 면역체계가 침범당하거나 유기체의 독성을 효율적으로 차단하지 못할 때 감염성 질환 발생

2. 감염의 전파 과정
① 병원체 : 감염성 질환을 일으키는 원인(박테리아, 바이러스 진균, 기생충 등)
② 병원소 : 병원체의 저장소, 사람, 동물, 곤충, 정맥준비액, 소변채취기구 등
③ 숙주 : 인체는 숙주로서 자신을 방어하는 효과적인 체계
④ 침입경로 : 호흡기계, 위장관계, 비뇨 생식계, 피부, 점막, 혈류 등
⑤ 전파방법
　㉠ 혈액 : B형/C형 간염, AIDS 등
　㉡ 접촉 : MRSA, VRE, 로타바이러스 등
　㉢ 비말 : 인플루엔자, 폐렴 등
　㉣ 공기 : 결핵, 홍역, 수두 등
　㉤ 매개물 : 오염된 음식, 물, 정맥수액에 의한 전파, 살모넬라
　㉥ 매개충 : 곤충, 동물, 진드기, 모기 등
⑥ 병원체의 출구 : 들어온 경로로 병원체 다시 배출

3. 감염에 대한 인체의 방어기전

1) 비특이적 방어기전
① 1차 방어선 : 피부, 눈, 눈물, 소화기계(타액, 연하, 연동 운동), 호흡기계(코의 섬모, 콧물, 기침), 비뇨생식기계(산성유지)
② 2차 방어선 : 식균작용, 자연살해세포, 염증반응, 항미생물성 단백질(인터페론)

2) 특이적 방어기전 : 면역

① 외부에서 이물질 침입 시 자기와 비자기를 식별하여 비자기를 없앰으로써 항상성을 유지하는 일련의 방어기전
② 처음 이물질을 접한 경우 인식하는데 시간 소모로 인해 반응시간 느림

4. 감염경로에 따른 감염관리 ★★

1) 예방

손 씻기, 개인보호구 착용(장갑, 마스크, 가운, 고글 등), 격리, 개인위생관리, 쓰레기 처리, 멸균과 소독

2) 손 씻기

(1) 적응증

① 환자 접촉 전
② 청결/무균술 시행 전
③ 체액/분비물 노출된 위험이 있는 행위를 하고 난 후
④ 환자 접촉 후
⑤ 환자의 주변물품 접촉 후

(2) 손 씻기 방법

① 알코올을 기본으로 하는 마찰을 이용하는 방법
② 물을 이용하는 방법

3) 전염경로에 따른 예방관리 ★★★

경로	해당질환	관리
공기감염	홍역, 결핵, 수두	음압병실사용, HEPA통해 외기교환 방문 닫기, N95마스크 착용(출입 전) 대상자가 병실에서 나올 때는 마스크 착용
비말감염	디프테리아, 인두염, 폐렴, 성홍열, 인플루엔자, 뇌막염, 이하선염, 백일해	독방, 코호트 격리(같은 집단끼리 사용) 일회용 마스크 착용, 대상자가 병실을 나올 때는 마스크 착용
접촉감염 ★	MRSA, VRE, Rota virus, 옴, C difficile toxin, 콜레라, 페스트, 장티푸스, 파라티푸스, 세균성이질, 장출혈성 대장균 감염증	독방사용, 코호트격리, 접촉 전 장갑 및 가운 착용, 접촉 후 손 위생 강화, 접촉 후 환경관리(전용기구 사용, 기구사용 후 소독 철저히 시행), 장갑 및 가운은 병실 나오기 전 벗음
혈액감염 ★	B형/C형 간염, VDRL, HIV	혈액, 체액에 노출되지 않도록 주의(날카로운 기구 베임이나 주사침 주의)

UNIT 03 응급환자 문제

응급간호 : 돌발적이고 예기치 못한 상황에 생명유지를 위한 즉각적인 문제 해결제공

1. 응급간호의 원칙 ★
① 기도개방, 적절한 환기 제공, 필요시 심폐소생술 제공
② 출혈 조절, 쇼크 예방 및 치료, 심박출량 평가 및 유지
③ 의식수준, 운동반응 정도, 동공크기와 반응 확인
④ 신속한 초기 신체검진, 지속적인 사정
⑤ 심장의 기능 지속적 관찰, 골절 의심 시 부목 적용
⑥ 멸균드레싱으로 상처 보호, 알레르기, 건강문제확인
⑦ 치료 결정의 지침이 되는 활력징후, 신경학적 상태, 섭취 및 배설량 기록

2. 응급간호 분류(triage) ★★★

1) 긴급 red : 위기, 생명의 위험
① 즉각적인 치료를 받아야 생존 가능
② 기도폐쇄 ★, 심장마비 ★, 심한 쇼크, 의식불명, 심한 출혈, 심한 복부손상, 다발성 외상

2) 응급 yellow : 중함
① 초기 응급치료를 받은 후 수송을 기다릴 수 있는 대상자
② 고열, 40% 미만의 화상, 열상, 뇌졸중, 심한 통증, 폐쇄성 골절, 조직손상

3) 비응급 green : 경함
① 구급처치 수준의 치료가 요구되는 경한 질환이나 손상
② 연조직 상해, 피부손상, 순환장애 없는 사지 골절 등

4) black : 사망

3. 응급관리 우선순위 ★★★

1) 1차 사정과 소생술

(1) 간호의 우선순위 → 1차 사정 결과로 결정

(2) 의식 확인 후 C(circulation) - A(airway) - B(breathing) 파악 외상 환자는 D(disability), E(exposure) 추가

2) 심폐소생술(2015, 대한심폐소생술협회 기준) ★★★★★

(1) 기본심폐소생술

구분		성인(8세 이상)	소아(8세)	영아(~2세)
심정지의 확인 ★		무반응, 무호흡 혹은 심정지 호흡, 10초 이내 확인된 무맥박(의료인만 해당)		
순서		가슴압박 → 기도유지 → 인공호흡		
속도 ★		최저 100회/분 ~ 120회/분		
가슴압박 깊이 ★		약 5cm	가슴깊이 1/3 (4~5cm)	가슴 깊이의 1/3 (4cm)
가슴 이완 ★		가슴압박 사이에 완전한 가슴 이완 유지		
가슴압박 중단		압박중단은 최소화(부득이한 경우 10초 이내로)		
기도유지		머리 젖히고 턱 들기(head tilt chin lift)		
가슴압박: 인공호흡 비율	전문기도 확보 이전	30:2 (구조자 수 무관) ★	30:2 (구조자 수 무관) (단, 의료인 2인 구조 시 15:2)	
	전문기도 확보 이후	가슴압박과 상관없이 6~8초마다 인공호흡 시행 (6~8회/분)		
일반인		가슴압박 소생술 시행		

(2) 의료인에 의한 심폐소생술
① 반응이 없는 환자 발견, 무호흡 또는 비정상호흡(심정지 호흡) 확인
② 119신고 및 (자동)제세동기 준비
③ 맥박 확인(10초 이내)
④ 심폐소생술 시작(가슴압박 : 인공호흡 = 30:2 반복)
⑤ (자동)제세동기 도착 → (자동)제세동기 사용
⑥ 심장리듬 분석
⑦ 제세동기 필요 시 제세동과 2분간 심폐소생술 시행

(3) 시간에 따른 뇌 손상 정도
① 0~4분 : 소생술을 실시하면 뇌 손상 가능성이 거의 없음
② 4~6분 : 뇌 손상 가능성이 높음
③ 6~10분 : 뇌 손상이 확실
④ 10분 이상 : 심한 뇌의 손상 또는 뇌사상태

3) 2차 사정
① 모든 손상을 체계적으로 확인하기 위한 과정
② 즉각적인 생명의 위협 처치 후 환자의 전신을 포괄적으로 평가하여 환자의 내외과적 문제 확인

③ 위관삽입 : 구토 및 흡인 예방
④ 도뇨관 삽입 : 정확한 소변량 측정
⑤ 안위 도모 : 병력확인, 전신사정, 몸 굴려서 대상자의 뒷면 사정

4. 응급상황 관리 ★★★★★

> **응급관리를 위한 우선순위 대상자**
> ① 활력징후의 현저한 변화 : 혈압, 저체온, 심부정맥, 호흡부전
> ② 의식상실
> ③ 흉통환자 : 35세 이상 → 협심증, 심근경색 의심
> ④ 심한 통증 환자
> ⑤ 직접 압박법으로 지혈되지 않는 출혈
> ⑥ 치료가 지연될 경우 상태가 심하게 악화되는 환자 : 화학물질에 의한 화상, 약물중독, 알레르기성 반응
> ⑦ 타인을 침해하는 행동양상(위험, 소란, 히스테리성 행동)
> ⑧ 정신적인 황폐상태 : 사랑하는 사람의 상실, 강간
> ⑨ 노인이나 난동환자
> ⑩ 원인이 불분명한 증후

1) 다발성 외상, 다발성 골절 ★★
① 기도개방성 유지 : 이물질 제거, 흡인, jaw-thrust maneuver
② 두경부 손상 위험성 예방 : 고정이 제일 중요(부목) ★, 두경부 손상 시 경추 손상 위험 증가
③ 개방상처 드레싱 : 멸균된 천, 청결한 천으로 상처부위 덮기
④ 출혈 시 지혈 : 옷 자르기, 압박드레싱, 직접 압박, 지혈대 적용, 정맥주입 등

2) 이물질에 의한 기도 폐쇄
① 기도폐쇄 징후 : 갑자기 목을 움켜쥐고 말을 못함, 소리 없는 기침, 호흡곤란, 청색증, 흡기시 고음 혹은 소리 없음 등
② 서있거나 앉아있는 대상자 : 등 두드리기 → 하임리히법 적용
③ 의식없는 성인 대상자 : 똑바로 눕히고 이물질 확인 후 제거, 기도 유지 후 환기
④ 기타 : 후두경, 겸자, 기관지경 적용

3) 열과 관련된 응급상황

(1) 열성경련(heat cramps)
① 원인 : 과도한 발한 → 염분소실 → 근육통, 경련발생
② 증상 : 오심, 창백, 허약, 심한 발한, 갈증, 근육의 격한 수축
③ 처치 : 소금물, 염분함유 음료 제공, 시원한 곳에서 휴식

(2) 열사병(heat stroke) ★
① 원인 : 고온다습한 환경에서 육체적 노동을 하거나 옥외에서 태양의 복사열을 머리에 직접 받는 경우, 체내 열이 축적되어 고열 발생(→ 중추성 체온조절 장애)

② 증상 : 덥고 건조한 피부, 정신상태 변화(혼미, 혼수), 저혈압, 빈맥, 허약, 체온 40℃ 이상 상승
③ 처치 : 체온조절, 시원한 장소, 젖은 시트로 덮어주고 선풍기로 증발, 체온을 신속히 내리는 것이 중요(39℃ 정도로 떨어지면 일반처치로 변환)

(3) 열탈진
① 원인 : 고온 환경에서 장시간 노출 시 말초혈관 운동신경의 조절장애와 심박출량의 부족으로 순환부전 발생, 피부혈관 확장 및 탈수 유발
② 증상 : 피로, 가벼운 두통, 저혈압, 과잉발한, 빈맥, 근육수축 등

> **고열로 인한 응급상황 치료 및 중재**
> ① 목적 : 기도, 순환, 호흡을 안정시키고 심부체온을 하강시키는 것
> ② 기도, 순환, 호흡 안정위해 필요시 산소 공급
> ③ 정맥 확보, 주입
> ④ 체온하강
> ⑤ 심전도, 전해질 수치 조절

4) 출혈
상처 바로 윗부분을 직접 압박하여 동맥 출혈 감소(저혈량성 쇼크 주의), 지압, 지혈대

5) 중독(Poisoning) ★★★

(1) 흡입된 독
① 뇌와 심근의 저산소증을 치료하고 흡입된 독 제거, 일산화탄소(CO)중독 시 산소운반 능력 감소 ★
② 독가스가 있는 곳에서 환자를 이동시킴, 조이는 의복은 느슨하게 풀어놓기
③ 심폐 상태를 사정하고 가능하면 인공적인 환기를 제공
④ 산소공급이 가능하면 산소공급
⑤ 필요시 심폐소생술

(2) 접촉에 의한 독 ★★★
① 다량의 물로 피부를 세척 ★★★
② 의복을 제거하고 피부를 다시 세척
③ 화학약품의 종류와 특성 파악
④ 일반적인 화상 치료

(3) 약물중독 ★★
① 음독한지 2시간 이내인 경우 위세척 시행 (의식혼미가 많기 때문)
② 위세척 : 생리식염수로 위내용물 세척
③ 활성탄 투여 : 특히 약물 섭취 후 독성물질이 순환계에 흡수되기 전
④ 강산물질, 강알칼리물질 섭취 시 구토유발 금지
   (∵ 구토 유도 시 소화기계 손상이 유발되므로 금지!) ★

6) 교상(bites) ★

(1) 뱀 ★
① 환자안정 및 움직임 최소화 ∵ 독이 퍼지는 것을 예방
② 뱀을 자극하지 않고 멀리 떨어지기, 물린 자국 확인
③ 물린 부위 근위부위에 굵은 손수건이나 헝겊으로 묶기
  ∵ 정맥혈류 차단, 동맥혈류 차단하지 않음
④ 물린 부위 : 심장보다 낮추기 ★ (∵ 혈액순환 지연) → 부목대고 고정
⑤ 가능한 신속히 병원 이송
⑥ 얼음적용 금기 ∵ 독 퍼짐과 통증 완화되기는 하지만 국소적 동상위험으로 괴사 우려

(2) 벌
① 아나필락시스 반응관찰 → 종창, 두드러기, 호흡곤란, 기도폐쇄, 저혈압, 쇼크, 오심, 구토, 복통 점검 및 처치 → 즉시 에피네프린 투여, 30분 이상 상태 관찰 필요
② 침 제거 : 핀셋 및 족집게 사용 금지
③ 얼음적용 : 독소가 혈류로 흡수되는 것을 감소시킴

(3) 개
① 물은 개가 7~10일 뒤 사망 시 광견병, 필요시 광견병 주사
② 물린 즉시 비눗물, 알코올 소독 후 식염수 세척

7) 화상
① 열화상 : 흐르는 물에 식힘
② 금기 행위 : 화상부위 수포 터트리기, 수포(물집)에 화상연고 및 된장 바르기
③ 화학약품에 의한 화상은 흐르는 물에 20~30분 충분히 세척

8) 한랭 관련

(1) 동상(frost bite) : 국소 조직과 세포내의 얼음결정이 형성된 결과
① 원인
  ㉠ 말초 혈관수축으로 혈류와 혈행 정체
  ㉡ 세포의 온도감소와 세포내 얼음 결정으로 세포내 나트륨과 염소 증가, 세포 파괴
② 종류
  ㉠ 1도 동상(홍반성) : 피부 부분 발적, 부종, 수포 및 괴사(X)
  ㉡ 2도 동상(수포성) : 피부 전층 손상, 발적, 부종, 수포, 통증, 감각저하
  ㉢ 3도 동상(괴사성) : 피부전층 손상, 피하층 동결, 괴사
  ㉣ 4도 동상(괴저, 괴사성) : 피부전층(피하, 인대, 뼈)동결, 부종은 거의 없음, 검은색 변화, 관절이 쑤시는 통증
③ 증상
  ㉠ 호발부위 : 귀, 코, 손가락, 발가락(신체 말단 부위)의 피부와 피하조직
  ㉡ 창백한 피부(노란색부터 얼룩덜룩한 파란색), 따끔거림, 무감각, 불타는 감각

ⓒ 수포 형성, 깊은 동상으로 괴사진행
④ 간호중재
　㉠ 손상 받은 조직을 마사지하거나 소독하지 않음
　㉡ 손상부위 장신구 의복 제거(∵ 부종)
　㉢ 39~42℃ 온수에 담그기(건조한 열, 전열구 등에 의한 방사열은 사용하지 않음 ∵ 천천히 녹이면 조직이 더 심하게 손상됨), 수포 절제 후 무균 드레싱. 감염위험시 예방적 항생제 추가
　㉣ 궤양 시 파상풍 예방주사, 하지 손상 시 걷지 말 것(녹여주면 작열감, 누르면 심한 통증 호소 → 조직손상 의미)

(2) 저체온증(Hypothermia)
체온이 35℃ 이하, 신체가 환경으로부터 잃은 열만큼 생산하지 못할 때 발생
① 원인 : 젖은 의복, 차가운 환경에 장시간 노출, 노인이 취약
② 증상
　㉠ 떨림, 오한, 의식상태 변화, 체온 저하
　㉡ 경한 저체온증(심부체온 34~36℃) : 오한, 기면, 혼돈, 행위의 변화
　㉢ 중등도 저체온증(심부체온 30~34℃) : 오한 소실, 경직, 서맥, 느린 호흡, 혈압 저하, 산증, 저혈량
　㉣ 중증 저체온증(심부체온 28℃ 이하) : 혼수상태
　㉤ 25℃ 이하 : 사망
③ 간호중재
　㉠ 기도, 호흡, 순환유지 및 관리
　㉡ 차가운 환경으로부터 환자 보호
　㉢ 수동적 보온 : 젖은 의복 제거, 마른 의복, 따뜻한 담요
　㉣ 능동적 심부 보온 : 따뜻한 정맥 수액 투여, 가온 습한 산소, 따뜻한 수액으로 복막, 위, 장세척
　㉤ 구토반사가 감소하거나 없는 경우 삽관 준비
　㉥ 쇼크 방지
　㉦ 다른 손상에 대한 평가

5. 쇼크(shock)
부적절한 순환 → 신체의 세포, 조직이 대사에 필요한 산소를 공급받지 못함 → 조직의 기능장애, 생명 위협

1) 종류

(1) 저혈량성 쇼크 ★★★★★★★★★★
가. 원인
　① 혈액, 체액의 손실 시

② 절대적 혈량 감소 : 출혈, 구토, 설사로 인한 위장관계 수분 상실, 누출관 배액, 요붕증, 고혈당, 이뇨작용
③ 상대적 혈량 감소 : 패혈증으로 모세혈관 투과도 증가하여 혈관에서 간질공간으로 체액이동, 장폐색으로 인한 복수, 화상 등으로 체액 이동

나. 치료 및 간호 ★★★
① 출혈부위 직접 압박, 산소공급, 수액공급(하트만, 생리 식염수) ★, 수혈

> **cf. 수혈 시 용혈반응 증상 ★**
> fever, 오한, 호흡곤란, 저혈압, 혈뇨

② 다리거상 체위(트렌델렌버그 체위 금지→폐가 눌리고 뇌압상승 우려), 오한 방지
(∵ 혈관 수축)
③ 교감신경흥분제(∵ 혈압증가)

(2) 심인성 쇼크 ★★

가. 원인
① 심장수축력의 장애로 심박출량 감소
② 원인 : 심근경색증, 심장수축 부전, 심실세동, 심실성 빈맥, 판막부전증 등
③ 증상 : 빈맥, 저혈압, 맥압저하 등 ★

나. 치료 및 간호 ★
① 정맥주사로 확보, 산소공급, 몰핀 투여(조직의 산소요구량 감소), 인공심박동기
② 부정맥치료, 심낭압전 시 심낭 천자(pericardiocentesis)
③ 혈관확장제, 강심제(디지탈리스제제), 이뇨제(라식스)
④ glucocorticoid, 혈전용해제/항응고제
⑤ 윤번지혈대 : 정맥귀환혈류를 차단하여 폐수종 및 심장 부담완화

(3) 신경성 쇼크 ★

가. 원인
교감신경 장애로 혈관 평활근 이완-혈관확장-평균 동맥압 감소, 전신혈관 이완, 서맥(초기) ★

나. 치료 및 간호
① 척수손상 악화 예방(고정, methyl-prednisolone투여)
② 수액공급, 산소공급, dopamine(가장 흔히 투여, 심박동, 심박출량, 혈압 상승)투여
③ 혈압상승제, 하지거상(45도)
④ 유치도뇨관(조직관류 점검, 방광팽만 예방)

(4) 아나필락틱 쇼크 ★★★★

가. 원인 및 증상
① 제1형의 즉시형 과민성 알레르기 반응

② 항원(페니실린, 조영제, 아스피린, 백신, 화학물질, 뱀독, 음식, 벌 등) 항체 IgE가 매개하는 항체간의 급격한 반응으로 매우 위험
③ 증상 : 혈압저하, 혈관 확장되어 두통, 빈맥, 저산소혈증, 천명음, 소양증, 안검부종, 의식수준 저하 등 ★

나. 치료 및 간호 – 원인제거가 매우 중요!
① 기도유지, 산소투여
② epinephrine, 항히스타민제, 기관지 확장제, 아미노필린, corticosteroid ★

(5) 패혈성 쇼크

가. 원인
① 혈관 내 미생물 침입으로 혈관이 확장되어 패혈증 발생 → 분배성 쇼크 발생
② 산재성 혈관내응고증(DIC) 동반

> **산재성 혈관내응고증 (DIC)**
> 신체 전반에 걸친 동맥, 모세혈관내 광범위 퍼진 혈액응고, 광범위한 혈전이 발생하며 혈소판, 프로트롬빈, 기타 응고요소가 소모되어 각 장기에서 출혈 발생

③ 그람 음성균, 그람 양성균에 의해 발생

나. 치료 및 간호
① 감염치료 : 혈관수축제 dopamine, corticosteroids, 원인규명
② 원인규명 : 객담, 소변, 혈액, 뇌척수액, 대변 등 배양

2) 쇼크의 전반적인 증상 ★★★★

(1) 심혈관계 ★

① 심박출량 감소, 혈압하강, 초기 맥박 증가 → 진행시 맥박 감소, 약한 맥박, 맥압 감소 (수축기압 저하), 체온↓
② 체위성 저혈압, 중심정맥압 저하(심인성 쇼크제외)
③ 손톱부위 모세혈관 충만 시간 지연

(2) 호흡기계

호흡수 증가, 얕은 호흡, PaO_2 감소, $PaCO_2$ 증가, 청색증(특히 입술과 손톱)
과다환기로 호흡성 알칼리증 → 호흡부전, 쇼크가 진행되어 체내 대사산물 축적(젖산) → 대사성 산독증(중탄산나트륨 투여)

(3) 신경근육계

① 초기 : 불안, 초조
② 말기 : 중추 신경계 기능 감소(기면, 혼수), 전반적인 근육 쇠약, 심부건 반사 감소 또는 소실, 대광반사의 느림

(4) 비뇨기계

소변량 감소(핍뇨 30cc/hr 이하), 요비중 증가, 소변에서 포도당과 아세톤 검출

(5) 피부계
  ① 차가움, 축축하거나 끈적함, 구강 내 점막의 창백, 얼룩덜룩 함
  ② 구강건조 : 풀 같은 것으로 덮여 있음
(6) 위장관계 : 장음의 감소 또는 소실, 오심, 구토, 갈증 증가, 변비
(7) 정서 : 불안, 어지러움, 현기증, 공포, 혼수(∵ 뇌혈류량 부족), 뇌조직 괴사

UNIT 04 수술환자 문제

1. 수술 전 간호 ★

> **수술 간호의 목적**
> ① 수술 위험요인 규명
> ② 최적의 상태에서 수술 받도록 준비
> ③ 수술이후 합병증 최소화 ④ 수술 후 간호에 대상자를 참여시키기 위한 사전교육(∵ 합병증 최소화)

1) 수술 전 준비
피부준비, 위장관 준비, 유치도뇨관 삽입, 동의서 받기, 수술 부위 표식확인, 금식 등 설명

2) 수술 전 투약
불안 완화, 인후 분비물 감소, 마취제 부작용 예방, 구토 및 통증 감소, 기억상실유도

(1) 수면제 : 진정작용, 수술 전 대상자의 불안, 흥분을 줄임
  (예 벤조다이아제핀계, valium, ativan, midazolam)

(2) 항콜린제(부교감신경억제제) : 타액분비 감소, 기도분비물 억제
  (예 atropine ★, robinul)

(3) 마약성 진통제 : 전신마취제 농도 감소에 효과, 통증과 불편감 완화
  (예 demerol, morphine, fentanyl)

3) 수술 전 교육 ★
① 심호흡 ★ : 허탈된 폐 확장, 전신마취 후 폐 환기, 혈중 산소포화도 향상 촉진
② 기침 ★ : 기도개방성 유지위해 분비물 배출
③ 사지운동 : 혈전 위험성 예방 위함
④ 활동 : early ambulation, ROM
⑤ 통증조절 : PCA 미리 설명
⑥ 폐활량계(intensive spirometer) : 흡기를 도와 폐포 팽창 → 무기폐 예방
⑦ 수술과정에 대한 설명 제공으로 대상자 불안 완화
⑧ 출혈 유발가능성 있는 약물은 수술 전 투약 고려 (예 플라빅스) ★

2. 수술직후 간호(회복실 간호)

1) 즉각적인 기본사정

① 의식수준(GCS, LOC), 기도개방성, V/S, 산소포화도, 섭취량과 배설량, 구개반사
② 수술부위 : 출혈여부, 소독상태, 배액관
③ 통증

2) 마취회복 시 간호

① 연하반사, ABGA 확인 후 자가 호흡가능 시 즉시 인공기도 제거
② 필요시 suction
③ V/S 측정 : 처음 15분간은 매 5분마다 측정, 그 후 매 15분마다 측정
④ 후두경련 확인, 체온유지
⑤ 기도유지, 통증 호소 시 진통제 투여, 출혈유무 확인
⑥ 병실로 이동가능한지 확인 후 이송 : 활력징후, 호흡기계, 산소포화도, 순환기계 기능안정 시, 의식 확인

3. 수술 후기 간호(병동간호) ★★★★★

1) 호흡기계 ★★

① 활력징후 측정호흡기 합병증 증상 확인 : 무기폐, 폐렴, 폐색전증 : 수술 후 48시간에 호발 → 예방이 중요
② 체위 : 좌위, 반좌위 등 수술종류에 따라 맞게, 2시간마다 체위 변경
③ 시간당 5~10회 심호흡, 시간 당 10회 기침 격려 ★
④ 운동 : 침상에서 다리 운동, early ambulation
⑤ 수분공급, suction, 가습, 진동, 두드리기
⑥ 객담용해제, 감염 시 항생제 투여
⑦ 폐활량계(incentive spirometer)적용 : q 1~2hr

2) 순환기계 ★★

① 합병증확인 : 부정맥, 고혈압, 저혈압, 쇼크, 혈전성정맥염, 출혈, 심근경색증 ★
② 혈전성정맥염 예방 : 수술 후 다리운동, anti-embolism스타킹, 수분공급, 다리 상승, 조기이상, 저용량의 헤파린투여
③ 혈전성정맥염 발생 시 : BR, 하지마사지 금지, 온습포 적용, 항응고제 투여 ★★

3) 영양 및 수분전해질 균형

① 섭취량, 배설량, 체중 측정
② 소화기능 돌아올 때까지 금식, 정맥으로 포도당, 전해질, 식염수 공급
  SOW(소량의 물) → LD(유동식, 미음) → SD(연식, 죽) → RD(일반식, 치료식)
③ TPN으로 고열량식이 제공

4) 상처치유 촉진 ★

① 상처감염 발생 : 수술 후 36~48시간
② 감염징후 발생 : 수술 후 5~7일, 균 배양 검사 후 적절한 항생제 사용
③ 상처파열과 장기돌출 발생 ★ : 수술 후 6~7일

> 예방: 기침 시 지지, 영양공급, 복대 적용, 상처감염 예방
> 상처파열 시 멸균거즈에 생리식염수 적셔 덮어주기, 무릎을 약간 구부려 복근이완

④ 비타민C, 단백질 충분히 공급 : 상처 치유, 조직의 재구성 촉진

UNIT 05 피부통합성 장애 : 피부장애

1. 피부의 기능

① 세균, 이물질 침입 방지
② 체온조절(한선)
③ 감각, 지각 기능
④ 신진대사(비타민 D 합성)
⑤ 수분, 전해질 균형, 배설
⑥ 외부환경 상태 감지
⑦ 건강 상태의 지표(황달, 빈혈)
⑧ 면역 기능

2. 바이러스성 피부 감염 ★★★★★

1) 단순포진(herpes simplex)

(1) 원인 및 위험요인

herpes simplex virus, 체내 신경절 잠복 → 면역력 저하, 감기, 극도의 스트레스, 긴장 시 재발

(2) 증상

① 입술, 입 주위, 얼굴 등의 피부점막에 작은 수포 발생
② 전염력 : 최초 3~5일 사이, 1주일이면 자연 치유

(3) 치료 및 간호 중재 ★

① 병소 건조시킴(5% IDU, 70% 알코올 사용)
② 항바이러스제제 acyclovir투여 : 바이러스 확산 감소
③ 햇빛 피하고 자주 손 씻기(∵ 재발감소)
④ 전염력 상태 시 접촉 피하기, 립스틱 같이 사용 하지 않기
⑤ 피로, 정서적 스트레스 주의

2) 대상포진(herpes zoster) ★★★★★

(1) 원인 및 위험요인

① varicella zoster virus 잠복기 수두의 재 활성화
② 수두 : 면역이 형성되지 않은 숙주의 일차적 감염
③ 대상포진 : 면역된 숙주에게 일어나는 면역반응
④ 50세 이후, 면역기능 약화, 악성종양(백혈병, 림프종)시 빈도↑

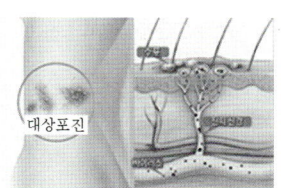
대상포진

(2) 증상

① 신경절 따라 일측성 수포성 발진, 통증 ★★
② 통증양상 : 타는 듯한, 찌르는 듯한, 예리함. 없을 수도 있음
③ 염증양상 : 일측성, 흉수신경, 경수신경, 뇌신경 따라 띠 모양
④ 합병증 : 전층 피부 괴사, 안면마비, 눈 감염

(3) 치료 및 간호중재 ★★

① corticosteroid ★★ : 신경통증 감소, 경과기간 단축
② 항바이러스제제 ★ (acyclovir, zovirax) → 바이러스 확산감소, 치유촉진
③ 진통제, 항히스타민제 → 소양감 완화
④ 습포 제공 : burrow용액, 가피형성과 치유증진, 자극과 통증 완화
⑤ 철저한 손 씻기 → 수포형성 시기에 전염 예방
⑥ 조이는 옷 피하기
⑦ 면역이 저하된 사람과 접촉 주의 ★

3. 피부암 ★★

1) 원인 및 위험요인

자외선, 방사선, 피부의 만성 궤양 및 반흔, 면역억제

2) 증상과 치료

① 기저세포상피종 : 피부에서 발생하는 원발성 악성 종양, 무통성 성장, 매끈한 표면, 마디 모양, 돔 형태의 구진, 진주 모양 조직, 중심에 궤양-절제, 방사선치료
② 편평세포암 ★ : 태양에 노출되는 외층표피에 생김, 얼굴, 입술, 입, 손등에 호발, 전이가 능 → 절제, 방사선치료
③ 악성흑색종 : 치명적 피부암, 수개월에 걸쳐 나타나는 피부변화, 출혈 및 소양증, 궤양-절제, 알파-인터페론과 백신치료
④ 카포시 육종 : AIDS대상자에게 생기는 질환, 붉거나 자주색 반점, 결절

3) 예방간호 ★

① 자외선으로부터 피부 보호 : 불투명한 옷, 양산, 모자, 기타 보조기구 사용, 자외선 차단제(SPF 15 이상)사용 ★ 자외선 → 피부암 발생의 주원인

② 균형 잡힌 영양 섭취 : 피부병변 예방
③ 피부 자가 검진 : 모반의 변화나 새로운 피부성장(피부암 경고신호) → 즉시내원

4. 화상 ★★★★

1) 열, 화학물질, 전기, 방사선에 의한 조직손상, 화상 입은 체표면적과 깊이를 기초로 중등도

2) 화상범위

(1) 9분의 법칙 ★ 성인에 적용

머리와 목 9%, 몸통 앞 18%, 몸통 뒤 18%, 상지 각각 9%, 하지 각각 18%, 회음부 1%

3) 화상의 깊이 ★

(1) 1도 화상(표재성 부분층 화상)

① 손상 범위 : 표피
② 쑤심, 통증, 감각과민, 냉감에 의해 완화
③ 환부상태 : 핑크, 붉은색, 누르면 창백, 부종은 약간 또는 없음
④ 진행과정 : 1주 이내 완치, 껍질 벗겨짐

(2) 2도 화상(심부 부분층 화상)

① 손상범위 : 표피와 진피 일부
② 증상 : 신경 말단의 손상과 함께 외부 노출로 통증, 감각과민, 발적, 수포, 부종
③ 환부상태 : 수포형성, 붉고 얼룩덜룩함, 표면에 수분 나옴, 부종
④ 진행과정 : 2~3주 이내 회복, 약간의 반흔 형성, 변색

(3) 3도 화상(전층 화상) ★

① 손상범위 : 표피, 진피, 피하조직, 근육, 신경, 혈관, 뼈
② 증상 : 감각기능 소실로 무통, 쇼크증상, 혈뇨, 용혈, 체온 조절이 안됨
③ 환부상태 : 건조, 부종, 조직괴사, 흰색, 갈색, 검은색, 붉은색, 지방층 노출
④ 진행과정 : 가피, 반흔 형성, 기능상실 → 피부이식 필요

4) 화상의 단계별 중재

(1) 병원이송 전 응급처치(화상 입은 직후부터 48~72시간 이내) ★★★

→ 저혈량증 발생과 부종 형성 관리, 즉각적이고 치명적인 문제해결이 필요한 시기

가. 합병증

① 부정맥, 저산소증, 상기도 손상, 호흡운동 문제, 후두개 아래 흡입 손상, 폐부종, 핍뇨, 구획증후군, 컬링궤양

> **컬링궤양(Curling's ulcer) ★**
> 스트레스 반응에 의해 점액생산 감소, 위액분비증가, 설사, 장폐색
> 예방 : 제산제, 히스타민수용체 차단제 투여

② 저나트륨혈증(신장에서 재흡수 되나 삼출액으로 소실)
③ 고칼륨혈증(조직, 적혈구 손상으로 K+유리됨) → 이뇨단계 시 저칼륨혈증(K+세포내로이동, 이뇨작용으로 소실됨)
④ 저단백혈증 ★ (모세혈관 투과성 증가 → 조직으로 이동, 교질삼투압 감소)
⑤ 부종 : 세포외액이 혈관에서 간질로 이동
⑥ 핍뇨 ★ : 혈압/심박출량 감소, 신혈류량 감소로 발생
⑦ 쇼크 예방 ★★★ : 손상 발생 후 최초 24시간 동안은 lactate ringer solution 주입(다량의 단백이 세포 내로 새어 추가적 부종발생 ∴ 콜로이드 용액 금지) ★
⑧ 광범위의 피부가 손상될수록 체액부족 관련 위험도가 높음
⑨ 대사성 산증 : 신기능 감소로 산 정체 및 혈중 중탄산염 소실

나. 간호중재
① 안전한 환경으로 옮기기
② 기도(airway) → 호흡(breathing) → 순환(circulation) 유지 ★
③ 몸에 붙은 불을 끄기 위해 바닥에 구르기
④ 화상부위를 찬물에 담그기 ★ : 열 식힘, 통증완화, 부종감소, 조직손상 감소
⑤ 화상부위에 얼음적용 시 갑작스러운 혈관수축, 심한 체액이동의 원인 ∴ 금지
⑥ 화상부위 덮어주기 : 보온, 건조하고 깨끗한 시트 → 열 손실 및 세균감염 예방, 통증완화
⑦ 화상부위에 연고 등은 바르지 않음
⑧ 화학물질화상 : 흐르는 물로 충분히 세척
⑨ 전기화상 : 전류차단, 환자와 직접접촉 피하기
⑩ 통증 경감, 영양 공급
⑪ 응급실 중재 ★★ : 기관절개술 보다 기관내 삽관 선호(∵ 기도부종), 기도 확보 후 순환유지(∵ 다량의 체액손실), 유치도뇨관을 통해 소변 배설량 측정
⑫ 수액공급 ★
  ㉠ 화상 후 한 시간 이내 체액보충 시작(∵ 저혈량 쇼크 예방)
  ㉡ 등장액(lactate ringer, 생리식염수)이나 고장액(∵ 체액을 다시 혈관으로 들어가도록 삼투압 형성, 부종감소, 심폐기관 합병증 감소)
  ㉢ 급격한 혈액 감소 및 부종은 첫 8시간 내에 급진전 됨(∵ 정맥 통한 신속한 수액공급 필요)
  ㉣ 수분손실로 혈액의 농축 → 적혈구 순환장애 → 저혈압 → 심한 쇼크 → 사망
  ㉤ 첫 24시간 내 요구되는 체액 양 보충

> **체액 보충량(ml) = 체중 x 4ml x 화상 %**
> 첫 8시간 동안 50%, 그다음 8시간 동안 25%, 나머지 8시간 동안 25% 주입
> 예) 60kg 대상자가 20% 화상 시 → 60 × 4ml × 20% = 4800ml
> 처음 8시간 동안 2400ml 주입, 그다음 8시간 동안 1200ml 주입
> 마지막 8시간 동안 1200ml 주입

　　　　ⓗ 화상 후 12~24시간 후 모세혈관 투과성 감소로 FFP(신선동결혈장), 알부민, 덱스트란 등 교질액 공급
　　　　ⓢ 소변량 30cc/hr 이하 시 수분 공급 불충분 의미
　　⑬ 정서적 지지

(2) 급성기 ★★ : 응급기 말 ~ 화상상처가 치유되기까지
① 감염 : 가장 흔한 합병증(25% 이상 화상 시 주 사망원인) ∴ 감염예방이 중요, 역격리 필요
② 적절한 영양 유지 : 상처 치유, 감염 예방
③ 고칼로리, 고단백식이, 비타민 A, B, C(치유촉진), 철분(빈혈교정) 섭취 격려
④ 기도개방 유지 : 심호흡, 기관내 흡인, 폐활량계 사용(2~4시간마다)
⑤ 기능적 자세 ∴ 경축예방, cradle침상 적용
⑥ 화상부위 치료 및 관리 : 샤워로 청결 유지, 변연절제술, 화상부위 드레싱, 피부이식(전층화상 시)
⑦ 피부이식 시기 : 화상 후 3~21일 사이
⑧ 피부이식 목적 : 수분과 단백질 상실 및 세균증식 감소, 육아조직생성 촉진/과잉 생성방지, 노출된 신경, 근육, 건 보호, 통증감소, 경축예방, 반흔 감소, 빠른 치유도모
⑨ 피부이식 후 간호 : 진통제, 항생제투여, 환부에 습윤 드레싱 적용, 수술부위 상승, 조기이상
⑩ 합병증 관리 : 패혈증, 폐렴, 심질환, 심부전 등

(3) 재활기 : 사회생활 복귀를 위해 입원 시 부터 고려, 기능 및 외모 회복으로 사회 복귀 준비
① 경축예방 : 체위유지, 부목고정, 운동, 조기이상
② 반좌위나 머리를 댄 채로 장시간 침상안정 금지 → 경축의 원인(금지 사항)
③ 부목의 고정 : 경축 예방, 피부이식 후 관절 고정
④ 능동운동, 보행, ROM
⑤ 독립성 증진 : 일상 활동 직접 하도록 격려, 물리치료, 작업치료
⑥ 반흔 예방 : 적절한 압력 가함 ∴ 반흔 형성 감소
⑦ 정서적 지지, 신체상 증진
⑧ 필요시 사회사업가 연결, 외상 후 스트레스 관리, 재건 수술, 미용수술 고려

5. 욕창 ★

1) 뼈 돌출 부위의 부드러운 조직의 지속적인 압박으로 인한 피부 손상

2) 촉진요소 :
습도, 부동, 감각장애, 저알부민혈증, 영양불량

3) 병태생리
① 압박 : 중력에 의한 발생, 접촉면의 혈관을 압박하여 허혈, 염증, 괴사 발생

② 마찰 : 환자를 끌거나 침요를 잡아당길 때 발생
③ 응전력 : 반좌위 상태에서 중력에 의해 침상의 발치 쪽으로 대상자가 미끄러질 때 발생하는 힘과 침상 표면에서 대상자를 미끄러지지 않게 지지하는 힘이 엇갈리면서 피부의 내부층이 절단되는 현상 ★
④ 욕창의 단계 ★ 일시적인 순환장애 → 발적 → 심부 조직의 괴사 → 광범위한 궤양, 감염
　㉠ 1단계 : 발적은 있으나 피부 손상은 없음, 촉진 시 창백해지지 않는 홍반 형성, 피부 온감, 부종
　㉡ 2단계 : 진피와 표피를 포함한 부분적인 피부상실과 표재성 궤양, 수포, 찰과상 있음
　㉢ 3단계 ★ : 피하조직의 손상 또는 괴사, 손상을 아래로 확장되나 근막 아래까지는 영향을 미치지 않아 인대, 뼈, 근육은 노출되지 않음, 깊이는 해부학적 위치에 따라 다양
　㉣ 4단계 : 근육, 인대 또는 뼈의 노출을 동반한 피부 전층의 손상, 침식이나 터널이 있음, 죽은 조직이나 가피가 발생
　㉤ 단계를 구분할 수 없음 : 손상은 피부 전층이며 손상 아래 부분은 죽은 조직과 가피로 완전히 덮여 있어 실제 상처의 깊이를 가리게 됨

4) 일반적 중재 원리
① 욕창발생 기여 요인, 위험 요인 제거
② 대상자 지지
③ 미생물 통제
④ 환자 및 보호자 교육

5) 욕창 예방 간호중재
① 2시간마다 체위변경, 침대나 의자에 압력 감소 기구 사용
② 피부 손상 징후 자주 관찰
③ 부드럽고 탄력 있는 피부 유지
④ 피부의 습기 제거 : 실금 조절
⑤ 마찰, 응전력 감소 및 제거 : 30도 이상 침상머리 상승하지 않기
⑥ 부동 피하고 활동 증진
⑦ 뼈 돌출부위(욕창부위) 마사지 금지: 심부조직에 손상을 주어 욕창이 증가 할 수 있음
⑧ 적절한 영양공급(단백질, 비타민)
⑨ 괴사조직 제거(피하층 이상 침범 시 우선적)
⑩ 압력을 최소화 하기 위해 지지표면 적용 – 쿠션, 베개, 매트리스 등 이용하여 압력을 받는 접촉면을 넓게 함

단원별 문제

We Are Nurse 성인간호학

01 환자의 사정 중 첩포검사(patch test)를 했다는 병력을 발견했다. 어떤 질환에 대한 검사인가?

① 담마진   ② 전신성홍반성낭창
③ 아토피성 피부염   ④ 접촉성 피부염
⑤ 피부결핵

> **해설** 첩포검사(patch test) : 접촉 시 알레르기 유발 물질이 무엇인지 확인하거나 접촉성 알레르기성 피부염 진단 시
> 방법 : 항원물질의 첩포를 둥근 형태로 만들어 등 혹은 전박에 붙인 다음 48시간 후에 판독하는데 만약 통증이 심하면 즉시 제거

02 전신성홍반성낭창(SLE)을 앓고 있는 환자에게 가장 침범이 많이 되는 부위는?

① 폐   ② 피부
③ 관절   ④ 심장
⑤ 신장

> **해설** 전신성홍반성낭창(SLE) : 자가면역장애에 의한 교원성 혈관질환, 광범위한 결체조직에 영향
> [가장 흔한 침범부위]
> ① 관절-관절염(부종, 발적, 압통, 조조강직), 근육통
> ② 피부(안면에 나비 모양의 발진)
> ③ 폐, 신장, 심장, 중추신경계 등

정답 01. ④   02. ③

03 다음 중 대상포진에 관한 설명으로 잘못된 것은?

① 심한 통증
② 바이러스성 질환
③ 병변이 대칭적
④ 신경로를 따라 발생하는 수포
⑤ 면역력이 저하된 성인에게 호발

해설 병변이 대칭적이 아니라 일측성 수포성 발진의 형태로 발생한다.

04 다음 중 피부암을 예방하기 위한 방법이 아닌 것은?

① 매일 1시간 이상 태양광선에 피부 노출시키기
② SPF 15 이상의 자외선 차단제 사용하기
③ 외출 시 긴팔 상의와 긴 바지 입기
④ 균형 잡힌 영양식이 섭취로 건강한 피부 유지
⑤ 정기적인 피부 관찰, 변화가 있을 시 즉시 의사에게 보고

해설 매일 1시간 이상 태양광선에 피부가 노출되는 경우 위험요인으로 작용할 수 있기 때문에 피한다.

05 다음 중 피부의 주요 기능으로 옳지 않은 것은?

① 체온조절
② 노폐물 배설
③ 외부 손상으로부터의 보호
④ 각질층을 통해 수분, 염분 배설
⑤ 햇빛 노출 시 비타민 D 합성

해설 땀샘을 통해 수분과 염분을 배설하고 각질층을 통해 수분을 흡수한다.

06 뇌졸중으로 장기간 침상생활 하는 대상자의 욕창을 예방하기 위한 간호로 옳지 않은 것은?

① 피부는 건조하면서도 적절한 습기를 제공한다.
② 1~2시간 마다 체위변경하고 혈액순환을 촉진하기 위해 마사지를 시행한다.
③ braden scale로 욕창의 위험요인을 사정한다.
④ 침상 내에서 자주 움직여 무게중심을 바꾸어 준다.
⑤ 단백질, 비타민, 철분, 열량을 충분하게 제공한다.

해설 습기는 욕창의 악화요인으로 건조하게 유지한다.

03. ③ 04. ① 05. ④ 06. ①

07 관절의 부종, 발적, 얼굴에 나비모양의 발진 등의 증상이 있고 근육통을 호소하여 치료받고 퇴원을 준비하는 대상자의 자가 간호 방법으로 옳은 것은?

① 운동이 중요하므로 땀이 날 정도로 매일 규칙적으로 시행한다.
② 방 안 온도를 시원하게 유지하여 소양증을 예방한다.
③ 발열, 기침, 관절통이 심해지면 약물의 용량을 늘린다.
④ 직사광선을 피하고 외출 시에는 자외선 차단크림을 바른다.
⑤ 스테로이드제제는 부작용을 줄이기 위해 용량을 줄여 나간다.

> **해설** 전신성홍반성낭창 자가 간호로 햇빛 노출 시 피부증상이 악화되는 것을 예방하도록 한다.
> ① 운동을 권장하나 운동자체가 스트레스가 되지 않고 매일 정기적인 휴식을 취하는 것이 더욱 중요하다.
> ② 소양증은 아주 드물게 일어나는 증상이다.
> ③ 병이 악화된다는 의미이므로 약의 용량을 증량하기 보다는 즉시 주치의와 상의한다.
> ⑤ 약의 용량은 임의로 줄이지 않고 의사의 처방을 따른다.

08 건설현장에서 일하다 폭발사고로 인해 목과 가슴에 40% 화상을 입었을 때 제공하는 중재로 가장 우선적인 것은?

① 수분 전해질 균형을 유지한다.
② 스트레스로 인한 위궤양을 치료한다.
③ 세균감염 예방을 위해 상처를 덮는다.
④ 호흡을 유지하기 위해 기도를 유지시킨다.
⑤ 말초순환부전으로 인한 저체온을 예방한다.

> **해설** 목과 가슴의 화상 시 호흡기계 손상예방과 기도개방유지가 가장 우선적이다.

09 다음 중 화상 환자 응급처치로 옳지 않은 것은?

① 중증의 심한 화상은 모르핀이나 데메롤로 통증을 조절한다.
② 3도 화상 시 옷에서 연기가 나더라도 병원으로 즉시 후송한다.
③ 1도 화상 시 즉시 찬물로 세척하거나 냉찜질한다.
④ 화상 물집을 터트리지 않는다.
⑤ 연기 흡입 시 흡입정도와는 관계없이 산소를 투여한다.

> **해설** [기관 절개관(Tracheostomy) 간호]
> 화상 시 발생한 수포는 자연적인 방어벽이 되므로 터뜨리지 않고 그대로 둔다.
> 연기의 원인이 무엇인지 확인하며 해결하는 것이 필요하다.

정답 07. ④ 08. ④ 09. ②

10 얼굴, 목, 가슴, 양쪽 팔과 손에 화상을 입은 경우 9분의 법칙에 의하면 화상의 범위는 체표 면적의 몇 %에 해당하는가?

① 15%
② 22%
③ 32%
④ 36%
⑤ 44%

> **해설** 9분의 법칙 : 머리(목) 9%, 상지 좌·우 각각 9%, 하지 좌·우 각각 18%, 몸통 앞·뒤 각각 18%, 회음부 1%(합 100%)
> 문제에 의하면 얼굴, 목(9) + 가슴(9, 몸통 전체 앞부분이 18%임) + 양쪽 팔(9X2) = 36%

11 화상으로 치료를 받고 있는 대상자의 재활기 간호중재로 옳은 것은?

① 무릎과 발목은 굴곡을 유지한다.
② 침상에서는 반좌위를 적용한다.
③ 손목은 과신전, 손가락은 굴곡을 유지한다.
④ 팔꿈치는 부목으로 지지하여 굴곡을 유지한다.
⑤ 경부 전면은 베개 없이 과신전을 유지한다.

> **해설** [화상환자 간호 단계] 응급기 → 급성기 → 재활기
> 재활기 : 화상부위가 총 체표면적의 20% 이하로 감소, 자가 간호 수행시기로 구축을 예방하기 위해 신전체위를 유지하는 것이 중요하다.
> ① 무릎과 발목은 신전
> ② 반좌위는 금지! ∵ 경축의 원인
> ③ 손목은 신전, 손가락은 굴곡과 신전
> ④ 팔꿈치는 지지하여 신전

12 왼쪽 팔에 화상을 입은 대상자에게 담당간호사가 붕대를 감을 경우 반드시 꼭 확인할 것은?

① 탄력 없는 붕대를 사용한다.
② 생리식염수에 적신 붕대를 사용한다.
③ 붕대는 조이지 않고 헐렁하게 감는다.
④ 손과 손가락 표면을 접촉하지 않는다.
⑤ 손과 손가락을 가슴부위 위로 올리지 않는다.

> **해설** ① 탄력 있는 붕대를 사용한다.   ② 일반적으로 생리식염수에 적시지 않는다.
> ③ 폐쇄성 압박드레싱을 적용한다.   ④ 정상치유를 방해하고 자극하기 때문
> ⑤ 부종 예방 위해 상승시킨다.

10. ④   11. ⑤   12. ④

13 2도 화상의 특징으로 옳은 것은?

① 열에 대한 민감성 증가
② 수포형성, 심한 통증
③ 표피만 손상
④ 피하조직, 혈관 뼈 손상
⑤ 무통

> **해설** ①③ 1도 화상의 특징 ④⑤ 3도 화상의 특징

14 화상의 응급기 특징이나 중재로 옳은 것은?

① 컬링궤양이 나타날 수 있다.
② 초기 체액상실단계의 특징으로 고나트륨혈증, 저칼륨혈증이 발생한다.
③ 호흡 → 기도유지 → 순환의 순서로 응급처치 한다.
④ 화상 부위 및 옷을 따뜻한 물에 적시어 화상부위를 식힌다.
⑤ 열을 낮추기 위해 옷을 벗기고 담요를 덮지 않는다.

> **해설** ② 조직, 적혈구 세포손상으로 인해 칼륨이 유리되어 고칼륨혈증, 신장에서 재흡수 되지만 삼출액으로 소실되어 저나트륨혈증이 발생한다.
> ③ 기도유지 → 호흡 → 순환 순서이다.
> ④ 찬물에 적시어 화상부위를 식힌다.
> ⑤ 상처는 생리식염수에 적신 거즈로 덮고, 열손실을 막기 위해 건조한 담요로 덮어준다.

15 화상 응급기의 수액공급에 대한 내용으로 가장 옳은 것은?

① 전해질은 주로 저장액이나 고장액을 투여한다.
② 혈액량의 급격한 감소와 부종은 첫 8시간 내에 빠르게 진행된다.
③ 대상자 사정을 통하여 첫 12시간 안에 요구되는 체액의 양을 보충한다.
④ 소변배설량이 시간당 50cc 이하이면 수액공급이 불충분하다.
⑤ 심한 화상 후 3시간 안에 체액 보충을 시작한다.

> **해설** ① 주로 등장액(lactate ringer, 생리식염수)이나 고장액을 투여한다.
> ③ 24시간 안에 요구되는 체액의 양을 계산하여 보충한다.
> ④ 소변배설량이 시간당 30cc 이하이면 수액이 불충분함을 의미한다.
> ⑤ 상해입은 1시간 이내에 체액보충을 시작한다.

정답 13. ② 14. ① 15. ②

16 대상포진의 치료에 대한 설명으로 가장 옳은 것은?

① 바이러스 확산을 감소하기 위해 corticosteroid 제제를 투여한다.
② 항바이러스제제로 후시딘을 주로 사용한다.
③ 소양감을 완화시키기 위해 항바이러스제제를 투여한다.
④ 신경통증을 감소하고 경과기간을 단축하기 위해 스테로이드를 처방한다.
⑤ 병소를 건조시키는 것이 좋다.

해설 ①,② 바이러스 확산 감소, 치유촉진 위해 항바이러스제제 acyclovir를 투여한다.
③ 항히스타민제를 투여하여 소양감을 완화시킨다.
⑤ 단순포진은 병소를 건조시키나 대상포진 시 수렴성 습포를 제공하여 가피형성과 치유 증진, 자극과 통증을 완화시킬 수 있다.

17 피부암 예방을 위한 교육 내용으로 가장 우선적인 것은?

① 균형잡힌 영양 유지
② 지속적인 운동 권장
③ 스트레스 조절하기
④ 자외선 노출 줄이기
⑤ 피부손상 피하기

해설 [피부암 예방간호 내용]
• 자외선으로부터 피부 보호 : 불투명한 옷, 양산, 모자, 기타 보조기구 사용, 자외선 차단제 사용
  자외선 → 피부암 발생의 주 원인
• 피부병변 예방 위해 균형 잡힌 영양 섭취
• 피부 자가 검진 : 모반의 변화나 새로운 피부성장은 피부암의 경고 신호 → 즉시 내원

18 10. 연기 흡입에 의해 화상을 입은 대상자의 중재로 가장 우선적인 것은?

① 상처치료
② 손실된 체액 보충
③ 기도개방유지
④ 통증 완화
⑤ 안위 증진

해설 화염, 불꽃, 증기, 연기 등을 흡인한 화상 시 기도손상을 입을 수 있기 때문에 기도개방유지를 가장 우선적으로 고려한다.

16. ④ 17. ④ 18. ③

19 화상 시 팔 부분 3도 화상에 비해 전신 2도 화상이 더 위험한 이유로 가장 옳은 것은?

① 전해질, 수분 감소 위험성이 더 크기 때문에
② 조직 괴사가 더 크기 때문에
③ 출혈 범위가 더 크므로
④ 통증이 더 심하기 때문에
⑤ 체온 소실에 대한 위험성이 더 크기 때문에

> **해설** 화상 후 정상 조직의 통합성이 깨지면서 체액의 이동이 나타난다. 혈관수축 후 화상 주변의 혈관은 이완, 모세혈관 투과성 증가로 간질강에 혈장 부족현상이 발생한다. 처음 12시간 내 가장 흔히 일어나지만 24~36시간 까지도 지속될 수 있으며 화상의 범위와 심도에 따라 달라질 수 있는데 범위가 넓으면 화상부위 포함 모든 조직에서 혈관변화가 나타나 저혈량성 쇼크, 고칼륨혈증, 저나트륨혈증 같은 전해질 및 산 염기 불균형이 발생할 수 있다.

20 열 화상 대상자의 간호중재로 가장 우선적인 것은?

① 옷은 모두 제거한다.
② 화상 부위를 찬물에 담그고 그을린 채로 달라붙지 않는 옷은 제거한다.
③ 얼음을 대주어 열을 식히도록 한다.
④ 절대안정하며 물에 적신 시트로 몸 전체를 덮어준다.
⑤ 마른 시트로 화상부위를 덮어준다

> **해설** 열화상은 화염, 불꽃손상, 뜨거운 금속 같은 것과 접촉하는 경우와 관련 있으며 이때 체열 손실을 방지하는 것이 중요하다.
> ①④ 체열 손실을 막기 위해 보온한다.
> ③ 화상부위에 얼음을 대어주면 갑자기 혈관이 수축하고 체액이동의 원인이 되므로 금지한다.
> ⑤ 화상부위는 찬물에 담그거나 적셔 식혀주고 달라붙지 않고 그을린 옷은 제거를 해준다.

21 목 수술을 마치고 회복실을 거쳐 병실로 돌아온 대상자의 간호중재로 가장 우선적인 것은?

① 활력징후를 측정하여 상태를 확인한다.
② 환자에게 아무런 이상이 없다며 안심시킨다.
③ 응급상황에 대비해 필요한 기구를 준비한다.
④ 통증을 호소하기 전 미리 진통제를 투여한다.
⑤ 마취에서 깨어나기 전에 진정제를 투여하여 지나친 행동을 예방한다.

> **해설** 대상자의 간호력 사정, 전신적 신체상태 사정(의식수준, 기도개방성, 활력징후, 산소포화도, 구개반사 포함한 반사, 섭취, 배설량, 통증 등)을 하는데 가장 우선적으로 활력징후를 측정한다.

정답 19. ① 20. ② 21. ①

22 회복실 간호사의 수술직후 간호 중 가장 우선적인 것은?

① 가족교육
② 운동 격려
③ 대인관계 격려
④ 수술 후 합병증 예방
⑤ 수술 경과 설명

> **해설**
> - 수술 직후 대상자 간호 핵심은 최적의 기능수준으로 회복하는 것이다.
> - 수술 후 간호
>   ① 마취 회복기 : 수술 직 후 수시간
>   ② 수술 후 시기 : 수술 후 회복하고 합병증을 예방하는 시기로 세분화해 볼 수 있고 수술 직 후, 수술 후 합병증 예방에 우선순위를 두도록 한다.

23 복막염으로 수술 받은 후 활력징후가 안정적인 대상자에게 반좌위를 적용하는 이유로 가장 적절한 것은?

① 오심, 구토 예방
② 골반강 내로 농을 국한시킴
③ 순환기 합병증 예방
④ 복부 통증 완화
⑤ 편안함 제공

> **해설** 복막염으로 수술 후 반좌위를 하는 이유는 복막액의 분비를 증진하고 농양을 국소화시키기 위함이다.

24 수술 전 아트로핀(atropine)을 투여하는 이유로 가장 옳은 것은?

① 발한 감소
② 통증조절
③ 기관지 확장
④ 괄약근 긴장력 증가
⑤ 호흡기 분비물 억제

> **해설** atropine은 항콜린제(부교감신경차단제)로 기관 내 튜브삽입이 수월해지고 전신마취 시 분비물의 축적을 방지하며 서맥을 예방하는 효과가 있으나 구강건조 등 부작용이 발생할 수 있다.

25 수술 후 상처회복을 촉진하는데 꼭 필요한 영양소는?

① 비타민 D와 지방
② 비타민 B와 단백질
③ 비타민 C와 단백질
④ 비타민 K와 무기질
⑤ 비타민 C와 탄수화물

22. ④ 23. ② 24. ⑤ 25. ③

해설 지방 : 열량원, 세포막의 구성 성분
비타민 K : 혈액응고
무기질 : 체액 및 산염기 균형 및 효소작용에 중요한 물질
탄수화물 : 에너지원, 체온유지

26 수술 후 폐 합병증 예방을 위한 담당간호사의 간호중재로 가장 관계가 먼 것은?

① 조기이상으로 호흡기능을 증진
② 심호흡 격려
③ 적절한 수분 공급
④ 기침 격려
⑤ 침상에서 충분한 휴식 권장

해설 특별한 경우가 아니라면 혈전예방, 호흡기능 증진 및 빠른 회복을 위해 조기이상을 격려한다.

27 수술 후 무기폐를 예방하기 위한 수술 전 교육내용으로 가장 적절한 것은?

① "적절한 산소를 공급하면 무기폐를 예방할 수 있습니다."
② "항응고제를 투여하여 무기폐를 예방합니다."
③ "침상에서 안정할 때 폐 합병증이 예방됩니다."
④ "심호흡과 기침을 잘하셔야 무기폐를 예방할 수 있습니다."
⑤ "탄력스타킹을 반드시 착용하셔야만 순환이 촉진되어 무기폐가 예방됩니다."

해설 무기폐 : 부적절한 기침으로 기관지 분비물이 축적되어 발생
④외에도 호흡기능을 유지시키는 중재 : 기도유지, 적당한 수분투여, 조기이상, 체위변경 등
②, ⑤은 혈전성정맥염 예방

28 수술 후 합병증을 감소시키기 위한 간호중재로 적절하지 않은 것은?

① 방광이 팽창되었는지 살펴보고 비우도록 한다.
② 혈전성 정맥염을 예방할 수 있도록 조기이상을 권장한다.
③ 전신마취로 복부수술을 한 환자에게는 수술 다음 날부터 유동식을 제공한다.
④ 수술 후 통증의 정도를 확인한 후 처방에 따른 진통제를 투여한다.
⑤ 호흡기 합병증을 예방하기 위해 심호흡, 기침을 격려한다.

정답 26. ⑤ 27. ④ 28. ③

> **해설** 장운동이 회복(gas out, 방귀)된 것을 확인 후에 상태에 맞게 식이를 제공한다.
> 전신마취의 경우 소량의 물부터 시작하여, 유동식, 연식, 일반식으로 진행된다.

29 수술 후 통증을 호소하는 대상자의 통증관리로 옳지 않은 것은?

① 수술 도중 미리 국소마취제를 수술부위에 투여하기도 한다.
② 수술 후 빠른 회복을 위해 가능한 진통제를 적게 쓰도록 한다.
③ 통증을 위해 사용되는 마약성 진통제는 중독 우려가 없다.
④ 수술 직후의 통증관리를 위해 진통제의 정맥투여가 가능하다.
⑤ 수술 후 진통제 사용법에 대해 수술 전 대상자에게 미리 교육하도록 한다.

> **해설** 수술 후 간호에서 통증관리는 중요한 영역이며 이를 위해 충분하게 진통제를 사용하는데 수술 후 통증관리를 위해 사용되는 마약성 진통제의 중독에 대한 근거는 없다.

30 수술 후 정맥혈전성 질환을 예방하기 위한 중재로 옳은 것은?

① 심호흡 권장
② 탄력스타킹 적용
③ 고용량의 헤파린 투여
④ 다리를 올린 체위를 유지
⑤ 침상 안정

> **해설** 정맥혈전성 질환을 예방하기 위한 간호중재 : 탄력스타킹 적용, 조기이상, 저용량 헤파린 투여, 운동 등

31 수술 후 병실에 환자가 왔을 때 담당간호사가 제공할 중재로 가장 우선적인 것은?

① 아무런 이상이 없음을 알리고 안심시킨다.
② 보온을 위해 이불을 덮어준다.
③ 활력징후를 측정한다.
④ 응급 상황 발생 가능성을 염두해 두고 필요한 기구를 준비해 둔다.
⑤ 마취에서 더 깨기 전에 진정제를 투여한다.

> **해설** 병동간호사는 대상자의 회복실에 대한 간호력을 사정한다. 호흡기계, 순환기계, 영양 및 수분전해질 균형 등을 사정한다. 상처를 관찰하며 배액관의 연결부위, 배액량 등을 사정한다. 가장 우선적으로 활력징후를 측정하여 대상자의 상태를 확인한다.

32 수술 후 발생할 수 있는 무기폐를 예방하기 위한 중재로 가장 적절한 것은?

① 항혈전제를 투여한다.
② 항혈전스타킹을 적용한다.
③ 충분한 수분섭취를 권장한다.
④ 산소를 공급한다.
⑤ 심호흡, 기침을 격려한다.

> 해설 수술 후 발생할 수 있는 폐합병증으로 무기폐, 폐렴 등이 있으며 심호흡, 기침, 조기이상 등을 적용하여 호흡기 및 기도유지를 증진시키는 간호를 제공하는 것이 필요하다.

33 수술 전 atropine을 투여하는 이유로 옳은 것은?

① 정액배출 촉진
② 빈맥예방
③ 위산분비 촉진
④ 기관내 삽관용이
⑤ 오심, 구토 예방

> 해설 ① 전신마취시 분비물 축적 방지 ② 서맥예방
> ③ 타액분비 감소 ⑤ 항구토제 효과

34 수술 후 반드시 기침을 권해야 되는 대상자는?

① 흉곽 수술 환자
② 눈 수술 환자
③ 뇌 수술 환자
④ 척추 수술 환자
⑤ 탈장 수술 환자

> 해설 ①번 외에 나머지 대상자들은 과도한 기침을 하는 경우 치료 경과에 영향을 미칠 수 있어서 적극 권장하지 않는다.

35 수술 후 병동에 온 대상자의 순환상태가 호전되었는지를 확인할 수 있는 직접적인 지표와 관계가 먼 것은?

① 시간당 소변량
② 의식상태
③ 혈압
④ 피부색
⑤ 중심정맥압

> 해설 이외에도 맥박이 해당된다. 의식상태 정도는 순환상태 회복을 사정하는 지표와 거리가 멀다.

정답 32. ⑤ 33. ④ 34. ① 35. ②

36 수술 후 거동이 불편한 대상자의 근 위축을 예방하기 위한 운동으로 적절한 것은?

① 등척성 운동
② 등장성 운동
③ 수동 운동
④ 저항 운동
⑤ 능동 운동

> **해설** 등척성 운동 : 근섬유 길이는 그대로, 근육의 장력만 변화, 관절은 안 움직이고 근육의 강도만 강하게 함, 근력저하 및 근위축 예방
> 예) 슬관절 주위 대퇴사두근 강화운동, 요통환자 복근훈련, 석고붕대 후 근육운동
> 침상에 누워 있는 대상자에게 근 위축을 예방하기 위한 운동으로 권장할 수 있다.

37 복부 수술이 예정된 대상자에게 아트로핀(atropine)을 투여할 때 부작용으로 옳은 것은?

① 빈맥
② 다뇨
③ 서맥
④ 고혈압
⑤ 핍뇨

> **해설** 항콜린제(부교감신경억제제) : 타액분비감소, 기도 분비물을 억제하는 효과가 있으나 부작용으로 빈맥이 발생할 수 있다.

38 전신마취 수술 후 회복실에서 의식이 회복되면서 오심, 구토를 호소할 때 제공하는 중재로 가장 우선적인 것은?

① 즉시 항구토제를 투여한다.
② 고개를 옆으로 돌린다.
③ 산소를 제공한다.
④ 머리를 높인다.
⑤ 시원한 물을 먹인다.

> **해설** 마취가 깨면서 나타날 수 있는 증상으로 의식이 완전히 회복될 때 까지 금식을 유지하며 심한 갈증해소 시 가능하다면 얼음조각을 물려준다. 구토 시 기도유지를 위해 대상자의 머리를 옆으로 돌려주고 턱을 앞으로 당겨 구토물의 재흡인을 예방한다.

36. ①   37. ①   38. ②

39 수술 후 상처치유에 대한 내용으로 가장 옳은 것은?

① 상처 후 감염은 보통 24시간 내에 발생한다.
② 감염징후 발생 시 가장 우선적으로 항생제를 적용한다.
③ 상처파열 및 장기 돌출은 수술 후 3~4일에 호발한다.
④ 상처 파열과 장기 돌출을 예방하기 위해 복대를 적용하고 기침 시 지지한다.
⑤ 비타민 C와 탄수화물을 충분히 공급하여 상처치유를 촉진한다.

> **해설** ① 수술 후 36~48시간에 상처감염이 발생한다.
> ② 항생제는 균 배양 검사 후 적절한 항생제를 사용한다.
> ③ 보통 수술 후 6~7일에 호발한다.
> ⑤ 상처치유를 촉진하기 위해 비타민 C와 단백질을 충분히 공급한다.

40 수술 후 합병증과 예방법으로 연결이 가장 적절한 것은?

① 욕창 : 조기이상
② 폐렴 : 산소공급
③ 상처감염 : 조기이상
④ 장기 돌출 : 충분한 수분섭취
⑤ 혈전성 정맥염 : 절대안정

> **해설** ② 폐렴 및 무기폐 예방 : 심호흡, 기침, 조기이상, 예방적으로 산소공급은 하지 않음
> ③ 상처 감염 예방 : 무균술, 적절한 영양 공급
> ⑤ 혈전성 정맥염 예방 : 다리운동, 탄력스타킹, 조기이상, 수분섭취 권장

41 약물중독으로 응급실로 이송된 대상자의 혈압이 60/40mmHg일 때 우선적인 간호중재는?

① 수액 주입
② 따뜻한 물 섭취
③ 하지 거상
④ 대변, 소변 체크
⑤ 고농도 산소 투여

> **해설** [쇼크가 초래될 수 있는 상황]
> 독물섭취로 하지의 정맥 정체, 심장 억제, 모세혈관의 투과성이 증가되어 순환혈량이 감소되어 쇼크가 올 수 있으므로 하지를 거상하여 심장으로 혈액이 모이도록 한다.

정답 39. ④ 40. ① 41. ③

성인간호학

42 원인불명의 급성 복통을 심하게 호소하며 응급실로 이송되었을 때 중재로 가장 우선적인 것은?

① 관장을 통해 복압을 감소시킨다.
② 통증을 줄이기 위해 진통제를 투여한다.
③ 지속적으로 복부사정을 한다.
④ 더운 물 주머니를 적용하여 긴장된 근육을 이완한다.
⑤ 물을 조금씩 먹여보아 증상이 악화되는지 관찰한다.

> **해설** ① 통증의 원인이 무엇인지를 파악하는 것이 더 중요하며 관장액 주입으로 복부 불편감이 더 악화 될 수 있다.
> ② 복부통증 시 명확한 원인이 밝혀지기 전에는 진통제를 사용하지 않는다.
> ④ 복부 염증으로 인한 통증 시 염증을 더 악화시킬 수 있다.
> ⑤ 응급 수술이 필요할 수 있어 금식을 유지한다.

43 다음 중 응급처치의 내용으로 옳은 것은?

① 출혈 시 상처부위를 심장보다 아래로 내린다.
② 발열을 예방하기 위해 겉옷을 벗기고 담요는 덮지 않는다.
③ 기도에 이물이 들어간 경우 등 두드리기, 하임리히법을 적용한다.
④ 경추손상인 경우 응급상황이므로 발견 즉시 처치 없이 바로 옮긴다.
⑤ 쇼크가 예상될 때 뇌혈류량을 증가시키기 위해 머리와 가슴을 다리보다 높인다.

> **해설** ① 출혈 시 상처부위 바로 위의 동맥을 압박하고 심장보다 높게 올린다.
> ② 체온 손실을 예방하기 위해 따뜻하게 보온한다.
> ④ 옮기기 전 반드시 부목으로 고정한다.
> ⑤ 대부분 쇼크환자에게 앙와위를 유지하되 다리를 올려주면 중심순환으로 혈액순환을 높여줄 수 있다. 전통적인 트렌델렌버그 체위는 중심으로 혈액순환이 증대되나 복부 장기들이 횡격막을 압박하므로 환기력에 제한이 올 수 있어 피한다.

44 화상을 입은 대상자가 내출혈로 인해 심박출량이 감소되었을 때 나타날 수 있는 심장의 보상기 전으로 옳은 것은?

① 부정맥 ② 빈맥
③ 혈압감소 ④ 축축한 피부
⑤ 소변량 감소

> **해설** 쇼크 초기 심박출량이 감소되면 정상으로 유지하기 위한 보상작용으로 빈맥이 발생한다.

42. ③ 43. ③ 44. ②

45 심정지로 의식을 잃고 쓰러진 50대 대상자를 혼자 발견하였을 때 심폐소생술 방법으로 가장 옳은 것은?

① 흉부 압박 시 5cm 깊이로 한다.
② 팔꿈치 힘을 이용하여 흉부를 압박한다.
③ 분당 120회 이상의 속도로 압박한다.
④ 인공호흡과 흉부압박의 비율을 1 : 15로 한다.
⑤ 기도를 유지하기 위해 머리를 젖히고 턱을 내린다.

> **해설** ① 성인 압박의 깊이는 5cm이다.
> ② 체중을 이용하여 압박한다.
> ③ 분당 100회~120회로 분당 100회 미만, 120회 이상이 되지 않도록 한다.
> ④ 1인, 2인 무관하게 흉부압박 30회 : 인공호흡 2회
> ⑤ 머리 젖히고 턱을 들어올린다.

46 중독물질을 흡입한 경우의 응급처치로 옳은 것은?

① 찬물로 반복 세척한다.
② 산소혈류 조절을 위해 저압 산소를 투여한다.
③ 창문 등을 열면 공기의 하강이 우려되므로 문단속을 한다.
④ 환자의 체위는 토물에 의한 흡인을 예방하기 위해 복위를 취해 준다.
⑤ 토물 등으로 옷이 젖은 경우 벗겨서 닦아주고 이불을 덮어주어 보온시킨다.

> **해설** ① 미지근한 물을 사용한다.
> ② 고압산소를 적용한다.
> ③ 환기를 통해 신선한 공기를 유입하도록 한다.
> ④ 토물 등의 흡인을 예방하기 위해 고개를 옆으로 돌리고 횡와위로 유지한다.

47 의식을 잃어가고 흉곽의 움직임이 없고 몸 여러 곳에 다발성 골절이 있는 대상자의 중재로 가장 우선적인 것은?

① 고농도의 산소를 공급한다.
② 호흡과 혈압을 사정한다.
③ 개방성 상처를 치료한다.
④ 정맥혈관을 확보한다.
⑤ 손상부위를 더 사정한다.

> **해설** 골절의 일반적인 응급간호 : 기도, 호흡, 순환 상태 확인

정답 45. ① 46. ⑤ 47. ②

48 빌딩에서 떨어져 경추손상이 의심되는 심정지 환자의 적절한 기도 확보 방법은?

① 복부밀치기 적용
② 턱만 들어올리기
③ 머리를 젖히고 턱을 들어주기
④ 흉골각 위에서 흉부압박 시작
⑤ 입을 벌려 손가락으로 이물질을 훑어냄

해설 경추손상 의심 시 머리를 젖히지 않고 턱을 그대로 들어 올려 기도확보를 한다.
기도에 이물이 있는 경우 ①번을 적용한다.

49 벌초 작업 중이던 대상자가 사고로 상완동맥의 출혈이 심할 때 적용할 수 있는 처치로 가장 우선적인 것은?

① 출혈부위 직접 압박
② 전박 묶어주기
③ 항생제 투여
④ sim's position 유지
⑤ 환부를 심장 아래로 내리기

해설 출혈조절 응급관리 : 출혈부위의 옷을 자르고 신체사정, 출혈 부위나 동맥을 직접 압박, 체액과 혈액보충을 위해 정맥주입, 내출혈 및 심정지 관찰
외출혈 시 동맥은 직접 압박하고 다리부위를 거상한다. 조절이 안 되는 경우 최후의 방법으로 지혈대를 적용하나 사지손상의 우려가 있으므로 신중하게 하고 적용 후 조절되면 지혈대를 풀고 압박드레싱 한다.

50 화재 현장에서 구출작업을 하던 소방관이 쉰 목소리로 쇳소리를 내며 기침을 심하게 하고 그을음이 있는 가래가 다량으로 배출되어 병원으로 이송되었을 때 가장 우선적인 중재는?

① 자세를 변경한다.
② 충분한 수분을 제공하여 객담의 배출을 돕는다.
③ 산소를 공급한다.
④ 말을 계속 시킨다.
⑤ 기관 내 삽관을 준비한다.

해설 흡입화상 시 기도는 열 손상에 매우 취약하여 쉽게 기도폐쇄를 유발할 수 있게 된다. 그을음이 있는 가래, 쉰 목소리, 쇳소리는 기도 화상의 주요 증상으로 기도유지 및 심하면 기관 내 삽관이 요구된다.

48. ② 49. ① 50. ⑤

51 다음 중 응급간호의 개념에 대한 설명으로 가장 잘못된 것은?

① 생명을 구하기 위한 간호사정과 중재에 중점을 두면서 빠르고 정확하게 수행한다.
② 응급상황의 판단을 신속하고 정확하게 하여야 한다.
③ 응급환자는 부상이나 질병 정도를 파악하여 치료의 우선순위를 결정한다.
④ 생리적 혹은 심리적으로 긴급한 요구를 가진 대상자에게 간호를 제공한다.
⑤ 응급간호에서의 정신적 간호는 응급조치가 끝난 후 바로 시행한다.

> **해설** 응급상황에서 정신적 간호는 대상자와 처음 대면하는 순간부터 이루어지며, 기본적인 불안을 이해하고 안정할 수 있도록 지지하여야 한다.

52 약물과다 복용으로 응급실에 내원한 대상자의 위세척 시 수돗물을 사용할 경우 나타날 수 있는 증상은?

① 저칼륨 대사성 산증 ② 고나트륨 대사성 산증
③ 저칼슘 대사성 알칼리증 ④ 저나트륨 대사성 알칼리증
⑤ 고나트륨 대사성 알칼리증

> **해설** 단순한 물을 이용하는 경우 나트륨을 씻어 내어 저나트륨혈증이 될 수 있어 생리식염수를 사용한다.

53 고속도로에서 8중 추돌사고가 일어나 많은 사람들이 응급처치를 받아야 되는 상황에서 가장 우선적으로 처치를 받을 대상자는?

① 골절 환자
② 호흡부전 환자
③ 10%의 2도 화상 환자
④ 두통을 호소하는 환자
⑤ 교통사고로 다리에 통증이 있는 환자

> **해설** 응급환자 분류(triage)에 의하면
> ① yellow ② red ③ yellow ④ green ⑤ yellow
> 녹색 → 노란색 → 붉은색으로 갈수록 우선순위가 높으며 호흡부전환자, 출혈, 심한 복부손상환자는 붉은색으로 가장 우선순위가 높다.
>
>> 1) Red(긴급환자) : 위기, 생명의 위험
>>   ① 생존을 위해서 즉각적인 치료가 필요함
>>   ② 기도폐쇄, 심장마비, 심한쇼크, 의식불명, 다발성 외상, 심한 출혈, 심한 복부손상

정답 51. ⑤ 52. ④ 53. ②

2) Yellow(응급환자) : 중함
① 초기 응급치료를 받은 후 후송을 기다릴 수 있는 대상자
② 고열, 40% 미만의 화상, 열상, 뇌졸중, 심한 통증, 폐쇄성골절, 조직손상
3) Green(비응급환자) : 경함
① 구급처치 수준의 치료가 필요한 경한 질환이나 손상
② 연조직 상해, 피부손상, 순환장애 없는 사지 골절 등
4) Black : 사망

54 일반적으로 금기가 아닌 경우 저혈량성 쇼크 대상자에게 알맞은 자세는?

① supine
② prone
③ semi-fowler's
④ trendelenburg's
⑤ 다리를 30도 올린 supine

해설 저혈량성 쇼크는 혈액이나 체액의 손실 시 발생
절대적 혈량 감소 : 출혈, 구토, 설사, 누출관 배액, 이뇨작용
상대적 혈량 감소 : 패혈증, 장폐색, 복수, 화상 등
말초혈액을 전신순환으로 보낼 수 있어서 ⑤번이 가장 좋은 자세이며 ④번은 호흡기계 확장 억제, 뇌압을 상승시킬 수 있어 권장하지 않는다.

55 수액교환에도 적절히 반응하지 않는 심한 저혈압으로 도파민을 치료 받고 있는 대상자의 가족들이 도파민 약물에 대해 질문할 때 담당간호사의 설명으로 가장 옳은 것은?

① "항이뇨작용을 합니다."
② "신장관류를 지지합니다."
③ "심각한 부작용이 없습니다."
④ "심근 수축력을 강화시킵니다."
⑤ "소변량을 감소시킵니다."

해설 쇼크처치에 우선적으로 선택되는 약물 중 도파민이 흔히 투여되는 이유는 심근의 수축성 증가, 심박출량 증가, 조직관류가 향상되기 때문이다. 또한 저용량 투여시 신장과 장간막의 동맥을 이완시켜 신장관류를 지지하고 소변량을 증가시킨다. 그러나 부정맥을 유발하고 과도한 빈맥 등의 심각한 부작용이 있으므로 소량으로 시작한다.

54. ⑤ 55. ④

56 흉기에 의해 과다한 출혈이 발생하여 쇼크가 우려되는 대상자의 간호사정 내용으로 옳은 것은?

① 체온 상승
② 건조한 피부
③ 빠른 맥박, 불안
④ 느리고 깊은 호흡
⑤ 소변배설량 100ml/hr

> 해설 ① 체온 저하 ② 차고 축축한 피부, 구강점막 건조, ④ 빠르고 얕은 호흡, ⑤ 50ml/시간 이하로 소변배설량 감소가 나타난다.
> 이외, 장운동 저하, 오심이 있으며 감염에 의한 패혈성 쇼크 시 체온이 상승한다.

57 다음 중 쇼크를 초래할 수 있는 상태로 옳지 않은 것은?

① 25% 이상의 혈량 소실 시
② 구토, 설사 등의 탈수 현상
③ 히스타민 등에 의한 과민반응
④ 순환혈액량 증가로 인한 혈압 상승
⑤ 척수손상, 척수마취 등으로 인한 혈관 이완

> 해설 ① 출혈성 쇼크
> ② 저혈량성 쇼크
> ③ 아나필락시스성 쇼크
> ⑤ 신경성 쇼크

58 다음 중 심인성 쇼크를 가진 환자의 특성을 가장 잘 설명한 것은?

① 저혈량증으로 인한 감소된 심박출량
② 감소된 순환혈량으로 인한 쇼크
③ 경색증으로 인한 감소된 심박출량
④ 감소된 심근 수축력으로 인한 쇼크
⑤ 혈량 증가로 인한 혈압 저하

> 해설 심인성 쇼크는 심근수축력이 감소하고 심박출량이 크게 감소될 때 발생. 이때 순환혈량이 정상범위 혹은 증가되므로 ① 저혈량증과는 무관, ③ 경색증이 항상 심인성 쇼크를 유발하지는 않는다. ②는 저혈량성 쇼크

정답 56. ③ 57. ④ 58. ④

59 위장 출혈로 피를 토하면서 응급실로 내원한 대상자의 간호사정 결과가 다음과 같을 때 내릴 수 있는 간호진단으로 우선적인 것은?

> 약한 맥박(110회/분), 낮은 혈압(80/60mmHg), 얕은 호흡(30회/분), 소변량 감소, 차고 축축한 말초 피부, 안절부절 못하는 모습

① 쇼크 위험성
② 배뇨장애
③ 급성 혼동
④ 가스교환 장애
⑤ 비효율적인 호흡양상

해설 상부위장관 출혈 시 : 빠르고 가쁜 호흡, 빠르고 약한 맥박, 저혈압, 소변량 감소, 의식수준 감소
쇼크증상과 징후 : 혈압저하, 초기 빠르고 약한 맥박 → 진행시 맥박 감소, 갈증증가, 차고 축축한 피부, 안절부절

60 응급환자 사정 시 가장 우선적인 것은?

① 출혈 여부
② 시간당 소변량
③ 호흡, 맥박
④ 운동신경 움직임
⑤ 호흡음과 흉곽 확장

해설 응급환자는 1차적으로 즉각 혹은 잠재적으로 생명에 위협을 주는 문제를 확인하는 것이 중요하며 무호흡, 맥박 소실 유무를 먼저 파악하는 것이 중요하다.

61 산에서 뱀에게 물린 대상자의 초기 응급 간호로 옳은 것은?

① 물린 부위의 혈액순환을 위해 마사지를 시행한다.
② 물린 부위를 꽉 묶어 동맥혈을 차단한다.
③ 신속하게 스테로이드 제제를 투여한다.
④ 물린 부위 원위부를 굵은 손수건이나 헝겊으로 묶는다.
⑤ 물린 부위는 심장보다 낮추고 부목으로 고정한다.

해설 ① 움직임을 최소화 하여 독이 퍼지는 것을 예방한다.
②, ④ 물린 부위 근위부를 묶어 정맥혈류를 차단한다.
③ 스테로이드는 항뱀독소의 작용을 차단하기 때문에 보통 뱀에 물린 경우 사용하지 않는다.

59. ①   60. ③   61. ⑤

62 응급실의 triage에 의하여 긴급환자(Red)에 속하지 않은 대상자는?

① 의식불명 환자
② 심한 허리 통증 환자
③ 기도폐쇄 환자
④ 연가양 흉곽 환자
⑤ 다발성 외상 환자

해설 응급간호 분류(triage)
- Red(긴급환자) : 위기, 생명의 위험
  ① 생존을 위해서 즉각적인 치료가 필요함
  ② 기도폐쇄, 심장마비, 심한쇼크, 의식불명, 다발성 외상, 심한 출혈, 심한 복부손상, 연가양 흉곽
- Yellow(응급환자) : 중함
  ① 초기 응급치료를 받은 후 후송을 기다릴 수 있는 대상자
  ② 고열, 40% 미만의 화상, 열상, 뇌졸중, 심한 통증, 폐쇄성 골절, 조직손상
- Green(비응급환자) : 경함
  ① 구급처치 수준의 치료가 필요한 경한 질환이나 손상
  ② 연조직 상해, 피부손상, 순환장애 없는 사지 골절 등
- Black : 사망

63 응급소생술 중 대사성 산증을 예방하기 위하여 투여하는 약물로 옳은 것은?

① 디곡신
② 도부타민
③ 도파민
④ 에피네프린
⑤ 중탄산나트륨

해설 대사성 산증을 교정하기 위한 약물로 중탄산나트륨(Bivon)을 투여할 수 있다.

64 심인성 쇼크의 응급처치로 옳은 것은?

① 다리거상 체위를 적용한다.
② 윤번지혈대를 적용할 수 있다.
③ 교감신경흥분제를 투여하여 혈압을 올린다.
④ 즉각적으로 유치 도뇨관을 삽입한다.
⑤ 원인을 밝혀내기 위해 뇌척수액, 혈액, 대변 등 균 배양검사를 한다.

해설 ①,③ 저혈량성 쇼크 시 중재
④ 신경성 쇼크 시 중재
⑤ 패혈성 쇼크 시 중재

정답 62. ② 63. ⑤ 64. ②

65. 저혈량성 쇼크의 증상으로 옳은 것은?

① 핍뇨
② 차고 건조한 피부
③ 붉은색 피부
④ 분당 100회 미만의 맥박
⑤ 느린 호흡

> **해설** ② 차고 축축한 피부 ③ 창백한 피부
> ④ 분당 100회 이상의 맥박 ⑤ 빈호흡

66. 온열관련 응급상황에 대한 내용으로 가장 옳은 것은?

① 열사병은 과도한 발한으로 염분이 소실되면서 발생한다.
② 열탈진은 체온조절중추의 조절장애로 발생한다.
③ 열성경련은 고온 환경에서 장시간 노출 시 말초혈관 운동신경의 조절장애와 심박출량의 부족으로 순환부전이 발생하게 된다.
④ 열사병 시 체온이 39℃정도로 떨어지면 일반처치를 적용한다.
⑤ 열탈진 시 덥고 건조한 피부, 혼수, 혼동, 저혈압, 빈맥, 체온 40℃ 이상의 증상이 나타난다.

> **해설** ① 열사병이 아니라 열성경련에 대한 내용이다.
> ② 열탈진이 아니라 열사병에 대한 내용이다.
> ③ 열성경련이 아니라 열탈진에 대한 내용이다.
> ⑤ 열사병의 주된 증상이다.
> 열사병 시 처치 : 체온조절, 시원한 장소, 젖은 시트로 덮어주고 선풍기로 증발, 체온을 신속히 내리는 것이 중요하다. 체온이 39℃정도로 떨어지면 일반처치로 변환한다.

67. 한랭관련 응급상황에 대한 내용으로 거리가 먼 것은?

① 동상은 국소 조직과 세포내의 얼음결정이 형성된 결과로 발생한다.
② 동상부위의 부종을 예방하기 위해 장신구(반지)를 제거한다.
③ 주로 귀, 코, 손가락, 발가락 같은 말단부위에 동상이 호발한다.
④ 동상으로 인한 궤양시 파상풍 예방주사를 맞는다.
⑤ 동상이 있는 부분은 소독하고 혈액순환을 위해 마사지한다.

> **해설** 동상부위 마사지 시 피부 손상을 야기할 수 있다. 또한 동상을 입은 부위는 정상 부위에 비해 잘 낫지 않고 2차 감염이 발생할 수 있으므로 주의를 요한다.

65. ① 66. ④ 67. ⑤

68 아나필락틱 쇼크의 중재로 거리가 먼 것은?

① 기도유지　　　　② 산소투여
③ 에피네프린 투여　④ 기관지 확장제 투여
⑤ 모르핀 투여

> **해설** 심인성 쇼크 시 통증 감소 및 안정을 통해 조직의 산소요구량을 줄이기 위해 모르핀을 투여할 수 있다.

69 병원 감염을 예방하는 방법으로 가장 중요하며 우선적인 것은?

① 손 씻기　　　　② 장갑 착용
③ 항생제 사용　　④ 멸균과 소독
⑤ 개인위생 철저

> **해설** 모든 감염의 예방을 위한 우선적인 선택은 손 씻기이다. 환자 접촉 전·후(활력징후 측정, 체위변경 등)과 청결무균술 시행 전·후 매번 시행한다.

70 음압시스템의 병실에 입원하고 방문을 항상 닫도록 하고, 출입 전에 마스크를 착용해야만 하는 대상자는 누구인가?

① 홍역　　　② 성홍열
③ 백일해　　④ AIDS
⑤ 장티푸스

> **해설** 홍역, 결핵, 수두 등은 공기감염에 해당, 음압병실 사용, HEPA 통해 외기를 교환(6~12회/시간)하고 방문 닫기, 출입 전에 N95마스크 착용 등

71 병원 감염을 예방하기 위한 표준주의에 해당하지 않는 것은?

① 환자 접촉 전후에 손 씻기를 수행하도록 한다.
② 환자와 접촉이 많은 부서에서는 인조손톱을 착용하지 않는다.
③ 공기매개 질환자 간호 후 사용한 마스크는 환자병실에서 벗고 분리수거한다.
④ 한 환자에서 오염된 부위를 접촉한 후 다른 부위를 만지기 전 장갑을 교환한다.
⑤ 환자의 분비물이 묻은 경우 환자의 병실을 떠나기 전 가운을 제거하고 손을 씻는다.

> **해설** 공기매개 질환(수두, 홍역, 결핵 등)의 환자를 간호한 후 사용한 마스크는 환자병실에서 나온 후 문을 닫고 나서 벗은 후 의료용 폐기물 용기에 버린다.

성인간호학

72 알레르기성 비염으로 18년간 치료받고 있는 대상자가 알고 있어야 되는 실내 환경으로 옳은 것은?

① 바닥에는 카펫을 깔아서 직접 바닥에 닿지 않도록 한다.
② 침구는 세탁하기 쉬운 면으로 교체한다.
③ 스프레이용 향수를 선택한다.
④ 외부 이물질 유입을 방지하기 위해 커튼을 달아놓는다.
⑤ 방 안에 생화보다는 마른 꽃을 놓는다.

> 해설 ① 카펫 제거하고 매일 진공청소기로 바닥청소 및 닦기
> ③ 스프레이 향수를 피하고 알레르기가 적은 화장품 사용
> ④ 방안의 커튼, 블라인드 제거
> ⑤ 잡초, 마른 꽃, 풀 등 피하기
> 이외에도 꽃가루가 많은 계절에는 외출을 자제하고 집안의 먼지를 제거한다.

73 페니실린 주사를 맞은 후 아나필락시스반응을 보이는 대상자의 간호중재로 우선순위가 가장 낮은 것은?

① 혈압 상승제를 투여한다.
② 에피네프린을 투여한다.
③ 즉시 탈감작 요법을 실시한다.
④ 수액을 주입하여 쇼크를 치료한다.
⑤ 기관지협착과 질식을 보이는 환자에게 산소를 투여한다.

> 해설 과민반응 유형 중 제I 유형에 해당되며 IgE와 관련이 있다.
> ③ 탈감작요법 : 확인된 알레르기원을 희석하여 피하로 주입하는데 점차로 양을 늘려 항원에 둔해지게 하는 방법으로 최대 농도가 될 때까지 수년(1~2년, 혹은 그 이상이 소요)의 시간이 필요하므로 아나필락시스반응을 보일 때 즉각적으로 시행할 치료법으로는 부적절하다.

74 HIV에 감염된 대상자의 성생활에 대한 설명으로 옳은 것은?

① 음경과 질의 접촉을 금한다.
② 가벼운 입맞춤도 금한다.
③ 임신을 피할 필요가 없다.
④ 같은 방을 사용하지 않고 격리한다.
⑤ 감염 확인 후 성생활을 절대 금한다.

72. ② 73. ③ 74. ①

> **해설** HIV는 가벼운 접촉에 의해서는 전염되지 않는다. 역학적인 근거에 의하면 HIV는 가까운 성 접촉, 감염된 혈액이나 혈액제제로 인한 정맥 내 노출, 모성에서 아기로의 산전 감염에 의해서만 전염이 된다. HIV는 주로 혈액, 정액, 질액, 모유 등 체액을 통해 전파된다.

75 체내에 침입한 바이러스, 곰팡이 또는 암세포에 대한 면역기전에 관여하는 면역세포는?

① B림프구
② T림프구
③ 세망내피계
④ 보체
⑤ 대식세포

> **해설** ① 항체를 생성하는 체액성 면역, 박테리아 파괴에 관여한다.
> ③, ⑤ 탐식에 주로 관여하고 이 조직구를 대식세포라고 한다.
> ④ 간에서 생성된 혈장단백질로 세포를 용해, 사멸한다.

76 보건소에서 인플루엔자 백신 예방접종을 하려고 계획할 때 가장 우선순위가 높은 대상자는?

① 학령기 중·고등학생
② 심장병을 가진 70세 노인
③ 활동량이 많은 중년의 남성
④ 골절로 입원한 50세 남자 환자
⑤ 중이염을 앓고 있는 학령기 아동

> **해설** 질병관리본부에 의하면 인플루엔자 백신 접종의 우선순위는 의료인, 유관관계 종사 등을 제외한 일반인을 대상으로 하는 경우 65세 이상 노인, 심폐질환자, 당뇨환자, 응고장애 환자, 만성 신장질환자, 면역억제질환자, 산모와 2세 이하의 영아가 우선적이다.

77 면역억제제를 투여 받는 대상자들을 간호하기 위해 인지하고 있어야 하는 면역에 대한 설명으로 가장 적절한 것은?

① 주로 세포성 면역의 과민반응을 아나필라틱 반응이라고 한다.
② 특정 항원을 직접 체내에 투여하는 것은 수동면역이다.
③ 자연적 선천면역은 염증반응에 의한 비특이적 저항력을 의미한다.
④ 항원은 혈청과 조직액 내에 존재하는 고분자 단백질 물질이다.
⑤ 침입하는 미생물을 파괴하고 항원으로부터 방출되는 유해독소의 영향을 막는 것이 항체이다.

해설 ① 아나필락틱반응은 체액성 면역의 과민반응에 해당된다.
② 수동면역은 특정 항원에 대한 항체를 직접 체내에 투여하는 것이다.
④ 혈청과 조직액 내에 존재하는 고분자 단백 물질은 면역글로불린으로 항체를 의미한다.
⑤ 체액성 면역반응에 대한 설명이다.

78 다음 중 면역반응에 대한 설명으로 연결이 가장 옳은 것은?

① 능동면역 – 모유를 통해 획득 가능
② 능동면역 – 감마글로불린 주사를 맞는 것
③ 자연면역 – 항체가 태반을 통해 전달되는 것
④ 수동면역 – 특정 항원을 직접 체내에 투여하는 것
⑤ 자연적 선천면역 – 염증반응에 의한 비특이적 저항력

해설 ① 자연수동면역 ② 인공수동면역 ③ 자연수동면역 ④ 수동면역 – 특정 항체를 직접 체내에 투여

79 항체(anti body)에 대한 설명으로 옳지 않은 것은?

① IgG는 태반을 통과하는 유일한 면역글로불린으로 2차 체액성 면역반응의 주 항체이다.
② IgM은 1차 체액성 면역반응의 주 항체이며, ABO항원에 대한 항체를 형성한다.
③ IgA는 눈물, 침, 모유 등에 있으며, 신체표면을 보호한다.
④ IgD는 림프구 표면에 존재하며, B림프구의 분화를 돕는다.
⑤ IgE는 피부에 존재하며 알레르기반응 증상을 일으킨다.

해설 IgE는 혈장, 간질액, 내분비액에 존재하며 비만세포와 호염기구를 활성하며, 알레르기 반응 증상을 일으킨다. 알레르기원이 인체에 침입하여 IgE에 붙고 IgE는 비만세포에 붙어 히스타민을 방출하는데 이것이 알레르기 반응이다.

80 일반적으로 노년기에 유독 호흡기계 감염이 높은 것을 볼 수 있는데 이유는 무엇인가?

① 호흡수가 증가해서
② 기침반사가 증가해서
③ 기관지 근육의 탄력성이 증가해서
④ 비강점막 표면에서 IgA가 감소해서
⑤ 기관지 내 섬모의 숫자와 활동이 증가해서

해설 ①②③⑤의 보기 내용은 증가가 아니라 감소하기 때문이다.
노인이 되면 기관과 기관지 내 섬모의 수와 활동이 감소하고 비강점막 표면에서 바이러스 감염을 방어하는 IgA가 감소된다.

81 탈감작요법에 대한 내용으로 옳은 것은?

① 제1유형 IgE 매개형 과민반응 치료에 사용된다.
② 정확한 양의 알레르기원을 부정기적으로 주사한다.
③ 극소량을 주사하므로 아나필락틱 쇼크에 대비한 응급처치 준비까지는 필요 없다.
④ 주로 상박에 혈관주사한다.
⑤ 최대 농도에서부터 소량으로 점차 용량을 감량한다.

해설 ② 일정기간 규칙적으로 주사한다.
③ 아나필락시스 쇼크의 경험이 있는 자에게는 금지이며 쇼크에 대비하기 위해 응급처치를 준비해야 된다.
④ 주로 상박에 피하 주사한다.
⑤ 가장 소량에서 차츰 최대 농도가 될 때까지 알레르기원을 증가한다.

82 알레르기의 매개물질의 하나로 혈관 투과성을 증가시키고 혈관부종, 홍반, 기관지 평활근 수축을 유발하며 쇼크에 이르게 할 수 있는 것은?

① 혈소판 활성화 인자 ② 히스타민
③ 류코트리엔 ④ 세로토닌
⑤ 도파민

해설 히스타민에 대한 내용으로 위나 점막세포의 분비증가로 오심, 구토, 설사를 유발하며 기관지 평활근을 수축시키고 수용체를 자극하여 후두부종, 두드러기, 혈관부종, 홍반 등을 유발할 수 있다.

83 다음 중 과민반응의 제4유형에 해당되는 것은?

① 류마티스 관절염 ② 사구체신염
③ ABO부적합 ④ 아나필락틱 쇼크
⑤ 결핵피부반응 검사

해설 ①② 제3유형(면역복합성 과민반응), ③ 제2유형(세포용해성, 세포독성 과민반응), ④ 제1유형 (아나필락시스성, 즉시형 과민반응)

정답 81. ① 82. ② 83. ⑤

84 후천성면역결핍질환(AIDS)의 간호중재로 잘못된 것은?

① 피부통합성, 호흡기의 세심한 평가와 신체사정이 필요하다.
② 하나의 음식을 놓고 같이 나누어 먹어도 감염되지 않는다.
③ 면역성이 떨어지므로 피부가 건조하더라도 임의로 로션을 발라서는 안 되고 처방받는다.
④ 성관계시 콘돔을 사용하도록 교육한다.
⑤ 피임을 권유한다.

해설 ③ 건조한 피부는 로션으로 마사지 한다.

85 후천성면역결핍질환(AIDS)의 전파경로와 거리가 먼 것은?

① 모체로부터 태반통해 전파 ② 혈액
③ 소변 ④ 성관계
⑤ AIDS 환자와 주사바늘 공유

해설 후천성면역결핍질환의 전파경로는 성 접촉, 혈액 및 혈액제제, 모체로부터의 전파와 관련이 있다.

86 염증의 증상으로 거리가 먼 것은?

① 발적 ② 열
③ 통증 ④ 백혈구 감소
⑤ 권태감

해설 ①②③⑤는 염증의 증상이며 염증 시 염증산물이 혈류, 림프관으로 흘러 들어가 권태감, 허약감을 느낀다. 염증 시 백혈구 상승, 적혈구 침강속도(ESR)가 증가한다.

87 다음 중 세포성 면역에 해당되는 경우는?

① 아나필라시스 ② 곰팡이 감염
③ 아토피 질환 ④ 수혈반응
⑤ 세균 감염

해설 세포성면역은 T림프구, 대식세포가 관여하며 감작된 T세포, 사이토카인을 생성한다. 결핵, 곰팡이 감염, 접촉성 피부염, 이식 거부 반응, 종양 세포의 파괴 등이 해당된다.

88 전신성홍반성낭창의 증상으로 거리가 먼 것은?

① 혈뇨
② 소변량 증가
③ 나비모양 발진
④ 관절염
⑤ 심낭염

> **해설** 전신성홍반성낭창은 결체조직을 침범하는 만성염증성 질환으로 일생동안 병의 증상 악화와 완화가 불규칙적으로 반복된다. 면역복합체가 광범위한 조직손상을 유발하여 신체 전반에 증상을 나타내는데 신 증상으로 혈뇨, 단백뇨, 소변량 감소가 발생하며 신부전으로 진행 될 수 있어 위험하다.

89 전신성홍반성낭창의 간호중재로 거리가 먼 것은?

① 피부의 문제가 발생할 수 있어 건조한 피부에 로션을 바르지 않는다.
② 자외선 차단크림, 긴 소매 옷을 입어 외출 시 피부가 자극되지 않도록 한다.
③ 적절한 휴식과 활동을 권장한다.
④ 증상이 심할 때는 운동보다는 안정하도록 한다.
⑤ 망막증의 합병증을 예방하기 위해 6개월마다 안과검진을 한다.

> **해설** ① 건조한 피부에는 로션을 바르도록 한다. 이외에도 통증완화를 위해 열, 냉을 적용할 수 있으며 감염된 사람과 접촉을 금지한다. 신체적, 정서적 스트레스를 예방하며 처방 없이는 머리 염색도 금지한다.

정답 88. ② 89. ①

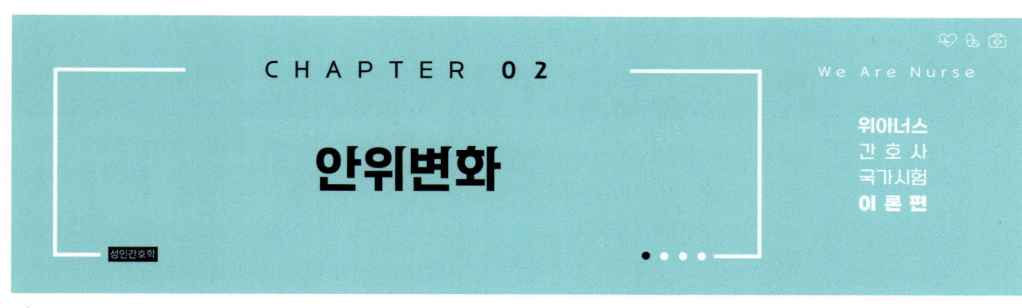

UNIT 01 통증

1. 통증의 종류

1) 발생부위에 따른 분류

(1) 표재성 통증

주로 피부나 피하조직과 관련되어 예리한 통증을 수반하며 국소화 됨

(2) 심부통증

표재성 통증보다 오래 지속되며 건, 인대, 혈관, 신경 등에서 시작됨 : 강한 압력이나 조직손상은 심부통증을 일으킴, 오심, 발한, 혈압상승

(3) 내장통

복강, 두개강, 흉강과 같은 곳에서 시작되고 국소적인 통증은 없으며 종종 조직의 신전, 허혈, 근육경련에 의해 유발됨

(4) 방사통(연관통)

통증 원발 부위에서 뻗치는 통증, 예 MI시 좌측 어깨 팔, 턱으로 방사됨

(5) 신경병증성 통증

신경세포나 척추기전 손상 시 발생 → 당뇨병성, herpes, 삼차 신경통 시 불타는 듯, 쏘는 듯, 찌르는듯한 강도심한 통증 유발

2) 기간에 따른 분류

	급성pain ★	만성pain
특징	갑자기 발생, 강도와 지속시간이 다양, 시간이 지나면 소실, 비교적 원인이 확실	3개월 이상 지속되는 통증, 원인을 알기 어려움, 경증에서 중증까지 강도가 다양, 점진적으로 시작되고 지속됨
생리적 반응	혈압상승 혹은 저하, 맥압 상승, 호흡수 증가, 동공확대, 발한, 장운동감소	혈압/맥박/호흡/동공 정상, 피부 건조
행동적 반응	불안정, 집중저하, 두려움, 통증부위 보호	부동, 우울, 위축, 절망

2. 통증사정

1) 원칙

(1) 치료 시작일 부터 규칙적인 간격으로 사정

(2) 중재 수행 후 반드시 사정

① 비경구적 약물 투여 시 : 15~30분 후
② 경구적 약물 투여 시 : 1시간 후

(3) 새로운 통증 발생했을 때 사정

2) 사정

(1) 대상자가 자신의 통증에 대해 잘 알고 있음을 알고 의견 존중

(2) PQRST ★

① P(position) : 통증의 부위
② Q(quality) : 통증의 특성-무딘, 예리한, 으스러지는
③ R(relief or aggravation factor) : 통증에 영향을 미치는 요인
④ S(severity or intensity) : 통증 강도
⑤ T(time) : 통증의 시작 및 지속 시간

(3) 척도

숫자척도(NRS), 얼굴통증척도(FPRS), FLACC(3세 미만 아동, 의사소통 불가능 시) 등

3. 약물요법 ★★★

1) 비마약성 진통제

(1) 비스테로이드성 소염진통제(NSAIDs)

① 염증을 감소, 프로스타글란딘 합성을 막아 통증을 완화
② 심한 통증환자에게 마약성 진통제와 함께 사용 시 마약의 요구량 감소

③ 부작용은 위장관계 손상과 출혈, 장기간 복용 시 소화성 궤양 예방을 위해 H_2 차단제와 함께 복용
④ 천장효과(ceiling effect) : 최대 투여량 이상 증가해도 효과 없이 부작용만 증가 → 다른 약으로 전환

　가. 살리실산염(salicylate salts) : 아스피린(aspirin)
　　① 정제, 캡슐, 직장 좌약, 외용 크림
　　② 경한 통증에 효과적
　　③ 부작용은 위장장애 : 항혈소판 효과와 응고시간 지연으로 인한 출혈, 레이증후군(Reye's syndrome : 어린이에게 발병하는 급성 뇌염증, 아스피린이 주 원인 요소)

　나. Ibuprofen, Naproxen
　　① 아스피린보다 위장장애 적음
　　② 응고능력이 정상인 사람은 혈소판 응집 기능이 정상 유지

(2) 아세트아미노펜(acetaminophen) ★★
① 진통능력은 아스피린과 유사, 위장점막에 영향을 주지 않음
② 혈소판 응집 억제 작용이 없어 출혈시간에 영향을 주지 않으나 장시간 사용 시 간독성 ★, 신독성에 주의할 것 ★

2) 마약계 약물(opioid) ★★
척수의 신경 전달 물질의 방출 차단 → 통증 전달 방지, 천장효과 없어 용량증가시 효과 증가

(1) 종류
① 완전 효능제 : 천장효과(일정량 투여 시 진통효과 없는 현상)없이 용량이 증가할수록 진통효과 증가 예 모르핀, 데메롤, 코데인
② 부분 효능제 : 천장효과를 갖고 있어 덜 효과적(buprenorpine)
③ 혼합형 효능 길항제 : 마약 수용기를 차단하거나 중립적인 효과, 천장효과 있음 (Tarwin, Nubine)
④ 길항제
　㉠ 마약성 진통제의 호흡억제와 같은 부작용을 완화시키기 위해 사용
　㉡ Naloxone(narcan)

(2) 투여경로
① 경구 투여 : 편리하고 저렴, 가장 우선적 투여 방법이나 작용시간이 느린편
② 피부접착형(fentanyl)
　㉠ 부작용 적음
　㉡ 입원기간 단축, 시간비용 절감
　㉢ 천장효과 없어 여러 장 부착 가능
　㉣ 가슴, 등, 팔 등 지방 적고 털 없는 편평한 부위에 부착

　　　　ⓟ 강한 마약성 진통제로 72시간 마다 피부에 부착(부착일, 시간 기록하기)
　　　　ⓑ 경구용 몰핀에 비해 부작용이 적음, 가격이 비쌈
　　③ 주사형
　　　　㉠ 정맥 내 주입
　　　　㉡ 정맥주사 : 효과가 가장 빠르고 일정수준 유지 가능하나 비쌈
　　　　㉢ 통증정도의 변화가 심할 때 효과적으로 사용
　　　　㉣ 근육주사는 흡수가 불확실하고 통증을 유발하므로 피하는 것이 좋음
　　　　㉤ 정맥 주사가 불가능할 경우 피하주사
　　④ 척수강 내
　　　　㉠ 조절이 불가능한 통증, 다른 경로에 부작용 심한 환자
　　⑤ 자가 조절형(patient controlled analgesia : PCA)
　　　　㉠ 정맥, 경막외, 척수강내 도관을 통해 투여, 과다 용량 투여를 제한하기 위한 장치
　　　　㉡ 약물 용량을 환자 스스로 조절하여 환자의 독립성, 통제감 유지
　　　　㉢ 주기적인 근육주사보다 좀 더 지속적인 진통 유지 가능(혈청 내 마약수준이 거의 일정)
　　　　㉣ 수술 후 통증과 같은 급성 통증에 좋음
　　　　㉤ 최대의 효과를 위해 대상자 교육 필요

(3) 마약성 진통제의 부작용과 간호 중재 ★★
　　① 변비
　　　　㉠ 마약성 진통제 투여의 가장 흔한 부작용
　　　　㉡ 섬유질 풍부한 식사 제공, 변 완화제 투여, 필요시 관장
　　　　㉢ 활동격려
　　② 오심, 구토 : 항구토제 투여
　　③ 진정작용, 혼미
　　　　㉠ 고용량, 신기능 장애 환자에게서 발생, 침상난간을 올리고 관찰
　　　　㉡ 진통제 줄이거나 투여횟수 감소
　　　　㉢ 중추 신경 자극제 투여
　　　　㉣ 호흡과 산소포화도 사정
　　④ 급성호흡억제 ★★
　　　　㉠ 투여 전/후 호흡 수 관찰
　　　　㉡ 진정작용 심해지면 용량 줄이고 대상자 자극
　　　　㉢ 마약의 과다 용량으로 호흡수 12회/분 이하로 감소, 8회/분 미만 시 naloxone 투여
　　⑤ 가려움증 : 항 소양증제제 투여

(4) 통증조절 약물 요법 시 주의사항
　　① 진통제 투여하기 전 환자를 정확히 사정
　　② 환자의 체중, 통증경험, 연령, 건강상태, 정신상태, 통증의 지속기간 사정

③ 잔존 생명 기간에 대한 사정과 심맥관계, 호흡기, 신장 및 신경계통의 상태 평가
④ 약물투여는 통증에 대한 가장 적절한 방법이기는 하지만 최상의 유일한 방법은 아님
⑤ 통증 경감 위해 심리간호나 지지간호를 적용해 보지도 않고 투약하거나 약물치료와 병행해야 할 안전간호를 무시한 채 약물에만 의존하지 말 것
⑥ 주의 깊은 관찰과 사려, 정확한 기본적인 판단 필요

4. 약물 이외의 방법을 이용한 통증관리

1) 물리요법

(1) 물리치료

통증이 있는 대상자의 기능 향상, 통증 완화 및 악화 예방

(2) 경피적 신경자극(transcutaneous lectrical nerve stimulator, TENS)

① 피부아래 소량의 전류 전달
② 급성통증과 만성통증 관리, 수술 후 통증이나 요통과 같이 국소적 만성통증에 적용

(3) 기타

① 접촉, 압박, 진동
② 마사지 : 근육이완, 혈류증진, 신체 노폐물 배설을 도움, 심리적 이완
③ 열과 냉의 적용
　㉠ 열 : 혈관 확장, 혈액 순환 증진, 근육 → 염증시 적용X
　㉡ 냉 : 혈관 수축, 부종감소, 염증 완화
④ 체위 변경, 능동/수동적 ROM 실시

2) 인지-행동 요법

(1) 통증에 대한 왜곡된 인지 점검

(2) 관심전환

급성 통증을 완화하는데 효과적

(3) 심상법

대상자가 즐겁거나 바람직한 감정 떠올리기

(4) 이완요법

신체 마사지, 등 마사지 등

3) 침습적 중재

(1) 신경차단

환자가 견디지 못하는 경우, 특수부위나 신경에 국한된 통증에 적용

(2) 척수 자극

통증에 관련된 신경영역과 그 피부 아래에 전극을 심어서 실시

(3) 외과적 시술 : 근절제술, 척수 전측색 절단술

4) 통증에 대한 사회·심리적 간호

(1) 불안은 동통을 악화시키는 요소이므로 불안을 제거
① 얼마동안 환자와 같이 있어줌
② 환자로 하여금 불안을 말로 표현하도록 유도함
③ 환자와 공감하며 대화할 의사를 보임
④ 환자 스스로 통증을 조절하는 방법을 취하도록 해봄
⑤ 육체적 긴장을 풀게 하고 편안하게 하며 등 마사지를 하고 느슨하게 옷을 입혀 충분히 이완되도록 함
⑥ 치료나 검사절차가 불편하고 아픈 내용이라면 환자에게 납득이 가도록 설명함

(2) 기분전환 및 오락요법을 이용

UNIT 02 암(신생물)

1. 암의 병태 생리

1) 신생물
새로운 성장, 세포분열을 억제시키는 신호가 없거나 이 신호가 변경되었거나 신호를 받지 못하여 세포가 계속 분열, 증가하는 것

2) 종양은 원인과 기전이 부정확, 성장과 분열을 조절하는 통제 기능 소실, 인체의 세포가 과도하게 증식

2. 암의증상

1) 국소증상
압박, 인접조직의 괴사, 폐색

2) 전신증상
빈혈, 감염, 악액질, 통증, 우울, 불안

3. 암의 진단 검사

1) 세포검사(cytology)
① 임상증상이 나타나기 전에 종양 발견이 가능한 검사
② 종양과 접촉하는 체액이나 분비물 속에서 종양세포 유무를 검사
③ 객담, 기관지, 복강, 흉막강, 관절강, 뇌척수액, 방광검사물, 위, 담관, 기타 부위의 체액이용
④ PAP Smear(도말법) : 질 분비물과 자궁경부 세포 분석 → 자궁내막염, 자궁경부암 조기 진단

2) 생검(biopsy)

조직의 일부를 떼어내어 현미경으로 암세포를 직접 확인

3) 방사선, 핵의학 검사

초음파, X-ray, 스캔(방사성 동위원소검사), PET, 림프관촬영(lymphangiogram), CT, MRI

4. 종양 표지자(tumor marker)

특정암이 분비하는 물질 또는 표면에 존재하는 특이 물질을 분석
① AFP(alpha-fetoprotein)
② CEA(carcinoembryonic antigen)
③ PSA(prostate specific antigen) : 전립선암
④ CA-125
⑤ TSH, Free T4 : 갑상선암
⑥ CA15-3
⑦ CA19-9

5. 악성 종양 vs 양성 종양 ★★★★

특징	양성 종양 ★	악성 종양 ★★
성장 속도	느린 성장	빠르거나 아주 빠름
성장 양식	확장되면서 성장하고, 경미한 조직손상 일으킴	주위조직에 확장되고 침윤하면서 성장하며, 염증, 궤양, 괴사를 일으킴 ★
재발	외과적으로 제거하면 재발은 거의 없음	잔여조직이 남아 있다면 수술 후에도 흔히 재발
전이	전이되지 않음, 국소적	직접 퍼지거나 림프계, 혈액, 이식에 의해 다른 장기로 전이
세포특징	주위의 정상조직과 거의 같음	주위의 정상조직과 다른 양상, 핵이 정상보다 큼 ★
신체에 대한 영향	내분비계를 침범하지 않으면 일반적인 증상은 거의 없음	악액질, 체중 감소와 같은 전신증상을 유발
피막	섬유소막 속에 국한	피막이 없어 암세포분화 촉진됨
예후	주요 기관의 압박이나 폐쇄가 없는 한 사망하지 않음	주요 장기에 전이되면 사망

6. TNM 분류체계 ★★

1) T(primary tumor) : 종양의 크기, 침범 부위

① Tx : 종양 발견 되지 않음
② T0 : 원발성 종양의 증거 없음
③ TIS : 상피내암(carcinoma)
④ T1 : 암세포가 점막하층까지 침범, 원발 장기 내에 병변
⑤ T2 : 암세포가 근육층까지 국한, 국소적인 병변, 주변 구조물 내 깊이 자리
⑥ T3 : 암세포가 근육을 뚫고 장막하층까지 침윤, 진행된 병변, 원발 장기부위에 제한됨
⑦ T4 : 암세포가 장막층을 뚫거나 주변장기 침윤, 주변 장기내로 퍼짐

2) N(regional lymph node) : 국소 림프절 침범 정도, 크기, 갯수

① N0 : 림프절에 병변 증거 없음
② N1 : 림프절에 1~3개의 암세포 전이
③ N2 : 림프절에 4개 이상의 암세포 전이

3) M(anatomic extent metastasis) : 원거리(다른 장기) 전이 정도

① M0 : 다른 장기 전이가 없음
② M1 : 다른 장기 전이가 있음

7. 암 예방 ★

1) 1차 예방 ★

(1) 건강한 시기에 암에 관하여 올바르게 이해하고, 암 발생 요인을 피함

(2) 암 예방 생활습관

① 편식하지 않고 영양분을 골고루 균형 있게 섭취, 녹황색 채소, 과일 및 곡물류 등 섬유소 많은 음식 섭취
② 표준체중 유지, 지방질 적게 섭취
③ 금연
④ 땀날 정도로 운동하기, 과로 피함
⑤ 스트레스 피하고 기쁜 마음으로 생활

(3) 화학적 암 예방

발암물질 생성 예방, 제거, 작용 억제, 항암활성화 촉진, 암진행 억제를 위한 예방약 투여

2) 2차 예방

(1) 암의 조기발견 및 조기치료의 중요성을 인식, 암 검진에 적극 참여

(2) 암 발생의 7가지 경고 증상

① 배변습관 또는 배뇨습관의 변화

② 낫지 않는 상처나 궤양
③ 비정상적인 출혈 또는 분비물
④ 유방 또는 다른 부위의 비후 또는 덩어리
⑤ 소화불량 또는 연하 곤란
⑥ 사마귀 또는 점의 현저한 변화
⑦ 지속적인 기침 또는 쉰 목소리

(3) 우리나라 국가 암 검진 프로그램

종류	대상	주기	방법
위암	만40세 이상 남녀	2년	위장조영술 or 위내시경
간암	만40세 이상 남녀로 간경변, B형간염항원 양성, C형간염항체 양성, B형 or C형 간염바이러스에 의한 만성 간질환자	6개월	간초음파와 혈청알파태아단백 검사(α-FP)
대장암	만50세 이상 남녀	1년	분변잠혈검사, 유소견 시 대장 내시경검사 or 대장이중조영검사
유방암	만30세 이상 여성	매월	유방자가검진
유방암	만40세 이상 여성	2년	유방촬영(Mammography)
자궁 경부암	만20세 이상 여성	2년	자궁경부세포검사 (pap smear)
폐암	만 54~74세 남녀 흡연력30갑년 이상 흡연자나 경험자 (흡연력: 하루담배소비량×흡연기간) → 2019년 7월부터 추가	2년	컴퓨터단층촬영(CT)

3) 3차 예방
① 암 진단을 받은 환자를 대상으로 효과적이고 지속적인 치료
② 적절한 자가 관리 방법 습득
③ 치료 불가능한 말기 환자인 경우 통증관리로 삶의 질 향상

8. 암치료 ★★★★★

1) 수술
① 진단적 : 악성종양여부, 세포분류, 형태검사 위한 생검
② 근치적 : 종양, 주위조직, 림프결절 모두 제거
③ 예방적 : 해롭지 않은 전암상태의 병변제거(예) 용종제거)
④ 완화적 : 종양크기 감소, 증상완화(예) 대장암으로 장 폐색 시 장루 만들어줌)

2) 방사선 요법

(1) 목표
정상세포를 최대한 보호, 모든 유해한 암세포를 파괴

(2) 목적
암의 치료, 증상 완화, 암 성장 억제

(3) 부작용과 간호 ★★★
① 외부 방사선 치료 후 별도의 격리 필요 없음
② 치료 후 1~2일 안정(절대 안정까지 아님)
③ 피부간호

피부반응 ★	건성홍반, 피부박리, 습성 홍반, 색소침착, 탈모, 화상, 괴사, 궤양	• 치료부위 피부 건조하게 유지 • 지시가 있을 때 까지 씻지 않기 • 가급적이면 일반비누 사용 금지(약한 비누가능)부드럽게 씻고, 충분히 헹군 후 두드려 말림, 뜨거운 물 사용 금지 • 치료부위 직접적인 햇빛과 바람, 찬 것에 노출 금지 • 피부에 표시된 선은 지우지 말 것 • 치료부위에 파우더, 로션, 크림, 알코올 등 사용 금지 • 느슨하고 부드러운 옷 착용 • 드레싱 치료부위에 테이프 붙이지 않기 • 전기면도기 사용, 면도 후 스킨, 로션 금지 • 직접적인 태양광선, 실내수영장, 더운 물주머니, 전기패드 피하기
전신반응	오심 ★, 구토, 발열, 식욕상실, 권태	• 진정제 투여 • 음식 소량씩 자주 제공 • 휴식 위해 조용한 환경 제공
골수기능저하	빈혈, 감염, 출혈 가능	• 적혈구보다 백혈구와 혈소판이 많은 영향 받음 • 항암화학요법과 간호 동일
구강 합병증	전이되지 않음, 국소적 구내염, 구강 건조증, 미각 변화	• 구내염 : 치료 시작 1~2주 후 발생 → 치료 끝난 후 2~3주에 회복 • 구강 건조증 : 침샘의 위축으로 발생 • 미각변화 : 치료 후 2~6개월에 회복

3) 항암화학요법 ★★★
정상세포의 과도한 파괴 없이 유해한 종양세포 파괴, DNA와 RNA 활성을 억제시켜 세포주기 각 단계에 작용하여 세포재생을 막음

(1) 항암화학요법의 원칙
① 단일약제보다 병합 시 효과 증가
② 최초의 치료는 최고의 효과가 있는 약제사용

③ 고용량 사용은 가장 많이 종양세포를 죽이기 위함
④ 반드시 수술 후 사용되는 것은 아님
⑤ 독성을 최소화하기 위해 감량시키는 것은 환자를 서서히 죽이는 것과 같음
⑥ 감염 시 투여 보류 ∵ 항암화학 치료는 면역억제 및 백혈구 감소

(2) 항암제 투여 환자의 간호 ★★
① 사람이 많은 장소 피하기
② 칫솔, 치약 등은 개인용 사용
③ 매일 샤워
④ 생식기, 서혜부, 겨드랑이, 항문부위 항균비누로 하루 2회 세척
⑤ 손 씻기 철저히 시행
⑥ 15분 이상 실내에 둔 물은 마시지 않기
⑦ 생야채, 생과일, 샐러드, 덜 익힌 고기, 회, 후추 등은 피하기
⑧ 고단백, 고열량식이 섭취, 기호식품 섭취

(3) 항암제 부작용과 간호 ★★
① 일혈관리(extravasation)
  ㉠ 정맥 캐뉼라를 제거하지 않고 즉시 약제 주입 중단
  ㉡ 일혈 부위에 중화제나 길항제 투여
  ㉢ 냉찜질 또는 온찜질 시행(적용한 항암 약물에 따라 다름)
  ㉣ 일혈부위 거상 및 표식
  ㉤ 필요시 PS의뢰
② 오심, 구토 ★ → 가장 일반적인 소화기계 부작용
  ㉠ 음식물은 뜨거운 것보다는 시원한 것 섭취
  ㉡ 항구토제 투여
  ㉢ 항암제 투여 후 2~4시간 동안 음식물 섭취 피하기
③ 골수기능 저하 ★★★★★
  ㉠ 빈혈 ★ : 적혈구 수명이 백혈구/혈소판보다 길어서 백혈구/혈소판 감소증보다 늦게 빈혈이 발생, 농축 적혈구 수혈
  ㉡ 감염위험 ★ : ANC 500/mm3 이하 시 감염 위험 증가(체온측정 ★), 손 씻기, 감염관리방법 준수, 무균술 적용, 사람 많은 곳 제한, 생과일, 생야채, 회 섭취제한, 방문객 제한
  ㉢ 출혈위험 ★ : 혈소판 감소증으로 점상출혈, 반상출혈, 비출혈 발생, 아스피린계 약물 금지, IM 금지, 칫솔질 대신 구강함수 ★
④ 피부 부작용 : 탈모증, 발진, 색소침착, 광선민감증, 손발톱 이상
⑤ 생식기계 영향
  ㉠ 장기투여 시 불임, 조기폐경 → 항암제 치료 끝난 2년 후 임신 권고
  ㉡ 항암제 치료 전 남성은 정자 냉동보존, 여성은 난자 채취하여 보관

9. 암환자의 응급상황과 간호 ★

1) 증상
① 두개내압 상승
② 척수 압박
③ 상대정맥 증후군 : 호흡곤란(빈호흡), 청색증, 기침
④ 기관 폐쇄
⑤ 심장압전
⑥ 고칼슘혈증 ★ : 암환자의 10~20%, 암이 뼈의 용해를 증가시키는 물질 방출, 부갑상선 호르몬을 생성, 혈청 칼슘 수준 증가 → 오심, 구토, 변비, 근육허약, 부정맥, 혼수 등

2) 치료
수액요법, 이뇨제 투여(thiazid계는 칼슘배출 억제로 금지), 인산염투여(칼슘과 길항작용)

10. 암환자의 증상관리 ★

1) 영양
음식섭취, 신체기능상태, 체중, 신체검진 및 임상검사 결과를 평가 → 경구적, 비경구적 영양공급

2) 피로
암 자체나 항암치료에 동반되며 가장 자주 경험하는 증상, 삶의 질에 영향

(1) 영향요인 ★
통증, 수면-각성 패턴 장애, 영양, 생활의 변화에 대한 가치, 집중력 감소, 우울/고립, 역할/고립, 불안, 통제력, 재정 등
※ 간호 : 심리적 지지, 적절한 대응방법 적용 (희망다지기, 암과 함께 살아가기 등)
　　　　충분한 통증관리하기, 마사지, 이완요법 제공

3) 통증조절
충분히 조절해 주기, 비마약성/마약성 진통제 사용, 열/냉 적용, 마사지, 이완, 심리적 중재 등

UNIT 03　호스피스 완화 간호

1. 죽음에 대한 반응 5단계 : 엘리자베스 퀴블러 로스
죽음(WHO) → 소생할 수 없는 삶의 영원한 종말

1) 1단계 : 부정
① 상황 부정(나한테 그럴 리가 없어), hospital shopping
② 부정하고자 하는 욕구 존중, 경청

2) 2단계 : 분노
① 왜 하필이면 자신에게 이러한 일이 일어났는지에 대해 모든 대상에게 분노 표현
② 인내심을 갖고 환자의 분노감을 수용하기

3) 3단계 : 타협 ★
① 죽음이 어쩔 수 없는 것임을 알게 되면 이를 연기시키려는 노력으로 타협 시도
② 현실을 볼 수 있도록 돕기(직면시키기)

4) 4단계 : 우울
① 병이 악화되거나 몸이 현저하게 쇠약해질 때 우울해 짐
② 위로하기보다는 감정표현 유도, 지지, 위로의 접촉, 조용히 곁에서 손잡아 주기

5) 5단계 : 수용
① 자신과 임박한 죽음 그리고 우주를 평화롭게 느끼게 됨
  ㉠ 가족의 도움과 이해, 격려 필요
  ㉡ 평온한 시간을 가질 수 있도록 방문객을 줄이고 가족과 함께 있도록 배려, 조용한 환경제공

2. 호스피스의 정의 ★★
① 죽어가는 사람을 위하여 공감, 관심과 지지를 제공하는 돌봄의 개념
② 남은 생에 대한 정리, 삶에 대한 의미를 향상, 고통을 경감, 자신의 죽음을 인간답게 수용, 편안함과 사랑을 느끼도록 돕는 전인적인 돌봄
③ 남아 있는 사별가족의 고통과 슬픔을 경감, 지지와 격려를 제공하는 총체적인 프로그램

3. 호스피스 대상자 선정 기준
① 암으로 진단받은 후 더 이상의 치료효과를 기대하기 어려운 경우
② 의사로부터 6개월 정도 살 수 있다고 진단받은 경우
③ 환자나 가족이 증상완화를 위한 비 치료적인 간호를 받기로 결정
④ 의식이 분명하고 의사소통이 가능한 자
⑤ 가족이나 친지가 없고 호스피스의 도움이 필요하다고 선정된 경우
⑥ 의사의 동의나 의뢰 시

4. 호스피스 간호사의 역할
① 대상자의 증상을 완화, 증상과 징후를 평가, 필요한 조치
② 호스피스 계획의 실행을 돕기, 병원에서의 활동 점검
③ 의사, 간호사, 가족이 환자와 서로 조화를 이루도록 주선
④ 퇴원 후 추후간호를 계획, 재입원 환자에게 지속적인 간호 제공
⑤ 임종이 임박한 대상자의 간호 담당자를 돕고 조언, 충고
⑥ 사별가족과 긴밀한 관계 유지

⑦ 대상자와 사별가족의 신체적, 심리적 지지, 감정을 표현하도록 격려 등
⑧ 입원한 환자의 유가족을 위한 가능성을 연구하고 계획, 발전시키는데 협조
⑨ 병원이나 지역사회 호스피스 간호와 전반적인 호스피스활동계획, 개발에 협조

5. 임종환자 간호 ★★★

1) 임종 시 신체 징후

① 신경계 : 청각(가장 마지막까지 남음), 질병의 진행에 따라 촉각, 미각 및 후각은 감소
② 시각 : 시야가 흐려지고 안검 반사 소실, 눈꺼풀이 반만 닫힘
③ 피부계 : 손, 발, 팔, 다리에 얼룩덜룩하게 반점, 차고 끈적한 피부, 코, 손톱, 무릎 청색증
④ 호흡기계
 ㉠ cheyne-stokes respiration : 무호흡과 깊고 빠른 호흡 주기적 반복
 ㉡ 호흡수가 증가하다가 점차 느려지고 얕아지며 헐떡거림
 ㉢ death rattle : 기도에 점액이 축적되어 호흡할 때 그르렁거리는 습성의 소음 동반
⑤ 비뇨기계 : 실금(요량감소)
⑥ 위장관계 : 가스축적, 변비, 변실금
⑦ 근골격계 : 턱이 아래로 처짐(안면근의 긴장감소), 말하거나 삼키기 어려워짐, 구개반사 소실, 신체 자세 및 선열 유지 곤란
⑧ 심혈관계 : 심박동수가 증가하다가 점차 느려지고 약해짐, 혈압하강, 근육 내 혹은 피하를 통한 약물흡수 지연

2) 임종환자 간호

통증관리, 호흡증진, 위장 장애 관리(오심, 구토, 식욕부진, 연하곤란, 구내염과 구강건조), 수분 섭취와 체액 균형, 배설증진, 휴식과 수면, 욕창 및 위생관리 등
① 심리간호 : 불안, 우울 감소, 두려움 완화(통증, 호흡곤란, 죽음 등을 지지, 표현하도록 격려), 의사소통(감정이입, 적극적인 경청)
② 증상 간호
 ㉠ 저체온 : 담요로 보온
 ㉡ 수면시간 증가 : 손을 잡고 자연스럽게 이야기하기
 ㉢ 혼동 : 환자에게 먼저 자신의 이름을 말하기, 부드럽고 명확하게 말하기
 ㉣ 기도분비물 : 원활한 배출위해 고개를 옆으로 돌리기
 ㉤ 불안정함 : 영적 고통 여부 확인, 이마를 문질러 주거나 책 읽어주기, 편안한 음악제공

UNIT 04 성인기 발달단계별 간호문제

1. 청년기

★ 18~22세
★ 정체성 VS 역할혼돈

1) 신체적 변화 : 급격한 신체성장과 생식기의 성숙

2) 사회적, 정서적 변화
① 정서적 성숙, 부모로부터 독립 원함, 부모의 간섭을 싫어하게 됨
② 사회적, 직업적 역할을 탐색하는 시기
③ 사회성과 대인 적응력 습득, 성역할 배우고 확립

3) 발달 과업
① 정서적 안정과 좋은 성역할의 모델이 있으면 자신에 대한 통찰과 자아 정체감 갖음
② 직업선택을 위한 전문적인 교육을 받음
③ 직업선택이나 성역할, 가치관의 확립에 있어 심한 갈등 야기 가능-역할 혼돈

2. 성인초기
★ 23~39세
★ 친밀감 VS 고립감

1) 신체적인 변화
① 시력변화 : 원근조절능력 감소 진행
② 청력변화 : 고음 듣는 능력 감소 진행

2) 사회적, 정서적 변화
① 자아의식의 발달에 따른 사회성 발달
② 독립생활 가능, 사회성과 대인적응 원만
③ 이성 관계 형성

3) 발달과업
① 자율성과 자립 : 부모로부터 독립
② 직업선택
③ 친밀감 : 결혼, 가정영위
④ 현실감각 : 실제적인 목표 수립

3. 중년기 ★
★ 40~64세
★ 생산성 VS 침체성 위기

1) 신체적 변화
① 체중 증가 가능 : 운동부족, 신진대사율 ↓
② 만성질환 발생 빈도 증가 : 동맥경화, 고혈압, 당뇨 등
③ 폐경기와 성적 변화 : 갱년기 증상, 성욕감소 등
④ 시력과 청력의 변화 : 노안 경험, 청력장애(난청) 발생 가능

2) 사회 정신적 변화
생산성 성취하지 못하는 경우 무기력, 침체성

3) 발달과업 ★
① 자녀를 낳고 자녀에게 부모로서의 역할 수행
② 인생의 성취를 완성하는 시기
③ 포용력, 객관성, 현실성, 합리성을 겸비한 자아실현의 완성시기
④ 과업이 제대로 달성되지 않으면 침체감
⑤ 여가 활동의 개발, 사회 모임의 참여
⑥ <u>자녀 독립-빈둥지 증후군을 경험</u>
⑦ 부부는 인생의 동반자적 상대로 이해하는 태도변화가 중요

4) 중년기의 간호문제
① 성인병 발생 : 고혈압, 당뇨병, 동맥경화증, 뇌졸중
② 관절염, 골다공증, 암의 발생 증가
③ 성적 변화
　㉠ 남성 : 전립선 비대, 스트레스, 질병, 약물 등에 의한 성욕 및 성적 능력 감소
　㉡ 여성 : 폐경기 변화(기분변화, 신경과민, 두통, 두근거림, 불면증, 피로감, 우울 등)
　　에스트로겐 감소에 따른 위축성 질염 등 질 감염 증가, 질분비물 감소로 인한 성교 시 불편감, 방광염 발생가능
④ 중년기의 성에 대한 인식변화 : 배우자는 친구와 같은 관계 유지, 여성은 폐경기로 인해 성적 매력이 끝났다고 생각하는 잘못된 인식
⑤ 불안이나 우울증
⑥ 중년의 위기 : 자녀독립, 친구의 죽음, 질병 등으로 위기 직면
⑦ 알코올중독, 자살, 이혼, 상실감 직면

5) 중년기 간호
① 균형 잡힌 식사, 칼로리 감소 식사 및 운동으로 체중조절
② 여성의 경우 골다공증 예방위해 칼슘섭취 증가
③ 충분한 수분 및 섬유소 섭취로 변비예방
④ 스트레스 관리
⑤ 정신건강 : 이완 요법, 심상 요법 등
⑥ 정기 건강검진 : 40세 이상은 2년에 1회, 암의 조기발견 중요

UNIT 05　노인의 간호문제 ★★★★★

★ 65세 이상
★ 자아통합 VS 절망감

1. 신체 및 생리기능의 변화 ★★★

1) 신경계
① 뇌세포의 노화 → 신경전도 → 운동, 감각, 반응시간↓ → 사고, 손상 위험성↑
② 체온조절능력 감퇴 → 열사병, 저체온 위험↑
③ 수면 : 총 수면시간 및 REM 수면 감소, NREM 수면 중 3, 4단계 수면이 거의 없음

2) 근골격계 ★
① 뼈밀도 감소 → 골연화증, 골다공증 → 병리적 골절, 신장↓
② 퇴행성관절염 : 연골의 마모, 활액 점도 증가 → 골다공증 → 골절위험
③ 근력의 저하로 근육위축
④ 추간판 얇아지고 간격 좁아짐, 척추압박으로 키 작아짐
⑤ 허리 굽어져 측만증

3) 심맥관계 ★
① 동맥경화증 : 에스트로겐 분비 저하로 혈관탄력성 감소, 콜레스테롤 축적
② 고혈압 : 수축기 고혈압이 더 흔함
③ 심박출량 감소(심근허약), 관상동맥질환, 울혈성심부전, 부정맥, 심근 비후
④ 정맥판막기능 저하 → 정맥류
⑤ 혈전성 정맥염, 특히 하지 심부정맥(복제정맥)-Homan's sign(+)

4) 내분비계
① 에스트로겐 저하로 유선조직 감소 → 지방조직으로 대치
② 질벽 위축과 점액분비 감소로 질 건조와 소양증 및 산도가 저하되어 성욕감퇴
③ 안드로겐 감소로 발기 문제
④ 혈당조절능력 감소 → 당뇨병
⑤ 갑상선 크기 감소 → 기초대사율↓

5) 호흡기계
① 폐기능 감소 : 폐활량 감소, 섬모운동 저하, 기관 내 분비물 제거능력 감소, 만성폐쇄성 폐질환 증가, 호흡근 약화, 가스교환 표면적 감소, 폐동맥압 증가
② 기침능력 감소, 호흡 수 16~25회/분으로 증가
③ 폐렴, 폐결핵, 만성폐쇄성 폐질환, 폐암 호발

6) 위장계
① 미각변화(신맛과 쓴맛 증가, 단맛과 짠맛 감소), 식욕감퇴
② 식도연동운동 감소, 식도하부괄약근 기능 부적절로 역류(소화불량, 가슴앓이)
③ 비타민 B, 칼슘, 철분의 흡수장애
④ 소화액 분비 감소로 소화불량, 영양부족 초래 가능
⑤ 치아손상, 변비, 변실금 초래
⑥ 간의 약물 대사 능력 30%↓

7) 비뇨생식기계

① 요관과 방광근 허약으로 인한 실뇨, 빈뇨 혹은 요정체, 잔뇨량 ↑
② 신혈류, 사구체여과율, 네프론 수 크레아틴 청소율 감소 등 신기능 ↓
③ 방광용적 ↓
④ 남성 전립선비대증과 전립선염 : 배뇨곤란, 불편
⑤ 여성 : 질 분비물 감소로 질 건조, 질소양증, 질산도 저하, 성교통, 요실금, 긴급뇨 등

8) 피부 및 감각 ★★

① 피부 얇고 건조해짐(피하지방층 소실, 수분 손실, 탄력성 감소, 피지선 지방생성 감소)
② 손발톱이 두껍고 쉽게 부서짐
③ 체모의 감소, 모발색 변화(멜라닌 생성 감소)
④ 노인성 반점(senile spot), 피부각질(keratosis), 피부암
⑤ 지방 감소로 안검 하수, 눈물 감소로 안구건조, 동공의 크기, 빛순응, 시야의 감소, 백내장 및 녹내장 발생 ↑
⑥ 수정체 기능 감소로 밝은 조명이 필요로 함
⑦ 청신경 변화로 노인성난청 발생, 고음에 대한 청각 ↓
⑧ 촉각, 미각, 후각 감소 → 손상위험성(화재, 가스), 상한 음식 자각 ↓

2. 노인환자 간호 ★★

1) 노인질환의 특성

① 증상 없이 서서히 시작, 만성화 됨
② 복합적 원인, 무증상 혹은 젊은 사람과는 전혀 다르게 나타나는 질병이 많음
③ 두 가지 이상의 질병이 함께 진행되는 경우가 많음
④ 완치가 어려운 만성질환(류마티스성 관절염, 퇴행성관절염, 골다공증 등)
⑤ 합병증 다발, 와상(Bed-ridden)환자 많음

2) 노인의 영양

영양	• 에너지 필요량이 감소하나(성인의 20%) 고영양식이 권장 • 수분섭취 증가 : 저녁식사 후 수분제한(요실금이 수면장애) • 섬유질 식품 권장 • 불포화 지방식이(총 열량의 20% 정도 유지) • 단백질 필요량 증가(총 열량의 12% 유지), 콩류, 우유 및 유제품 섭취 늘리기 • 무기질(충분한 칼슘 섭취, 칼슘과 인의 섭취 비율 1 : 1 유지, 저염식이) • 신체적 활동 유지하면서 소량씩 자주, 식사 전 걷기를 권장(식욕증진)
식사내용	• 다양하고 부드러운 음식 포함, 섬유질 포함, 신선한 과일, 채소 충분히 섭취 • 어류의 동물성 지방 섭취, 수분섭취 증가, 미뢰자극 위해 적당한 양념 사용 • 포화 지방보다는 불포화지방 섭취
식습관	• 소량씩 자주 먹기, 음식과 약물 간 상호작용 교육 • 활동적인 생활습관으로 적당한 체중유지 • 밝은 곳에서 식사, 상차림 보기 좋게 하여 식욕 촉진, 혼자보다 여럿이 식사권장

3) 노인환자 간호 ★★★

(1) 낙상 : 집안, 겨울에 호발
　가. 위험요인 : 신경, 근골격, 심혈관, 내분비, 감각계 둔화, 질환, 투약, 우울, 음주, 어두운 조명, 고정되지 않은 깔개와 카펫, 난간, 거실, 화장실, 손잡이 없는 계단, 미끄러운 바닥, 신발, 지팡이, 고르지 않은 바닥, 높은 침대, 보호대
　나. 낙상예방간호 ★★
　　① 억제대(신체보호대) : 가급적 피하기
　　② 보조등 및 야간등 설치, 욕실바닥에 미끄럼 방지 타일이나 깔개 설치
　　③ 손잡이 설치 : 변기, 욕조, 계단 등
　　④ 주변 물건 즉시 치우기
　　⑤ 목발 지팡이, 보행기의 끝이 마모되지 않았는지 검사
　　⑥ 침대 높이 낮게 조절, 난간 올리기
　　⑦ 야간 배뇨 예방 : 취침 전 수분, 알코올, 커피 섭취 제한

(2) 화상
　① 뜨거운 물, 불, 전기에 의한 화상 발생
　② 목욕탕 냉 온수 조절기 설치, 화재경보기 설치, 전기선 점검, 소화기 비치

(3) 피부간호
　① 피부 건조 시 크림, 로션 사용
　② 적절한 습도유지(40% 이상)
　③ 따뜻한 물로 목욕 후 습윤제 적용
　④ 수분 충분히 공급

(4) 근골격계 변화에 따른 간호 ★
　① 허리 편 자세 유지
　② 물건 들 때 하지 근육 이용(허리 구부리지 말고 무릎 구부린 상태에서 들기)
　③ 칼슘, 인 섭취, 골다공증 예방 및 관리, 체중부하 운동 권장
　④ 적정체중 유지, 규칙적인 운동 시행

(5) 심맥관계 변화에 따른 간호
　정규적인 혈압측정, 저염, 저지방, 저콜레스테롤 식이 섭취, 금연

(6) 호흡기계 변화에 따른 간호
　① 근긴장성 운동, 심호흡 운동 시행
　② 인플루엔자 예방접종, 적절한 수분섭취로 분비물 묽게 하기, 구강 청결

(7) 비뇨기계 변화에 따른 간호
　① 케겔 운동, 방광훈련 등으로 요실금 개선, 적절한 수분섭취
　② 쉽게 화장실에 갈 수 있도록 조치, 규칙적으로 소변보게 하기
　③ 도뇨관 삽입, 방수용 속옷, 기저귀 활용

3. 노인의 약물 요법

1) 노인관련 약물 역학
① 흡수 : 위내 pH 증가, 장운동 감소로 약물 효과 변화
② 체중감소, 체액 감소, 지방조직 증가 → 지용성 약물 작용시간 늘고, 배설시간 지연
③ 대사 : 간 크기 감소, 간 혈류의 감소, 효소활동의 감소로 약물의 혈장농도 증가, 약물의 반감기 증가
④ 배설 : 신사구체 여과율 감소, 신기능 저하로 약물 배설 지연 → 약물 중독 위험

2) 투약 간호
① 노인에 발생할 수 있는 약물 부작용 : 혼돈, 사고장애, 낙상, 실금, 부동 등
② 부작용 가능 약물 : 항정신성 약물, 강심제, 이뇨제, 항고혈압제, 베타차단제, 칼슘제 등
③ 간호 : 노인이 기억하기 쉬운 투약시간 설정, 투약확인 기록지 제공, 과량 복용 주의(1회 분씩 포장하여 제공)

4. 노인과 의사소통
① 눈과 입을 볼 수 있도록 눈높이에서 대화한다.
② 시청각 기능, 기억력 상태를 고려하여 의사소통을 시도한다.
③ 명확하게 천천히 말한다.
④ 고음이나 고함은 금기 : 고음은 듣기 어려움, 낮은 톤으로 대화한다.
⑤ 듣고 이해할 수 있는 충분한 시간을 제공하며, 한 번에 한 가지씩 질문한다.
⑥ 대화 중 끼어들지 않는다(끼어들면 말하려던 것을 잊게 됨).
⑦ 가벼운 접촉으로 지지한다.

UNIT 06 재활간호

1. 정의 ★
① 다시 능력을 찾는 것, 건강한 재통합, 질병이나 손상 혹은 재해로부터 회복, 손상으로 발생한 기능장애를 가지고 살아가는 방법을 배우는 과정
② 인간에게 가능한 최상의 상태를 성취시킬 수 있게 하는 역동적인 과정
③ 불가능보다는 가능성 지향적

2. 목적 ★
근력과 관절 기능유지, 순환증진, 지구력 증진, 근 이완 증진, 기형예방

3. 원리
① 재활치료 대상자는 그 나름대로의 삶의 목표와 요구, 문제, 가능성을 가지고 있음
② 재활치료 과정의 대상자는 나름대로 문제를 결정하고 그 과정에 참여할 수 있음

③ 평가는 그 사람이 필요한 점을 미리 알아내어 성취할 수 있도록 돕는 것임
④ 할 수 없는 것보다 할 수 있는 것에 관심을 둠

4. 재활간호 중재 ★★

1) 관절구축 예방

(1) 좋은 신체선열 유지

합병증 예방과 기형예방을 위한 체위(기능적 체위)

(2) 치료적 운동

수동적 관절 운동 → 능동적 관절 운동

(3) 근력증진 목적에 따른 운동

① 등척성 운동 ★ : 근섬유 길이는 그대로, 근육의 장력만 변화, 관절은 안 움직이고, 근육의 강도만 강하게 함(슬관절 주위 대퇴사두근 강화운동, 요통환자 복근훈련, 석고붕대 후 근육운동) → 근력저하 및 근 위축 예방
② 등장성 운동 : 근섬유의 길이가 변하는 동적인 운동, 근장력은 그대로 유지, 저항운동의 원칙적용(아령 들기, 도르래 운동, 윗몸일으키기, 턱걸이 등)
③ 등속성 운동 : 운동속도가 미리 정해져 있는 트레드밀(런닝머신), 근력증강의 목적

2) 물리치료

열, 냉, 물, 광선, 운동, 전기, 초단파와 같은 물리적인 요소를 이용하여 병변 치료 및 통증 완화, 접촉열/복사용 이용, 단 치료부위 직접적인 열 적용 금지(타올로 덮기)

(1) 온열치료

① 적응증 : 통증, 근경련, 관절구축, 긴장성 근육통, 혈류촉진, 혈종흡수, 섬유조직염, 점액낭염, 건초염, 표재성 혈전성 정맥염 등
② 금기 : 급성 염증, 외상, 출혈, 무감각한 부위, 동맥부전, 허혈, 악성종양, 심맥관 질환, 호흡질환, 신부전, 노인과 유아
③ 생리적 효과 : 근경련 감소, 혈류 증가

(2) 냉요법

① 목적 : 혈관수축, 혈류감소, 국소적 신진대사를 저하, 진통 및 항염증 효과, 발열 억제, 화상, 근육의 경련 억제
② 금기 : 혈관부전, 마취, 냉 과민증 또는 불인내성, 노인과 유아, 감각저하 부위

(3) 마사지 ★

손을 이용하여 과학적인 방법으로 적용
① 목적 : 국소적 혈액순환 증진, 정맥귀환 증진, 관절부종 감소, 근이완증진, 전신편안함 증진, 피로감소
② 금기 : 급성염증성반응, 혈전성 정맥염, 악성종양, 화농성 피부염

3) 목발보행 ★

(1) 목발길이 측정
① 서있는 자세 : 액와 전면에서 발외측 15cm 길이
② 누운 자세 : 액와 전면에서 발뒤꿈치 측면까지의 길이 +5cm
③ 신장에서 -40cm

(2) 주의사항 ★
① 목발사용 전 상지와 어깨의 근 강화운동, 사두근 강화운동, 둔근 강화운동 시행
② 손목, 손바닥으로 체중을 지지하고 액와에 체중지지 금지(액와 신경총을 압박, 목발마비 옴)
③ 발 옆으로 20~25cm, 앞으로 20~25cm 위치에 목발 딛기
④ 팔꿈치 25~30도 굴곡
⑤ 액와에 닿는 부위에 솜이나 고무 적용
⑥ 굽 낮은 편한 신발 착용
⑦ 내려갈 때 : 목발과 아픈 다리 → 건강한 다리 ★
　올라갈 때 : 건강한 다리 → 목발과 아픈 다리 ★

단원별 문제

01 통증조절을 위한 약물요법 시행 시 주의할 점으로 옳은 것은?

① 가급적 침상에 안정하도록 한다.
② 약물요법을 가장 먼저 시행한다.
③ 약물은 통증 경감의 유일한 방법임을 교육한다.
④ 환자의 체중, 연령, 정신상태, 통증의 강도 및 지속시간 등을 평가한다.
⑤ 조용한 환경을 유지하고 혼자 쉬도록 안정적인 환경을 제공한다.

해설 진통제 투여 전 환자에 대한 정확한 사정이 필요, 주의 깊은 사려, 판단력 요구
약물은 통증관리의 적절한 방법이나 최상의 유일한 방법은 아니다.

02 암성 통증 환자에게 모르핀이 처방되었을 때 담당간호사가 투여 후 주의 깊게 관찰해야 하는 것은?

① 혈압 상승   ② 호흡 감소
③ 맥박 감소   ④ 설사
⑤ 발열

해설 마약성 진통제의 부작용 : 변비, 오심, 구토, 호흡감소, 진정, 요정체, 가려움증

03 기본적인 통증관리법에 대한 내용으로 옳지 않은 것은?

① 환자의 말과 행동을 신뢰한다.
② 긴밀한 인간관계 유지가 통증관리에 중요하다.
③ 환자의 통증 행동에 대해 어느 정도 이해가 필요하다.
④ 단순히 환자 옆에 있어 주는 것만으로도 도움이 된다.
⑤ 진통제를 요구할 때마다 위약(placebo)을 주어 약의 부작용과 남용을 예방한다.

01. ④   02. ②   03. ⑤

해설 placebo : 위약, 속임수
통증은 개인의 주관적인 경험이므로 개인차가 있다. 환자의 입장에서 이해하고 환자의 언어적·비언어적 통증행위를 잘 관찰한다.

04 마약성 진통제를 처방받은 대상자의 간호중재로 옳지 않은 것은?

① naloxone은 해독제이다.
② 호흡수 증가가 나타나는지 관찰한다.
③ 진통효과가 없으면 약의 용량을 늘리는 것이 가능하다.
④ 진정작용이 심해지면 용량을 줄이고 대상자를 깨운다.
⑤ 고섬유 식이, 대변완화제를 제공하여 변비를 예방한다.

해설 마약성 진통제 사용 시 나타날 수 있는 부작용으로 호흡수 감소가 있다.

05 다음 중 급성통증의 반응으로 옳은 것은?

① 혈압 상승, 동공 축소
② 맥박 상승, 동공 확대
③ 근육 강직, 호흡수 감소
④ 맥박 저하, 호흡 상승
⑤ 집중력 저하, 동공 축소

해설 급성통증 시 혈압상승 혹은 저하, 맥박상승, 호흡수 증가, 발한, 불안정, 집중력저하, 두려움, 통증부위에 대한 방어, 동공확대

06 마약성 진통제의 약리작용으로 옳은 것은?

① 통증수용기의 감수성을 감소시킨다.
② 통증에 대한 지각을 감소시킨다.
③ 프로스타글린딘의 합성을 증가시킨다.
④ 의식수준을 낮추어 통증을 못 느끼도록 한다.
⑤ 통증에 대한 자극이 감각신경섬유를 따라 전달되는 것을 촉진한다.

해설 뇌, 척수에 존재하는 아편 수용체와 결합하고 통증 전도를 중추성으로 차단하여 통증에 대한 반응과 인지를 변형시키므로 통증이 감소된다.

정답 04. ② 05. ② 06. ②

07 통증 시 온열요법의 효과로 옳은 것은?

① 혈관 수축　　　② 염증 이완
③ 근육 이완　　　④ 림프순환 차단
⑤ 부종 감소

해설　온열요법은 통증에 대한 대증요법, 피부표면에 열을 적용하여 혈관/근육이완으로 통증이 감소된다. 단, 염증부위의 온열을 적용하면 염증이 더 악화될 수 있으니 금지한다.

08 다음 중 심부통증의 특징으로 옳은 것은?

① 체온 저하　　　② 혈압 저하
③ 오심, 구토　　　④ 날카롭고 둔한 통증
⑤ 통증의 범위가 제한적

해설　심부통증 : 통증범위가 광범위, 날카롭고 둔함, 발한, 빈맥, 통증이 확산되는 경향, 화끈거림, 쑤심, 압박감 발생

09 척추 수술 후 마약성 진통제를 적용중인 대상자 간호로 옳은 것은?

① 마약성 진통제를 사용할 때는 다른 진통제를 사용해서는 안 된다.
② 호흡수가 감소하면 반드시 모르핀을 중지해야 한다.
③ 모르핀은 장관의 연동운동을 자극하여 설사를 초래할 수 있다.
④ 모르핀 용량 증량 시 호흡억제가 나타날 수 있다.
⑤ 마약성 진통제는 내성이 생길 수 있으므로 최대한 사용을 미루어야 한다.

해설　① 다른 진통제와 병행 시 약 효과가 증가한다.
　　　② 용량을 줄이거나 중단, 반드시 중지해야 되는 것은 아니다.
　　　③ 장운동 억제로 변비가 초래될 수 있으니 변 완화제를 같이 투약한다.
　　　⑤ 내성이 생길 수 있어 약효가 떨어지는 것을 최대한 미루려는 경향이 있으나 적절한 용량과 투여하는 횟수를 잘 조절하면서 내성의 문제를 극복하는 것이 더 바람직하다. 심한 통증 관리를 위해 마약성 진통제를 적극적으로 투여하는 것을 고려한다.

07. ③　08. ④　09. ④

10 통증사정 방법인 PQRST 중 S에 해당되는 것은?

① 통증강도
② 통증의 특성
③ 통증에 영향을 미치는 요인
④ 통증의 부위
⑤ 통증의 시작 및 지속시간

> **해설** [통증사정]
> P(position) : 통증부위
> Q(quality) : 통증의 특성(무디다, 예리하다, 날카롭다 등)
> R(relieved or aggravation factor) : 통증에 영향을 미치는 악화/완화 요인
> S(severity or intensity) : 통증의 강도
> T(time) : 통증의 시작 및 지속시간

11 비마약성 진통제 아세트아미노펜을 장기간 사용하는 경우 주의 깊게 관찰해야 되는 것은?

① 뇌압상승
② 망막출혈
③ 간수치
④ 위경련
⑤ 혈소판 장애

> **해설** [아세트아미노펜(acetaminophen)]
> ① 진통능력은 아스피린과 유사, 위장점막에 영향을 주지 않음
> ② 혈소판 응집 억제 작용이 없어 출혈시간에 영향을 주지 않으나 장시간 사용 시 간독성, 신독성에 주의할 것

12 마약성 진통제의 가장 흔한 부작용은 무엇인가?

① 변비
② 오심, 구토
③ 호흡억제
④ 진정작용
⑤ 혼미

> **해설** ① 변비는 마약성 진통제 투여의 가장 흔한 부작용으로 섬유질 풍부한 식사 제공, 변 완화제 투여, 활동을 격려하여 완화시키도록 한다.

정답 10. ①   11. ③   12. ①

13 유방암으로 항암 화학요법을 받고 있는 대상자의 영양 간호로 옳지 않은 것은?

① 자극성 있는 음식은 피한다.
② 부드러운 음식을 먹고 음주, 흡연은 금지한다.
③ 고단백, 고열량 식이의 중요성을 설명한다.
④ 환자 기호에 맞는 6대 영양소를 포함한 음식을 소량씩 자주 제공한다.
⑤ 오심 있을 때 우선적으로 금식하고 이후 영양을 수액으로 제공한다.

해설 치료에 앞서 영양 식이 권장, 오심 시 마른 크래커나 필요시 보충 식이에 관하여 영양사와 상의하기, 식욕 부진이 심할 때 비위관으로 영양 공급, 구내염 시 자극적인 음식 피하고 3% 과산화수소로 함수, 식전 혹은 필요시 구강 내 리도케인 점적으로 통증을 감소시킨다.

14 악성종양의 특징으로 옳은 것은?

① 국소적이다.
② 전이가 잘된다.
③ 피막에 싸여 있다.
④ 성장 속도가 느린 편이다.
⑤ 외과적으로 제거 시에는 재발이 없다.

해설 ①③④⑤는 양성종양의 특징이다.

특징	양성 종양	악성 종양
성장 속도	느린 성장	빠르거나 아주 빠름
성장 양식	확장되면서 성장하고, 경미한 조직손상 일으킴	주위조직에 확장되고 침윤하면서 성장하며, 염증, 궤양, 괴사를 일으킴
재발	외과적으로 제거하면 거의 재발 없음	잔여조직이 남아 있다면 수술 후에도 흔히 재발
전이	전이되지 않음, 국소적	직접 퍼지거나 림프계, 혈액, 이식에 의해 다른 장기로 전이
세포특징	주위의 정상조직과 거의 같음	주위의 정상조직과 다른 양상, 핵이 정상보다 큼
신체에 대한 영향	내분비계를 침범하지 않으면 일반적인 증상은 거의 없음	악액질, 체중 감소와 같은 전신증상을 유발
예후	주요 기관의 압박이나 폐쇄가 없는 한 사망하지 않음	주요 장기에 전이되면 사망
피막	섬유소막 속에 국한	피막이 없어 암세포분화가 촉진됨

13. ⑤ 14. ②

15 식도암으로 방사선 치료를 받고 있는 대상자의 피부 간호로 옳은 것은?

① 소양증이 있는 경우 냉찜질을 적용한다.
② 전기면도기를 사용한다.
③ 치료 부위는 가급적 노출하고 자주 휴식한다.
④ 치료 부위는 일반적인 비누를 사용하여 깨끗하게 씻고 물기는 문질러 닦는다.
⑤ 치료 부위에 충분한 수분공급을 위해 로션이나 순한 오일을 바른다.

> 해설 ①, ③ 열이나 햇빛, 바람, 찬 것에 노출을 금지
> ④ 건조하게 유지, 물로만 닦고 가급적 일반 비누 사용 금지
> ⑤ 처방 없이 연고나 파우더, 로션 등을 바르지 않기
> 이외에도 치료 표시 부분 유지, 부드러운 면직물의 옷을 착용하고 피부 마찰을 최소화, 뜨거운 물 금지

16 폐암으로 조직 검사한 결과 T1, N2, M0 일 때 가장 바르게 설명한 것은?

① 1개의 림프절로 전이되었다.
② 폐 주변의 2곳의 장기로 전이되었다.
③ 장측 흉막에 암세포가 침범하였다.
④ 폐의 림프절로 전이 되지 않았다.
⑤ 인접 장기로 전이 되지 않았다.

> 해설 T1 : 종양의 크기, 초기 원발 종양으로 종양의 크기가 2cm 이하
> N0 : 비정상적인 국소 림프절 침범 없음
> M0 : 주변장기로의 전이 없음

17 암을 예방하기 위해 캠페인을 준비하고 있다. 다음 중 암 검진관련 내용으로 정정이 필요한 것은?

① 45세 여성 김씨는 위내시경을 1년 단위로 실시한다.
② 50세 남성 오씨는 B형간염보균자로 6개월마다 간초음파 및 혈청알파태아단백검사를 받도록 한다.
③ 70세 남성인 최씨는 1년마다 분변 잠혈 검사를 받는다.
④ 30년간 매일 1갑 이상의 담배를 피운 68세 여성 김씨는 2년마다 흉부CT검사를 받는다.
⑤ 25세 여성 한씨는 2년 마다 자궁경부세포검사를 받는다.

> 해설 ① 1년이 아니라 2년 단위로 검사한다.

정답 15. ② 16. ⑤ 17. ①

종류	대상	주기	방법
위암	만40세 이상 남녀	2년	위장조영술 or 위내시경
간암	만40세 이상 남녀로 간경변, B형간염 항원 양성, C형간염항체 양성, B형 or C형간염바이러스에 의한 만성 간 질환자	6개월	간초음파 and 혈청알파태아단백 검사
대장암	만50세 이상 남녀	1년	분변잠혈검사, 유소견 시 대장 내시경검사 or 대장이중조영검사
유방암	만30세 이상 여성	매월	유방자가검진
유방암	만40세 이상 여성	2년	유방촬영(Mammography)
자궁 경부암	만20세 이상 여성	2년	자궁경부세포검사(pap smear)
폐암	만 54~74세 남녀 흡연력30갑년 이상 흡연자나 경험자 (흡연력: 하루담배소비량X흡연기간) → 2019년 7월부터 추가	2년	컴퓨터단층촬영(CT)

18 항암화학요법 중인 대상자의 간호로 옳지 않은 것은?

① 약물이 튀면 즉시 손을 씻는다.
② 통풍과 환기가 잘 되는 곳에서 한다.
③ 마스크, 장갑, 보호안경, 방어복을 착용한다.
④ 약을 준비하는 장소에서는 먹지 않는다.
⑤ 약물을 사용한 바늘은 반드시 뚜껑을 닫아 안전하게 폐기 처분한다.

> **해설** 주사기에 달린 바늘은 분리하지 말고 그대로 폐기하는데 뚜껑이 있고 밀봉 가능한 용기에 '항암제용'이라고 표시 후 분리수거한다. 오염을 최소로 하고 깨끗한 곳에서 다루며 약을 준비하는 장소에서 먹고 마시고 화장하는 것도 금한다. 주사기와 바이엘 등 모든 주입용액에는 라벨을 사용하고 응급 눈 간호 키트를 준비한다. 모든 과정이 끝난 후 철저하게 손을 씻는다.

19 항암제 투약 중 일혈이 발생한 경우 제공하는 간호중재로 틀린 것은?

① 약물이 유출된 주사부위 위에 냉찜질 혹은 온찜질을 적용한다.
② 항암제 주입을 멈추고 바늘을 즉시 제거한다.
③ 피하로 항응고제나 생리식염수 용액으로 해독한다.
④ 괴사된 경우 그 부위의 주사바늘을 통해 스테로이드를 투약한다.
⑤ 일혈부위를 거상한다.

18. ⑤ 19. ②

> **해설** 일혈(extravasation) : 항암약물이 혈관 밖으로 누출되어 국소조직의 괴사를 일으키는 상태, 주입하던 바늘을 그 자리에 두고 약물이 유출된 부위에 냉찜질 혹은 온찜질을 적용한다. 그 바늘을 통해 스테로이드제제나 소염제를 주사한다. 피하터널 카테터로 항응고제나 생리식염수 용액으로 세척한다. 항암제 주입 시 정맥염을 일으킬 수 있으니 정맥주사부위는 매 2~3일마다 교체한다. 일혈부위는 거상한다.

20. 간암 수술 후 항암치료를 받고 있는 대상자의 감염예방을 위한 중재 중 옳지 않은 것은?

① 방문객은 제한한다.
② 위생용구는 개인용으로 준비한다.
③ 생 채소, 생 과일, 샐러드는 신선한 것으로 제공한다.
④ 서혜부 등은 항균비누로 하루 2회 정도 씻는다.
⑤ 과식하지 않는 범위에서 소량씩 자주 섭취하며 충분한 영양을 제공한다.

> **해설** 감염예방을 위해 생으로 된 것 보다는 익혀서 먹는다.

21. 식욕부진, 무력감, 쇠약 등 심한 영양부족 상태를 보이는 말기암 대상자의 간호중재로 옳지 않은 것은?

① 통증이 있는 경우 마약을 제외한 진통제를 투여한다.
② 필요시 총비경구 영양요법으로 주입한다.
③ 기호에 맞는 음식을 소량씩 제공한다.
④ 진토제 투여로 오심, 구토를 예방한다.
⑤ 단백질과 비타민을 충분히 섭취하도록 한다.

> **해설** 말기 암 환자는 암과 관련된 소모성 징후로 극도로 여위고 심한 영양부족 상태가 되므로 기호에 맞는 음식을 소량씩 자주 제공하고 통증, 오심을 감소시키기 위해 필요시 투약을 하며 수액, 경구로 적절한 영양을 제공한다. 통증이 심한 경우 마약성 진통제를 투여하여 통증을 조절해 준다.

22. 위암으로 치료중인 50대 남성이 항암제 투여로 인해 호중구가 감소한 경우 가장 우선적으로 제공할 중재는?

① 즉시 BMI를 측정한다.
② 호흡양상을 관찰한다.
③ 피부손상을 예방한다.
④ 소변의 색, 눈동자 색을 관찰한다.
⑤ 위내시경 검사를 한다.

> **해설** 호중구 수가 감소하면 감염에 취약해 진다. 활력징후 및 방사선 검사를 통해 감염의 숨겨진 증상여부를 관찰할 수도 있으나 상처가 나면 쉽게 감염될 수 있기 때문에 먼저 상처가 생기지 않도록 예방한다.

정답 20. ③   21. ①   22. ③

23 암환자에게 발생하는 응급상황 증상으로 거리가 먼 것은?

① 두개내압 상승
② 척수압박
③ 상대정맥증후군
④ 심장압전
⑤ 저칼슘혈증

> 해설 ⑤ 고칼슘혈증은 암환자의 10~20%에서 발생한다. 암이 뼈의 용해를 증가시키는 물질을 방출하고, 부갑상선 호르몬을 생성, 혈청 칼슘 수준 증가로 오심, 구토, 변비, 근육허약, 부정맥, 혼수 등이 나타날 수 있다.

24 방사선치료의 부작용에 대한 내용으로 옳은 것은?

① 건성홍반, 피부박리, 괴사, 궤양 등의 피부반응이 나타날 수 있어 보습을 잘해야 된다.
② 오심, 구토는 흔한 부작용이므로 특별한 투약은 필요 없다.
③ 구강염의 합병증은 치료가 끝나도 완화되기 어렵다.
④ 구강합병증으로 구내염, 구강 건조증이 발생할 수 있다.
⑤ 골수기능저하가 나타날 수 있으며 적혈구가 가장 많은 영향을 받는다.

> 해설 ① 치료부위 피부를 건조하게 유지하며 로션, 크림, 알코올 등 사용을 금지한다.
> ② 항구토제를 투여할 수 있으며 음식을 소량씩 자주 제공하도록 한다.
> ③ 보통 구강염은 치료 시작 1~2주 후 발생하며 치료 끝난 후 2~3주 후에 회복된다.
> ⑤ 적혈구보다 백혈구와 혈소판이 많은 영향을 받는다.

25 다음 중 호스피스 대상자 선정 기준으로 옳은 것은?

① 의식 불분명, 의사소통이 불가능한 경우
② 암 진단을 받고 치료를 받기로 결정한 경우
③ 의사의 동의가 없어도 환자의 보호자가 의뢰하는 경우
④ 의사로부터 1개월 정도 살 수 있다고 진단받은 경우
⑤ 환자나 가족이 증상완화를 위한 비 치료적인 간호를 받기로 결정한 경우

> 해설 ① 의식이 있고 의사소통이 가능할 것
> ② 더 이상의 치료효과를 기대하기 어려운 경우
> ③ 의사의 동의가 필요
> ④ 6개월 정도의 여명

26 호스피스 간호에 대한 내용으로 거리가 먼 것은?

① 통증과 고통스러운 증상을 완화시킨다.
② 치료 불가능한 환자의 질병이 진행되기 전 치료계획을 세운다.
③ 다학제 간 팀의 접근으로 전인적인 치료를 제공한다.
④ 자신의 죽음을 인간답게 수용하도록 한다.
⑤ 가능한 모든 자원을 이용하여 삶을 연장할 수 있는 최선의 치료를 제공한다.

> **해설** 호스피스는 장소가 아니라 죽음을 앞둔 사람을 이해, 공감, 관심과 지지를 제공하는 돌봄의 개념, 삶의 연장의 목적보다는 인간으로서 삶의 질 유지, 품위를 지키며 평안히 죽음을 맞이하도록 돕는 것이다.

27 말기 암환자들이 적응 단계에서 나타내는 사회 심리적인 요구로 옳지 않은 것은?

① 미완성된 일을 해결하려고 한다.
② 인간관계를 철회하여 조용한 환경을 가지려고 한다.
③ 즐거웠던 과거를 회상할 기회를 가지려고 한다.
④ 가족에게 다가올 변화에 대한 대처를 하려고 한다.
⑤ 가능한 통증을 조절하려고 한다.

> **해설** 인간의 존엄성 유지 가능, 가능하면 익숙한 환경에서 죽음을 맞이하고자 하며 사회적 고립은 피하려고 한다.

28 검사 결과 췌장암을 진단받은 대상자가 보이는 첫 번째 단계의 심리적 반응에 해당하는 것은?

① 그동안 미워했던 사람에게 사과를 하였다.
② 끊임없이 울고 혼자 있으려고 한다.
③ 왜 내가 암에 걸렸느냐고 화를 낸다.
④ 검사결과를 믿을 수 없다며 다른 병원에 가서 다시 검사를 받는다.
⑤ 의료기관과 의사에 대한 불만을 토로한다.

> **해설** [엘리자베스 퀴블러로스의 죽음의 반응]
> 부정 → 분노 → 타협 → 우울 → 수용
> ① 타협 ② 우울 ③ 분노 ④ 부정 ⑤ 분노

정답 26. ⑤ 27. ② 28. ④

성인간호학

29 신장암으로 병세가 악화되어 곧 죽음을 앞둔 말기암환자를 간호할 때 태도로 가장 옳은 것은?

① 편안한 환경을 제공, 조용히 혼자 있도록 해준다.
② 통증관리 시 마약은 최소한 사용한다.
③ 생명연장을 위해 환자의 의견은 무시해도 된다.
④ 산소 공급을 중단해도 임종간호는 계속해야 한다.
⑤ 윤리적 결정권은 보호자에게 있다.

> **해설** ① 가족과 함께 있도록 한다.
> ② 통증으로 인한 고통을 줄이기 위해 충분히 제공한다.
> ③ 호스피스는 생명유지보다는 품위를 지키고 평안한 죽음을 맞이하도록 돕는 것이다.
> ⑤ 환자자신의 의견이 제일 중요하다.

30 중년기의 발달단계에 해당하는 것은?

① 근면성 대 열등감　　　② 친밀감 대 고립감
③ 생산성 대 침체성　　　④ 자아통합 대 절망감
⑤ 정체성 대 역할혼돈

> **해설** 중년기 40~64세 : 생산성 vs 침체성 (Erikson의 발달단계)
> 직업적 성취, 생산성 향상, 다음 세대 양육에 대한 과업이 중요하다.

31 중년기 성인의 건강관리로 옳은 것은?

① 기초 대사량이 감소하므로 단백질을 제한한다.
② 혈압을 예방하기 위해 수분섭취를 줄인다.
③ 인슐린 요구량이 낮아지므로 탄수화물 섭취를 늘린다.
④ 신진대사율이 빨라지므로 체중조절을 해야 한다.
⑤ 칼슘, 비타민을 섭취하여 골다공증을 예방한다.

> **해설** [중년기 40~64세]
> ① 고열량 제한 : 고지방, 고콜레스테롤 주의
> ② 혈압을 낮추기 위해 염분제한, 고열량 조절, 수분 및 섬유질 권장
> ③ 인슐린 요구량이 증가해 당뇨가 올 수 있으니 탄수화물 적절히 섭취
> ④ 대사율이 떨어지므로 체중조절 필요 – 피하지방층이 두꺼워지고 몸무게가 증가한다.

29. ④　30. ③　31. ⑤

32 중년기의 영양관리로 부적절한 것은?

① 소금섭취를 줄여 고혈압을 예방한다.
② 수분 및 섬유질을 섭취하여 변비를 예방한다.
③ 기초대사량이 줄어들어 단백질 섭취를 줄인다.
④ 우유를 하루 한두 컵 마셔 골다공증을 예방한다.
⑤ 고지방식이를 피하여 유방암이나 동맥경화증을 예방한다.

> **해설** 기초대사량이 줄어드니 단백질 섭취를 권장한다. - 폐경 후 피하지방 증가, 근육이 감소하니 지방제한, 단백질 권장

33 노년기의 발달과업으로 가장 옳은 것은?

① 동년배 집단과의 애착을 형성한다.
② 자녀를 독립시키는 과업을 수행한다.
③ 배우자와 친구 같은 관계를 유지한다.
④ 가정과 직업을 통한 사회적 지위 확보로 만족한다.
⑤ 빈둥지증후군 경험에 대한 적절한 대처가 필요하다.

> **해설** [노년기 65세 이상]
> 사회봉사나 단체 활동을 통해 심리적 보상을 받는 시기이므로 동년배 집단과의 애착을 형성한다.
> ②③④⑤는 중년기 발달과업에 해당된다.

34 노인의 신체 변화에 대한 설명으로 옳은 것은?

① 약물을 저장하는 근육이 감소한다.
② 간의 크기, 혈류, 효소 생산이 저하되어 약물의 반감기가 짧아진다.
③ 신장혈류량 증가로 인해 혈중 요산이 감소한다.
④ 체지방 비율이 증가하여 지용성 약물의 저장능력이 감소한다.
⑤ 젊은 사람보다 약물중독의 위험이 낮다.

> **해설** ② 약물의 반감기가 길어져 독성이 증가한다.
> ③ 신장혈류량 감소로 혈중 요산이 증가하고 약물의 유해물질 배설능력이 저하된다.
> ④ 지용성 약물의 저장능력의 증가로 약물의 축적이 증가된다.
> ⑤ 젊은 사람들 보다 약물중독의 위험이 높다.

35 노년기의 정상적인 신체변화에 대한 내용으로 옳은 것은?

① 대략 50세부터 골 손실이 시작된다.
② 손톱과 발톱이 얇아지며 쉽게 부서진다.
③ 무게중심이 몸통에서 엉덩이로 옮겨진다.
④ 머리카락이 건조해지고 탄력성이 소실된다.
⑤ 피부가 얇아져서 모든 자극에 대해 민감해진다.

> **해설**
> ① 40세부터 골 손실이 시작된다.
> ② 손톱, 발톱이 두꺼워진다.
> ③ 무게중심이 엉덩이에서 몸통으로 옮겨진다.
> ⑤ 피부는 건조해지고 노화로 인해 열, 냉감각, 자극에 둔감해진다.

36 다음 중 노인을 간호할 때 고려할 사항으로 가장 옳은 것은?

① 바퀴의자 제공으로 열량소모를 방지한다.
② 방마다 개인 텔레비전을 마련해 주어 혼자의 생활에 익숙해지도록 돕는다.
③ 골다공증으로 골절 위험이 있으므로 운동을 제한한다.
④ 조용한 환경을 위해 고층에서 생활하도록 한다.
⑤ 사회봉사를 권장하여 동년배 집단과의 관계가 형성되도록 한다.

> **해설**
> ① 바퀴의자는 낙상이 우려되니 금지한다.
> ② 연령대가 비슷한 집단에 참여하여 교제하는 환경을 통해 소속감, 성취감을 누릴 수 있다.
> ③ 골다공증은 회복시키기 어려우나 체중부하 운동으로 악화를 예방할 수 있다.
> ④ 감각기능의 저하 시 환경에서 소외감을 느끼므로 노인의 행동이 적절하게 나타나도록 한다. 노인의 지각, 감각을 변화시키거나 환경의 변화를 주는 것이 더 바람직하다.

37 노인환자를 대하는 간호사의 태도로 바람직한 것은?

① 친절하고 동정적인 태도를 취한다.
② 충분히 표현할 기회를 제공한다.
③ 되도록 큰 목소리로 의사소통의 효과를 촉진한다.
④ 조용한 환경을 유지하기 위해 문을 닫고, 혼자 있는 시간을 준다.
⑤ 노인과의 의사소통은 항상 보호자를 통해서 하는 것이 효과적이다.

35. ④ 36. ⑤ 37. ②

> **해설** ① 자존감의 손상을 초래한다.
> ③ 고음부터 듣기 어려워지니 낮은 톤을 유지하고 말하는 도중 끼어들지 않고 충분한 시간을 준다. 대화 도중 끼어들면 노인들은 말하려는 것을 잊어버린다.
> ④ 혼자 두면 고립감을 느낀다.
> ⑤ 노인을 하나의 인격체로 존중한다.
> 이외에도 가벼운 스킨십, 접촉으로 지지한다.

38 노인의 낙상에 대한 설명으로 옳지 않은 것은?

① 낙상은 주로 집 밖에서 발생한다.
② 허약해진 근 골격이 낙상의 원인이다.
③ 목발이나 지팡이의 끝이 마모된 경우 교체한다.
④ 이뇨제, 안정제, 진통제 복용이 낙상의 원인이 될 수 있다.
⑤ 억제대는 낙상의 예방법이 아니며 더 큰 위험을 초래할 수도 있다.

> **해설** 낙상은 주로 집안, 계절적으로 겨울에 많이 발생한다.
> 이외에도 침대높이는 낮게 하고 난간 올려주기, 야간배뇨예방, 변기욕조 주변에 손잡이 설치, 욕실바닥에 미끄럼방지 타올이나 깔개를 설치한다.

39 노인의 영양관리에 대한 중재로 옳은 것은?

① 단백질 공급을 위해 두부를 섭취하도록 한다.
② 연식을 제공하여 소화를 돕는다.
③ 수분을 제한하여 배뇨장애를 예방한다.
④ 소화하기 쉬운 저섬유성 식이를 권장한다.
⑤ 필수지방산 공급을 위해 포화지방 식이를 권장한다.

> **해설** ② 소화를 돕기 위해서 소량씩 자주 먹는다.
> ③ 충분한 수분섭취를 권장하고 자기 전에 수분, 알코올, 커피를 제한한다.
> ④ 고섬유식이로 변비를 예방한다.
> ⑤ 식물성지방, 불포화지방 식이를 권장한다.
> 이외 식사 전 걷기를 권장하여 식욕을 증진시킨다.

40 재활간호 제공 시 합병증 예방을 위한 체위 중재로 잘못된 것은?

① 똑바로 누운 체위에서는 혈관손상과 정맥염 예방을 위해 다리 뒤 압력을 피한다.
② 똑바로 누운 자세에서 팔꿈치를 굴곡, 손은 주먹을 쥔다.
③ 똑바로 누운 자세에서 장골능~대퇴 중간부위까지 두루마리를 대어준다.
④ 엎드린 자세에서는 머리는 한쪽으로 돌린다.
⑤ 앙와위에서는 발바닥 전체가 발판에 닿게 하며 발가락은 위를 향하도록 한다.

해설 ① 똑바로 누운 자세에서는 무릎은 신전 혹은 약간 굴곡, 혈관 손상과 정맥염 예방위해 다리 뒤 압력 피하기
② 팔꿈치를 굴곡 → 팔꿈치를 펴고, 손을 펴서 손바닥을 밑으로 상체 옆 중립자세
③ 고관절 외회전 예방, 장골능~대퇴 중간부위까지 두루마리 대주기

41 다음 중 마사지의 효과로 거리가 먼 것은?

① 정맥귀환을 증진시킨다.
② 근육이 이완되고 혈류가 증진된다.
③ 급성 염증성 관절시 부종이 감소된다.
④ 운동 후 마사지는 강직을 풀어주고 신체 노폐물을 배설한다.
⑤ 운동 전 마사지는 말초혈관 확장으로 운동에 대한 준비를 가능하게 한다.

해설 손상부위에 직접 적용 시 출혈이 증가되고 급성 염증성 관절에 마사지시 부종이 증가한다.

42 인공슬관절 치환수술 후 근력을 강화시켜주는 운동으로 가장 적절한 것은?

① 수동 운동 ② 저항 운동
③ 능동 운동 ④ 등척성 운동
⑤ 등장성 운동

해설 ① 대상자가 스스로 하지 못할 때 타인에 의해 이루어지며 관절범위유지, 순환유지위해 시행한다.
② 손이나 기계에 의한 저항아래 능동적으로 운동할 수 있다.
③ 스스로 하는 운동으로 정상적인 근력유지가 목적이며 돌아눕거나 서거나 앉기가 해당된다.
④ 관절 가동 없이 근육에 힘을 주는 운동으로 요통환자의 복근운동, 무릎관절주위 대퇴 사두근 강화 운동(정적인 운동)이 해당된다.
⑤ 관절가동이 가능한 동적인 운동으로 아령, 윗몸일으키기, 턱걸이 등이 해당된다.

43 통증이나 질병으로 인한 손상을 완화시키기 위해 적용할 수 있는 치료법 중 가장 오랜시간 동안 사용되고 있는 것은?

① 온열요법
② 마사지요법
③ 수 치료법
④ 전기치료법
⑤ 작업요법

> 해설 [마사지 효과]
> 국소적 혈액공급 증가, 정맥귀환 증가, 관절주위 부종감소, 근육이완, 위축된 근육긴장도 감소

44 재활 간호의 원리로 적절하지 않은 것은?

① 손상받기 전의 상태와 똑같은 기술과 형태를 습득하는 것이다.
② 개인의 손상 받은 능력을 회복시키는 것이 목표이다.
③ 무엇을 할 수 없는가보다 무엇을 할 수 있는가에 관심을 둔다.
④ 대상자의 잔존능력에 대한 신뢰가 기본이다.
⑤ 신체적, 정신적, 사회적으로 독립하여 만족스러운 생활을 지지한다.

> 해설 재활 : 손상으로 인해 발생한 기능장애를 가지고 살아가는 방법을 배우는 과정

45 관절가동은 하지 않고 근육에 힘을 주는 운동으로 가장 적절한 것은?

① 수동 운동
② 저항 운동
③ 능동 운동
④ 등척성 운동
⑤ 등장성 운동

> 해설 등척성 운동은 근섬유의 길이는 그대로이나 근육의 장력만 변화, 관절의 움직임은 없고 근육의 강도만 강하게 하는 것으로 근위축이나 근력저하를 방지하기 위함이다.

46 재활을 위한 치료적 운동의 종류와 목적에 대한 내용 중 옳지 않은 것은?

① 저항 운동 - 근력 증진
② 수동 운동 - 관절의 강직 예방 및 순환 유지
③ 능동보조 운동 - 정상근육 기능 유지
④ 신장 운동 - 관절 강직 증가
⑤ 능동 운동 - 근육의 강도 증가로 정상적인 근력 유지

정답 43. ② 44. ① 45. ④ 46. ④

> **해설** 신장운동 – 근육이나 연부조직이 수축된 경우 시행하는데 근육을 신장시켜 관절 강직을 예방하도록 한다.

47 대퇴골절로 내부 고정술을 받은 노인대상자에게 침상에 누워 대퇴사두근 등척성 운동을 교육할 때 그 이유로 가장 옳은 것은?

① 근력 저하 방지
② 호흡기 합병증 예방
③ 욕창 예방
④ 관절가동 범위 최대로 유지
⑤ 배설 기능 촉진

> **해설** 등척성 운동에 대한 설명으로 근위축이나 근력저하를 방지하기 위함이다.
> 요통환자의 복근 운동, 하지 석고붕대 후 근육 운동 등이 해당된다.

48 재활을 위해 치료적 운동을 적용하는 목적과 가장 직접적인 관련이 없는 것은?

① 관절부종 방지
② 혈액순환 증진
③ 정상적인 관절운동 유지
④ 근력유지 및 향상
⑤ 심리적 안정 도모

> **해설** ①~④ 외에 통증감소, 근 위축 및 변형 방지 위함이다.

49 온열치료에 대한 설명으로 옳은 것은?

① 혈관을 수축시켜 염증을 줄여준다.
② 무감각한 부위에 적용하면 효과가 좋다.
③ 근 경련 감소, 혈류증가의 효과가 있다.
④ 손을 이용하여 과학적인 방법으로 적용가능하다.
⑤ 국소적으로 신진대사를 저하시킨다.

> **해설** ①,⑤ 냉 요법의 특징
> ② 금기 사항 : 무감각한 부위, 동맥부전, 허혈, 급성염증, 외상, 출혈인 경우 등
> ④ 마사지의 특징

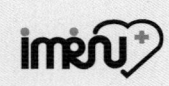

www.imrn.co.kr

간결 간호사 국가시험대비
성인간호학

성 인 간 호 학

영양·대사·배설 간호

CHAPTER 01 섭취/흡수/대사장애 : 소화기계
- UNIT 01 소화기계의 구조와 기능 및 간호사정
- UNIT 02 위장관 장애 대상자 간호사정
- UNIT 03 식도장애
- UNIT 04 위, 십이지장 장애
- UNIT 05 소장, 대장장애
- UNIT 06 간, 담도 췌장장애
- UNIT 07 위장관 삽입
- UNIT 08 총비경구적 영양(total parenteral nutrition, TPN)

CHAPTER 02 체액불균형/배뇨장애 : 항상성 및 비뇨생식기계
- UNIT 01 항상성 유지 간호(체액-전해질, 산-염기의 평형상태)
- UNIT 02 비뇨기계(신장과 요로계) 장애사정
- UNIT 03 신장과 요로계 질환
- UNIT 04 남성생식기계 장애
- UNIT 05 유방질환

CHAPTER 01
섭취/흡수/대사장애 : 소화기계

UNIT 01 소화기계의 구조와 기능 및 간호사정

1. 소화기계 해부학적 순서와 기능

1) 구강(oral)
음식을 저작, 식괴로 만들어 부드럽게 함, 침에 의해 탄수화물의 소화 시작, 타액 분비 (1~1.5L/일), 연하작용(삼킴, 음식물이 식도에서 위까지 도달)

2) 식도(esophagus)
음식물의 이동통로, 점액을 분비하여 식도를 매끄럽게 해주고 식도벽을 보호
① 위로 들어가는 음식의 양 조절 → 식도하부괄약근
② 식괴가 위 속으로 들어가면 괄약근 닫힘(역류방지)

3) 위(stomach)
① 음식물의 저장, 단백질 분해, 물 및 포도당 등의 일부 흡수
② 신경지배 : 부교감신경(미주신경, 위산, 가스트린, 펩신 등의 위액 분비증가, 위 운동 증가), 교감신경(위 운동과 위액분비 감소)
③ 3L/일 위액분비(염산, 점액, 소화효소의 혼합물)
  - 염산 : 위를 산성으로 유지, 가스트린(위점막에서 분비되는 호르몬, 위의 평활근 수축과 운동자극), 미주신경에 의해 분비 촉진
  - 점액 : 점액세포에서 분비, 위벽을 덮어 자가소화작용 억제
  - 내적인자(벽세포) : 비타민 B_{12}와 결합하여 소장으로 전달
④ 위는 약 1~1.5L 저장가능, 용적이 증가할수록 식욕저하
⑤ 위액과 음식물이 섞여 유미즙을 만들어 유문, 소장으로 이동시킴

4) 소장(small intestine) : 약 6~7m(성인)
① 상장간막동맥으로 부터 혈액공급, 정맥혈은 문맥을 통해 간으로 감, 내벽은 융모로 구성
② 소화 작용 : 음식물의 영양분을 분해하여 흡수 가능하게 함

③ 효소는 음식물을 영양소로 분해(하루 2L의 점액, 소화액, 호르몬 분비)
④ 수분, 영양소, 전해질, 비타민 등 대부분 소장에서 흡수(수분 8~8.5L/일 가량 흡수)

(1) 십이지장(duodenum) : 유문 ~ 공장
① 담즙, 췌장액, 효소의 분비촉진(철분, 칼슘, 지방, 탄수화물, 아미노산 흡수)
② 오디괄약근(oddi's sphincter) : 담즙생성(간) → 저장(담낭) → 총담관 → 오디괄약근이 열리면 십이지장으로 담즙이 흘러 들어감 → 지방소화(위의 미즙과 담즙과 췌장액이 혼합)

(2) 공장(jejunum) : 십이지장과 회장을 연결하는 소장의 중간부위
탄수화물, 아미노산 흡수 등 대부분 음식물 흡수

(3) 회장(illeum) : 소장의 마지막 부위, 맹장과 연결, 비타민 B_{12} 흡수

5) 대장(large intestine) : 1.5~1.8m
① 대장벽을 보호(점액), 대변 응집
② 수분흡수(확산작용) : 0.5~1L 흡수, 대변으로 배설(50~200ml)
  ㉠ 소듐 흡수(능동적 이동) : 매일 20~30g 분비, 모두 재흡수, 식사로 4~5g 더 흡수
  ㉡ 비타민 B, K 합성, 분변형성 및 배출
  ㉢ 장내 세균 존재
  ㉣ 맹장(cecum) → 상행결장(ascending colon) → 횡행결장(transverse colon) → 하행결장(descending colon) → S상결장(sigmoid colon) → 직장(rectum) → 항문(Anus)

6) 간
① 해독작용, 식균작용 : 약물과 유해물질을 분해 및 배설, 쿠퍼 세포
② 담즙생산 : 600~1,200ml/일, 빌리루빈이 간을 통해 배설됨
③ 탄수화물 대사 : 당원 형성(glycogen 형성), 당원 분해(포도당으로 분해), 당질 신생(단백질과 지방으로부터 합성)
④ 지방대사 : 지방산의 산화기능-에너지 방출, 지단백(lipoprotein)형성, 콜레스테롤 합성, 단백질과 탄수화물로부터 지방 합성
⑤ 단백질 대사 : 혈장단백질 및 응고인자 합성, 암모니아를 요소로 전환, 호르몬 전환, 비타민 K 합성
⑥ 저장기능 : 혈액, 비타민, 철분 등 저장

7) 담낭
담즙 농축(5~10배), 담즙저장(50~75ml), 담즙배설조절(십이지장으로 배출)
  cf. 담즙생성 → 간

8) 췌장
① 외분비선 : 전해질, 수분, 소화효소를 십이지장으로 분비

② 내분비선 : 호르몬(혈액내로 인슐린, 글루카곤 분비)
③ 중탄산이온 분비 : 산성위액을 중화시켜 장벽보호(십이지장의 pH 조절, 췌장액 pH 8.5)
④ 부교감신경(미주신경) : 췌장분비 증가, 교감신경 : 감소

UNIT 02   위장관 장애 대상자 간호사정

1. 신체사정 ★★★★

1) 구강 및 혀
① 타액 분비, 저작능력, 연하능력, 혀의 움직임 사정
② 입술 색, 구강건조, 부종, 발적 등 사정

2) 복부
① 방광을 비우고 무릎을 구부린 후 앙와위 자세로 사정
② 시진 → 청진 → 타진 → 촉진의 순서 ★
③ 장기의 해부학적 위치

우상복부(RUQ)	좌상복부(LUQ)
간, 담낭, 십이지장, 우측신장, 우결장곡	위, 비장, 좌측신장, 췌장, 좌결장곡
우하복부(RLQ)	좌하복부(LLQ)
맹장, 충수돌기, 우측 난소와 난관	S상결장, 좌측 난소와 난관

④ 장음 청진 : 빈도와 특성 사정, RLQ에서 잘 들림, 설사, 초기 장폐색 시 장음 증가(복부 경련 동반한 고음), 복막염 시 소실, 복통을 호소하고 복부가 단단해질 때 가장 우선적으로 시행 ★

3) 직장
내진 시 좌측위(왼쪽이 아래로 가는 체위), 고관절과 무릎을 구부린 자세, 배꼽방향으로 삽입

2. 진단검사 ★★★★★

1) CEA : 2.5ng/ml 이상시 비정상 결장, 직장암, 위암, 췌장암, 간경변

2) 잠혈 검사 : 위장출혈, 조기 암 발견

3) 방사선
① 상부위장관조영술 ★ : 조영제(바륨연하)를 사용하여 식도하부, 위, 십이지장 연속촬영, 바륨 때문에 하얀색 대변 나타남(72시간 내 정상화), 수분 섭취(∵ 바륨배출 용이), 검사 전 8시간 금식 및 금연(흡연 시 위 운동항진)

② 하부위장관조영술 : 직장 카테터로 바륨 주입(바륨 관장)하여 대장의 모양, 움직임 등을 형광투시 촬영, 검사 당일 청결관장 반복, 검사 후 수분섭취 권장, 합병증 : 분변매복, 고창, 통증, 출혈

4) 초음파, MRI, 위액분석검사, 세포학적 검사

5) 내시경(endoscopy)

(1) 상부위장관 식도-위-십이지장 내시경(esophagogastro-duodenoscopy, EGD) ★★★
① 15~30분 소요, 심한 심장질환자는 금기
② 검사 전 8시간 금식(폐로 흡인 예방, 의치 및 장신구 미리 제거)
③ 진정제(불안감소, 대상자 이완), 항콜린성제제 투여(atropine : 구강, 인두분비물 감소) ★, 국소마취제 사용(불편감 완화, 구개반사 예방)
④ 검사동의 필요, 검사 후 구개반사 돌아올 때까지 금식
⑤ 수면내시경인 경우 질식예방 위해 대상자 옆으로 누임(좌측위)
⑥ 검사 후 출혈, 발열, 호흡곤란, 연하곤란 등의 천공 징후 사정, 검사 후 직접 운전 금지, 구개 반사 돌아올 때 까지 금식유지, 인후통 시 따뜻한 생리식염수 함수

(2) S상결장경 검사(sigmoidoscopy)
① S자 결장의 원위부와 직장, 항문 관찰
② 종양, 치질, 용종, 열상, 누관, 농양 관찰 및 확인
③ 검사 전날 24시간 완전 유동식이, 저녁 하제 투여, 검사 당일 청결관장
④ 검사 중 S상 결장이 곧게 되도록 슬흉위 또는 좌측위 유지
⑤ 검사 후 출혈, 통증, 발열 등의 천공증상 사정

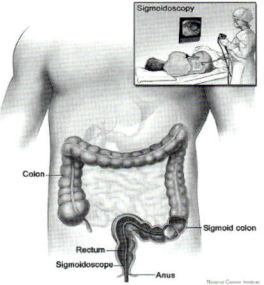

(3) 대장경 검사, 결장내시경 검사(colonoscopy)
① 양성, 악성 종양, 궤양, 폴립 등 장 병변 진단
② 협착 시 출혈과 장천공의 위험으로 금기, 검사 중 좌측위 유지
③ 검사 전날 8시간 금식 유지, 검사 후 천공, 출혈, 혈관미주신경반응사정
④ 대장내시경 후 복통, 복부팽만 시 장음청진 ★

6) 간생검(liver biopsy) ★
① 경피적으로 가는 바늘을 피부에 삽입하여 간조직의 표본 채취
② 만성간염, 간경화, 간암 등의 진단
③ 검사 전 : 동의서 받기, 검사 전 6시간 이상 금식, 국소마취, 혈액응고검사
④ 검사 전 후 필요시 비타민 K 투여(출혈예방) ★
⑤ 자세 : 앙와위, 오른팔을 머리 위로 들어 올리고 움직이지 말 것
⑥ 숨을 힘껏 내쉰 후 바늘 삽입 시 그대로 숨 참게 함
⑦ 바늘 제거 후 생검 부위 압력을 가하고, 최소한 2시간 동안 우측으로 눕게 함(출혈 예방)
⑧ 시술 후 : 활력징후 측정, 12~14시간 침상안정

7) 담관조영술(cholangiography)

(1) 경피적 간담관 조영술(PTCA) ★
① 피부를 통해 간내 담관으로 바늘을 삽입하여 조영제 주입 후 촬영
② 검사 전 12시간 금식, 응고지연이나 요오드 알레르기 유무 확인 ★

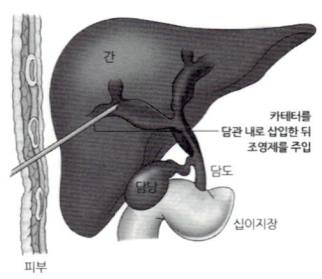

(2) 역행성 담췌관 조영술(Endoscopic Retrograde CholangioPancreatography, ERCP)
① 내시경으로 식도를 통하여 십이지장을 통과시켜 담도계 관찰
② 검사 후 출혈, 천공 등 합병증 관찰, 구개반사 돌아온 후 구강 섭취

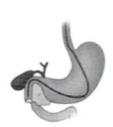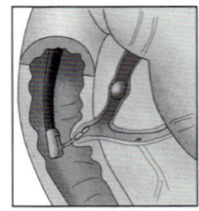

UNIT 03 식도장애

1. 위식도 역류질환 ★★★★★

1) 정의
위 내용물이 식도로 유입되어 식도 점막을 손상시키는 상태

2) 원인 및 위험요인
① 위식도 괄약근 부위 신경분포 변화, 위, 식도 접합부 각의 위치 변화
② 하부식도괄약근의 무능력 : 흡연, 음주, 고지방식이, 카페인, 초콜릿, 안정제, 항콜린제, theophylline, 에스트로겐, 프로게스테론, 오렌지주스 등
③ 복압증가 : 비만, 체중증가, 임신, 복수, 기침 등

3) 증상 ★
(1) 가슴앓이(heart burn, 75% 대상자가 경험), 역류(쓴맛, 신맛을 인두에서 느낌), 목, 턱의 방사통, 트림, 연하곤란, 소화불량 등

① 불편감 완화 : 서서히 걸을 때, 수분섭취나 제산제 복용 시 가슴앓이 완화
② 불편감 증가 : 식사, 무거운 물건 들 때, 복부 긴장되는 활동

4) 진단검사
① 증상확인(가슴앓이, 위산역류 등)
② 24시간 식도산도 검사(정상 pH : 6.5~7.0, 산역류시 4.0↓)
③ 협심증과 감별진단(협심증은 NTG로 증상이 경감됨)

5) 치료 ★★★★

(1) 약물
① 제산제(분비된 산 중화) : 통증 완화, 매 식전 1시간과 식후 2~3시간에 복용
② H_2 수용체 길항제(산분비억제) : 지속적인 경우 위산분비 감소 위해 zantac, pepsid 등 투여
③ 콜린성 제제 : 하부식도괄약근 압력강화, 위산분비를 증진시키므로 제산제나 히스타민 수용체 길항제와 식전 복용
④ 위장관운동증진제 : Reglan(Metoclopramide), 위 내용물을 십이지장으로 배출 촉진
⑤ 금기약 : 항콜린성 제제(theophylline, ∵ 하부식도괄약근 압력감소로 위 배출 속도 지연), 칼슘통로 차단제(하부식도 괄약근 이완시킴) ★

(2) 내시경적 치료 : 미주신경억제, 괄약근 조여 주는 시술

(3) 외과적 수술 : 위저부 추벽 성형술, 항역류 보철술

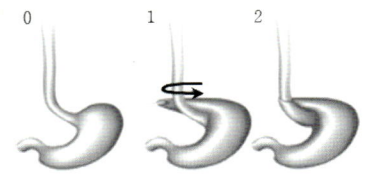

6) 간호중재 ★★★★
① 조금씩 자주 먹기, 식사 시 적당한 수분 섭취, 저지방식 섭취 ★
② 제한 식이 : 뜨겁거나 차고 양념이 강한 음식, 지방식, 술, 커피, 초콜릿, 감귤류 주스
③ 빨대로 음료섭취 금지, 탄산음료, 가스발생 음식제한
④ 식후 1~2시간 동안 앉은 자세 유지, 절대 누워먹는 것 금지
⑤ 최소한 수면 3시간 전에 식사, 물 섭취 금지로 밤중에 역류 발생 예방
⑥ 수면 시 최소한 13~20cm 정도 침상머리 높임 ★
⑦ 금연, 꽉 조이는 옷 착용 금지(넉넉하고 편안한 옷 입기) ★
⑧ 복압상승 행위 제한 : 식 후 힘주는 일, 무거운 물건 들기, 앞으로 굽히는 자세 피함

2. 식도이완불능증 ★★★

1) 정의
① 하부식도괄약근이 이완하지 못하여 음식물이 내려가지 못함
② 호발 : 젊은 층, 남녀

2) 원인
식도하부 신경근육 손상, 위암의 식도 침윤, 림프종, 방사선치료, 약물, 독소에 의한 식도 손상 등 하부식도괄약근 압력증가 → 연하시 반사적 이완불능 → 기능적 폐색 야기

3) 증상
① 연하곤란, 가슴앓이, 역류, 악취
② 식도경련, 흉골 하부 통증
③ 역류로 인한 기도흡인, 기관지 합병증, 장기간 진행 시 영양결핍, 체중감소

4) 진단 : 바륨연하검사, 식도내압측정(40mmHg 이상 상승, 정상 15mmHg)

5) 치료
① 항콜린성제제, NTG, 칼슘차단제 ★ : 하부식도괄약근의 이완 ★, 식도압력감소
② 비마약성/마약성 진통제 : 통증감소
③ 공기풍선확장술, 식도근절개술

6) 간호중재 ★
① 영양공급 : 소량씩 자주 먹기, 따뜻한 유동식, 구강섭취 곤란 시 비위관, 위루술로 주입
② 식사시 수분섭취 권장 : 하부식도괄약근 아래로 음식물 이동 촉진
③ 금지 : 뜨겁거나 찬 음식, 강한 양념, 술, 담배, 꽉 끼는 옷
④ 식사자세 : 등을 구부리는 등 연하가 잘되는 자세
⑤ 수면자세 : 머리 높여 주어 역류방지
⑥ 위 내용물 역류로 인한 자극 시 제산제 투여로 통증완화
⑦ 필요시 위루관(Gastrostomy)삽입 ★★

Percutaneous Endoscopic Gastrostomy(PEG) ★★
- 장기간 경관 영양이 필요한 대상자
- 위치확인 : 4시간 마다 위 내용물 흡인 → 산도 및 위 잔여물 측정
- 흡인하여 위 잔여물 100cc 이상 시 1시간 내 음식 주입 금지
- 음식물 투여 후 미지근한 물 30~60cc 주입하여 위관폐쇄 방지 및 세척
- 영양액 주입 중이나 후 1시간동안 30도 상승체위 유지
- 경피적내시경공장루술인 경우 관 위치확인위해 흡인 금지
- 음식물 주머니와 튜브는 세균감염을 최소화위해 24시간마다 교환, 음식주입 후 or 6시간마다 물로 씻기

- 위루관 삽입 48시간 이내는 관 삽입주위 출혈 관찰
- 관 삽입 48시간 이후 삽입 주위의 피부를 비누와 물 ★ or 과산화수소로 닦기
- 필요시 드레싱하고 염증증상 사정 후 의사에게 보고
- 삽입한 관이 잡아당겨지거나 빠지지 않도록 주의

3. 식도게실(esophagus diverticula) ★★

1) 원인 및 위험요인
① 선천성, 식도외상, 반흔 조직, 염증 등의 원인으로 식도점막에 주머니가 1개 이상 생김 → 식도 벽의 전층, 일부가 주머니모양처럼 돌출한 상태
② 음식이 고여 있다가 나중에 역류

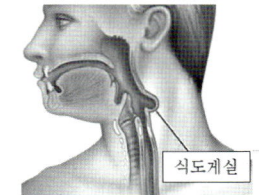

식도게실

2) 임상양상 ★★
① 초기 : 기침, 목의 불편감 동반한 연하곤란
② 입냄새, 소화 안 된 음식물 역류, 야간에 호흡곤란 호소
③ 합병증 : 흡인성 폐렴, 기관지 확장증, 폐농양

3) 진단검사
① 바륨검사로 게실의 위치 확인
② 내시경 검사 : 게실천공의 위험 있어 <u>금기</u>

4) 치료 및 간호
① 소량씩 자주 먹기(유동식)
② 수면 시 침상머리 높이기
③ 격렬한 운동이나 꽉 끼는 옷 피하기
④ 증상 심한 경우에는 수술(인두근육절개술, 게실절제술)

4. 식도암(esophageal cancer) ★★
① 편평상피암 : 식도 상부 1/3 부위, 중간이상 부위
② 선암 : 식도의 원위부 1/3
③ 종양의 확산을 막아주는 장막층이 없고 림프관이 풍부하여 전이가 빠름 → 조기수술이 가장 중요

1) 원인 및 위험요인
① 음주, 흡연, 물리적 점막손상, 발암물질 섭취, 뜨거운 차, 양잿물, 농약
② 절인 채소에 생긴 곰팡이, 방사선 치료에 의한 협착, 만성식도질환

2) 임상양상 ★★
① 초기 : 무증상 → 구토, 쉰 목소리, 만성기침, 철결핍성 빈혈, 점진적인 연하곤란, 연하통, 역류 및 악취, 가슴앓이, 식욕저하
② 후기 : 체중감소, 통증, 혈액 섞인 위 내용물 역류
　　※ 종양의 확산을 막아주는 장막층이 없고 림프관이 풍부하여 전이가 빠르다 → 조기 발견, 조기수술 중요

3) 치료 ★
① 방사선요법, 화학요법
② 수술요법 : 식도 확장술, 인공식도관 삽입, 식도 절제술, 식도 위/장 문합술
③ 초기발견 시 완치 가능
④ 주위 조직 침범, 원격전이 시 : 연하곤란 및 통증 완화가 목표
⑤ 위관삽입/영양간호, 필요시 총비경구영양(TPN)
⑥ 좌위, 반좌위 유지(식후 1시간) ∵ 위의 과팽만과 역류 예방
⑦ 기도유지 : 침과 점액에 의한 질식예방(전식도 절제술시 횡격막가까이 절개하여 기침, 심호흡 곤란)

UNIT 04 　위, 십이지장 장애

1. 위염(gastritis) ★★

	급성(acute)	만성(chronic) ★★
원인	• 프로스타글란딘(위 보호 점액 생산 매개체)으로 구성된 점막방어벽 손상으로 발생 • NSAIDs(프로스타글란딘 합성 억제), 강심제, 항암제, 스테로이드, salicylates(아스피린) • 흡연, 알코올, 식중독(포도상구균), 스트레스, 외상 • 다량의 차, 커피, 자극성 양념, 뜨거운 음식, 독성/부식성 물질	• 소화성궤양 ★, Helicobacter pylori 감염, 위 수술 • 담즙역류 ★, 노령, 흡연, 음주, 약물복용 • 표재성 위염 : H.pylori 감염, 염증이 위 점막에 국한 • 위축성 위염 : 염증이 전층 침범, 위축, 충혈, 벽세포 기능저하로 내적인자 감소(Vit.B_{12} 흡수 안 됨) → 악성빈혈유발, 위축으로 인한 위산분비 감소는 무산증(위암의 주된 유발요인)초래
증상	• 식욕부진, 오심, 구토, 상복부통증, 복부압통, 경련, 트림, 발열, 때로 토혈, 설사 • 무통성 출혈(아스피린, NSAIDs 규칙적 복용 시)	• 임상양상이 모호하거나 없을 수 있음 • 식욕부진, 팽만감, 소화불량, 트림, 모호한 상 복부통증, 오심, 구토 • 강한 양념, 기름진 식품에 대한 불내성

| 치료 및 간호 | • 항구토제, 제산제, 히스타민 수용체 길항제 : 산분비 감소, 증상 완화
• NSAIDs가 원인 시 즉시 투약 중단 후 cytotec투여로 위 점막 보호
• 오심, 구토가 소실될 때까지 금식, 정맥으로 영양공급, 4~6회 나눠 소량 식사
• 출혈 시 비위관 흡인, 찬 생리식염수 세척
• 피할 것 : 강한 양념, 자극성 음식, 카페인, 과식, 알코올, 흡연 | ★
• 연식, 소량씩 자주 섭취, 지방 섭취 감소, 증상을 일으키는 음식 제한
• 제산제, 항콜린성 제제(미주신경차단제), 히스타민수용체 길항제
• H.pylori 감염시 : metronidazole(Fragyl)
• 악성빈혈 시 Vit.B$_{12}$ 비경구 투여(∵ 내적인자가 없어 경구 투여해도 흡수되지 않음)
• steroids : 위벽세포 재생
• 수술 : 출혈 지속 시 |

2. 소화성 궤양 ★★★★★★

위산 펩신에 의해 위장, 유문부, 십이지장, 식도 등의 점막벽 침식으로 궤양을 형성하는 질환

1) 십이지장 궤양 VS 위 궤양

	십이지장 궤양 ★	위 궤양 ★
위치	십이지장점막 1~2cm	위저부
특성	표재성, 둥글거나 원추형	침투성
원인 ★★	과도한 산 분비 ★ 헬리코박터 균 90%에서 발견	담즙의 역류로 점막방어 능력 감소, 유문부 무력으로 점액생성 감소, 헬리코박터 균 70%에서 발견
위산분비	증가	감소
호발, 성별	35~45세 남성, 폐경기 여성	50~60세, 여성
통증 ★	우측 상복부 통증 공복시(식후 2~3시간), 한밤중 통증 유발 음식, 제산제로 완화 등, 흉부로 방사통	좌측 상복부 통증 음식에 의해 유발(식후 30분~1시간) 구토로 완화(제산제 효과 없음)
오심/구토	경우에 따라 발생	통증 후 발생
출혈	흑색변 > 토혈	흑색변 < 토혈
재발률	높음	높음
합병증 ★	출혈, 천공, 폐색	출혈, 천공, 폐색
제산제	효과 있음	효과 없음
진단검사 ★	• 신체검진 • 내시경검사(정확한 진단가능), 위액검사, 요소호흡검사(헬리코박터 균 확인검사) • 대변의 잠혈, CBC검사 • 음식섭취 및 제산제로 통증 확인	

내과적
치료
★★★
	• 항생제 투여(헬리코박터 균 제거) : metronidazole(flagyl)
	• 산 분비 억제제
	  ① 히스타민수용체 길항제 : cimetidine(tagamet), ranitidine(zantac)
	  ② Proton Pump Inhibitor : omeprazole(prilosec) ★
	  ③ 항콜린제(부교감신경 차단제) : 위 운동, 위액분비 감소
	• 점막방어벽 보호 : prostaglandin 합성증가(sucralfate, cytotec : 점액생성↑, 위산분비↓)
	• 제산제(위산 중화) : 제산제 투여(식후 1시간~3시간, 취침 시 복용), 알루미늄제(amphogel, 변비주의), 마그네슘(Mag-Ox, 설사주의), 마그네슘+알루미늄제(미란타)
	• 산 분비 증가행위 피하기 : 너무 차거나 뜨거운 음식, 술과 담배, 잦은 간식금지
	• 환경적 스트레스 감소와 규칙적 식사, 운동, 휴식기간 등이 도움
	• 아스피린, NSAIDs 복용 자제 ★(Hb↓,혈변초래위험), 복용 시 식간에 제산제와 병행 ★
	• 우유 : 즉각적인 통증 완화에 도움되나 우유의 단백질, 칼슘이 산분비 자극으로 질병 악화 유발
	• 섬유질 : 잘 씹거나 익혀서 섭취 (∵ 염증이 있는 점막 자극)
	• 토혈 시 : 저혈압, 빈맥 보일 시 IV로 수액주입 ★

외과적
치료
	• 미주신경절제, 유문성형
	• 위십이지장문합술(billroth Ⅰ)
	  : 위 하부 절제하고 남은 위를 십이지장과 연결
	• 위공장문합술(billroth Ⅱ)
	  : 위의 끝부분과 공장을 문합, 십이지장은 보존 Billroth Ⅰ Billroth Ⅱ

2) 위 수술 후 합병증

① 변연부 궤양(marginal ulcers), 출혈, 알칼리 역류성 위염, 급성 위 팽만, 영양문제(비타민 B_{12}와 엽산 결핍, 칼슘, 비타민 D 흡수 문제), 유문폐색

> **급속이동증후군(dumping syndrome) ★★★★★★★★★**
> ① 섭취된 음식물이 적절히 섞이지 않고 정상적인 십이지장에서의 소화과정이 결여된 상태로 공장으로 급속히 내려가는 증상(billroth Ⅱ에서 가장 빈번)
> ② 원인 : 고농도의 탄수화물이 위에서 소화되거나 희석되지 않고 공장 내로 직접 빠르게 들어감으로 발생
> ③ 증상 : 수술 후 몇 주 동안 나타날 수 있음, 허약, 현기증, 발한, 빈맥, 심계항진, 충만감, 불편감, 오심, 설사 등(대부분 6~12개월 후 소실)
> ④ 간호 ★★★★★★★★★
> • 식이조절 : 소량씩 자주 섭취(6~8회)
> • 고단백, 고지방(혹은 중간 정도), 저탄수화물, 수분이 적은 식사
> • 식전 1시간, 식후 2시간 동안 수분 섭취 제한 : 위가 빨리 비워지는 것 방지
> • 금지 : 너무 뜨겁거나 차가운 음식 혹은 음료
> • recumbent, semi-recumbent 체위(기댄 자세,횡와위, 반횡와위)에서 식사
> • 식후 눕기 : 왼쪽으로 20~30분 정도(음식이 빨리 내려가는 것 예방)
> • 약물 : 항콜린성제제(부교감신경억제제, 위 배출 지연) ★, 진정제, 항경련제

3. 위암(gastric cancer) ★

1) 원인
H.pylori 감염, 염산 결핍, 절인음식(훈제, 소금에 절임), 흡연, 유전적 요인, 채소섭취부족 등, 50~60세, 남 〉 여, 90%가 선암

2) 증상
① 불분명하고 지속적인 위의 불편감, 소화불량, 식욕부진, 오심, 고창, 체중감소, 빈혈
② 유문부 종양 : 오심, 구토
③ 분문부 종양 : 연하곤란
④ 덩어리가 만져짐, 복수, 전이로 인한 뼈 통증(말기), 심한 체중 감소
⑤ 초기 위암의 경우 대부분 무증상, 증상이 늦게 나타나 진단이 늦게 내려짐 → 조기발견 어려움

3) 진단
위내시경, 세포학적 검사(조직생검 : 확진) ★, CT, 내시경적 초음파, CEA, CA19-9

4) 치료
수술, 항암화학요법 및 방사선 요법, 총비경구 영양을 병행

5) 간호
수술 후 급성이동증후군 관리와 동일

UNIT 05 소장, 대장장애

1. 충수돌기염 ★★★

1) 발생 기전
① 충수의 관강 폐색으로 관강 내부의 압력이 증가하게 되면 정맥 배액이 감소, 혈전증 및 부종발생, 세균침입으로 괴사
② 심한 경우 천공, 파열이 발생 → 복막염으로 진행 가능함 ★
③ 조기 발견 중요(예방이 어려움)

2) 증상 ★★

(1) 급성복통

① 배변감을 갖는 불편감, 배변으로 완화될 것 같은 느낌
② 중앙 상복부에서 McBurney(RLQ)로 국한되는 통증
③ 통증완화 위해 무릎 구부린 자세로 누움
④ 반동성 압통(rebound tenderness) ★ : McBurney 지점을 깊이 누른 다음 손을 뗄 때 나타나는 통증

(2) 오심, 구토, 식욕부진, 발열, 호흡곤란, 얕은 호흡, 판자같이 단단한 복부

3) 진단검사 ★★
① WBC증가, 복부 X선 검사, 초음파 검사
② McBurney's point(+) 반동압통
③ Rovsing sign(+) : LLQ(Mcburney 대칭부위) 압력을 가하면 RLQ 부위에 통증
④ Obturator muscle test (폐쇄근 검사) (+) : 누운 자세에서 고관절과 슬관절이 직각이 되도록 굴곡 후 대퇴부를 내측으로 회전시킬 때 통증

4) 치료 및 간호중재
① 충수 절제술, 항생제 투여, 합병증(복막염) 예방관리가 매우 중요
② 진단 확정 시 까지 진통제 투여 금지(통증이 가려져 악화될 수 있음), 관장 및 hot bag 금지

2. 복막염(peritonitis) ★★★★

1) 특징
① 내장을 덮고 있는 복막의 염증, 복부장기 질환의 합병증으로 호발, 사망율↑
② 감염(E-coli, streptococcus, staphylococcus 등)에 의함
③ 다른 질병으로 인한 2차적 결과이므로 원인 질환치료가 곧 예방

2) 증상 ★
① 반동압통, 복부팽만, 장음소실, 마비성 장폐색 ★
② 오심, 구토, 미열, 얕고 빠른 호흡, 빈맥, 발한
③ 움직일 때 심해지는 통증호소, 횡와위, 다리 구부리는 자세 취하여 통증완화

3) 진단
WBC 증가(2만 이상), 수분 전해질 불균형, 복부 X선

4) 치료 및 간호 중재 ★★★★
① 금식, 수액으로 전해질 보충
② 장관 삽입으로 감압
③ 광범위항생제, 진토제(∵ 오심, 구토 감소) 투여
④ 복부 절개 및 배액관 삽입
⑤ 반좌위 : 염증의 확대 방지 및 국소화

5) 합병증
전신패혈증, 패혈증과 순환혈량 감소로 인한 쇼크

3. 장게실염(intestinal diverticulosis) ★★★★

1) 특징 ★
① 게실 : 근층을 통해 장 점막층이 탈장되거나 돌출되어 나온 것 ★

② 장게실증 : 소장이나 대장의 근층을 통해 점막이 탈출 또는 주머니(게실)가 여러개 생김
③ 장게실염 : 하나 이상의 게실에 염증 발생, 소화가 안 된 음식물이나 세균이 게실내에 정체되어 발생, 주로 S상 결장에서 발생 ★ (배변 시 직장으로 보내기 위해 높은 압력이 필요한 부분)

2) 원인 ★★
① 저섬유식이로 인한 변비
② 장관강내 압력증가, 노화, 비만, 배변 시 긴장, 장 근육의 위축
③ 게실에 팝콘, 씨가 있는 식품 등 소화가 어려운 섬유질 음식이 들어갈 경우 염증 유발

3) 증상 ★
① 설사, 변비, 좌측 하복부에 둔한 경련성 통증, 쥐어짜는 통증, 미열, 식욕부진, 잠혈, 철 결핍 빈혈, 허약감, 피로
② 누공발생시 심하면 천공으로 복막염

4) 검사
① 복부 X선, CT, 혈액검사
② 급성 게실염인 경우 바륨관장 및 대장내시경 금기(천공위험)

5) 치료
① 금식, 장폐색 시 비위관 삽입(장내 압력 감소), 항생제, 진통제(마약성 진통제 금지 : 분절운동, 장관강 압력 증가), 항경련제
② 수술 : 폐색, 농양, 치질, 천공 등이 발생한 경우 병변 결장을 잘라내고 문합, 일시적 대장루를 만들고 난 후 일정기간 후 재문합

6) 간호 ★
① 급성기 : 금식, 저잔유식이 제공, 침상안정
② 금식 시 수액공급, 총비경구 영양 공급
③ 충분한 수분섭취(2L/일 이상), 체중감소(비만 시)
④ 피할 음식 : 콩 종류, 씨 있는 과일, 채소
⑤ 악화기 : 고섬유식이 피하고, 회복 후 고섬유식이 시작
⑥ 변 완화제로 변비 예방
⑦ 합병증 관찰 (천공 증상 뒀 복부의 갑작스런 통증, 복부 강직, 백혈구 수치 상승)
⑧ 복강내압 올리는 활동 피하기 : 굽히기, 무거운 것 들기, 힘주기, 허리 굽히기, 기침, 구토

게실증 시	게실염 시
복압증가 피하기, 변비예방, 걷기, 고섬유식이	결장 쉬도록 금식, 안정, 저잔여식이 L-tube 삽입하여 장관내압감소

4. 만성 염증성 장 질환(inflammatory bowel disease, IBD) ★★★★★

1) 분류 ★★

	크론씨병(Crohn's disease) = 국소적 회장염	궤양성 대장염(ulcerative colitis) ★★
위치 및 특징	• 만성 재발성 염증성 질환 • 회장 말단에 빈발, 장 전체 침범하는 병변이 국소적, 분절성 분포 • 자가 면역성 질환 • 악화와 완화가 반복	• 직장에서 시작, 상부로 연속적으로 분포, 확산되는 만성 염증성 질환 • 결장전체에 걸쳐 부종, 점막궤양 • 악화와 완화가 반복 • 염증, 세균성 질환
원인, 위험요인	• 유전, 자가면역	• 세균감염, 알레르기성 반응, 자가면역설, 가족성향, 정서적 긴장
호발	• 15~40세 (주로 20대, 남=여, 결장 및 회장 원위부)	• 15~40세, 55~65세(주로 35~50세, 직장결장 말단부위 : 하행결장, S상 결장)
병태생리	• 염증이 장벽 전층 침범, 주위 림프샘, 장간막까지 침범 • 장비후, 장내강 협착 • 점막 결절화, 누공, 열구, 농양 형성가능, 육아종 발견가능 • 만성화 시 섬유화, 장폐색 발생	• 대장의 염증반응, 염증이 연속적이며 정상 점막을 볼 수 없음 • 직장 대부분 침범되며 상부로 확산 • 염증의 반복 → 점막하섬유화 생성, 대장 좁아지고 짧아짐
대변양상 ★★	1일 5~6회 무른 변, 드물게 혈액 섞임	1일 10~20회 물 같은 설사, 혈액 섞임 ★
임상증상 ★★★	• 간헐적 우측 하복부통증(RLQ) : 배변 시, 걸을 때, 앉아 있을 때 심해지고 배변 후, 가스배출 후 완화, 경련성 • 지방설사, 체중감소 • 전해질 불균형, 영양장애, 지방변, 식욕부진, 빈혈, 피로	• 왼쪽 하복부 산통(LLQ), 반동성 • 발열, 탈수, 체중감소 • 직장출혈, 이급후증 • 백혈구 증가, 저포타슘혈증, 저알부민혈증 • 설사로 인한 대사성 산증
합병증	누공, 영양결핍, 장폐색	출혈, 천공, 누공형성, 영양결핍, 직장결장암 위험
진단검사	대장내시경 검사(colonoscopy), 조직검사	
치료 및 간호중재 ★★	• 지사제(위장관 운동감소), 항경련제, 항생제(2차 감염 예방, sulfasalazine 염증완화 ★), 스테로이드제(염증치료), 면역억제제(크론병에 더 효과), 항콜린제 투여(결장휴식) • 총비경구영양(TPN) : 장이 휴식 취할 수 있도록 공급 • 고단백, 고열량, 저지방, 저섬유소 식이 조금씩 자주 섭취 ★ • 설사로 인한 수분 전해질 불균형 조절 ★ : 수분과 음식물 충분히 섭취 • 피할 것 : 코코아, 초콜릿, 감귤류 주스, 찬음식, 탄산음료, 견과류, 술, 껍질을 벗기지 않은 곡물과 생과일 • 배변조절 : 배변횟수, 대변 경도관찰, 항문 찰과상은 따뜻한 물로 피부 청결, 건조 • 스트레스 완화 : 이완요법, 규칙적인 활동과 수면 • 통증조절 : 항콜린성, 항경련제 투여, 마약성 진통제 사용 금지(∵ 분절운동, 장관의 압력 증가) • 외과적 수술 : 천공, 출혈, 폐색, 농양, 누공 등이 있을 때 시행	

5. 결장직장암(colorectal cancer) ★★★★★★

50세 이상, 직장(50%)과 S 결장에 호발, 대부분 선암(95%)

1) 원인 ★

① 저섬유, 고지방, 저비타민 식이, 비만, 알코올
② 만성 궤양성 대장염, 가족력(폴립이나 선종)
③ 좌식, 사무직의 생활환경변화와 높은 상관관계
④ 저섬유식이 → 소량의 변 생성 → 대변의 장내 통과시간 길어짐 → 변내 발암물질과 장점막 접촉시간 길어짐
⑤ 폴립이나 선종 → 악성변성 → 장벽으로 침윤 → 주변장기로 전이

2) 증상 (우측, 좌측 구분)

① 우측결장 : 복통, 오심, 구토, 식욕부진, 체중감소, 피로, 허약감, 검은변, 빈혈, 덩어리 촉지
② 좌측결장 : 장폐색으로 배변 습관의 변화(변비, 설사), 이급후증, 변 굵기 감소, 점액/혈액 섞인 변, 직장출혈

3) 검사

CEA, colonoscopy(결장경검사), 생검, CT, 대변잠혈검사(대장암 조기 진단)

4) 치료

① 방사선, 항암화학요법
② 수술 : 암 절제 후 위치에 따라 결장절제술, 회장루술, 결장루술 시행

5) 간호중재 ★★★

(1) 수술 전

장 준비 → 2~3일간 금식, 수분만 섭취(대변이 장에 축적되는 것 방지), 항생제투여 → 장내 세균 수 감소목적, 수술 전 12~48시간 동안 구강 투여 ★★, 청결관장(단, 장폐색 시 금기)

(2) 수술 후

장루간호, 냄새 및 가스 조절(계란, 생선류, 양파, 탄산음료, 채소류 제한)

(3) 적절한 영양상태 유지

연동운동 감소 위해 고열량, 고단백, 고탄수화물, 저잔여식이 ★, 유동식 → 장내 분변량 줄이기 위함, 장운동 증진시키는 음식제한

(4) 사회 심리적 지지

(5) 합병증 관리

장루에서 나오는 배설물관찰, 대변내용물, 수술부위 관찰, 상처배액사정, 연동운동 회복 시 음식섭취, 좌욕, 유치도뇨삽입(소변으로 상처오염 및 방광팽만 방지)

6) 장루 간호 ★★★★★

장루(ostomy) : 장 내용물이 장에서 복부의 피부에 있는 누공을 통해 밖으로 나갈 수 있도록 길을 내줌

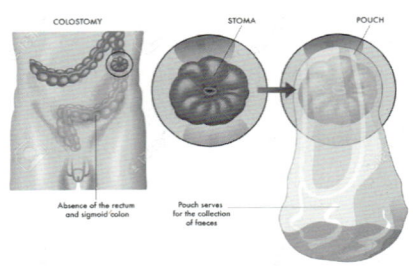

(1) 장루 관찰

습기를 띠고 붉게 약간 올라와 있고 주위는 깨끗함, 지름 2~5cm

(2) 피부간호

장루 주변 피부는 비누와 물로 세척하고 두드려 건조, 장루주위 피부보호제 적용

(3) 주머니 비우기 ★ : 1/3~1/2 정도 채워졌을 때

(4) 주머니 교환

변 배출량이 적을 때(식전, 취침 전, 기상 후), 장을 비운 후 교환, 4~5일마다, 샐 때마다 비우기

(5) 장세척 ★★

① 목적 : 형성된 변 제거, 규칙적인 배변습관 형성
② 수술 전 배변하던 시간대 / 매일 또는 격일로(설사 시 금지), 1시간정도 욕실에서 시행
③ 주입 시 경련 있으면 멈추고 심호흡, 복부마사지 후 천천히 주입 18 (500~1,000ml, 체온정도 미온수 사용)

(6) 냄새, 가스 조절관리 ★★★

음식은 개인차가 있으므로 섭취를 중단하지 않음

① 냄새유발 식품 제한 : 달걀, 치즈, 생선, 마늘, 양파, 콩, 비타민류 등
② 가스유발 식품 제한 : 양파, 양배추, 탄산음료, 무, 맥주, 콩 등
③ 설사 유발 : 알코올, 양배추, 시금치, 완두콩, 생과일 등 주의
④ 공기를 삼키는 행위 : 흡연, 빨대 사용, 껌 씹기, 말하면서 식사 금지
⑤ 방취처리 주머니, 탈취제 사용하여 냄새 조절
⑥ 충분한 수분섭취 2~3L/일 → 특히 회장루 환자는 탈수, 전해질 불균형 우려

(7) 고단백, 고탄수화물, 고칼로리, 저잔유식이 제공, 균형 잡힌 식이제공, 장운동 증진 식이(고지방, 고섬유식이) 제한

6. 장폐색(intestinal obstruction) ★★★

1) 특징
① 장 내용물의 흐름이 차단된 것
② 대부분 소장, 특히 회장의 가장 좁은 부분에서 발생
③ 외과적 응급 : 24시간 내에 진단, 치료되지 않으면 사망률↑

2) 원인

(1) 기계적 폐색 ★
① 유착 : 소장폐색의 가장 흔한 원인, 복부수술 후 복강내 남아있는 자극물에 의한 유착
② 탈장 : 교액성 탈장이 혈액공급차단으로 폐색 유발
③ 장축염전 : 장이 180도 이상 꼬여 장관의 상하부가 폐색
④ 장중첩증 : 장의 일부가 저절로 망원경처럼 겹쳐 들어가는 상태

(2) 신경성 폐색
① 마비성 장폐색(대부분 복강수술 시 신경장애로 장의 연동운동 저하로 발생)
② 기타 혈관성 폐색, 복막자극, 폐렴, 심근경색증, 외상, 패혈증, 전해질 불균형, 파킨슨 질환 등

3) 증상 ★
① 경련성 통증, 오심, 구토(근위부 소장폐색 시 심함, 대장폐색 시 잘 나타나지 않음)
② 변비
③ 복부팽만 : 소장 폐색 초기에는 장관 내 정체된 장 내용물에 세균이 증식, 공기를 삼킴, 복부팽만 악화, 대장 폐색시 천천히 진행됨 ★
④ 대사성 산독증 : 장내 수분 통과 시 비정상적인 흡수로 인해 결합 못한 수소이온 증가
⑤ 장음 : 초기에는 고음, 후기에는 감소나 소실
⑥ 괴사 시 발열

4) 진단검사
X선 촬영, 혈액검사(전해질 Na+, K+, Cl- 감소, Hct과 Hb 증가 → 탈수)

5) 치료 및 간호 중재 ★
① 내과적 치료 : 금식
② 감압위해 장관(intestinal tube)삽입, 위관삽입(위액흡인)
③ 감염예방, 휴식
④ 통증조절 : 마약성 진통제(단, 통증은폐, 연동운동을 감소시킴으로 신중히 투여)
⑤ 체액과 전해질 교정
⑥ 수술 : 장관튜브 삽입해도 복부팽만이 감소되지 않을 때 장 부분 절제 반응에 따라 48시간 내 수술 결정, 장제거술, 결장루술, 우회술

7. 탈장(hernia) ★

1) 장기 조직, 혹은 장기 일부가 약화된 복막 밖으로 돌출되어 나온 것

2) 원인
복벽의 약화(질병, 노화, 선천적), 복압증가(임신, 무거운 짐 들기, 변비, 배변 시 긴장)

3) 증상
촉진 시 복부돌출, 덩어리가 유연함, 긴장하거나 힘주면 탈장이 커지고 압통 호소, 염전(탈장이 제자리로 못 오고 혈액흐름이 차단되면 조직괴사)

※ 염전시 증상: 통증(보통은 대부분 통증이 나타나지 않으나 염전시 통증 발생), 오심, 구토, 열

4) 치료

(1) 내과적 치료
① 복압 증가 활동 금지
② 변비와 배변 시 긴장 예방을 위해 변완화제, 고섬유식 제공
③ 기침 : 흡연으로 인한 경우 금연
④ 탈장을 손으로 복강 내로 밀어 넣어 복구

(2) 외과적 치료
① 복구가 어렵거나 재발하는 경우, 복강경, 개복을 통한 탈장 봉합술
② 수술 후 복압상승 행위금지, 호흡기 합병증 예방위해 수술부위 지지하고 기침, 심호흡장려 ★

8. 치질(hemorrhoids) ★★★★★

1) 항문주위 정맥류 ★
직장 팽대부의 정맥이 혈액정체로 인하여 확장되고 꼬불꼬불해진 상태, 20~50세 호발

> 내치질 : 육안으로 볼 수 없음, 직장 괄약근 위에 발생, 선홍색출혈, 탈출
> 외치질 : 항문 괄약근 밖에서 보임, 통증, 붉거나 푸른빛, 분홍덩어리, 가려움증

2) 원인 ★★
복부내압, 항문관의 정맥압 상승(가장 흔한 원인), 변비, 설사, 비만, 임신, 울혈성심부전, 장시간 앉아있을 경우 ★, 대변 시 힘 많이 줄 때, 문맥성 고혈압(내치질)

3) 치료 및 간호 ★★
① 내과적 치료 : 변비 예방, 위생상태 유지, 좌욕(3~4회/일), 음식제한(양념 강한 것, 땅콩류, 커피, 알코올), 수분섭취 권장(8~10잔/일), 적당한 운동, 고섬유식이 제공

② 수술 : 수술 후 대변이 형성되자마자 배변권유(∵ 협착 예방)
③ 안위증진, 배변촉진, 합병증 관찰
④ 수술 직후에는 열을 가하지 말 것(출혈 예방)
⑤ 통증은 정맥/구강으로 진통제 투여
⑥ 좌욕 : 수술 첫 12시간이 지나면 배변 시마다 또는 하루 3~4회 실시, 좌욕이나 통목욕은 염증 부위를 진정, 청결, 불편감 완화, 치유 촉진, 수술부위 협착 예방
⑦ 처음 배변 시 어려우니 배변완화제 처방, 배변 전 마약성 진통제 투여, 저혈압관찰(현기증, 빈맥)
⑧ 요정체 관찰 : 직장경련과 항문직장의 압통으로 발생
⑨ 수분, 고섬유식 : 변비예방

> **치열**
> 항문관 선이나 항문 직장선 아래 균열로 갈라지고 틈이 생긴 궤양
>
> **치루 ★**
> 항문주변에 1차 개구부가 있고 2차적으로 항문이나 회음부 피부, 직장, 점막선에 염증성 관이 생김

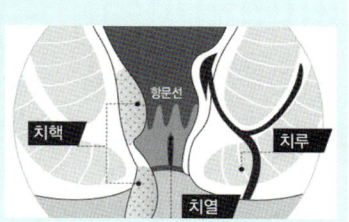

9. 자극성 장증후군(Irritable bowel syndrome) ★

1) 원인
① 정확한 원인은 불명, 구조적 결함이나 감염은 없음
② 유전, 스트레스, 자극성 음식, 알코올, 흡연 등

2) 증상 ★
① 복통 동반한 변비와 설사가 교대로 반복, 복통과 관련된 변비, 흔한 무통성의 지속성 설사
② 증상은 만성적, 스트레스로 유발되고 악화
③ 대변에서 점액의 양이 증가, 주로 아침에 설사 발생
④ 유당내인성 장애와 유사하므로 감별 필요

3) 치료 및 간호중재
① 식이조절 : 지방식이 및 가스 형성 식이 피하기, 금주, 금연
② 투약 : 변완화제, 항경련제, 지사제 등
③ 적절한 운동 및 스트레스 관리

UNIT 06 간, 담도 췌장장애

1. 황달(jaundice)
① 적혈구 파괴 후 담즙색소가 십이지장을 지나 대변으로 배설하는 정상과정이 방해 됨

② 혈중 담즙색소(bilirubin)가 대변으로 배설되는 대신 피부, 공막, 혈액으로 분비, 과도한 축적에 의해 공막, 피부, 심부조직의 노란색 색소화(혈청 bilirubin 2~2.5mg/dl ↑)
③ 증상 : 회백색 대변, 소양감, 피로, 식욕부진
④ 원인질환치료
⑤ 담즙산의 축적으로 소양감과 관련된 피부손상 위험성 관리 : 약물투여, 치료적 목욕, 피부건조방지(로션), 침구관리(조이지 않는 옷, 면내의 착용)
⑥ 외과적 관리 : 담도폐쇄 수술, 총담관조루술로 담즙배액

2. 바이러스성 간염(viral hepatitis) ★★★★★★★★★★

1) 형태에 따른 분류

(1) A형간염 ★★★
① RNA바이러스, 감염된 대변, 대변에 오염된 음식물 섭취(분변-구강경로)로 전파
② 잠복기 : 30일
③ 감염경로 ★ : 위생 나쁜 곳, 가을과 초겨울에 흔함, 오염된 음식이나 대변
④ 예방법 ★★ : 개인위생 철저(대소변관리 철저히 하기, 손 씻기, 1회용 식기 사용, 먹다 남은 음식 버리기, 개인 수건 사용), 노출 후 1~2주 내 면역 글로불린, 노출 전 간염바이러스 백신주사
⑤ 사망률 낮음, 드물게 간 부전 초래

(2) B형간염 ★
① DNA바이러스, 오염된 혈액과 혈청, 타액, 모유수유, 성접촉, 손상된 점막과 피부
② 잠복기 : 6주~6개월(평균 12~14주)
③ 위험군 : 약물중독자, 혈액제품 사용자, 수혈자, 동성연애자
④ 15%가 만성 간염으로 이행, 간경화나 간암의 주요 원인
⑤ 예방법 ★★★★★ : 필요시만 수혈(가능한 자가 수혈), 일회용 바늘과 주사기 사용, 개인용품 공동 사용 금지, 체액, 혈액 취급 시 가운과 장갑 착용, 철저한 손 씻기, 성행위시 콘돔 사용, HBsAg양성인 사람과 성 파트너인 경우 면역글로불린 투여, 예방접종

(3) C형간염
① RNA바이러스, 혈액 통해 전파(주로 수혈)
② 고위험인자 : B형과 유사
③ 잠복기 : 6~7주
④ 약 85% 만성감염으로 이행
⑤ 예방법 : B형간염과 유사하나 예방백신은 없음

(4) D형간염
① RNA바이러스
② B형 간염바이러스와 HBsAg이 있을 때만 발병

③ 고위험인자, 잠복기 : B형과 유사
④ 만성 B형간염과 발생하면 더 중증, 간세포암 위험
⑤ 예방법 : 만성 B형간염과 공존하므로 HB 백신 투여

(5) E형간염

① RNA바이러스
② 대변, 구강경로로 전파(A형과 같음)
③ 위생 불량한 아프리카, 인도, 멕시코에 거주 또는 여행
④ 잠복기 : 14~60일(평균 40일)
⑤ 심하지 않고, 개인위생, 소독으로 예방가능

2) 간염바이러스 검사

SGOT/SGPT↑, 혈청총빌리루빈↑, 프로트롬빈시간(PT)지연

(1) A형간염 ★★

A형 간염바이러스 항체(anti-HAV)있으면 진단

(2) B형간염 ★★

① 혈액 중 B형간염항원(HBsAg, HBeAg)이나 HBV 있는 경우
② 항원검사 양성 + 무증상 = 보균자
③ HBsAg(+) : 전에 B형간염 걸렸거나 회복단계, 만성간염상태
④ HBsAg(-), HBsAb(+) : 저항력(+), 예방주사로 면역형성됨
⑤ HBsAg(-), HBsAb(-) : 예방접종필요
⑥ HBeAg(+) : 전염력 강함, HBeAb(+) : 전염력 없음
⑦ HBcAb IgM (+) : 급성 간염 ★

> s항원양성 : 간염여부 판단하는 지표
> s항체양성 : 면역력이 생긴 상태
> e항원양성 : 바이러스 증식상태(예외 있음)
> IgM c항체 양성 : 급성간염
> IgG c항체 양성 : 과거에 간염 경험 있음
> DNA 정량검사 양성 : 현재 감염이 있고 증식 중

(3) C형간염

① HCV, anti-HCV 있으면 진단
② ELISA 검사로 감염 4주 이내에 C형 간염항체 검출
③ PCR검사로 바이러스 확진

(4) D형간염

HDV Ag은 감염 후 며칠 내에 양성 반응, 과거 또는 최근 감염 시 anti-HDV가 나타남

(5) E형간염 : anti HEV로 진단

3) 임상증상 ★

(1) 무증상 (대부분)

(2) 급성간염의 증상 1~4개월 정도 지속, 황달기 또는 비황달기 발생

(3) 잠복기 증상 : 권태감, 식욕부진, 피로, 오심, 가끔 구토, 우상복부 불편감

① 황달기 : 빌리루빈 ★이 조직으로 확산되어 공막, 피부에서 나타남, 소변색이 짙어짐, 변의 색이 점토색으로 변함, 소양증(담즙산염이 피부에 축적)

② 회복기 : 황달이 사라지면서 시작, 평균 2~4개월 지속, 권태감, 피로 호소

4) 치료 및 간호 중재 ★★

(1) 휴식 및 활동 ★

충분한 휴식 제공, 환자가 견딜 수 있는 범위 내에서 활동

(2) 소양감 완화

① 피부에 담즙색소 침착으로 심한 소양감 야기
② 약물투여 : 항히스타민제, phenobarbital 투여
③ 전분 목욕, 중조수 적용, 미온수 목욕, 침구, 의복 청결
④ 손톱을 짧게 유지, 서늘한 온도 유지
⑤ 알칼리성 비누나 조이는 옷 피함
⑥ 이완, 심상요법

(3) 수분 섭취와 영양상태 유지

① 급성기 3,000ml/일 수분 필요 : 발열과 구토로 인한 수액요구 증가
② 오심, 구토 심하면 수액 정주 : I&O와 체중 측정
③ 영양이 풍부한 아침 식사 제공 : 식욕부진은 대부분 낮에 악화
④ 적정량의 단백질과 탄수화물 포함한 식이
⑤ 간 기능 악화 시 단백질(20~30mg/일)과 나트륨 제한 : 단백질 대사산물로 인해 혈액 내 암모니아 축적을 방지해 간성 뇌증 예방
⑥ 금주는 필수 : 알코올은 간독성 물질, 정상적으로 간에서 대사

(4) 손상 예방

① PT가 지연되면 출혈위험 증가 (출혈증상 사정)
② 소변, 대변 색깔과 잠혈 반응 사정, 점상 출혈, 활력징후, PT, Hct, Hb 관찰

(5) 약물요법

① 간의 휴식을 위해 약물은 신중하게 투여
② 경구용 항바이러스 제제(Lamivudine, 라미부딘)
③ B, C형 간염치료제에 인터페론과 면역억제제 사용
④ 비타민 K 보충제 투여 : PT지연 시

3. 간경화증(Liver cirrhosis, LC) ★★★★★★★★

1) 특징
① 지속적이고 반복적인 간세포 파괴, 만성적 간염증, 간실질 손상으로 간의 섬유화, 결절, 간기능 손상
② 점차 진행되는 만성 질환으로 섬유증과 결절이 넓게 퍼지는 것이 특징
③ 간경화의 증상은 대부분 문맥성 고혈압에 의해 발생
④ 원인
  ㉠ B, C형간염 (바이러스 성)
  ㉡ 지방성 간염 : 지방간에 의해 지방, 콜레스테롤 침착된 만성 염증
  ㉢ 자가 면역성 간염 : 면역체계 문제로 자가 항체 생성된 만성 염증
  ㉣ 적절한 영양공급 없이 알코올 섭취 시
  ㉤ 담즙성 질환, 약물 및 독성물질
  ㉥ 심혈관질환 : 심한 우심부전에 의한 간 울혈 등

2) 증상
① 초기 : 식욕부진, 소화불량, 고창, 오심, 구토, 둔감하고 무거운 복통, 열, 권태감, 약간의 체중 감소, 간과 비장의 비대, 간 촉지
② 진행시 : 복수, 문맥성 고혈압, 저알부민혈증, 빈혈, 혈소판감소증, estrogen 과잉 증상
③ 출혈경향(PT지연, 혈소판 감소)
④ 간염, 황달, 간성뇌증, 회색변, 차색소변, 소양감

3) 진단검사 및 간호 ★
① 간생검 : 결정적 진단검사
② 혈액검사 : AST(SGOT)/ALT(SGPT)/LDH 상승, PT 연장
③ 알부민저하, A/G ratio(알부민 : 글로불린 비율)저하 ∵ 손상된 간세포가 알부민 합성 곤란

4) 합병증 : 간세포 퇴행의 결과로 발생
① <u>문맥성 고혈압</u> ★★ → <u>복수</u> ★★ → <u>식도정맥류</u> → <u>출혈</u> → <u>비장비대</u> → <u>빈혈, 혈소판 감소증(출혈경향, 멍)</u> ★★
② 빌리루빈 대사 장애 → 황달, 빌리루빈혈증, 점토색 대변, 진한 소변
③ 혈액응고 장애 → 멍, 출혈경향
④ 문맥성 간성 뇌질환 → 의식수준변화, 사고과정장애, 경련, 혼수
⑤ 간성 신증후군 → 신부전
⑥ 자발성 세균성 복막염
⑦ 대사저하 → 혈중 알부민 감소(부종, 복수)
⑧ 성호르몬 감소 → 발기부전, 월경불순

5) 치료 및 간호중재 ★★★★★

(1) 휴식 : 복수 있는 경우 침상안정, 반좌위

(2) 영양 간호 ★

① 적절한 비타민, 고탄수화물, 고단백, 저지방, 저염식이 제공, 단, 암모니아 수치 증가 시 복수 있는 경우 저단백식이 제공
② 식욕부진 시 소량씩 자주 섭취
③ 알코올성 간경변증 시 비타민 B, 지용성 비타민 A, D, E, K 투여

(3) 피부간호

규칙적 체위변경 및 보습, 청결유지, 손톱 짧게, 자극성 비누 금지, 로션 사용

(4) 출혈 간호

출혈여부 관찰 및 예방 → 흑색변, 잠재적 출혈, 잇몸 출혈, 혈뇨

(5) 복수관리 ★★

① 복강내 체액이 축적 : 문맥고혈압으로 정수압이 높아져 혈관 내 체액이 복강 내로 밀려나오고 알부민도 밀려나와 혈액 내 알부민 감소. 즉 혈장교질삼투압 감소로 저알부민혈증 유발(∵ 알부민 투여)
② 수분제한(1000ml/일↓), 이뇨제, 산소투여, 휴식, 복수천자, 반좌위, 섭취, 배설량 측정, 호흡곤란 시 heap up 30도 유지

(6) 식도정맥류 관리 ★★★

예방 : 알코올/아스피린 금지, 변비예방, 거친 음식제한, 복압상승예방

① 약물요법 : 장기작용 베타차단제 투여 → 출혈감소 효과, vasopressin(∵ 혈관수축)
② 위삽관 : 비위관 삽입하여 식염수로 위세척
③ 내시경 치료, 경화제 주사요법
④ 수혈 ★ : 출혈 심할 때
⑤ 식도정맥류 파열시 간호중재 ★★
　→ S-B tube 삽입 : 식도정맥류 압박, 분문부 압력으로 지혈 유도
　㉠ 구강간호 : 갈증해소
　㉡ 심호흡, 기침 금지 : 식도 풍선이 기도로 빠져 질식 위험
　㉢ 얼음주머니 금지 : 장시간 혈관 수축으로 괴사 초래
　㉣ 주기적으로 압력 제거 : 순환증진유도
　㉤ 식도풍선이 부풀어 있는 동안 타액을 뱉어 기도로 넘어가지 않도록 함
　㉥ 맥박 및 호흡수 증가는 기도폐색 증상이므로 즉시 튜브를 자르고 공기를 뺀 후 의사에게 보고, 침상에 가위 준비하기

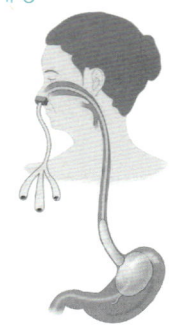

〈S-B tube 삽입〉

(7) 문맥성 간성 뇌병증(간성혼수) 관리 ★★★★

간이 암모니아(독성)를 요소(무독성)로 전환하지 못하여 암모니아가 축적되어 나타나는 신경계 대사장애 → 의식저하, 인격변화, 경직, 과다굴곡, 자세고정불능(asterixis), 퍼덕이기 진전(flapping tremor) 등 유발

① 식이
단백질(암모니아 수치를 보면서 조절, 동물성보다 식물성 단백질 제공), 고탄수화물(단순탄수화물식이 제공, 단백질이 에너지원으로 사용되며, 분해되면서 암모니아 발생), 저염식, 저지방식 제공
② 출혈예방 ★ : 출혈 시 장내세균이 혈액을 대사하여 암모니아 증가
③ Lactulose ★★ : 구강, 관장 통해 장내 산도(pH)를 7에서 5로 감소시켜 박테리아 성장을 억제시키고 수소이온 활성화로 암모니아를 요소로 전환하여 체외 배출유도 → 설사유발로 전해질 불균형 주의
④ 신체손상 예방 : 침상난간 설치, 부동으로 인한 합병증 예방, 수분 전해질 교정
⑤ 정신상태 수시로 평가하여 지남력 상실여부 평가
⑥ neomycin 경구 투여 : 광범위항생제로 장내 세균파괴 → 단백질 분해 감소 → 암모니아 생성감소
⑦ metronidazole(광범위 항생제) 투여로 암모니아 생성감소

4. 간암(liver cancer) – 악성 간 종양 ★★

1) 원인

① 원발성 간세포성 암(primary hepatocellular carcinoma, HCC)
② 간염(B, C형, 간세포암의 70~80%), 간경화(간세포암의 80%), 알코올성 간염, 간손상
③ 전이성 간암 : 원발성보다 더 흔함, 간에 혈류가 많아 전이 쉽게 됨, 간문맥계를 통해 암세포 운반
④ albumin globulin 비율(A/G ratio)감소 : 손상된 간세포가 알부민을 합성하지 못해서 ★

2) 증상

① 초기에는 모호함 : 커지기 전에는 임상양상이 잘 나타나지 않음
② 식욕부진, 체온상승, 위장관 징후 : 우상복부 불편감, 압통, 복부팽만, 설사, 변비, 오심
③ 복수, 간비대, 말초부종, 마찰음, 잡음, 황달, 빈혈, 호흡기계 문제

3) 진단 ★

① 적혈구, 백혈구 증가, 간기능 저하(ALP증가), A/G ratio 저하
② AFP ↑, 초음파, CT, MRI, ERCP, 간생검, 혈관조영술

4) 치료 ★

① 수술 : 간절제술, 화학요법, 경피적 알코올 주입, 경동맥화학색전술, 방사선고주파 소작술, 간이식

㉠ 수술전 : V-K투여(응고인자 결핍 보충) ★, 필요시 수혈
㉡ 수술 후 : 금식(3~4일), 정맥으로 포도당 공급(저혈당 예방), 저단백식이(단, 암모니아 해독이 가능하면 고단백식이 제공 가능), 진통제(수술 후 첫 48시간 동안)
② 항암화학요법
③ 경동맥화학색전술(TACE) : 항암제, 색전 물질을 대퇴동맥, 간동맥을 통해 주입하여 암세포로 가는 혈류 차단

5) 간이식
말기 간 질환자의 실제적인 치료방법(사체와 생체공여 간을 이용)

5. 담석증(cholelithiasis, gallstones) ★★★★★★★★

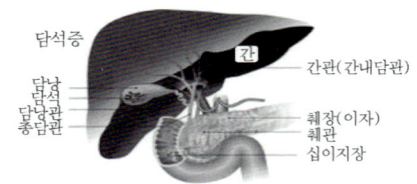

1) 병태 생리 및 원인 ★
① 담즙구성변화 : 담즙염 부족, 콜레스테롤과 빌리루빈 과잉
② 담즙정체 : 담낭수축력과 비우기 감소, oddi 괄약근경련
③ 감염, 유전소인
④ 콜레스테롤 담석과 혼합석이 80%, 색소담석이 20%
⑤ 담석은 담관을 막아 폐색을 일으켜 황달과 지방흡수장애 초래

2) 위험요인
① 남<여(2~3배)
② 담석의 고위험 집단(4F) : female, forty, fatty, fecund(경산부)
③ 기타 : 경구피임약복용, 간경화증, 고지혈증, 당뇨병 등

3) 임상양상 ★★★
① 지방음식 섭취 후의 소화불량, 우상복부 불편감 ★, 식후 트림 등
② 담석 산통(갑작스럽고 강함), 등과 우측 견갑골로 방사 ★
③ 발한, 오심, 구토, 빈맥 동반
④ 총담관 폐색시 황달, 점토색 대변, 진한 소변 ★
⑤ 소양감(담즙이 피부로 배출되어서), 출혈경향

4) 진단검사
① 복부초음파(매우 정확한 방법), CT, ERCP, 담관조영술
② Murphy 증후(결과 +) : 담낭 촉진 시 통증이 심해져 환자가 일시적으로 숨을 들이 마실 수 없게 되며 일시적으로 숨을 멈춤

5) 치료 ★★

(1) 식이
  ① 저지방 식이 섭취
  ② 피할 음식 : 고콜레스테롤, 고지방, 튀김, 계란노른자, 초콜릿, 가스형성 채소, 알코올

(2) 통증
  ① 경구용 진통제 투여, 급성통증에는 마약성 진통제(demerol) 투여
    몰핀 금지 ∵ 담도 경련, oddi괄약근 수축유발
  ② NTG 투여 : 담석 산통 감소
  ③ 항경련제, 항콜린성 제제(아트로핀)투여 : 평활근 이완, 담도의 긴장, 경련 저하

(3) 체액, 전해질
  ① 정맥 수액 공급 : 수분전해질 공급
  ② 황달 + PT연장 시 비타민 K 투여
  ③ 비위관 삽입(구토 및 팽만 완화)

(4) 담낭절제술 시 폐렴 예방 : 기침, 심호흡 격려(담낭절개부위 위치로 곤란함)
  합병증 점검 및 치료 : 담관폐쇄, 담관염, 췌장염, 패혈증, 사망

6) 시술 및 수술
  ① 약물 : 콜레스테롤 or 담석분해제(경구 예 우루사)
  ② 내시경적 방법 : ERCP 및 T tube 통해 돌 제거
  ③ 체외충격파 : 반복되는 충격파가 직접 전달되어 담석을 잘게 부숴 잘 통과되게 함
  ④ 복강경 담낭 절제술, 복부절개 담낭절개술, T-tube 삽입

7) 간호중재 ★★★
  ① 복부담낭절제 수술 후 간호 ★★ : lower fowler position, 비위관 개방성 유지, T-tube관리, 상처부위 출혈 사정, 조기이상, 무기폐 예방(기침, 심호흡 격려), 잦은 체위 변경, 진통제 투여(48~72시간)
  ② 급성기(오심, 구토 호소 시)에는 금식 → 이후 저지방 식이(수술 후 4~6주) ★
  ③ 계란, 튀긴 음식, 크림, 가스 생성을 유발하는 채소류, 알코올 제한 ★

8) T-tube 환자 간호 ★★★★★
  ① 처음에는 혈액 섞인 배액 → 이후 녹색
  ② 배액량 : 첫날 300~500ml → 3, 4일 후 200ml(1일 1L 이상시 보고)
  ③ 적은 배액 : 담관폐색, 복강 내 누출 가능성 → 복막염 유발, 복부통증 시 즉시 보고
  ④ 과다 배액 시 수분전해질 불균형 초래
  ⑤ 냄새, 농 : 감염 의미 → 배액으로 젖으면 자주 교환, 비누와 물로 피부의 담즙 제거
  ⑥ 배액관은 담낭보다 아래에 위치 ★, 개방성 유지

⑦ T-tube제거
  ㉠ 수술 후 7~8일경 대변색이 회색에서 갈색으로 돌아오는지 관찰 ★ (담즙이 정상적으로 십이지장으로 흘러 지방 음식, 지용성 비타민의 소화 돕는 것을 의미함)
  ㉡ 담관조영술 후 총담관 개방성을 확인한 후 제거
  ㉢ 제거 시기는 X선 검사상 담석이 발견되지 않을 때, 주입염료 흐름이 원활할 때, T-tube를 잠근 후 5~7일 동안 특이 증상이 나타나지 않을 경우 제거
⑧ 저지방식이 균형 잡힌 영양식
⑨ 퇴원 시 식사 전 후 1~2시간 동안 T-tube 막아두도록 교육
⑩ 무거운 물건 들지 않기
⑪ 수술 후 7~10일 대변이 갈색으로 돌아오는지 확인
⑫ 의사의 지시 없이 잠그거나 흡인, 세척금지(∵ 담즙역류 및 봉합선 파열위험)

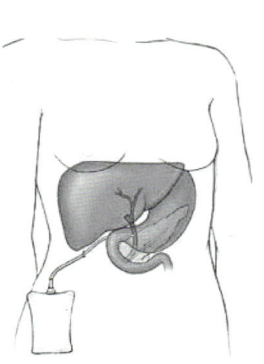

6. 급성췌장염(acute pancreatitis) ★★★★★
어떤 원인으로 췌관이 막혀 활성화된 소화효소가 췌장에서 유리되어 췌장 실질세포를 소화시킴으로써 췌장에 괴사와 염증 초래

1) 원인
음주(급성 원인의 90%, 흡연과는 무관함), 담도계질환, 외상

2) 증상 ★
① 통증(압통) ★ : 췌장팽만, 복막자극, 담도계 폐쇄로 인한 상복부의 심한 압통, 앙와위나 횡와위시 심해지고 태내자세나 좌위 시 완화 ★, 중앙 상복부에서 시작, 수 시간 후 찌르는 듯한 통증이 등, 가슴, 옆구리, 하복부로 방사, 지방식, 과식 후 통증(담석으로 인한 췌장염 시)
② 오심, 구토
③ 백혈구 증가, 발열, 빈맥, 황달, 출혈
④ 일시적 고혈당, 체중감소, 지방변
⑤ 출혈성 췌장염 : cullen's sign(배꼽 주위 피하출혈), turner's sign(옆구리 피하출혈)

3) 진단검사 ★
① 혈청 아밀라아제 → 발병 24시간 최고, 48~72시간 이내 정상화
② 혈청 리파아제 → 혈청 아밀라아제보다 더 오래 지속(2주 이상) → 정확한 지표
③ WBC증가, 고지혈증, 고혈당(∵ 랑게르한스섬의 손상), 고빌리루빈혈증, 저칼슘혈증(∵ 지방소화에 이용)

4) 치료 및 간호중재 ★★★

① 통증관리 : 마약성 진통제 demerol 사용, 모르핀 금지(∵ oddi괄약근 수축으로 췌장 파열 위험증가)
② 금식(급성기) ★ : 췌장을 쉬게 하고 효소분비 억제(췌장 효소 수치 회복 시까지)
③ 항콜린성 제제(미주신경 자극 감소 위해), 위장관운동과 췌장액 분비 억제제
④ 항생제 : 염증억제, 혈당수치에 따라 필요시 인슐린 투여
⑤ 수분 및 전해질 공급, 손실된 체액보충, 저혈량증 조절
⑥ 비위관 흡인 : 위 팽만 줄이고 췌장 분비 막음
  위 분비물이 십이지장으로 넘어가 췌장액 자극 방지(지속적 위액 흡인 시 대사성 알칼리증)
⑦ 고단백, 저지방, 중정도 탄수화물 식이 소량씩 제공, 고열량 및 고지방식이 제한(∵ 위액 분비자극)
⑧ 피할 것 : 술, 커피, 양념강한 음식, 향이 많은 식품 → 췌장염 악화
⑨ 필요시 췌장절제술, 담석관련 췌장염시 담낭 절제술

7. 만성 췌장염(chronic pancreatitis) ★★

1) 원인

① 급성 췌장염이 계속 재발되어 만성화
② 담석증과 담도질환이 지속적으로 염증 야기, 만성 알코올 중독자

2) 증상

① 복통(타는 듯, 긁어내는 듯함), 악취 발생(lipase(지방분해 효소)생산 감소)
② 지방변, 오심, 구토, 발열, 황달, 변비, 체중감소, 고혈당, 복부팽만

3) 치료 및 간호 중재 ★★

① 통증조절 : 비마약성으로 시작, 심하면 마약성 투여, 금주, 저지방식이
② 영양 보충 : 카페인, 알코올, 흡연, 양념 강한 음식 등을 금함, 제공식이(자극성 없는 저지방, 고단백, 중정도 탄수화물 식이)
③ 내분비 기능부전 치료 : 인슐린 치료
④ 외분비 기능부전 치료 ★ : 췌장효소 보충, 위산분비 억제 위해 히스타민 수용체 길항제 (zantac)
⑤ 외과적 관리 : oddi괄약근 성형술, 췌장-공장문합술(담즙 배액)

> ※ 만성췌장염 환자를 위한 효소대체요법 ★★
> - 췌장효소는 식사 또는 간식 및 물 한 컵과 함께 복용
> - 제산제, H2 길항제(zantac)투여후 복용(pH 8에서 가장 효과적, pH가 낮을수록 약물이 비활성화됨)
> - 구강내 자극을 최소화하기 위해 정제 또는 캡슐을 씹지 말고 삼키기

- 효소복용 후 피부자극을 피하기 위해 입술을 닦음
- 장용코팅제제는 분쇄하지 않기
- 변 색깔의 변화로 효과 확인(회색의 지방변 → 갈색변) ★
- pancrelipase는 요산수치를 증가시킬 수 있으니 추적관리 할 것

8. 췌장암
① 대부분 진단 후 5~12개월 내 사망, 5년 생존율은 5% 이하(가장 낮음)
② 증상 : 갉아먹는 듯한 극심한 통증
③ 진단 : 혈액내 lipase/amylase 상승, 암표지자 검사(CA19-9, CEA상승)
④ 수술 : 대상자의 15~20%만 가능, whipple수술(췌장, 십이지장 절제 후 담낭과 공장 문합)

whipple수술

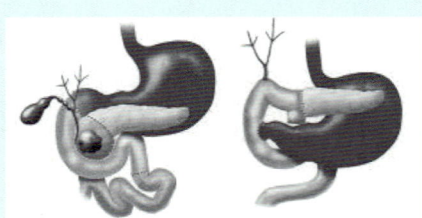

UNIT 07 위장관 삽입 ★

1. 목적
① 위내 가스와 수분제거를 통한 감압
② 세척
③ 위장관의 운동기능 진단, 위관영양
④ 분석 검사용 위내용물 수집

2. 간호중재
① 비위관 위치 확인
② 흡인된 액체의 양, 색, 냄새 사정
③ 세척 : 멸균 생리식염수 사용(물은 저장성, 삼투압에 의해 전해질 상실, 증가할 수 있으므로 사용 안함)
④ 세척 후 흡인이 안 될 경우 체위를 변경하거나 비위관은 2~3cm 더 삽입하여 실시
⑤ 튜브가 당겨지거나 빠지지 않도록 고정
⑥ 비위관 통해 영양공급 ★
  ㉠ 주입 후 좌위, 30도 이상 침상머리 상승 → 폐 합병증 예방
  ㉡ 주입 전, 후 관이 막히지 않도록 30~50ml 물 주입
  ㉢ 실온으로 천천히 주입 → 급속이동증후군, 설사, 오심 조절

UNIT 08 총비경구적 영양(total parenteral nutrition, TPN) ★

1. 중심정맥(쇄골하정맥, 내경정맥)과 말초정맥(크고 굵은 혈관) 이용
① 위장관을 거치지 않고 대정맥, 말초혈관을 통해 영양소 공급
② 구강섭취 불가능 시, 위장관으로 영양흡수 곤란 시
③ 치료목적으로 금식인 경우
④ 극심한 영양결핍 등으로 위장관이 거의 작용할 수 없는 경우
⑤ 종류 : 포도당, 아미노산, 지질, 무기질 등

1) 치료 및 간호중재
★ 24시간 동안 일정하게 시행
★ 최적의 열량과 전해질 공급
① 섭취/배설량을 8시간 마다 측정 → 수분 불균형 즉시 확인
② 체중, 활력징후, 기타 혈액검사
③ TPN 용액 투여 전 확인 : 직사광선 피하고 24시간 안에 사용
④ 감염예방 : 엄격하게 무균법 적용, 정맥튜브의 관과 필터는 24시간 마다 교환
⑤ 정해진 일정한 속도로 주입
 ■ 빠르게 주입 시 : 두통, 오심, 열, 오한, 피로감 증가, 고삼투성 이뇨 → 심하면 경련, 혼수, 사망
 ■ 느린 속도 : 열량과 질소의 최대 효과를 못 얻음
⑥ 손 떨림, 허약감, 배고픔, 식은땀 증상 시 혈당수치 확인 ★
⑦ 신체적으로 가능하면 보행과 활동 격려 : 근육 긴장도 유지

단원별 문제

01 다음 중 소화기계 해부생리에 대한 내용으로 옳은 것은?

① 식도에서 위로 음식물이 이동되면 역류 방지를 위해 괄약근을 닫는다.
② 음식의 소화에 작용하는 점액은 위에서 분비된다.
③ 음식을 식괴로 만들어 부드럽게 하는 것은 소화액이고 위에서 분비된다.
④ 부교감 신경은 위 운동을 감소시키고, 교감신경은 위 운동을 증가시킨다.
⑤ 영양소 대부분은 대장에서 흡수된다.

> **해설**
> ② 위에서 분비되는 점액은 위벽을 덮어 자가소화작용을 억제한다.
> ③ 구강의 타액은 음식을 식괴로 만들어 부드럽게 한다.
> ④ 교감 신경은 위 운동을 억제시키고, 미주신경은 위 운동을 증가시킨다.
> ⑤ 영양소 대부분은 소장에서 흡수된다.

02 다음 중 대장의 기능으로 옳은 것은?

① 비타민 K를 흡수한다.
② 점액을 흡수한다.
③ 유미즙의 양을 증가시킨다.
④ 수분과 전해질을 흡수한다.
⑤ 비타민 B_{12}를 흡수한다.

> **해설** 대장 : 맹장, 결장(상행, 횡행, 하행, S상), 직장까지로 약 150cm
> ① 비타민 K 합성
> ② 점액분비로 대장벽 보호, 대변응집, 변 형성, 변 배출시킴
> ③ 팽기현상(대장의 수축작용)으로 유미즙이 장벽으로 흡수 증가
> ⑤ 회장의 기능

정답 01. ① 02. ④

03 담낭의 기능으로 가장 옳은 것은?

① 담즙을 생성, 저장 및 농축한다.
② 콜레시스토키닌은 담낭수축을 자극하게 되고 담즙분비를 촉진한다.
③ 빌리루빈을 합성하고 담즙을 생산한다.
④ 담즙은 oddi 괄약근을 통해 공장으로 배출된다.
⑤ 담낭에 담즙을 100~200ml 저장한다.

> **해설**
> ① 담즙생성 → 간, 담낭에서 5~10배 농축
> ③ 간의 기능
> ④ 공장X → 십이지장으로 배출
> ⑤ 담낭에 50~75ml 저장

04 간생검 시 간호중재로 가장 옳은 것은?

① 경우에 따라서 처방된 헤파린을 투여한다.
② 시행 전 48시간 동안 금식을 유지한다.
③ 검사 후 8시간 동안 침상에서 휴식을 취한다.
④ 시행 후 1~2시간 정도 우측위를 유지하여 출혈을 예방한다.
⑤ 바늘 삽입 시 흡기 후 5~10초간 숨을 멈추도록 교육한다.

> **해설**
> ① 헤파린은 출혈을 유발할 수 있으므로 비타민 K를 투여한다.
> ② 6시간 금식을 유지한다.
> ③ 12~14시간(24시간) 침상에서 휴식을 취한다.
> ⑤ 흡기가 아니라 호기 후 검사한다.(횡격막 파열 예방)

05 역류성 식도염 시 H_2수용체 길항제를 처방하는 목적은?

① 위산 중화
② 위 식도 연동운동 감소
③ 위 식도 역류 방지
④ 위산 분비 감소
⑤ 위 식도 연동운동 증가

> **해설** H_2수용체 길항제는 매 식전 1시간, 식후 2~3시간에 복용하며 위산 분비를 억제한다.
> ③ 식도괄약근 압력증가, 위식도 역류 방지를 위해 콜린성제제(부교감 신경제)를 투여한다.

03. ② 04. ④ 05. ④

06 역류성 식도염의 간호중재로 가장 옳은 것은?

① 무거운 물건을 들지 않도록 한다.
② 잘 때 앙와위 자세를 취하고 머리는 상승하지 않도록 한다.
③ 식사 할 때 수분섭취를 금지한다.
④ 탄산음료는 꼭 빨대를 이용하여 마시도록 한다.
⑤ 초콜릿, 감귤주스, 지방 식이를 권장한다.

> **해설** ② 잘 때는 앙와위 자세가 아니라 최소 13~20cm 정도 머리를 높인다.
> ③ 식사가 잘 넘어가도록 적당한 수분을 섭취한다.
> ④ 빨대로 음료섭취 및 가스발생음식을 제한한다.
> ⑤ 권장하지 않고 피하도록 한다.
> 이외에도 꽉 끼는 옷 금지, 잠자기 3시간 전 식사, 물 섭취를 금지(역류방지)한다.

07 다음 중 구강 악성종양의 특성에 대한 설명으로 옳은 것은?

① 호발연령은 30~40대이다.
② 가장 많이 발생하는 부위는 구강저부이다.
③ 적색반증은 양성종양의 일종이다.
④ 기저세포암이 우리나라에서 가장 많다.
⑤ 편평상피세포암은 혀에서 주로 발생한다.

> **해설** ① 40대 이후 증가하며 60세 이상시 호발한다.
> ② 혀에 가장 많이 발생한다.
> ③ 적색반증은 전암성 종양이다.
> ④ 기저세포암은 과다한 햇빛노출과 관련 있고 입술에 가장 많다.
> ⑤ 흡연, 알코올로 인한 구강점막이 자극되기 때문이다.

08 소화성 궤양의 치료 및 간호중재로 옳은 것은?

① 금식은 일차적인 치료방법이다.
② 위액분비를 촉진시키는 항콜린성 약물은 금지한다.
③ 과도한 위산분비를 억제하기 위해 금연한다.
④ 제산제는 통증이 있을 때마다 투여한다.
⑤ 입원치료는 출혈, 폐쇄, 천공, 심한 야간성 통증이 없어도 해야 된다.

정답 06. ① 07. ⑤ 08. ③

> **해설** 소화성 궤양은 위장을 공격하는 요인과 방어요인의 균형이 깨지면서 발생한다.
> ① 궤양은 헬리코박터균과 관련이 높으므로 금식이 일차치료방법은 아니다.
> ② 항콜린성 약물은 위액분비를 억제하기 위해 투여한다.
> ④ 제산제는 규칙적으로 투여한다.
> ⑤ 출혈, 폐쇄, 천공은 응급으로 수술을 요하는 원인이며, 심한 야간성 통증이 있으면 입원치료를 해야 된다.

09 위절제술 대상자에게 비위관을 삽입하여 감압하는 이유를 가장 잘 설명한 것은?

① "마비성 장폐색을 예방하려고 합니다."
② "위 내용물을 제거하여 유문부 경련을 감소시켜야 되기 때문입니다."
③ "위로 들어온 수분 흡인력을 증가시켜야 되기 때문입니다."
④ "전해질 불균형으로 인한 위 자극을 감소시키기 위함입니다."
⑤ "수술 부위를 통한 노출을 막아야 됩니다."

> **해설** 수술 후 부종, 위장운동의 저하, 위 내용물이나 가스로 인해 생긴 압력을 완화하기 위함이다.

10 십이지장궤양 대상자의 간호중재로 옳은 것은?

① 십이지장궤양의 통증이 사라진 후에는 약물치료를 종료한다.
② 운동을 격렬하게 하여 연동운동을 촉진한다.
③ 아스피린과 스테로이드는 식전에 복용한다.
④ 식이는 하루 3번 같은 시간에 제공하고 추가 섭취는 제한한다.
⑤ 술, 알코올, 초콜릿 등을 피한다.

> **해설** ① 헬리코박터 균이 사멸 될 때까지 처방된 기간 동안 항생제로 치료한다.
> ② 격렬한 육체활동은 위액분비, 연동운동 항진되니 피한다.
> ③ 이 약을 혼합 복용 시 궤양이 우려되니 의사와 상의하고 식간에 복용하도록 한다.
> ④ 소량씩, 자주, 일정한 간격으로 식사를 제공한다.
> ⑤ 이외에도 커피, 우유, 콜라 등 불편감을 초래하는 것을 제한한다.

11 최근에 부분 위절제술을 받은 대상자가 다음과 같은 증상을 호소할 때 교육내용으로 옳은 것은?

> 식후 30분에 어지러움, 발한, 복부경련, 설사

① "식후에 앉아계세요."
② "저지방 식이를 드셔야 됩니다."
③ "물은 식사 후에 드세요."
④ "밥은 국물에 말아서 드시면 안 됩니다."
⑤ "탄수화물 중에서도 죽이나 미음을 드십시오."

> **해설** [급속이동증후군(dumping syndrome)관리]
> ① 식후에 왼쪽으로 20~30분간 누워있거나 식사 시 기대거나 반좌위를 유지한다.
> ② 고단백, 고지방식이를 권장한다.
> ③ 위가 빠르게 비워지는 것을 예방하기 위해 물은 식전 1시간, 식후 2시간 동안 제한한다.
> ⑤ 저탄수화물의 건조한 식이를 권장, 소량씩 자주 먹기, 너무 차거나 뜨거운 음식을 피한다.

12 소화성 궤양을 악화시키는 요인으로 거리가 먼 것은?

① 위 내로 담즙 역류
② 비스테로이드 항염증제 사용
③ 가스트린의 과다 분비
④ 미주신경 자극 감소
⑤ 헬리코박터균 감염

> **해설** ①,② 소화성 궤양을 일으키는 공격인자이다.
> ③ 위산과다분비로 미주신경이 과다하게 자극받는다.
> ④ 미주신경은 부교감신경으로 위장 운동을 증가시킨다.
> ⑤ 십이지장 궤양 시 90%, 위궤양 시 70%에서 발견된다.

13 다음과 같은 증상을 호소하는 대상에게서 문제를 확인할 수 있는 검사로 옳은 것은?

> 오심, 통증, 소화불량, 위출혈, 흑색변, 토혈

① 잠혈 검사
② 요소호흡 검사
③ 위산도 검사
④ 위내시경 검사
⑤ 바륨연하 검사

> **해설** 보기에 제시된 증상은 소화성 궤양의 대표적인 증상으로 환자의 문제를 확인하기 위해서는 ⑤ 바륨연하 검사도 가능하나 확진하기 위해서는 위내시경 검사를 시행한다. ②번 검사는 헬리코박터균을 확인을 할 때 시행하게 된다.

성인간호학

14 소화성 위궤양으로 복부 통증을 호소하는 대상자에게 처방하는 약물로 가장 거리가 먼 것은?

① NSAIDs
② 부교감신경 차단제
③ proton pump 억제제
④ 히스타민 수용체 길항제
⑤ 프로스타글란딘 합성제제

> **해설** 궤양을 유발하는 약제(아스피린, ibuprofen, corticosteroid)는 복용 시 의사와 꼭 상의하며 제산제와 병행하여 식간에 복용한다.

15 4시간 마다 비위관을 세척하려고 40ml의 생리식염수를 주입한 후 빼내려고 할 때 잘 나오지 않는 경우 가장 적절한 조치는?

① 환자의 체위를 이리저리 변경해본다.
② 흡인기에 비위관을 연결한 후 압력을 높게 하여 흡인한다.
③ 주사기로 주입한 만큼 다시 빼낸다.
④ N/S 5~10ml를 다시 주입해 본다.
⑤ 기존의 비위관을 제거하고 다시 삽입한다.

> **해설** 비위관 내강이 좁은 경우 주사기로 흡인 시 압력으로 내강이 쪼그라 들거나 비위관 입구가 위벽에 밀착되어 위 내용물이 흡인이 안 될 수 있으므로 환자의 체위를 변경해보거나 비위관을 2~3cm정도 더 삽입하여 흡인해 보도록 한다.

16 구강암 수술 후 총비경구 영양법(TPN)을 받고 있는 대상자에게 두통, 구토 등의 이상 증상이 발생하였을 때 간호중재로 가장 적절한 것은?

① 카테터가 꼬였는지 여부를 관찰한다.
② 섭취량과 배설량을 점검한다.
③ 수액의 속도를 확인하고 조절한다.
④ 즉시 활력징후를 측정한다.
⑤ 드레싱 부위에 화농성 분비물이 있는지 확인한다.

> **해설** TPN(total parenteral nutrition) : 영양소를 위장관으로 거치지 않고 대정맥, 말초혈관을 통해 공급하는 것
> - 반드시 주입속도를 잘 조절해야 되고 30분~1시간마다 확인한다.
> - 주입속도가 빠른 경우 고삼투성 이뇨, 경련, 혼수, 심한 경우 사망도 초래할 수 있다.
> - 주입속도가 느린 경우 열량의 최대 효과를 얻지 못한다.
> - 가장 먼저 주입속도를 확인하고 조절하며 드레싱 시 엄격한 무균술을 적용하고 활동, 보행을 격려하 근육 긴장도를 적절하게 유지하도록 한다.

17 속쓰림을 주호소로 위염 진단을 받은 대상자에게 제공하는 간호중재로 거리가 먼 것은?

① 악성 빈혈이 있게 되면 비타민 B₆를 투여한다.
② 부드러운 음식을 적은 양으로 자주 규칙적으로 제공한다.
③ 스테로이드제를 사용하여 위벽세포의 재생을 촉진시킨다.
④ biaxin, flagyl을 투여하여 헬리코박터 균을 치료한다.
⑤ 카페인이 들어있는 음료와 양념이 많은 음식, 과식을 금지한다.

해설 위염 : 만성 시 위벽의 계속적인 퇴화와 위축으로 비타민 B₁₂를 흡수하지 못하게 되고 이것은 악성빈혈을 초래한다. 악성빈혈이 있게 되면 비타민 B₆가 아니라 비타민 B₁₂를 투여(IM)한다.

18 3일 전부터 복부 불편감을 호소하여 급성 충수돌기염을 진단받은 대상자의 사정내용으로 옳은 것은?

① 압통
② 변비
③ 저혈압
④ 백혈구 감소
⑤ LLQ 통증

해설 ② 설사 ④ 백혈구 증가 ⑤ RLQ 1/4 통증 + 체온상승(심한 고열은 천공, 복막염 의심)
초기에는 상복부나 배꼽주위에서 통증이 시작하여 Mcburney's pain RLQ 반동성 압통(+)
통증양상 : 배변으로 완화될 것 같은 느낌, 무릎을 구부린 자세로 누워있으면 완화

19 대장암 수술 후 결장루를 적용한 대상자의 영양관리로 옳은 것은?

① 수분섭취를 제한한다.
② 저작의 중요성을 설명하고 고섬유질 음식을 권장한다.
③ 천천히 식사하고 음료 마실 때 빨대를 사용한다.
④ 마늘, 양파, 계란, 생선, 콩 등은 피한다.
⑤ 과일, 커피 및 탄산음료는 장운동을 촉진하니 권장한다.

해설 ① 적절한 수분섭취를 권장한다.
② 저작의 중요성을 설명하나 고섬유질 음식은 제한한다.
③ 빨대사용, 흡연, 껌 씹기, 말하면서 식사하기 같은 공기를 삼키는 행위는 금지한다.
④ 냄새유발식품, 가스유발식품은 제한한다.
⑤ 탄산음료는 가스가 유발되어 제한한다.

정답 17. ① 18. ① 19. ④

20 장폐색으로 비위관을 삽입한 대상자에게 그 이유를 설명할 때 가장 옳은 것은?

① "장내로 수분을 주입하려고 합니다."
② "장을 열어주려고 합니다."
③ "장내로 약물을 주입하려고 합니다."
④ "장내 영양공급을 충분히 하려고 합니다."
⑤ "장의 압력을 감소시키려고 합니다."

> **해설** 장폐색 : 대부분 소장, 회장의 가장 좁은 부위에서 발생, 24시간 내에 진단되어 치료가 안 되면 사망률이 증가하는 원인이 된다.
> 복부팽만 : 소장폐색 초기 시 장관 내 정체된 장 내용물에 세균증식, 공기를 삼켜 복부팽만 악화, 대장 폐색 시 서서히 진행되는 특징
> 장폐색의 내과적 치료 목표 : 장 압력 완화, 폐색 완화
> 마비성일 경우 비위관 삽입으로 위액을 흡인하며 장의 팽만을 예방한다.

21 치질 수술을 받고 배변 시 통증에 대한 공포감을 호소하며 불안해 할 때의 간호중재로 거리가 먼 것은?

① 진통제를 투여한다.
② 배변완화제를 투여한다.
③ 하루 3~4회 좌욕을 시행한다.
④ 고섬유식이의 섭취를 증가한다.
⑤ 퇴원 시까지 부드러운 유동식을 제공한다.

> **해설** ① 진통제 및 항염제를 투여한다.
> ② 수술 후 첫 배변에 통증 및 곤란이 있을 수 있어 배변 전 마약성 진통제를 투여할 수 있다.
> ③ 좌욕 및 통목욕으로 염증유발조직을 진정시키고 청결을 유지한다.
> ④, ⑤ 고섬유식이 등 섭취를 증가시키고 퇴원 시까지 일반식을 제공한다.

22 다음 중 충수돌기염이 의심될 때 증상으로 옳은 것은?

① Murphy's sign
② Kernig's sign
③ Homan's sign
④ Mcburney's sign
⑤ Brudzinski sign

> **해설** ① 담낭염 시 양성
> ②⑤ 세균성뇌막염으로 뇌막 자극 시 양성
> ③ 심부정맥혈전증 시 양성

20. ⑤   21. ⑤   22. ④

23 충수돌기염이 제대로 치료되지 않아 복막염으로 진행된 대상자의 간호중재로 옳지 않은 것은?

① 금식을 유지한다.
② 앙와위로 침상 안정 하도록 한다.
③ 항생제를 투여한다.
④ 정맥 내로 수액을 주입한다.
⑤ 위장관 튜브로 감압시킨다.

해설 복부장기 긴장 및 통증 감소, 호흡기능 회복 및 배액증진, 염증확대를 예방하기 위해 반좌위를 유지한다.

24 크론병 대상자에게 내릴 수 있는 간호진단으로 옳은 것은?

① 장 염증과 관련된 통증
② 잦은 배뇨로 인한 피로
③ 가려움과 관련된 수면장애
④ 유당 불내성과 관련된 흡수부전
⑤ 변비로 인한 영양부족 가능성

해설 크론병 = 국소적 회장염, 만성 염증성 장질환의 일종으로 장 점막의 모든 장벽 침범, 염증성 자가 면역 질환으로 장벽이 두꺼워지면서 장관이 좁아진다.
② 잦은 설사와 관련된 피로
⑤ 설사, 지방설사, 악취 등 흡수불량과 관련된 영양부족

25 염증성 장질환 대상자에게 제공할 식이로 가장 적절한 것은?

① 고단백, 고섬유소, 고지방 식이
② 고단백, 저섬유소, 저지방 식이
③ 저단백, 저섬유소, 고지방 식이
④ 저단백, 고섬유소, 고지방 식이
⑤ 저단백, 저섬유소, 저지방 식이

해설 잔여물이 없고 지방함량이 낮고 단백이 풍부한 식이를 제공한다.

26 대장암으로 결장루 수술을 받고 퇴원하는 대상자에게 제공하는 교육내용으로 가장 옳은 것은?

① "장루주머니 내용물이 1/2 이상일 때 교환하세요."
② "부드러운 음식만 섭취하여 장루가 막히지 않도록 합니다."
③ "집에서 목욕할 수 있도록 새롭게 목욕탕 시설을 준비하세요."
④ "장루 분비물을 최소화하기 위해 수분 섭취를 제한하세요."
⑤ "장루 주변의 피부는 비누를 이용하여 닦고 잘 말린 다음 주머니를 부착합니다."

해설
① 1/3~1/2정도 차면 교환한다.
② 냄새, 가스유발이 안 되는 음식을 섭취한다.
③ 목욕탕 시설까지 필요 없다.
④ 탈수를 예방하기 위해 적절한 수분 섭취를 권장한다.
⑤ 물이나 비눗물을 사용하고 두드려 건조 하면서 잘 말린다. 또한 피부 보호제 적용이 가능하다.

27 급성 충수돌기염을 진단받은 대상자에게서 천공 및 복막염의 합병증 발생을 의심할 수 있는 증상으로 주치의에게 즉시 보고해야 되는 것은?

① 설사
② 오심
③ 지속적인 심한 고열
④ 백혈구 상승
⑤ RLQ 1/4 통증

해설 천공 및 복막염 시 나타나는 대표 증상은 지속적인 심한 고열이며 나머지는 일반적으로 나타날 수 있는 증상이다.

28 직장에서 시작되어 상부로 확산되는 만성 염증성 질환으로 악화와 완화가 반복되며 세균성으로 왼쪽 하복부 산통을 호소, 물 같은 설사가 특징인 질환으로 옳은 것은?

① 크론병
② 장폐색
③ 장게실증
④ 대장암
⑤ 궤양성대장염

해설 만성 염증성 질환에는 크론병, 궤양성 대장염이 있는데 악화와 완화가 반복되는 세균성 질환, 10~20회/일 물같은 설사, 염증의 반복으로 대장이 좁아지고 짧아지는 특징을 가지는 것은 궤양성대장염이다. 크론병은 자가면역성 질환이며 1일 5~6회 무른변, 간헐적 우측 하복부 통증 등의 특징이 있다.

26. ⑤ 27. ③ 28. ⑤

29 급성기 상태로 치료중인 게실염 대상자에게 제공하는 간호중재로 정정이 필요한 내용은?

① 콩 종류, 씨 있는 과일 등 섭취를 권장한다.
② 항생제 및 진통제를 투여한다.
③ 저잔류식이를 제공한다.
④ 최소한 하루 8컵 이상의 수분 섭취를 권장한다.
⑤ 허리 구부리기 운동 및 기침, 구토를 금지한다.

> **해설** 급성기게실염 : 소장, 대장 근육층을 통해 점막이 탈출하거나 주머니(게실)를 형성하여 염증을 유발, 주로 S상 결장에 생김
> ① 섭취를 제한한다.
> ② 단, 마약성 진통제는 장관의 압력을 증가시키므로 피한다.
> ③ 게실염은 저 섬유식이로 인한 변비로 발생하나 급성기에는 결장을 쉬게 하기 위해 금식하거나 저잔류식이를 제공한다. 또한 분변양이 많아지면 게실부위에 쌓일 수 있기 때문이다.(단, 게실증일 경우 변비 예방을 위해 고섬유식이를 권장한다)
> ⑤ 복압 증진하는 활동, 움직임은 피하고 침상 안정한다.
> 이외에도 비만환자는 체중을 줄이며 천공증상(복부의 갑작스러운 통증, 복부 강직, 백혈구 수치 상승)여부를 잘 관찰한다.

30 다음 중 우측결장암의 증상으로 옳은 것은?

① 검은 변
② 이급후증
③ 직장출혈
④ 변 굵기 감소
⑤ 변비 또는 설사

> **해설** ※ 좌측결장암(폐색 증상)의 증상과 비교해서 기억할 것
> 우측 결장암 : 폐색은 드물며 궤양 발생, 빈혈가능, 체중감소, 식욕부진, 피로, 허약감, 복통, 오심, 구토, 덩어리촉진, 검은변(잠혈) 등
> ① 검은변(잠혈)
> ② 배변 후에도 남은 불쾌한 통증
> ②, ③, ④, ⑤ : 좌측 결장암 증상

31 염증성 장 질환 대상자에게 제공하는 내과적 관리로 가장 옳은 것은?

① 우유와 유제품 섭취를 권장한다.
② 섬유소가 풍부한 음식을 섭취한다.
③ 급성기에는 신체적 활동을 제한한다.
④ 고지방 식이를 제공하여 칼로리를 보충한다.
⑤ 고지방 식이를 섭취하여 통증을 조절한다.

정답 29. ① 30. ① 31. ③

해설 염증성 장 질환 : 크론병, 궤양성 대장염 모두 포함
① 고단백, 고열량, 장이 휴식하도록 TPN을 권장한다.
② 소화가 잘되는 저지방, 저섬유소 식사를 권장한다.
③ 장운동을 감소시키기 위함이다.
④ 저지방식이를 권장한다.
⑤ 통증조절을 위해 항콜린성, 항경련제를 투여한다. 단, 마약성 진통제는 관강 내 압력을 증가시키므로 사용을 금지한다.

32 S결장에 장루를 형성하고 퇴원예정인 대상자와 보호자에게 제공하는 결장루 관리에 대한 교육 내용으로 교정이 필요한 것은?

① "지용성 비타민을 보충해주세요."
② "수분섭취를 제한하지 않습니다."
③ "장루 주머니는 1주에 2회 정도 교환합니다."
④ "장루세척은 24~48시간 간격으로 규칙적이게 하세요."
⑤ "옥수수, 팝콘, 버섯, 땅콩 등의 섬유소가 많은 음식을 제한하세요."

해설 하행결장(S상 결장)루 : 변의 양상은 고형에 가깝고 규칙적인 장습관이 있으면 배변조절이 가능하다.
① 회장루 시 비타민의 보충이 필요하다.
⑤ 이유는 장을 팽창시키고 폐색시킬 수 있기 때문이다.

33 오랜 시간 해외 출장을 다녀온 박씨에게 바이러스성 간염이 의심되어 침상 안정을 권유하였는데 이유로 옳은 것은?

① 질병의 감염을 통제하기 위함이다.
② 간의 부담을 감소시켜 더 이상의 간 손상을 예방하기 위함이다.
③ 지방 요구 및 대사를 증가시키기 위함이다.
④ 신장의 부담을 줄여 혈액순환 속도를 감소하기 위함이다.
⑤ 탄수화물의 요구도를 증가시키기 위함이다.

해설 간은 에너지 대사에 관여, 각종 영양물질의 대사로 신체활동에 필요한 에너지 공급, 대사산물을 해독하는 역할을 하는데 간염이 의심될 경우 침상안정을 통해 간의 부담을 덜고 더 이상의 간 손상을 예방하기 위해 침상 안정하고 활동량을 줄인다.

32. ① 33. ②

34 복수로 치료받는 대상자와 가족들이 복수가 생기는 원인에 대해서 질문할 때 담당간호사의 대답으로 가장 옳은 것은?

① "식도정맥류가 있어서 그렇습니다."
② "문맥성 고혈압과 관련이 있습니다."
③ "신장혈류 증가 때문입니다."
④ "고암모니아 혈증이 복수를 유발합니다."
⑤ "저알도스테론 혈증이 복수를 일으킵니다."

> **해설** 복수는 문맥성 고혈압 → 정수압상승 → 혈관 내 체액이 복강으로 밀려나와 혈장단백인 알부민과 함께 밀려나오고 혈액 내 혈장 단백질 감소 → 혈관내 교질 삼투압(혈액을 혈관 안으로 끌어당기는 힘)이 감소 → 혈액이 복수로 빠져 나가기 때문에 발생한다.

35 간암으로 절제술을 받고 회복중인 대상자에게 적용하는 간호중재로 옳은 것은?

① 진통제는 수술 후 간의 해독 기능이 떨어져 있으므로 투여하지 않는다.
② 수혈은 수술 전 응고인자 결핍을 보충하기 위함이다.
③ 식사는 수술 후 연동운동이 돌아오면 바로 제공한다.
④ 고단백 식이로 간 기능의 회복을 돕는다.
⑤ 비위관을 삽입하여 배액하고 내용물 관찰과 구강간호를 시행한다.

> **해설** ① 수술 후 심한 통증호소가 있는 경우 첫 48시간 내 규칙적인 간격으로 투여한다. 대부분 마약/비마약성 진통제로 간에서 대사된다. 간 기능 부전시 안전한 진통제는 없으므로 약물의 독성에 따른 증상을 세밀히 관찰하는 것이 중요하다.
> ② 응고인자 결핍을 보충하기 위해 비타민 K를 투여하며 혈액량 부족 시 수혈할 수 있다.
> ③ 수술 후 5일 째 유동식으로 시작하여 일반식으로 진행한다.
> ④ 간조직의 손상으로 단백질 대사가 떨어지므로 저단백 식이를 제공한다.

36 간염 혈청 검사결과 HBsAg(-), Anti-HBe(-)이 의미하는 것으로 옳은 것은?

① 예방접종이 필요 없다.
② 예방접종이 필요하다.
③ B형 간염 항체가 형성되었다.
④ 활동성 B형 간염에 걸렸다.
⑤ B형 간염 보균상태이다.

> **해설** HBsAg(-):B형 간염 표면 항원 없음
> Anti-HBe(-):B형 간염 e항원에 대한 항체 없음
> → B형 간염에 노출되기 전에 능동면역(예방접종)을 제공해야 된다.

37 활동성 B형 간염 대상자에게 제공하는 교육내용으로 정정이 필요한 내용은?

① 헌혈을 금지한다.
② 개인위생을 철저히 한다.
③ 방을 따로 쓰면서 가족들과 격리한다.
④ 당분간 성생활을 피한다.
⑤ 식사 도구를 함께 사용하지 않는다.

> **해설** B형 감염은 오염된 혈액과 혈청, 타액, 모유수유, 성 접촉, 손상된 점막과 피부를 통해 감염된 환자의 혈청으로부터 전파되므로 가족들과 격리하여 방을 따로 쓸 필요는 없다.
> 예방법 : 일회용 주사기 바늘 사용, 개인용품 공동사용 금지, 철저한 손 씻기, 성행위시 콘돔 사용, 헌혈금지 등

38 간경화시 흔히 발생하는 식도정맥류, 제와정맥류, 항문정맥류의 주요 원인으로 옳은 것은?

① 복수
② 복막염
③ 간성 뇌질환
④ 저알부민혈증
⑤ 문맥성 고혈압

> **해설** 정맥류 : 문맥의 측부 순환으로 문맥 내압이 증가되는 문맥성 고혈압에 의한다.
> 문맥순환 : 체순환(대순환)중 장으로 들어간 동맥이 모세혈관으로 퍼졌다가 간문맥으로 모여 간을 거쳐 대정맥(상대, 하대)으로 합쳐지는 순환

39 간염 대상자의 의식이 저하되고 암모니아 수치가 증가할 때 제공하는 간호중재로 거리가 먼 것은?

① 이름을 써 보거나 줄을 그어볼 수 있는지를 수시로 사정한다.
② 안전을 위해 침상난간을 올린다.
③ neomycin sulfate로 장세척을 한다.
④ 고단백 식이를 제공하여 손상된 간 조직의 회복을 돕는다.
⑤ lactulose 관장을 적용한다.

> **해설** 간 질환 시 문맥 순환이 원활하지 못해 단백질 대사로 생긴 암모니아가 간으로 들어가지 못하고 일반 순환회로로 들어가서 혈중 암모니아가 상승하고 결국 중추신경계 중독을 초래(=간성 혼수)한다. 단백질 증가로 암모니아가 증가되고 간에 부담이 되므로 저단백 식이를 제공한다.

40 담낭절제술 후 T-tube 삽입한 대상자의 교육내용으로 가장 옳은 것은?

① "T-tube를 통해 담즙이 나옵니다."
② "T-tube 제거는 연동운동이 돌아오면 합니다."
③ "담즙배액이 잘 되도록 2시간 간격으로 tube를 잠그세요."
④ "배액주머니가 가득 차면 감염 예방을 위해 새것으로 교환하세요."
⑤ "T-tube 주머니는 바닥에 닿지 않도록 삽입부위보다 항상 높게 놓아 주세요."

해설 처음에는 혈액이 섞이나 이후에는 녹색의 양상을 보인다.
② 제거는 수술 후 7~8일경 담관조영술 후 폐쇄가 없을 때 한다.
③ 처방에 의해 식사 전 후 1~2시간 동안만 잠근다.
④ 늘 일정하게 같은 시간에 비운다.
⑤ 바닥에 닿지 않도록 하나 역류를 예방하기 위해 삽입부위보다 낮게 둔다.

41 심한 황달과 소양증이 있는 대상자의 간호중재로 가장 적절한 것은?

① 크림과 로션을 사용하여 피부 건조를 막는다.
② 춥지 않도록 보온을 유지한다.
③ 뜨거운 물로 샤워나 전분목욕을 한다.
④ 피부 청결을 위해 알칼리비누를 사용하고 자주 닦아준다.
⑤ 잦은 운동으로 체내의 땀을 배출한다.

해설 ② 시원한 환경을 유지한다.
③ 미지근한 물, 전분목욕을 시행한다.
④ 알칼리성 비누는 피한다.
⑤ 발한, 체온상승 시 더 악화되니 피한다.

42 담석증으로 인한 산통을 완화하기 위한 담당간호사의 간호중재 중 옳지 않은 것은?

① 튀긴 음식류를 피한다.
② 통증기전을 설명하여 심리적인 안정을 도모한다.
③ 통증이 심할 때 모르핀을 투여한다.
④ 환자가 편안해 하는 자세를 권장한다.
⑤ 통증이 없는 기간에 충분한 휴식을 취한다.

해설 모르핀은 oddi괄약근 경련(수축됨)을 유발하니 투여하지 않고 대신 demerol을 처방받아 투약한다.

정답 40. ① 41. ① 42. ③

43 폐쇄성 황달이 있는 김씨가 회백색 대변을 보고 곧 죽는 거냐고 걱정할 때 간호사의 대답으로 가장 옳은 것은?

① "채소 섭취가 줄어들기 때문입니다."
② "회색변은 장 속으로 담즙이 배출되지 않기 때문입니다."
③ "혈액 속의 빌리루빈의 수치가 줄어들기 때문입니다."
④ "소화 장애가 있어서 음식물 섭취량이 적기 때문입니다."
⑤ "지방 소화가 안 되어 Vit.K 흡수율이 떨어졌기 때문입니다."

> 해설 폐쇄성 황달 : 담도가 폐쇄되어 담즙 배설의 장애로 혈중 빌리루빈이 증가되고 담즙 배설이 안 되어 회백색 대변을 본다.

44 담낭절제술을 받은 대상자에게 제공하는 식이로 옳은 것은?

① 고지방식 제한
② 저염식
③ 과일, 주스 금지
④ 저칼로리 식이 제공
⑤ 가스를 생성하는 채소 금지

> 해설 대개는 식이 제한을 하지 않지만 담낭이 없으므로 지방이 많은 음식은 피한다.

45 담낭절제술 후 T-tube를 가진 대상자가 이해하고 있는 내용 중 재교육을 통해 정정해 주어야 할 것은?

① "식사 전후 1시간 정도만 잠가 둘게요."
② "수술 7일 후에는 갈색변이 나오겠네요."
③ "꼬이거나 당겨진 곳이 없는지 살펴보겠습니다."
④ "수술 직후에는 배액량이 500ml ~ 1,000ml/일 되겠군요."
⑤ "배액백은 바닥에 닿지 않도록 항상 침대 위에 둘게요."

> 해설 바닥에 닿지 않도록 하고 총담관 위치보다 아래로 두어 배액을 촉진하고 역류를 방지한다.

43. ②   44. ①   45. ⑤

46 담석증 대상자에게 제공할 간호중재로 옳지 않은 것은?

① 고콜레스테롤, 고지방 음식을 피한다.
② 통증이 없으면 휴식한다.
③ prothrombin time이 지연되면 비타민 K를 투여한다.
④ 항경련제, 항콜린제제를 투여하여 담석을 복강으로 배출시킨다.
⑤ 급성 통증에는 데메롤을 투여한다.

> **해설** 항경련제, 항콜린제제는 담도의 긴장 및 경련을 감소시키는 효과가 있다.

47 비위관을 삽입해 흡인을 하라는 처방을 받은 췌장염 대상자가 그 이유에 대해 질문할 때 담당간호사의 설명으로 가장 적절한 것은?

① "분비액 배출을 위해 필요합니다."
② "장운동을 떨어뜨리기 위함입니다."
③ "전해질 불균형을 예방하기 위함입니다."
④ "췌장 소화액 분비자극을 감소시킬 수 있습니다."
⑤ "십이지장의 자가소화를 막을 수 있습니다."

> **해설** [췌장염 대상자를 위한 중재]
> 췌장의 휴식과 효소 분비 억제를 위해 췌장효소 회복 시 까지 금식을 유지한다.
> 췌장액 분비 자극을 방지하기 위해 비위관 흡인을 시행한다.
> 염산(췌장효소를 분비하는 강력한 물질)제거 : 췌장 소화액의 분비를 막아 위 팽만을 줄여 대상자의 불편감을 감소시킨다.

48 급성 췌장염 대상자의 간호중재로 거리가 먼 것은?

① 항콜린성 제제, 제산제를 투여한다.
② meperidine투여로 통증을 조절한다.
③ 급성 통증 시 금식시키고 비위관을 삽입한다.
④ 불안을 줄이기 위해 마사지, 이완 요법 등을 시행한다.
⑤ 저혈당을 사정하고 적절한 대처를 한다.

> **해설** 인슐린은 췌장의 β(베타)세포에서 나오기 때문에 췌장기능 저하에 따른 고혈당을 사정하고 대처한다.

49 만성 췌장염 대상자에게 담당 간호사가 제공한 교육 내용으로 적절한 것은?

① "하루 3회 규칙적인 식사를 하세요."
② "저지방, 저단백식이를 드십시오."
③ "식사 직전 혹은 식사 중 췌장효소를 투여합니다."
④ "피부는 건조하게 유지합니다."
⑤ "마약성 진통제로만 통증을 조절합니다."

해설 췌장효소는 식사 직전 혹은 식사 중 복용한다.
① 식사는 소량으로 자주 한다.
② 저지방, 고단백, 중정도 탄수화물식이를 먹는다.
④ 지방변으로 피부가 건조하고 벗겨질 수 있어서 피부가 쉽게 손상되기 때문에 부드러운 보습제를 적용한다.
⑤ 비마약성, 마약성 진통제로 통증을 조절한다.

50 담낭절제술이 예정된 대상자에게 수술 전 교육으로 심호흡과 기침에 대해 교육하는 이유로 가장 옳은 것은?

① "수술 후 기침이 많이 나오기 때문입니다."
② "수술부위가 횡격막과 가깝기 때문입니다."
③ "복부 수술 후 변비가 오기 때문입니다."
④ "수술부위를 통한 감염 때문입니다."
⑤ "미주신경반사 작용 때문입니다."

해설 담낭절제술 시 우측 늑골 밑으로 절개, 담낭제거, 필요시 담관을 절개하여 담석을 제거하므로 수술부위가 횡격막과 가까워 호흡기 합병증(무기폐 등)을 발생할 수 있기 때문에 잦은 체위변경, 기침, 심호흡에 대한 교육이 필요하다.

51 내시경검사의 간호중재로 거리가 먼 것은?

① 검사 전 8시간 금식한다.
② 검사 중 좌측위를 유지한다.
③ 검사 1시간 후 물 섭취가 가능하다.
④ 인후통 호소 시 따뜻한 생리식염수로 함수한다.
⑤ 구강, 인두 분비물을 감소시키기 위해 아트로핀을 투여한다.

해설 ③ 구개반사가 돌아올 때까지 금식을 유지한다.

49. ③   50. ②   51. ③

52 다음 중 위궤양에 대한 내용으로 옳은 것은?

① 과도한 산분비가 원인이다.
② 공복시, 식후 2~3시간에 통증이 심하다.
③ 통증 호소 시 음식을 섭취하면 완화된다.
④ 제산제는 효과가 없다.
⑤ 출혈로 인해 주로 흑색변을 본다.

해설   ①②③⑤는 십이지장 궤양에 대한 내용이다.

53 소화성 궤양시 처방하는 약물로 그 기능이 다른 것은?

① 암포젤   ② 잔탁
③ 타가메트   ④ 오메프라졸
⑤ 펩시드

해설   ① 제산제(분비된 위산 중화) ②③④⑤ 위산분비 억제제

54 충수돌기염의 치료 및 간호중재로 옳은 것은?

① 천공 시 항생제 투여와 외과적 배액법을 적용한다.
② 처음 병원 방문 시 복통을 심하게 호소하면 진통제를 투여한다.
③ 복부에 열 요법을 적용한다.
④ 복압을 낮추기 위해 관장을 한다.
⑤ 복압을 낮추기 위해 변 완화제를 투여한다.

해설   ② 진단이 확정될 때까지 진통제를 투여하지 않는다. 통증이 가려지면서 충수주위 농양으로 진행될 수 있는데 진단이 어려워지기 때문이다.
③④⑤의 중재는 절대로 금지한다.

55 크론병의 증상으로 옳은 것은?

① 1일 10~20회 물 같은 설사   ② 좌하복부 반동성 통증
③ 이급후증, 탈수   ④ 직장출혈
⑤ 1일 5~6회 무른변

해설   ①②③④는 궤양성 대장염의 증상이다.

56 급성 게실염시 진단 검사로 잘못된 것은?

① 대변 잠혈검사 ② 복부 CT
③ 복부 X-ray ④ 복부 초음파
⑤ 대장 내시경

> 해설 | 천공의 위험이 있어 ⑤검사 및 바륨관장을 금지한다.

57 장루대상자에게 제공할 식이로 옳은 것은?

① 고탄수화물, 저지방, 고섬유식이
② 고탄수화물, 고칼로리, 고섬유식이
③ 저지방, 고섬유식이, 저단백
④ 고지방, 고섬유식이, 고단백
⑤ 저지방, 저섬유식이, 고단백

> 해설 | 장루대상자는 냄새 및 가스가 생성되고 설사가 유발되는 식이를 주의해서 제공하며 장운동을 증진시키는 고지방, 고섬유식이는 제한하며, 고단백, 고탄수화물, 고칼로리의 균형 잡힌 식이를 제공한다.

58 다음 중 치질을 유발하는 원인으로 거리가 먼 것은?

① 항문출혈 ② 설사
③ 임신 ④ 울혈성 심부전
⑤ 장시간 앉아 있는 경우

> 해설 | ②③④⑤외에 복부 내압 증가, 항문관의 정맥압 상승 시, 배변시 힘을 많이 줄 때, 변비, 문맥성 고혈압 등이 원인이 된다.

59 A형 간염을 예방하는 중재로 옳은 것은?

① 손 씻기를 잘 하면 환자를 간호할 때 장갑은 착용하지 않아도 된다.
② 먹다가 남은 음식은 버린다.
③ 1회용 식기까지는 필요하지 않다.
④ 1회용 바늘과 주사기를 사용한다.
⑤ 성행위시 콘돔을 사용한다.

56. ⑤ 57. ⑤ 58. ① 59. ②

> **해설** ① 장갑을 착용한다.
> ③ 1회용 식기를 사용한다.
> ④⑤ B형 간염의 예방법이다.

60 간염의 증상이 아닌 것은?

① 전신쇠약, 소화불량
② 메스꺼움, 구토
③ 심와부 좌측 상복부 불편감
④ 황달
⑤ 변비, 설사

> **해설** ③ 심와부 우측 상복부 불편감을 호소한다. 대부분 증상이 없고 초기 증상이 감기나 다른 위장관 장애 증상과 유사하다. 장기간 지속 시 문맥압 항진, 정맥류 출혈, 복수, 간성 뇌병변, 간세포암 등의 증상이 나타날 수 있다.

61 SGOT상승, SGPT상승, 프로트롬빈 시간이 지연되고 혈청 빌리루빈이 증가한 대상자에게 제공하는 식이로 옳은 것은?

① 저지방, 저단백, 저탄수화물식이
② 저지방, 고탄수화물, 적정단백식이
③ 고지방, 저탄수화물, 고단백식이
④ 고지방, 저단백, 고탄수화물식이
⑤ 저지방, 저탄수화물, 저단백식이

> **해설** [간염대상자의 식이요법]
> 간에서 지방소화를 돕는 담즙을 생성하므로 간 휴식을 위해 <u>저지방</u> 식이를 제공하며 <u>고탄수화물, 적정단백 식이</u>를 자주 소량씩 제공하는데 식욕부진, 오심으로 많이 먹기 어렵기 때문이다. <u>염분을 제한하고</u> 간성 뇌병변이 나타나지 않는다면 정상 단백식이를 제공한다. 또한 <u>수분섭취</u>를 적절하게 한다.

62 간경화증 대상자의 식이로 옳은 것은?

① 저탄수화물, 저염식, 고비타민
② 저지방, 저염식, 저비타민
③ 저지방, 저단백, 저탄수화물
④ 저염식, 고비타민, 고탄수화물
⑤ 고탄수화물, 저비타민, 저염식

정답 60. ③   61. ②   62. ④

해설 단백질이 분해되면 암모니아가 생성되므로 단백질이 에너지원이 되지 않도록 고탄수화물을 섭취하고, 암모니아 수치를 보며 단백질량을 조절한다. 고비타민, 저지방(간의 휴식 도모), 저염식, 복수와 부종이 있는 경우 수분을 제한하는 식이를 제공한다.

63 S-B tube를 적용중인 대상자의 식도정맥류 파열시 간호중재로 틀린 것은?

① 호흡곤란을 완화하기 위해 심호흡을 권장한다.
② 갈증해소를 위해 구강 간호를 제공한다.
③ 기침을 금지한다.
④ 주기적으로 압력을 제거하여 순환할 수 있도록 한다.
⑤ 대상자의 맥박, 호흡수가 증가하면 즉시 튜브를 자른다.

해설 ① 식도풍선이 기도로 빠져 질식할 위험이 있으므로 심호흡을 금지한다.
⑤ 기도폐색의 증상이므로 즉시 ⑤번처럼 하고 의사하게 보고한다.

64 담석증의 증상으로 옳은 것은?

① 음식섭취 후 소화불량
② 우측 견갑골의 방사통
③ 서맥
④ 우하복부 팽만감
⑤ 오심, 구토 드묾

해설 ① 지방음식 섭취 후 소화불량 ③ 빈맥 ④ 우상복부 팽만감 ⑤ 오심, 구토 동반

65 담석증으로 담낭을 절제하고 T-tube를 적용중인 대상자의 T-tube 제거 시기로 가장 적절한 것은?

① 기침과 심호흡을 잘 할 때
② 수술 후 7~10일 경 대변이 회색에서 갈색으로 돌아올 때
③ 담관 조영술 검사 후
④ X선 검사 상 담석이 발견되지 않을 때
⑤ T-tube를 잠그고 1일째 특이 증상이 나타나지 않을 때

해설 ② 배액관으로 나오는 담즙은 줄고 정상적으로 십이지장으로 흘러 지방 음식과 지용성 비타민 소화를 돕는 것을 의미한다.
③ 담관 조영술 검사 후 총담관 개방성을 확인한 후 제거한다.
⑤ T-tube를 잠그고 5~7일 동안 특이증상이 나타나지 않을 때 제거한다.

66 급성췌장염의 검사 결과로 옳은 것은?

① 아밀라제 감소　　② 혈청 리파제 상승
③ 백혈구 감소　　　④ 혈당 감소
⑤ 고칼슘혈증

해설　① 혈청 아밀라제 상승 ③ 백혈구 증가 ④ 혈당 증가 ⑤ 저칼슘혈증(지방소화를 위해 칼슘 사용)

67 급성 췌장염의 증상으로 거리가 먼 것은?

① 오심, 지속적인 구토
② 똑바로 누우면 완화되는 통증
③ 상체를 구부리면 완화되는 통증
④ 체중감소와 지방변
⑤ 배꼽주위, 옆구리의 피하 출혈

해설　② 똑바로 누우면 통증이 더 심해지고, ③ 무릎을 굽히는 경우에 호전된다.

CHAPTER 02
체액불균형/배뇨장애
: 항상성 및 비뇨생식기계

UNIT 01 항상성 유지 간호(체액-전해질, 산-염기의 평형상태)

1. 체액-전해질 균형

1) 체액의 분포 및 기능

수분 : 성인체중의 60~70% 차지

	세포내액(ICF)	세포외액(ECF)
특징	세포내에 존재, 총 체액의 2/3, 체중의 40%	• 체액의 1/3, 체중의 20% • 구성 : 혈액내 혈장, 간질액(림프포함), 체강액(타액, 위장관 분비물, 뇌척수액, 샘(gland)에서 분비되는 물질)
기능	세포의 화학적 기능 유발 소화기 내의 음식물 가수 분해 인체 구조물을 구성	• 세포에 영양분, 수분, 전해질 전달 • 노폐물 운반 • 산소, 이산화탄소 운반 • 세포대사 위한 용매 역할 • 체온 조절

2) 전해질

양전기 양이온 : Na^+

음전기 음이온 : Cl^-, 중탄산(HCO_3^-), 황산(SO_4^-), 인산(HPO_4^-)

(1) 구성

세포내 : K^+(가장 많다), Mg^{++}, P^-, protein

세포외 : Na^+(가장 많다), Ca^{++}, Cl, HCO_3^-

(2) 역할

① 신경, 근육의 흥분성 증가시킴

② 체액량과 삼투질 농도 유지(주로 Na+)
③ 산 - 염기 균형 조절(Na+, K+, H+, Cl-, HCO$_3$-, P-, protein)

3) 체액과 전해질의 이동기전

(1) 여과(Filtration)
① 정수압이 높은 구간에서 낮은 구간으로 삼투막을 통과하여 물분자(액체) 이동
② 혈액은 수분보다 점성이 높은 액체로 무게와 부피가 있고 정수압이 있음
③ 여과압 = 정수압 - 교질삼투압
- 정수압 : 혈관 밖으로 물을 밀어내는 압력
- 교질삼투압 : 혈액속의 단백질(알부민)이 수분을 혈관 내로 끌어당기는 힘

(2) 확산(diffusion)
용액 안에서 용질이 고농도 → 저농도로 이동

(3) 삼투(osmosis)
반투막을 통하여 물(용매)분자 양이 많은 곳 → 적은 곳으로 이동, 농도가 낮은 곳 → 높은 곳으로 이동하는 성질

(4) 능동적 이동(active transport)
① 농도차이, 전해질의 전기적 전위 차이를 거슬러 이동하는 것
② 외부로부터 에너지 필요

(5) 모세혈관 역동(capillary dynamics)
① 영양분 운반과 노폐물 제거는 모세혈관 내에서 액체의 이동에 의함
② 액체 이동은 혈장과 간질액의 항상성을 유지하기 위해 역동적으로 변화

2. 체액불균형 ★★★★★

1) 세포외액 불균형 ★★★★★

구분	세포외액 결핍(저혈량) ★★★	세포외액 과다(과혈량)
특징	• 간질액과 혈장량 감소	• 나트륨증가, 수분과다로 과혈량
원인	• 출혈, 다량의 발한, 구토, 설사 • 불충분한 수분, 나트륨 섭취	• 혈관질환, 신장질환 • 수분 과다섭취, 고단백용액 빠른 투여
병태 생리 ★	• 수분소실 → 혈청내 나트륨 농도↑→ 세포에서 혈관내로 수분이동 → 세포내 탈수 초래	• 혈장↑→ 혈관의 정수압↑→ 조직으로 수분이동 → 부종 • 혈장교질삼투압 ↓→ 혈관내 수분이 간질액으로 이동 → 부종

증상 ★★★	• 저혈압, 빈맥, 호흡증가 • 피부긴장도 감소, 구강점막건조 ★ • 체중감소, 핍뇨 • 갈증호소, 불안, 두통, 체온상승 • 임상검사 결과 : Hct↑, 혈장나트륨↑, BUN↑, 요비중↑	• 체중증가, 부종(요흔성), 경정맥 팽창 • 호흡곤란, 계속적 기침 • 강한 맥박, 혈압 상승 • 의식수준 변화 : 뇌부종에 의함 • 청색증 • Hct↓, BUN↓, 요비중↓
치료, 간호	• 소실된 수분과 전해질 공급 (등장액 또는 저장액으로 수액을 빨리 주입 시 뇌부종, 폐수종 발생) • 심장, 신장, 간 질환 대상자는 수액공급에 따른 합병증 감시를 위해 중심정맥압(CVP), 폐동맥압 모니터 • 체위성 저혈압 시 서서히 기립, 필요시 shock position • 구토, 설사 : 진토제, 지사제 • 음료수로 식염수 제공, 구강간호 • 혼돈 대상자는 필요시 side rail, 억제대 적용	• 이뇨제, 강심제 투여 • 염분과 수분제한 • 부종 시 피부간호 • 신체 압박부위 상승, 탄력스타킹 • 알부민 부족 시 단백질 섭취 • 정맥주입의 경우 속도 조절이용 • 저염식이 • 심부전 환자 : BR, 산소공급, 강심제 • 하지 부종 시 : 오래 서있거나 다리 꼬기 금지 • 30~45°head up 유지 ∵ 정맥귀환량 감소

2) 세포내액 불균형

구분	세포내액 결핍	세포내액 과다
특징	• 세포내 수분손실이 심한 상태, 세포의 탈수	• 수분중독증, 세포부종 • 용질 결핍상태, 많은 물에 희석된 상태
원인	• 섭취↓(금식, 물공급 부족, 혼수, 심한 질환, 갈증감각손상), 고나트륨혈증 • 배설증가(설사, 구토, 흡인, 화상, 고열, 발한 등) • 용질과다(고장액 주입 등)	• 저삼투성 용액의 정맥내 과다 투여(0.45% 생리식염수 등) • 항이뇨호르몬(ADH) 지속투여 • 과다 수분섭취 시
병태 생리	• 세포의 탈수	• 수분에 비해 용질 결핍 → 희석 → 혈관내 저삼투성 변화 → 혈관에서 세포내로 수분이동 → 세포부종 → 심한 경우 뇌부종 초래
증상	• 갈증, 발열, 핍뇨, 의식변화	• 뇌압상승 초기 증상 : 두통, 행동변화, 불안, 흥분, 지남력 상실 • 동공크기변화, 운동 및 감각기능저하 • 뇌압상승 후기 증상 : 서맥, 혈압상승 맥압상승, 호흡수 증가
치료, 간호	• 등장성 용액 주입(혈장과 비슷한 농도 0.9% 생리식염수, 하트만 용액)	• 신체세척 시 등장액 이용 • 의식수준사정, 손상 예방 • 수분제한 : 건조한 식사, 찬 음료(얼음 포함)

3. 전해질 불균형 ★★★★★★

1) 나트륨

(1) 기능
① 세포외액에 가장 많은 양이온
② 세포외액량 조절
③ 산, 염기 조절
④ 효소 반응과 신경근 활동 조절

(2) 조절
① 혈장 나트륨 수치에 따른 삼투압 변화
② 신장의 사구체 여과율
③ 레닌-안지오텐신-알도스테론 체계
④ 항이뇨 호르몬
⑤ 정상 혈청농도 : 135~145mEq/L
⑥ 생리적 작용 : 골격근 수축, 심장수축, 신경충격전달, 세포외액 정상삼투압, 세포외액량 유지

(3) 나트륨 불균형

가. 고나트륨 혈증(hypernatremia) ★
① 혈청 내 나트륨 145mEq/L↑
② 원인
  ㉠ 나트륨 배설 저하 : aldosterone과잉증, 신부전, 쿠싱증후군
  ㉡ 나트륨 섭취 ↑
  ㉢ 수분섭취 ↓ : 금식
  ㉣ 수분소실 ↑ : 대사율 증가, 과다 환기, 감염, 과도한 발열, 설사, 탈수
③ 증상
  식욕부진, 오심, 구토, 뇌세포 탈수로 인한 의식저하, 체위성 저혈압, 혈압상승, 경정맥팽창, 갈증, 열, 체온상승
④ 치료 및 간호
  근본원인 치료가 중요, 이뇨제와 포도당 용액, 저장액 ★ 투여, 저염식

나. 저나트륨 혈증(hyponatremia) ★
① 혈청 내 나트륨 135mEq/L↓
② 원인
  ㉠ 나트륨 배설 ↑ : 과도한 발한, 이뇨제, 위장관, 배액, aldosterone분비 저하, 고지혈증, 신장질환
  ㉡ 부적절한 나트륨 섭취 : 금식, 저염식
  ㉢ 혈청 나트륨의 희석 : 저장성 용액의 과도한 섭취, 신부전, 고혈당, 울혈성 심부전, 항이뇨 호르몬 부적절 분비 증후군

ⓔ 구토, 설사, 위장관 흡인 시, 수분섭취 증가 시
③ 증상 ★
ⓐ 신경계 : 두통, 불안, 혼돈, 환각, 행동변화, 경련, 두개내압 ICP 상승, 근허약감
ⓑ 심혈관계 : 수축기와 이완기압 감소, 체위성 저혈압, 약한 맥박, 빈맥
cf. 고혈량성 저나트륨혈증-혈압은 정상이거나 상승, 강한 맥박
ⓒ 위장관계 : 오심, 구토, 장음항진, 복부경련, 설사
ⓓ 피부, 혀, 점막의 건조
④ 치료 : 이뇨제 투여(체액 과다 예방), 고장액(3%N/S) 주입, 수분과다인 경우 수분제한

2) 칼륨(K+, potassium) ★★★★★

(1) 기능
① 생존에 절대 필요, 체내에 잘 저장되지 않으므로 매일 섭취
② 세포내 주요 양이온(96% : 세포내, 4% : 혈관 내)
③ 세포내 삼투압 농도를 조절
④ 수소이온과의 교환을 통해 산-염기 균형 유지
⑤ 영향 요인 : 소듐-포타슘 펌프(세포내 포타슘 보존, 세포외로 소듐 배출), 알도스테론(소듐 체내보유, 포타슘 배설 촉진)
⑥ 혈청 정상 : 3.5~5.0mEq/L
  세포내 정상 : 140mEq/L

(2) 칼륨 불균형

가. 고칼륨혈증(hyperkalemia) ★★★★★
① 혈청 내 칼륨 : 5.0mEq/L ↑
② 원인 ★
  ⓐ 칼륨 섭취 ↑ : 과도한 정맥주입
  ⓑ 산독증, 조직의 이화 : 세포외액으로 칼륨 이동
    산독증시 혈중 H+증가 → 세포내로 H+ 이동 → 세포내 K+이 혈관으로 밀려남(고칼륨혈증)
  ⓒ digitalis제제 과량 투여 : 심근수축력 감소, 심부정맥 유발
  ⓓ 부신피질 장애, 신부전, 화상
③ 증상
  ⓐ 설사, 장 경련
  ⓑ 골격근 약화, 이완성 마비
  ⓒ 심부정맥, 심장 마비, 사망
  ⓓ 허약감, 지각 이상
  ⓔ 위장관의 산통

④ EKG 변화 ★
넓고 편평해진 P파, 길어진 PR간격, 뾰족하고 좁은 T파, QT감소, 넓은 QRS폭, 내려간 ST 분절

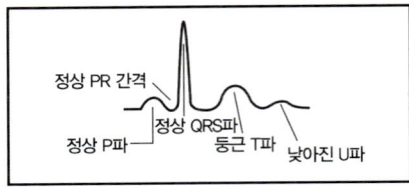

[정상칼륨농도]   [고칼륨혈증]

⑤ 치료 및 간호
   ㉠ 인슐린 당 주입 ★ : 포도당 5~10g 당 1unit의 인슐린 섞은 25% 고장성 포도당 정맥주사(∵ 인슐린은 나트륨-칼륨 펌프를 자극하여 칼륨을 세포내로 이동시킴)
   ㉡ 이뇨제 투여
   ㉢ 고칼륨 음식 제한 ★

> - 정제가 덜된 곡류 : 오트밀, 메밀, 팥, 귀리 등
> - 과일류 : 바나나, 오렌지, 자두, 건포도, 말린 과일, 곶감 등
> - 녹황색 채소 : 미역, 고사리, 파래, 고춧잎, 연근, 마른 버섯, 시금치, 양배추, 토마토 등
> - 육류 : 소고기, 돼지고기 등

   ㉣ Kayexalate의 양이온 교환수지를 구강, 직장으로 투여(칼륨이 대변으로 배출) ★

나. 저칼륨혈증(hypokalemia) ★★★★★
① 혈청 내 칼륨 : 3.5mEq/L↓
② 원인
   ㉠ 칼륨 섭취 ↓
   ㉡ 세포내로 칼륨 유입: 알칼리혈증, 과식 또는 포도당 정맥 투여로 인한 인슐린 과다 분비
   ㉢ 칼륨 배출 증가 : 이뇨제 ★, 투석, 지나친 발한, 설사, 구토, 흡인, 변 완화제
③ 증상 ★
   ㉠ 복부 팽만, 장음감소, 변비, 체위성저혈압
   ㉡ 골격근 약화, 이완성 마비, 심부정맥, 전신 허약감, 심부건 반사 감소
   ㉢ 약한 맥박, 저혈압, 약한 심음, 근 긴장저하, 호흡이 짧고 약함
④ EKG ★
약간 상승한 P파, 길어진 PR간격, 편형하고 내려간 T파, QT간격 연장, 내려가고 길어진 ST, 현저해진 U파

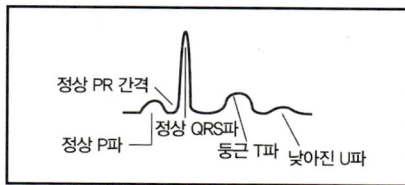
[정상칼륨농도]

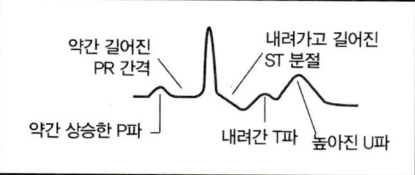
[저칼륨혈증]

⑤ 치료 및 간호 ★★
  ㉠ 고칼륨 식품 섭취 : 바나나, 오렌지 주스, 고기, 토마토 주스
  ㉡ 칼륨보충 : 경구, 정맥
  ㉢ 칼륨보유 이뇨제 대치
  ㉣ 포타슘 주입속도 : 시간당 20mEq/L 초과 금지 → 심전도 모니터링, IV site 관찰
      (∵ 정맥염 유발)

3) 칼슘 ★★★

(1) 기능 및 조절

① 신경근육의 흥분성↑, 근육수축↑
② 혈액응고 보조(프로트롬빈이 트롬빈으로 전환하는데 필요)
③ 비타민 B_{12}의 흡수와 활용 도모, 뼈의 강도와 밀도 향상
④ 칼슘과 인은 주로 뼈와 치아 99%, 혈액에 1% 용해
⑤ 길항작용 : 칼슘의 증가 시 인 감소
⑥ 조절 호르몬 : 부갑상샘 호르몬(↑), 칼시토닌(↓)
⑦ 장관에서 칼슘 흡수 시 비타민 D 필요
⑧ 정상 혈청 내 칼슘농도 : 8.4~10.2mg/dl(4.5~5.5mEg/L)

(2) 칼슘 불균형 ★★★

가. 고칼슘혈증(hypercalcemia) ★
  ① 혈청 내 칼슘 : 10.2mg/dl(5.5mEq/L)↑
  ② 원인
    ㉠ 비타민 D의 지나친 섭취
    ㉡ 과도한 칼슘의 구강섭취
    ㉢ 뼈로부터 칼슘 방출(부갑상샘기능항진증, 악성종양 ★ : 유방암, 폐암, 전립선암 등)
    ㉣ 장기간 부동, 칼시토닌 생성 저하
    ㉤ 신부전, Thiazide계 이뇨제 사용
    ㉥ 혈액 농축
  ③ 증상 ★★
    ㉠ 위장계 : 오심, 탈수, 다뇨, 변비, 식욕부진 등

ⓒ 신경근계 ★ → 경증 : 허약감, 피로감, 우울, 집중력 감소 중증 : 심한 무력감, 감각기능 감소, 혼돈, 혼수
　　　ⓒ 심혈관계 : 부정맥, 심장전도 차단, 심장마비, ECG의 변화 - ST분절 감소, QT 간격 감소
　　　ⓔ 비뇨기계 : 다뇨, 신결석, 신부전
　　　ⓜ 근골격계 ★ : 뼈의 통증, 골절
　　④ 간호
　　　㉠ 활력징후, ECG 모니터링
　　　ⓒ 유제품, 칼슘 풍부한 음식 제한
　　　ⓒ 수분 섭취 격려 : 신결석 예방(3~4L/일)
　　　ⓔ 체위변경, 이동시 골절 주의
　　　ⓜ 혼돈, 기면, 혼수시 안전사고 예방
　　　ⓑ 소변 산성화 : 칼슘 용해성 증가
　　　ⓢ 칼슘 신석 예방위해 산성 식이 섭취(칼슘의 용해성 증가) : 자두 주스, 비타민 C 제공
　　　ⓞ 운동
　　⑤ 치료 ★
　　　㉠ 생리식염수 주입, 이뇨제(furosemide)사용 : 칼슘배설이 나트륨배출에 의해 촉진
　　　ⓒ 인 투여 : 구강 혹은 정맥

나. 저칼슘혈증
　　① 혈청 내 칼슘 : 8.4mg/dl(4.5mEq/L)↓
　　② 원인
　　　㉠ 위장관에서 칼슘 섭취 및 흡수 감소, 칼슘 식이 섭취 부족, 흡수불량 증후군, 유당불내증, 비타민 D 섭취 부족
　　　ⓒ 칼슘배설증가: 신부전의 이뇨기 단계, 설사, 지방변, 상처 배액(위장관)
　　　ⓒ 내분비 장애(부갑상샘 장애)
　　　ⓔ 이온화 칼슘 감소 : 고단백혈증, 알칼리증, 급성췌장염, 고인산혈증
　　③ 증상 ★
　　　㉠ 위장계 : 장유동성 증가, 설사
　　　ⓒ 신경근계 ★ : 강직증상(tetany), 입주변의 뒤틀림, 손가락의 저림, 무감각, 손발의 경련, 후두 경련 trousseau's sign(+), Chvosteck's sign(+)
　　　ⓒ 심혈관계 : 심계항진, 부정맥, 약한 맥박, 저혈압, ECG변화-QT간격이 넓어짐
　　　ⓔ 근골격계 : 병리적 골절
　　　ⓜ 출혈시간의 지연
　　④ 간호
　　　㉠ Trousseau's sign, Chvosteck's sign 사정
　　　ⓒ 활력징후 ECG 모니터링

ⓒ 출혈 경향 사정, 병리적 골절 관찰 및 예방
ⓔ 칼슘식이 : 우유, 치즈, 요구르트, 녹색채소(부갑상샘 기능저하 시 유제품 등이 함유된 음식 제한) ※ 과도한 유제품(우유 등) 섭취는 칼슘뿐만 아니라 인이 많으므로 조절할 것
ⓜ 정맥 내 칼슘 투여(정맥염 주의)
ⓗ 구강 칼슘 투여 : 비타민 D 같이 처방
ⓢ 혈청 인 수치 낮추기 위해 암포젤 투여

4) 산-염기 균형(acid-base balance) ★★★★★★

① 체내 산도(pH)는 수소이온(H^+)의 농도에 의해 결정
② 중탄산 또는 탄산의 부족이나 과다 시 산-염기 불균형 초래
③ 정상적인 균형은 탄산(H_2CO_3) : 중탄산(HCO_3^-)의 비율 = 1:20

산증(acidosis)	수소이온 농도가 증가한 결과 원인 : 탄산의 증가(2 : 20) 또는 중탄산의 감소(1 : 18)
알칼리증 (alkalosis)	수소이온 농도가 감소한 결과 원인 : 탄산의 감소(0.6 : 20) 또는 중탄산의 증가(1 : 24)

(1) 산-염기 조절 체계

가. 혈액 완충계
① 산염기 불균형에 가장 빨리 광범위하게 작용
② 약산(탄산), 수소이온과 결합할 수 있는 염기성 염(중탄산나트륨, $NaHCO_3^-$)으로 구성
③ 적혈구(Hb, HCO_3^-, 인산염), 혈장(HCO_3^-, 단백질, 인산염) : 강산과 강염기를 약산과 약염기로 전환
④ 기타 전해질(Na^+, K^+, Cl^-)과 단백질
나. 폐 : 호흡으로 조절, 산(탄산)을 휘발성 산 즉 가스(CO_2)의 형태로 전환해 체외로 배설
다. 신장 : 가스로 전환이 안 되는 고정산(비휘발성 산, 케톤산, 젖산)을 신장이 소변으로 배설, 소변으로 H^+를 배설하거나 세뇨관에서 중탄산이온, 암모니아 재흡수로 pH 조절

(2) 산-염기 보상작용

① 산-염기의 균형이 깨질 경우 폐와 신장에서는 질환이 없는 한 일련의 과정을 통해 탄산 : 중탄산이온의 비율 = 1 : 20을 유지하여 보상함으로써 정상 pH를 유지
② 신장질환으로 인해 고정산을 배설하지 못하면 폐가 환기를 증가시켜 휘발성 산인 이산화탄소를 배출시켜 보상
③ 호흡부전이 있을 때는 신장이 더 많은 염기를 재흡수 하거나 H^+를 더 배출

(3) 정상 ABGA결과 ★
① pH : 7.35~7.45
② PaO_2 : 80~100mmHg
③ $PaCO_2$: 35~45mmHg
④ HCO_3^- : 22~26mEq/L

(4) 산, 염기 불균형
① 산증(acidosis) ★★★★

	호흡성 산증 ★★★	대사성 산증 ★★
진단기준 ★★	• pH : 7.35 이하 • $PaCO_2$: 45mmHg 이상	• pH : 7.35 이하 • HCO_3^- : 22mEq/L 이하
원인	• 저환기, 호흡기 질환, 심장질환, 호흡중추 손상, 호흡중추억제(약물), 기도폐쇄, 호흡근약화, CO_2축적 등	• 산성물질과다 : 신부전, 당뇨성 케톤산증, 금식 • 염기(중탄산염)손실 : 심한 설사, 장루, 약물
증상	• 두통, 흐린시야, 빈맥, 기면, 졸림, 의식저하, 부정맥(포타슘 과잉)	• 두통, 복통, 혼돈, 졸림, 의식저하, 과다환기(보상기전), 부정맥(포타슘 과잉)
치료	• 산소공급, 기관지 확장제, 체위배액	• bicarbonate(중탄산나트륨 : $NaHCO_3$) 투여, 수분과 전해질 대체
보상기전 ★	• 신장에서 중탄산염 생산 증가 및 보유, 염소배출, 소변으로 수소이온 배출 증가	• 호흡수와 깊이 증가 ★, 폐에서 CO_2 배출 증가 • 신장에서 중탄산이온 형성 증가

② 알칼리증(alkalosis) ★★★

	호흡성 알칼리증 ★	대사성 알칼리증 ★
진단기준	• pH : 7.45 이상 • $PaCO_2$: 35mmHg 이하	• pH : 7.45 이상 • HCO_3^- : 26 mEq/L 이상
원인	• 호흡과다 : 이산화탄소 부족(호흡깊이, 횟수 증가로 폐에서 CO_2 많이 제거) • 저산소혈증에 의한 과다 환기 • 과도한 기계환기 • 갑상선기능항진증 • 호흡중추의 외상성 자극(통증, 뇌압상승 등)	• 비휘발성 산 소실 : CO_2 이외의 산 부족 • HCO_3^- 과잉 : 위액상실(구토, 위흡인), 제산제 과다섭취,이뇨제 사용으로 저칼륨혈증 • 염기물질 과다섭취 • 과다한 HCO_3^- 재흡수 : 쿠싱증후군, 알도스테론증
증상	• 현기증, 혼수, 빈맥, 이상감각(저림, 무감각), 테타니, 부정맥(포타슘 저하), 경련,저칼륨혈증, 저칼슘혈증	• 의식저하(혼돈, 기면, 지각이상), 근허약, 부정맥(포타슘 저하), 오심, 구토, 느리고 얕은 호흡(호흡기계 보상), 알칼리성 소변배출, 저칼륨혈증, 저칼슘혈증

치료 ★	• 호기된 공기를 다시 호흡 : 이산화탄소 정체 유도(종이봉투 사용하여 배출된 이산화탄소 재호흡) → 혈중 PaCO₂ 증가 시킴 • 경련(tetany) 예방위한 안전대책 마련	• 이뇨제투여(diamox=acetazolamide), 수분전해질 대체(칼륨, 칼슘), 산소화 증진, 적절한 제산제 사용 교육, 적절한 수분섭취
보상기전	• 신장에서 중탄산 이온 배출 증가	• 호흡수와 깊이 감소, 폐에서 더 많은 CO₂ 보유(종이봉투 사용) • 신장에서 중탄산염 배출 증가

(5) 산-염기 불균형 파악 순서

① 1단계

pH 확인 → 산증인지 알칼리증인지 구별(7.35 보다 낮으면 산증, 7.45 보다 높으면 알칼리증)

② 2단계

PaCO₂와 HCO₃- 수치 확인 → 호흡성과 대사성 구별(PaCO₂ 수치의 변화가 있으면 호흡성, HCO₃-의 변화가 있으면 대사성)

UNIT 02 비뇨기계(신장과 요로계) 장애사정 ★★

비뇨기계의 구조와 기능

- 신장(소변 생성), 요관(소변 운반), 방광(저장), 요도(소변 배출)

1) 신장의 기능 ★

① 하루 약 1,500ml의 소변 형성(사구체 여과 → 세뇨관 재흡수 → 세뇨관 분비 → 소변생성)

② 수분과 전해질 조절, 산-염기 균형

③ 혈압 조절 : 레닌을 분비하여 체액량 유지, 혈관수축반응을 자극하여 혈압 조절

④ 혈청 나트륨치 저하, 심박출량 감소, 신허혈 → 레닌 안지오텐신, 알도스테론 체계로 혈압 상승 초래

⑤ 대사 및 내분비 기능 : 활성 비타민 D로 장의 칼슘흡수 자극, 적혈구 조혈인자 생성, 인슐린 분해, 배설

⑥ 요의 이동 : 각 네프론(신장의 기능상 단위)에서 만든 소변 → 집합관 → 피라미드 → 신우 → 요관

2) 요관 : 신우~방광까지 소변 운반

3) 방광 : 용량 300~500ml

4) 요도 : 남자 17~20cm, 여자 3~5cm

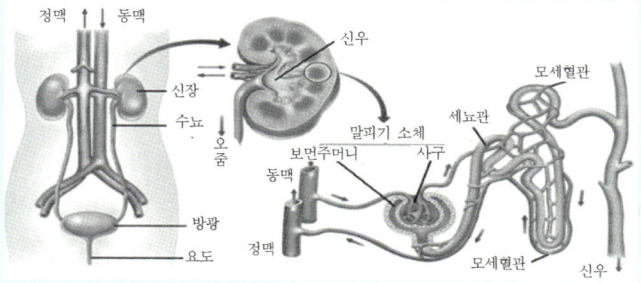

1. 배뇨양상의 변화 ★★

① 무뇨(anuria) : 100ml/24hrs 이하
② 핍뇨(oliguria) ★ : 100~400ml/24hrs, 30ml/hr 이하
③ 다뇨(polyuria) : 3,000ml/24hrs 이상
④ 혈뇨(hematuria) : 혈액 섞인 소변 색, 산성소변 시 뿌옇고 혼탁, 알칼리성 소변 시 붉은 색
⑤ 마이오글로빈뇨(myoglobinuria) : 심한 과로, 근육 손상 시 콜라색을 띰
⑥ 소변성상 : 세균뇨, 농뇨(pyuria) : 투명도 변화, 혼탁함 ★, 악취
⑦ 당뇨 : 소변에 비정상적으로 당이 포함
⑧ 단백뇨 : 소변에 단백질 함유, 과다한 거품이 생성되는 소변

2. 배뇨장애

① 배뇨곤란 : 배뇨 시 통증/작열감
② 빈뇨 : 1일 배뇨 횟수가 증가, 소량 자주 배뇨
③ 긴박뇨 : 요의를 긴박하게 느낌, 참을 수 없음
④ 야뇨 : 밤에 소변을 보기 위해 깨는 것(수면 주기 동안 2번 이상 반복)
⑤ 배뇨지연 : 배뇨시작이 지연되고 어려움
⑥ 요실금 : 소변이 불수의적으로 배출됨

3. 진단검사 ★

1) 혈액검사

① BUN(혈액요소질소) ★ : 6~20(5~25)mg/dl → 크레아티닌보다 덜 특이적(∵ 단백섭취, 탈수, 위장관 출혈 등 영향 받음), 신질환 시 증가
② Cr(크레아티닌) : 0.6~1.5mg/dl → 근육의 형성과 단백질 대사 후 생성, 전적으로 신장에 의해서만 배설, 신질환 시 증가
③ 요산 : 2.1~7.5mg/dl, 신질환 시 증가

2) 소변검사

① 색 : 호박색, 미색, 짚색
② 혼탁도 : 투명
③ 산도(pH) : 4.6~8.0
④ 비중 : 1.010~1.025
⑤ 당, 케톤, 단백, 빌리루빈 등 : 미검출
⑥ 사구체 여과율(GFR) : 신장에서 1분 동안 여과되어 생성되는 요량(125ml/분), 신장여과능력을 평가, 신기능 저하 시 감소
⑦ 크레아티닌 청소율 : 크레아티닌을 이용한 혈장 제거율, 가장 정확한 여과율 측정, 임상에서 유용.남 85~125ml/min, 여 75~115ml/min
⑧ WBC : 0~4
⑨ 세균 : 미검출

4. 방광경검사(cystoscopy) ★

1) 목적
① 진단목적 : 방광의 종양, 결석, 궤양 확인
② 치료목적 : 종양 절제, 결석 제거

2) 검사 전 간호
① 관장시행, 금식(전신마취), 아침식사 유동식(국소 마취 시)
② 수액공급으로 방광 채우기, 진정제 투여, 쇄석위
③ 검사 중 방광괄약근 수축, 경련으로 인해 불편감이 있을 수 있음을 설명

3) 검사 후 간호 ★
① 소변배설량 관찰, 활력징후 4시간마다 측정
② 서서히 일어날 것(체위성 저혈압 예방)
③ 분홍빛 소변은 정상, 소변 내 선홍색 출혈은 보고하기
④ 수분 섭취 장려
⑤ 요통, 작열감, 방광경련, 빈뇨 시 더운물 좌욕이나 통목욕, 진통제 제공
⑥ 요도부종으로 인한 요정체 시 좌욕, 이완제 사용, 카테터 삽입하여 배뇨시행
⑦ 항생제 1~3일 투여(감염 예방)

5. 신생검(renal biopsy) ★★

1) 목적
신 조직을 직접 검사함으로써 사구체 상태사정, 염증반응, 섬유증, 반흔 확인, 세뇨관과 간질조직 검사

2) 검사 전 간호
엎드린 자세, 소독포 씌운 후 국소마취 시행, 심호흡(흡기) 후 멈추게 하고 생검침으로 조직 채취

3) 검사 후 간호 ★★
① 생검 후 멸균 압박드레싱 및 4시간 동안 편평한 체위로 절대안정하며 이후 기침금지 포함하며 24hrs BR
② 혈압과 맥박 자주 측정
③ 수분섭취 격려 : 2,500~3,000ml 권장(응고형성 및 소변정체 예방)
④ 하루 동안 혈뇨 볼 수 있고 2주 동안 무거운 물건 들지 않도록 교육

4) 금기증
비협조적이거나 무의식 대상자(∵ 흡기 후 멈추고 조직채취), 한쪽 신장만 있는 경우, 패혈증

> 침습적 검사 → 검사 전/후 간호, 지혈 간호가 point
> 조영제 사용 검사 → 조영제 알러지반응 검사, 금식 필요, 검사 후 조영제 배출을 위해 수분섭취 권장이 중요!!

UNIT 03   신장과 요로계 질환

1. 요실금(urinary incontinence) ★★★

소변의 흐름을 조절하지 못해 소변이 저절로 새어나오는 상태

1) 종류 ★★★

(1) 복압성 요실금 ★★★ = 스트레스성 요실금

복압상승 시 방광 압박으로 실금 : 재채기, 기침, 웃기, 운동, 물건 들어올리기 시

(2) 절박성 요실금(urge)

요의 느낄 때 불수의적 배뇨가 무작위로 발생 : 방광의 경련성 수축

(3) 범람성 요실금(paradoxical)

방광에 가득 찬 소변의 압력으로 소량의 소변이 계속 새어 나오는 상태

(4) 반사성 요실금 = 계속적 요실금

방광에 일정한 용량이 채워지면 반사적으로 배뇨되는 형태
척수반사의 비정상적 활동에 의한 실금

(5) 기능성 요실금(functional)

요로계 기능은 정상이나 기동장애, 인지장애(치매), 환경적 문제(화장실이 없음)로 발생

(6) 복합성 요실금

복압성, 절박성, 범람성 요실금이 함께 있는 경우, 여성 노인에 흔함

2) 치료와 간호 ★

- 약물요법, 수술
- 행동요법 : 방광훈련, 주기적인 배뇨, 요의 느끼는 즉시 배뇨, 골반저 근육운동(kegel's exercise) 등

(1) 골반저 근육운동(회음부 운동, kegel's exercise)

① 치골과 미골의 근육강화(요도괄약근)로 스트레스성 요실금 완화, 빈뇨와 절박뇨 감소
② 골반근을 천천히 숫자 10을 세면서 조인 후 천천히 10을 세면서 이완, 45회/일 시행

(2) 방광훈련

① 절박성 요실금 시 효과적
② 적당한 수분 섭취 : 3L/일 정도, 4시 이전에 섭취, 밤에는 줄임, 야뇨 시 수면 2~3시간 전 섭취금지

③ 방광 완전히 비우도록 격려
④ 배뇨시간에 맞춰 배뇨할 수 있을 때까지 1~2시간 마다 배뇨시키기

(3) 감염예방
: 운동, 정상 배뇨를 위한 체위, 적절한 수분 섭취로 예방

(4) 도뇨
: 필요시 유치도뇨관 삽입, 감염 증상 확인

(5) 신체 청결유지와 안위
: 욕창 예방, 회음부 청결 및 주기적으로 공기 노출

(6) 요실금 환자 교육
① 활동, 배뇨시간, 수분 섭취의 중요성 설명, 시간표에 따라 수분 섭취
② 알코올, 초콜릿, 커피 섭취 피하기, 저녁식사 후 수분 섭취 제한
③ 출산 전후에 골반저 근육운동으로 스트레스성 요실금 예방

2. 요정체(urinary retention) ★

1) 신장에서 만들어진 소변이 방광에서 완전히 비워지지 못하는 상태

2) 요로감염과 결석을 형성, 요로계 구조의 손상 야기

3) 진단
매 시간 또는 그 이상 배뇨하거나 한번에 20~50ml 정도의 배뇨 시, 잔뇨량 측정시 100ml 이상 소변이 방광에 남아있는 경우

4) 간호 ★
① 정상적인 배뇨체위(좌위 ∵ 복강내압 증가로 배뇨증진) 취함
② 수도꼭지 틀어 물소리로 자극, 회음부에 물 붓기, 물에 손 담그기, 따뜻한 물속에 앉히기, 좌욕
③ 프라이버시 유지, 되도록 화장실 이용
④ 요의 느끼면 즉시 배뇨하도록 유도
⑤ 일시적인 요정체 시 도뇨 실시
⑥ 도뇨의 빈도는 잔뇨로 결정, 보통 4~6시간 마다 시행
⑦ 감염예방 위해 1일 3~4L의 수분섭취 권장

3. 요로감염(urinary tract infection, UTI) ★★★★★★★★★★

	신우신염 ★★	방광염 ★★	요도염 ★
원인	• E-coli균(대부분) • 요도, 방광 통한 역행성 감염 • 방광염, 임신, 폐쇄, 외상 • 패혈증, 당뇨병, 다낭포성 신 질환, 고혈압성 신질환	• 세균, 바이러스, 진균, 기생충 • 외부에서 요도를 따라 방광침입 • 요로기구 삽입, 병원체	• 남성 : 성병(임질, 트리코모나스 등) • 여성 : 세균, 폐경기에 흔함

증상 ★	• 급성 : Flank Pain ★, 오한, 발열(39~40℃), 요통, 오심, 구토, 늑골척추각의 통증, 백혈구 증가, 세균뇨, 농뇨, 빈뇨 • 만성 : 고혈압, 세균뇨, BUN↑	• 빈뇨, 긴박뇨, 배뇨곤란 • 배뇨시작 시 어려움, 배뇨 지연 • 요통, 치골상부 통증이나 충만감 • 요실금, 요정체 • 뿌옇고 악취나는 소변 • 드문증상 : 열, Flank Pain	• 남성 : 배뇨 시 작열감, 배뇨곤란, 요도구의 분비물 • 여성 : 소양감, 배뇨시 작열감, 빈뇨, 야뇨
치료 및 간호 ★★ ★★ ★	• 광범위 항생제 사용 ★ – 배양 검사 후 원인균에 맞게 사용 • 방광 자극하는 음식(커피, 알코올, 토마토 등) 피하기 • 소변을 산성화시키는 크랜베리주스, 비타민 C 섭취 • 수분 3~4L/일 섭취 ★ • 여성인 경우 회음부 앞 → 뒤로 세척, 통목욕 보다는 샤워 • 헐렁한 면 내의 착용 • 성관계 전후 방광 비우기, 요의 느끼면 바로 배뇨시행 ★, 요의 없으면 규칙적으로 배뇨 • 최소한의 기간으로 유치도뇨관 적용(∵ 요로감염 최소화) ★		

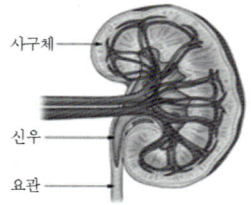

4. 사구체 신염(glomerulonephritis) ★★★★★★★

항원 항체 반응의 결과 복합체가 형성되어 혈액을 순환하다가 사구체에 침전을 일으켜 염증반응을 초래하는 면역장애 신장질환

1) 급성사구체 신염 ★★★★

(1) 원인 및 병태생리

① 학령기 아동이나 20세 이하에 흔히 발생, 편도염, 인후염, 피부감염 후 발생
② Group A β용혈성 연쇄상구균 감염 → 항체형성 → 항체와 세균의 일부가 결합하여 항원, 항체복합체 형성 → 사구체에서 침전 → 염증반응 → 사구체 기저막의 기공이 커져서 단백질 여과 → 단백뇨, 혈뇨

(2) 증상 ★★

① 혈뇨, 단백뇨, 고혈압, 부종, 핍뇨
② 얼굴색 : 녹슨 쇳빛
③ 복부통증, 옆구리 통증, 얼굴, 눈(전신부종) ∵ 사구체여과율 감소

(3) 진단검사

① 소변검사 : 적혈구, 단백질 배출
② 사구체여과율 감소, 혈액검사 상 ASO titer 증가 ★
③ 신생검 : 면역글로불린 여부 확인, 세포증식 종류 진단

(4) 치료 ★★
① 이뇨제 : 수분정체 시 투여
② 항고혈압제제 투여
③ 항생제 : 페니실린계, 세파계 사용
④ 면역억제제 ★★ : 항원-항체 반응 억제, 항원제거

(5) 간호 ★★ 예방이 제일 중요!!
① 수분섭취 배설량, 체중 매일 측정 ★
② 감염 예방 : 호흡기, 피부질환 조기 치료로 예방하는 것이 중요
③ 저나트륨식이, 수분제한 식이, 고탄수화물식이, 적절한 열량 제공, 단백질 소실량에 따른 단백질 제한
④ 안정(부종 및 혈압 안정시까지)

2) 만성사구체 신염 ★

(1) 원인 및 병태 생리
① 급성사구체 신염 후 발생
② 가벼운 항원 – 항체반응이 만성화되어 발생, 서서히 신부전으로 이행
③ 사구체가 서서히 파괴, 신장 기능 점차 소실

(2) 증상
① 체중감소, 쇠약, 초조, 야뇨증, 두통, 현기증, 위장장애, 부종
② 피부 : 황색, 회색 침착
③ 혈압상승 : 망막출혈, 유두부종
④ 후기증상 : 혈뇨, 단백뇨, 핍뇨, 경정맥 울혈, 심장비대, 요독증, 혼돈

(3) 진단검사
혈청크레아티닌↑, BUN↑, 포타슘/인↑, 사구체여과율↓, 칼슘↓

(4) 치료
① loop 이뇨제 투여
② 항고혈압제제/면역억제제 투여
③ ACTH, NSAIDs투여 : 백혈구 침윤 방지
④ 항혈소판제제, 항응고제, 섬유소용해제 투여

(5) 간호 : 급성 사구체신염과 동일(단백질 손상을 막고 부종예방)

5. 신증후군 혹은 신증(nephrotic syndrome, nephrosis) ★

1) 정의
신사구체막이 심한 손상, 혈장단백질이 사구체막을 통해 소변으로 나가는 상태

2) 원인

기저질환(사구체신염, SLE, 당뇨, 상기도 감염 등), 알러지 반응

3) 증상

심한 단백뇨, 저알부민혈증, 부종, 고지혈증, 과응고상태

4) 치료

Steroid(염증, 사구체손상정도 감소), 면역억제제, 이뇨제(부종완화), 안지오텐신전환효소억제제(사구체 내부 압력 낮추어 단백뇨 조절), 필요시 헤파린치료(과응고 조절, 혈관 손상 감소)

5) 간호

① 피부간호(∵부종) : 공기침요적용, 체위변경
② 감염예방 : 단백질 손실로 면역력 감소됨, 무균술, 자가 간호 격려, 백혈구 수 감소 시 보호격리
③ 활동 유지 : ROM
④ 식이 : 제한(염분, 수분, 칼륨) 단백질은 사구체 여과율에 따라 조절, 저지방식이

6. 신장암(renal cell carcinoma) ★

1) 원인

흡연(주요인), 비만, 석면, 고무제품, 페인트, 폐암이나 유방암에서의 전이

2) 3대 증상

① 특징적인 조기 증상이 없어 발견이 쉽지 않음
② 혈뇨, 옆구리 통증(flank pain), 복부의 종양 덩어리 촉진

3) 치료 및 간호 중재 ★

① 수술 : 신장절제술-복부나 흉복부를 통해 신장, 주위조직까지 절제(부분적, 근치적)
② 호흡양상 사정 : 횡격막 근접 부위 절제로 기침, 심호흡 어려움, 폐 합병증 예방 ★
③ 체위변경, 조기이상 격려, 폐환기 증진
④ 배액관, 수술 부위 관찰, 소변량 관찰, 방광팽만 예방, 통증관리
⑤ 남아있는 신장기능 확인 : 소변량 25~30cc/hr 이하는 신혈류 감소를 의미, BUN/Cr확인
⑥ 출혈예방 : 누워있는 대상자의 등 뒤의 출혈 확인, 절개부위지지
⑦ 배액관관리, 드레싱관리, 통증 관리

7. 방광암 ★★

비뇨기계 암 중 가장 흔한 암, 남〉여, 50~70세 호발

1) 원인

아닐린 염료의 노출(염색약품, 고무, 가죽, 페인트 작업 시), 만성 방광염, 신석증, 흡연

2) 증상
① 무통성 혈뇨, 무뇨, 다뇨, 방광 팽만, 방광염 증상(빈뇨, 긴박뇨, 작열감)
② 소변의 흐름 약함, 신부전, 방광-질 루(fistula)

3) 치료 및 간호 ★★

(1) 항암화약요법
국소적, 전신적 → 항암제를 도뇨관을 통해 방광내로 점적

(2) 방사선치료
수술 전 종양의 크기를 감소시키기 위해 고농도 방사선 이용

(3) 수술요법
① 경요도 절제술 ★ : 수술 후 24시간 침상안정, 지속적인 방광 세척, 출혈, 감염증상 관찰, 수분섭취
② 방광절제술 : 경요도로 제거가 곤란한 종양(부분방광절제), 성불능이 생길 수 있음을 교육, 요로전환술의 필요성 설명, 수술 후 감염증상 관찰, 배뇨곤란 완화, 수술 후 48시간 이내 맑은 소변 기대
③ 요로전환술 : 방광과 요도 제거 시 영구적 요로 전환술 필수

> **요로 전환술**
>
> [요로전환술 : 요관회장 도관 및 대장도관 전 간호] ★
> ① 수술 전 적응을 위해 채워질 주머니를 예정된 부위에 부착해봄(요관 S자 장루는 소변주머니에 부착하지 않음)
> ② 장준비 : 저잔유식이, 완화제 투여, 관장, 구강 neomycin(장내세균감소로 감염위험감소)투여
> ③ 심혈관계 검사
>
> [요로전환술 : 요관회장 도관 및 대장도관 후 간호] ★
> 1) 신장 기능 사정 : 수술 후 첫 12~18시간 동안 요관 이식부위 부종으로 요량 감소 → 섭취배설량, 혈청BUN, 혈청크레아티닌, 전해질 균형상태 평가
> 2) 통증 완화 : 진통제 투여
> 3) 조기이상 : 정맥정체, 무기폐 예방, 연동운동 촉진
> 4) 개구부 관리
>   ① 분홍색 혹은 붉은 색이 정상, 만일 자주색(∵혈액공급부전, 괴사위험)이 보이면 수술 필요
>   ② 부착물의 지름은 개구부보다 크게 자름
>   ③ 알칼리성 소변으로 인한 결정체는 희석식초용액으로 닦음
>   ④ 개구부 주위 비누와 물로 청결 유지 및 건조
> 5) 소변 수집주머니 관리
>   ① 소변 주머니는 4~5일마다 그리고 소변이 샐 때마다 교환
>   ② 착용기구 교환은 요생성 속도가 느린 이른 아침에 시행

③ 1/3~ 1/2정도 채워지면 주머니 비움
④ 개구부 주위는 비누와 물로 청결 유지
⑤ 뜨거운 물은 주머니를 상하게 하므로 금기. 미지근한 물 사용
6) 부착물로 인한 냄새 관리
① 비타민 C 섭취권장, 토마토, 아스파라거스 같은 음식물 섭취 제한
② 희석된 식초용액 몇 방울을 소변 배액주머니에 떨어뜨려 냄새 제거
③ 방취제를 알약 주머니에 넣어 사용
④ 소변 주머니를 미지근한 물에 헹군 뒤 희석된 식초용액에 30~60분 정도 담금
⑤ 소변 주머니는 물에 헹군 뒤 직사광선을 피하고 그늘에서 말릴 것
7) 식이 조절
① 주스와 같이 요를 산성화 시키는 음식 권장
② 충분한 수분 섭취(2L/일 이상, 소변농축으로 인한 결정체 형성 및 감염 예방)
③ 가스 생성 음식(콩, 양배추, 무, 건포도 등) 피하기
④ 껌 씹기, 빨대 사용, 흡연 등도 공기를 삼켜 가스형성을 증가시키므로 피할 것
⑤ 요관 S상결장루 시 저염소식이(∵장을 통해 염화물 쉽게 재흡수됨)
8) 합병증 관찰 : 피부감염(소변접촉으로 인한 자극), 출혈, 탈장, 협착(소변이 도관에 남아 배설장애, 전해질 불균형, 산독증), 대변이 매우 묽어져 항문으로 자주 누출, 스트레스 실금, 팽만 등
9) 정서적 지지 ★ : 인공루에 대한 자신의 감정을 표현하고 변화된 자아상에 적응

8. 요로결석(urolithiasis) ★★★★

- 신결석 ★, 요관결석
- 결석이 하부요로를 지나기 전까지는 무증상, 때로 극심한 통증 유발

1) 임상증상

산통, 빈뇨, 배뇨곤란, 혈뇨, 요로폐쇄 시 핍뇨, 무뇨, 오심, 구토, 현저한 혈압저하(극심한 통증으로 쇼크 시)

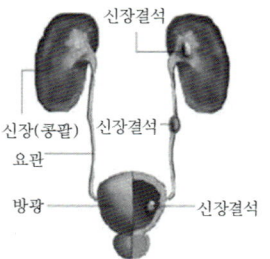

2) 원인 ★★

① 고칼슘혈증, 고수산염혈증, 고요산혈증
  ㉠ 칼슘결석 : 가장 흔하며 결석의 90% 이상에서 발견
  ㉡ 수산염결석 : 식이(주로 곡식), 비타민C 과용(시금치 등), 염증성 장질환
  ㉢ 요산결석 : 산성소변, 통풍 ★, 고퓨린식이
② 요정체, 부동, 탈수, 이뇨제 사용, 감염, 에스트로겐, 프로게스테론 대체요법 등

3) 치료와 간호 ★

(1) 통증조절

마약성 진통제 정맥 주입, NSAIDs 투여, 항경련제

(2) 감염예방
① 적절한 항생제 투여
② 적절한 식이 섭취 : 영양 균형을 맞춘 충분한 열량 섭취
③ 충분한 수분 섭취 : 2~3/일(3~4/일 권장)

(3) 약물요법
① 칼슘결석 : hydrochlorothiazide(신세뇨관에서 칼슘 재흡수 증가로 요중 칼슘을 감소시킴) 투여
② 요산결석 : allopurinol, 소변 중화를 위해 중탄산나트륨, 구연산 투여

(4) 식이요법 ★★
① 충분한 수분섭취
② 비타민 D 함유식품 섭취 제한 : 부갑상선호르몬 생성 자극 예방
③ 결석 종류에 따라 식이 섭취 조절 ★
  ㉠ 칼슘결석(인산, 수산화) : 인산(우유, 치즈, 달걀, 콩, 잡곡 등)/수산함유 식품(차, 코코아, 인스턴트 커피, 콜라, 맥주, 콩, 시금치와 감귤, 사과, 포도 등)제한, 저단백 및 저염식 제공, 적절한 칼슘섭취(∵ 저칼슘식이는 뼈의 탈칼슘화 초래),비타민 C 의 과량 섭취 주의(요중의 수산 배설을 증가)
  ㉡ 요산결석 : 고기내장, 가금류, 생선, 육즙, 적포도주, 정어리 등 퓨린식품 금지, 단백질 섭취 제한
  ㉢ 시스틴결석 : 하루 3L이상 수분 섭취 격려
  ㉣ 스트루바이트(감염석) : 저인산식이, 소변의 산성화유지(Vit. C 섭취)
④ 적절한 운동 : 지나치게 땀 많이 흘리는 운동 삼가기 ∵ 상부요로에서 하부요로로 결석 이동시킴
⑤ 잦은 체위변경
⑥ 배뇨관리 :재발방지 교육 및 잦은 F/U

(5) 체외 충격파 쇄석술(extracorporeal shock wave lithotripasy, ESWL)
① 결석을 부수기 위해 초음파, 레이저, 건성충격파 에너지 등을 적용하는 비침습적인 시술, 작은 파편을 만들어 배출
② 시술 전 : 진정제 투여, 피부 특정 위치 국소마취 크림 도포
③ 편평한 시술대에 눕히고 충격파 방출
④ 30~40분 정도 부동
⑤ 합병증은 드물지만 출혈, 시술 후 결석 파편 통과 시 신산통 경험 ★
⑥ 시술 후 : 신산통 호소 → 항경련제 투여, 조기이상, 수분 섭취 증가로 이뇨촉진
⑦ 결석 배출 확인 위해 배뇨 시마다 소변을 거즈로 걸러냄
⑧ 합병증 : 옆구리 반상 출혈, 결석파편 잔류, 요로성 패혈증, 신장 주위 혈종과 출혈, 빈뇨, 핍뇨, 배뇨통, 혈뇨, 통증, 발열, 오한, 패혈증, 장폐쇄, 심혈관계 이상

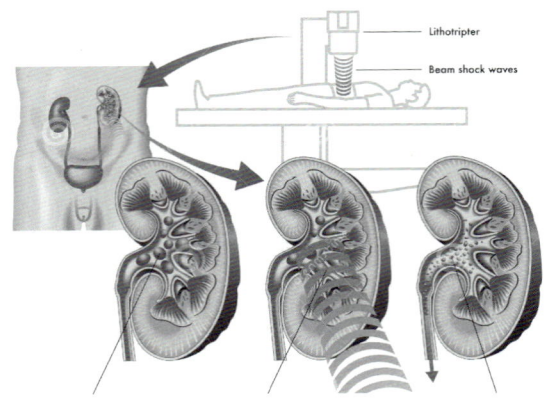

9. 급성신부전(acute renal failure, ARF) ★★★★★★★★

- 신장의 여과기능이 갑작스럽게 상실되지만 회복 가능한 상태, 핍뇨, 체내 질소노폐물 축적으로 BUN/Creatinin↑
- 치사율 50~80%, 연령이 높을수록 예후 불량
- 사구체 여과율의 급격한 저하로 이뇨기능 저하 → 수분과잉, 저나트륨혈증, 고칼륨혈증 등 전해질 불균형, 대사성산독증, 요독증 유발

1) 원인 ★

저혈압과 신전성 저혈량(prerenal hypovolemia) ← 가장 흔한 원인

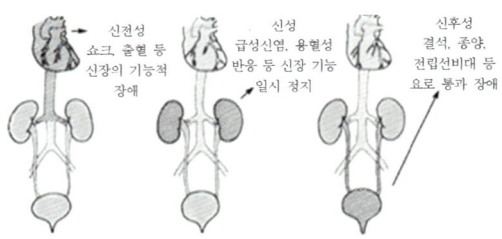

(1) 신전성(prerenal)원인 : 55~70%, 신혈류량 감소

① 저혈량(설사, 구토, 출혈, 과량이뇨제, 화상, 당뇨)
② 심박출량 감소(심부전, 심낭압전, 급성 폐색전증)
③ 혈관협착(신동맥폐색, 동맥류)

(2) 신장성(renal) : 25~40%

신장 실질조직 병변 → 신독성 물질 노출, 외상(수술, 손상), 급성 세뇨관 괴사

(3) 신후성(postrenal) 원인 : 5%, 양측 요관, 방관, 요도의 폐색, 종양, 전립선 비대 등

2) 병태생리 ★

① 관류저하 → 알도스테론, ADH 작용 → 소변량 감소 → 핍뇨
② 독성물질 → 신장에서 혈관수축 → 신혈류 감소 → 신허혈

③ 염증 → 신장조직 면역초래 → 세뇨관 손상 → 신세포괴사 → 고형성분이 세뇨관 폐쇄
→ 소변형성 배출장애
④ 요로폐쇄 → 세뇨관내 압력이 사구체 정수압보다 상승 → 사구체 여과중단

3) 급성 신부전의 4단계 ★

① 시작기 : 질병의 노출~신장증상이 나타나기까지(즉각 혹은 수일)
② 핍뇨기(시작기 이후 1~7일에 나타나 2주간 지속, 혹은 몇 달간 지속)
  ㉠ 투석필요, 오래 지속될 경우 예후 나쁨
  ㉡ 소변량 감소, 400ml/일 이하(50% 환자) → 수분과다증상(눈꺼풀 부종, 호흡곤란, 울혈성 심부전 등)
  ㉢ BUN/Cr 상승, 요비중 : 1.010 고정 → 요독증으로 진행
③ 이뇨기
  ㉠ 핍뇨기 이후 2~6주 시작, 1~3주간 지속, BUN 상승이 멈출 때 까지
  ㉡ 세뇨관 요농축 기능 상실로 1~3L/일에서 3~5L/일 소변량 증가(지나친 이뇨로 저혈량, 저혈압 유발)
  ㉢ 신장에서 암모니아 합성장애로 수소이온 배출 어렵고 중탄산염 재흡수 장애로 대사성 산증 유발, Na↓, K↑(★ 심전도 변화 주의, QRS군이 넓어지거나 좁고, 뾰족한 T파, 심정지 등)
  ㉣ 뇌와 신경계 질소노폐물 축적 → 피로, 집중장애, 혼미, 혼수, 발작
④ 회복기(신부전 발생 후 12개월) : 신기능이 호전되어 질환 시작 전과 비슷한 수준으로 회복 (BUN/Cr 회복, 사구체 여과율 호전), 혹은 만성신부전(악화)으로 진행

4) 증상 ★★★

(1) 가장 흔한 증상 : 핍뇨 또는 다뇨

(2) 수분 전해질 불균형 ★★★

① 수액과잉 또는 고갈, K+↑ ★, Mg^{2+}↑, Na+↓, Ca^{2+}↓, HCO_3-↓, 산증
② 심전도의 변화

(3) 산-염기 불균형 ★

대사성 산독증 → 세뇨관에서 수소이온의 배설과 중탄산염(HCO_3-)의 생성 감소

(4) 대사성 노폐물 축적

요독증 → 혼돈, 경련, 혼수, 고정자세 불능증, 오심, 구토, 위장관 출혈, 심낭염, 심낭마찰음

5) 치료 및 간호 중재 ★★★★★

(1) 신전성, 신후성 원인교정

(2) 약물요법

이뇨제(체액량 과다 예방 및 소변량 회복 안 될 경우), 수액처방(신혈류 증가 목적), 도파민(신관류 강화, 혈압상승유도), 칼슘 통로 차단제

(3) 영양상태유지
① 수분제한, 저염, 저칼륨식이
② 고칼로리, 저단백, 고탄수화물식이 : 탄수화물에서 열량을 얻어야 단백질 분해로 인한 BUN/ Cr.의 생성감소

(4) 수분 전해질, 산-염기 균형 유지
① 고칼륨혈증 교정 ★★★
  ㉠ 칼륨 많은 음식이나 약물 피하기(오렌지, 바나나, 복숭아, 토마토, 살구, 견과류, 생 채소, 당근)
  ㉡ 응급 시 50% DW +RI 투여(인슐린은 K+을 세포내로 이동)
  ㉢ Kayexalate ★, sorbitol : 구강, 직장 투여로 K+ 낮춤(T파 변화 관찰) ★
  ㉣ 심전도모니터링 → 심정지 예방
② 섭취량/배설량, 체중, V/S, CVP 측정
③ 피부와 점막의 상태 관찰
④ 체액 보충 시 과도하지 않도록 주의(전날 소변량 + 400~800ml 보충)
⑤ 말초부종 : 사지 상승, 압박, 조이는 옷 피하기, 깨끗하고 건조한 피부 관리
⑥ 대사성 산증 교정 : 중조(중탄산나트륨) 투여
⑦ 저나트륨혈증 교정 : 실제 부족보다는 희석된 결과로 적절한 수분조절필요
⑧ 마그네슘제한 : 신장 통해 배설 → 축적가능(진한 녹색채소, 마그네슘 포함된 제산제 제한)

(5) 피부손상예방
잦은 체위변경, ROM 운동, 특수 매트리스 제공

(6) 감염관리
이차적 감염이 중요 사망 원인, 주의 깊은 관찰과 요도 카테터 삽입 제한

(7) 빈혈관리(수혈, erythropoietin 투여)
출혈관리 : 제산제로 위장관 출혈예방 혹은 비타민 K 투여

(8) 심낭염 치료(스테로이드, NSAIDs), 경련관리(정맥 내 phenytoin, phenobarbital 투여)

(9) 신기능 대체요법
① 투석 : 혈액/복막 투석
② 지속적 신기능 대체요법(CRRT, continuous renal replacement therapy)

(10) 피부 관리
① 소양감 원인 해결, 적절한 목욕과 피부윤활제 사용
② 약물 : corticosteroids, 항히스타민제, 정온제, 진정제, 피부 윤활제
③ 시원한 환경, 기분전환, 냉 적용
④ 손톱은 짧고 둥글고 청결하게, 밤에는 벙어리장갑이나 부목 대어 긁는 것 방지, 치료적 목욕으로 증상 경감

⑤ 수분이 남아 있는 피부에 보습제나 스테로이드 연고 바르면 효과가 증진
⑥ 금주, 커피 제한, 피부건조 예방
⑦ 꼭 끼지 않는 면제품 의류, 옷은 두껍게 입지 않도록 하고 화학섬유, 모직물은 피하기

10. 만성신부전(chronic renal failure, CRF) ★★★★★★★

- 점진적이고 비가역적 신장 기능 상실 ★
- 3개월 이상 사구체 여과율 60ml/min 미만(15 미만 시 말기 신부전) 혹은 만성적 신질환이 수개월이상 지속되어 네프론이 60% 이상 비가역적으로 감소된 상태 ★

1) 원인

① 당뇨병 및 고혈압(가장 흔한 원인)
② 사구체 기능장애 : 사구체신염, 당뇨병성 신증, 고혈압성 신경화증
③ 전신질환 : 다발성 동맥염, 전신성홍반성낭창, 혈관염

2) 병태생리

(1) 신장변화 ★★

① 신장 기능부전 → 사구체여과율↓ → 소변생성과 수분배설 이상 → 전해질 불균형, 소변농축 저하로 다뇨(탈수), 희석된 소변은 저나트륨혈증 보이고 치료 안 되면 극심한 탈수 → CRF초기 증상
② 질병이 진행되면, 신장 기능 저하로 소변생성 감소 → 나트륨 정체, 수분과다 위험
③ 사구체 여과율이 10~20ml 이하로 감소 시 혈중 요소 증가로 요독증 → 사망 ★

(2) 대사장애

① 사구체여과율↓ → BUN/Cr.↑

(3) 전해질, 산 염기 균형 장애 ★

① 고칼륨혈증 → 부정맥, 사지의 이완성 마비, 근육허약 ★
② 다량의 수분정체 → 희석성 저나트륨혈증
③ Na정체 → 부종, 고혈압, 심부전 동반
④ 신기능 저하로 혈청 비타민 D 부족 및 칼슘대사이상(저칼슘혈증과 고인산혈증)에 의해 2차성 부갑상샘 기능항진 → 골통증, 골절, 골밀도 상실, 골연화증

3) 증상 : 서서히 발생하므로 발병 시기 발견 곤란

① 신경계 : 권태감, 낮 시간의 졸음, 집중력 저하, 발작, 혼수, 뒤틀림, 감각이상, 운동실조 등
② 심혈관계 : 고혈압, 말초부종, 울혈성심부전, 심낭삼출액, 심장압전, 경정맥 울혈 등
③ 호흡기계 : 빈호흡, 깊은 한숨, 하품, kussmaul 호흡, 요독성 폐렴
④ 위장계 : 식욕부진, 오심, 구토, 금속 맛 느낌, 맛에 대한 감각의 변화, 요독성대장염(설사) ★
요독증 ★ : 위장관 점막의 염증 발생 → 요독성 구취증, 요독성 구내염, 호흡 시 요독성 악취(호흡시 암모니아 냄새)유발

⑤ 혈액계 : 빈혈, 비정상적 출혈과 멍
⑥ 피부계 : 피부긴장도 감소, 건조한 피부, 소양증, 자반증
⑦ 근골격계 : 근육허약과 경련, 뼈 통증, 병리적 골절
⑧ 생식계 : 수정 능력 감소, 성욕 감퇴, 발기부전, 불규칙한 월경이나 무월경
⑨ 심리적 : 성격, 행동변화, 정서적 불안정, 우울, 슬픔
⑩ 마그네슘 섭취 시 배설이 안 되어 고마그네슘혈증 증상이 나타남

4) 치료 및 간호 중재 ★★★★

(1) 수분조절
① 필요시 이뇨제 투여(체중, 섭취량/배설량 측정) 단, 투석전에는 저혈압이 우려되니 금지
② 저염식이(염분 섭취 시 체내 수분 재흡수로 부종우려)
③ 수분축적 → 혈압 상승 → 시력변화 초래
④ 수분은 전날 요 배설량, 부종, 체중, 혈중 나트륨 수치 보면서 섭취

(2) 전해질조절
고칼륨혈증, 대사성산독증, 저칼슘혈증, 고인산혈증 교정

(3) 식이조절 ★★★
① 단백질 제한 : 단백질 대사에서 발생한 노폐물의 축적이 요독증의 원인, 열량은 탄수화물에서 섭취(부족 시 조직단백질 분해로 BUN/Cr.↑), 초기 단백질 제한 식이가 일부증상 예방과 신기능 보존
② 나트륨 제한 : 나트륨과 수분의 정체로 부종, 울혈성 심부전, 고혈압 유발,향신료 사용 (식욕촉진)
③ 칼륨 제한 : 칼륨의 배설 장애로 고칼륨혈증을 발생하여 심부정맥을 유발, 인슐린의 정맥 투여로 칼륨을 세포내로 이동시킴
④ 인 제한 : 고인산혈증 발생(사구체 여과율 감소로 인한 신장의 인 배설 감소)
⑤ 철분, 칼슘, Vit-D 보충

(4) 감염과 상처예방
① 조기 발견과 치료 위해 증상관찰 : 배뇨 시 통증, 혈뇨, 탁한 소변색, 오한, 열
② 조직손상은 감염발생 – 혈청 칼륨 증가되니 주의

(5) 안위증진
① 소양증
  ㉠ 혈중 인 수준 감소하면 소양증 완화
  ㉡ 피부건조 피함
  ㉢ 알코올과 향기 함유물질 피함 ∵ 건조와 소양감을 증가
  ㉣ 오일, 목욕, 국소 피부완화제와 로션으로 촉촉한 피부 유지
  ㉤ 항히스타민제
② 약물로 인한 독성 증상, 부작용 : 아스피린 피할 것
③ 피로 : 휴식 중요, 낮잠 권장, 불면증 해소, 적절한 운동, 빈혈치료(erythropoietin)

11. 투석(dialysis) ★★★★★★

① 반투막을 통해 대상자의 혈액과 투석액 사이의 물질과 물이 이동하는 것으로 말기 신부전증 환자에게 시행, 확산, 삼투, 초여과의 원리 이용
② 수분과 전해질 불균형 교정, 노폐물 제거(요소, 크레아티닌 등), 과도한 약물 축적의 치료, 혈액 산증 교정과 중탄산염 보충

	복막투석(peritoneal dialysis, PD) ★	혈액투석(hemodialysis, HD)
특징	• 복막강에 고장성 투석액 주입 후 복막을 통해 노폐물, 수분제거	• 인공신장기를 이용한 체외순환을 통해 혈액 정화
이점	• 손으로 쉽게 조작할 수 있음, 간단성 • 독립적 생활 가능 • 혈액투석에서 나타날 수 있는 저혈압 및 수분 전해질 불균형이 드묾 • 비교적 식이 및 수분섭취가 혈액투석에 비해 자유로움	• 짧은 치료시간(4~5시간), 노폐물과 수분을 효과적으로 제거 • 투석실에서 의료진이 수행하며 안전한 간호를 제공받을 수 있음
단점	• 치료시간 긴 편, 복막염 가능성	• 전신적인 헤파린 요법 필요
금기증	• 광범위한 복막유착, 최근복부수술 등	• 혈액역동이 불안정한 상태
합병증	• 복막염 ★★★★★(혼탁, 불투명) • 복압 상승으로 인한 탈장, 장천공 • 복통 : 낮은 투석액 온도, 빠른 주입속도 • 호흡곤란(투석액에 의한 횡격막 압박) • 복막을 통한 단백질 손실이 큼	• 혈액역동 변화: 저혈압, 심부정맥, 빈혈 • 헤파린 투여로 인한 출혈 • 감염, 공기색전 • 전해질 불균형 • 투석 불균형증후군: BUN 급격한 감소로 뇌부종과 두개내압상승 초래
간호 중재 ★★	• 충분한 양의 단백질 섭취, 지방 제한 • 투석 중 항응고제의 영향과 혈액응고 상태 관찰 • 투석 전, 중, 후 주의 깊게 관찰 • 투석 시 감염 예방(손씻기, 공기환기) • 투석액 주입시 반좌위, 기침, 심호흡 적용 ∵ 횡격막 압박으로 호흡방해 • 통목욕 금지, 체중, 활력 징후 매일 측정 • 복막 감염 의심 시 균배양 검사 시행 ★	• 투석 전 후 체중 및 활력징후 측정(저혈압, 고열 주의) • 헤파린 요법에 의해 출혈 위험 • 혈관의 개존성(진동과 잡음)여부 확인 • 동정맥루가 설치된 팔에서 혈액채취, 정맥주사 측정금지 • 혈관을 조이는 장신구, 의복 착용, 무거운 것을 들거나 팔베개를 하지 않도록 교육 • 동정맥루 수술 후 운동 교육 : 수술 직후 심장보다 팔을 높게 상승, 수술 2일 후 통증과 부종이 감소 하면 운동 시작(공 주무르기) • 식이요법 원칙 ★ : 질 좋은 단백질과 적절한 열량 섭취, 제한(염분, 수분섭취, 칼륨, 인 포함 음식) • 필수약물 : 수용성 비타민, 철분제제, 인결합제, 항고혈압제 등

> **동정맥루, 동정맥이식, 동정맥문합을 가진 대상자의 간호 ★★**
> ① 혈관통로가 있는 사지에서 혈압측정, 정맥주사, 채혈 금지
> ② 매일 자주 (4시간마다) 진동(thrill) 촉진, 잡음 청진
> ③ 말초맥박, 순환 사정
> ④ 수술 직후 환측 사지 상승
> ⑤ 일상적인 ROM 운동 권장
> ⑥ 바늘 삽입부위의 출혈 유무와 감염증상 사정
> ⑦ 혈관 통로가 있는 사지를 압박하거나 무거운 물건을 들지 않기
> ⑧ 수면 시 혈관통로가 있는 사지 위로 무게가 가해지지 않도록 주의

12. 신장이식(Kidney transplantation, KT) ★★★★

- 회복 불가능한 신부전 시 생체나 사체의 신장을 이식하는 외과적 수술
- 공여자(18~60세가 원칙, 65세 이상도 건강하면 가능)와 수여자의 ABO혈액형과 HLA(human leukocyte antigen)일치 시 가능
- 이식 후 즉시 신장기능 시작: 배뇨 → 수술 성공의 여부를 파악하는 근거
- 신기능이 정상화 될 때까지 투석을 할 수 있음

1) 이식거부 반응(rejection) ★★★★

(1) 초급성(hyperacute)
① 수술 직후 ~ 수시간 이내
② 순환하는 세포독성 항체가 이식조직을 괴사
③ 소변량 갑자기 감소, 고열, 신장부위 통증, 기능감소
④ 치료 : 즉시 신장적출술 실시

(2) 급성(acute) ★★★★
① 수술 후 수일 내~3개월(수개월)
② 무뇨, 핍뇨, 이식부위 통증, 발열, 부종, 갑작스런 체중증가, 고혈압, 전신쇠약
③ 혈청 크레아티닌, BUN 상승, 크레아티닌 청소율 감소
④ 치료 : 고용량의 스테로이드, 단일 항체 면역억제제, 방사선 조사

(3) 만성(chronic)
① 수개월~수년
② 신장기능 점차 악화, 단백뇨, 고혈압
③ 치료 : 효과적인 치료 없음, 원인에 맞는 치료, 비가역적

2) 거부반응 예방법 ★
① 면역억제제(cyclosporine) 투여 ★

② 면역억제제 사용 시 3가지 심각한 문제
  ㉠ 감염위험
  ㉡ 악성종양 발생 위험
  ㉢ 퇴행성 뼈 질환 위험(관절 대치술을 하기도 함)

UNIT 04 남성생식기계 장애

1. 양성전립선비대증(benign prostatic hypertrophy, BPH) ★★★★

1) 병태 생리
① 전립샘의 샘 조직에서 조직의 증식 → 전립선 비대
② 방광쪽으로 올라가서 요로는 좁아지게 되어 소변 배설이 폐쇄
③ 상피세포 수 증가와 지지조직의 비대로 소변배설에 영향

2) 원인
전립선의 만성염증, 대사와 식이, 호르몬의 변화와 노화

3) 증상
① 빈뇨, 배뇨곤란, 혈뇨, 야뇨증, 긴급뇨
② 직장 수지검진을 통한 전립샘 비대
③ 배뇨긴장, 배뇨시작 지연, 감소된 소변 줄기
④ 소변 본 후 방울방울 떨어짐

4) 진단검사 ★
① 직장 수지검사 ★, 혈액검사, 소변검사, 신기능검사(BUN, Creatinine), PSA
② 방광경검사, 방광조영술, 경정맥 신우조영술, KUB, 잔뇨량 검사 등

5) 내과적 중재
① 약물치료 : α-아드레날린 차단제(근이완, 소변정체 감소)
② 요정체개선 : 유치도뇨관 삽입
③ 수분섭취권장 : 요로감염 예방, 금기가 아니라면 2L/일 이상 권장
④ 염증시 항생제 투여 : 소변을 산성으로 유지시켜 방광염 감소
⑤ 배뇨조절 : 방광이 빨리 채워지지 않도록 요의 시 배뇨함

6) 경요도 전립선절제 수술 후 간호중재 ★★★
• 주요 간호 : 활력징후 관찰, 배액유지

(1) 수술 후 2~3일간 2,000~3,000cc/일 수분 섭취 격려(혈액 응고 예방)

(2) 출혈과 감염 관찰, 카테터의 배액 상태 유지

(3) **통증관리**
　　방광경련, 배뇨관 폐색으로 인한 통증 관찰, 진통제 투여

(4) **24시간 침상안정 후 조기 이상, 심호흡, 기침 격려**

(5) **방광세척 ★★★** : 혈괴형성 예방
　　① 생리식염수 ★(물 사용 금지 ∵ 수독증, 전해질 결핍)를 사용한 무균 세척, 유치도뇨관 개방상태 유지
　　② 수술 후 2~3일간 지속
　　③ 섭취량과 배설량을 확인
　　④ 튜브의 위치와 세척액의 색 관찰
　　⑤ 출혈 관찰
　　⑥ 보통 세척 용액 60~100cc로 간헐적 세척

(6) **치골 상부 온찜질, 좌욕**

(7) **T 바인더 지지**

(8) **직장 체온, 튜브 삽입 금지**

(9) **환자교육 ★** : 요도폐색증가 및 전립선 울혈 예방
　　힘든 운동, 운전 피함, 맵고 짠 음식, 커피, 알코올 섭취 금기, 발기는 정상임을 설명. 4~6주간 성생활 금지, 배변완화제 복용, 6~8주간 무거운 물건 들기 금지

2. 정관절제술
- 영구적 피임을 위한 외과적 방법, 정자의 통로인 정관을 절단, 양 끝을 매몰하는 시술
- 전립선절제술 후 시행(가끔 역행성 부고환염을 피하기 위함)해도 남성호르몬의 분비기능은 정상적으로 작용
- 남성의 2차 성징, 성욕, 성감에 변화 없고, 성교 시 정액도 제대로 배설됨

1) 시술효과
　　① 정관절제술 후에도 정자는 계속 생산되나 정관이 막혀서 정낭에 도달하지 못함
　　② 전립선에서 생성된 알칼리성 점액은 성교 시 사정(정자 없으므로 임신 안 됨)

2) 시술 후 간호
　　① 약간의 통증, 종창, 멍 : 음낭에 얼음주머니 적용, acetaminophen 투여(아스피린은 출혈 위험), 음낭지지, 휴식
　　② 수술 후 1주일까지는 무거운 것 들기 및 성교 피하기
　　③ 추후 정액분석 후 무정자증 보일 때까지 다른 방법을 이용한 피임 필요

UNIT 05 유방질환

1. 유방암(breast cancer) ★★★★★★★★

1) 위험요인
① 연령(50세 이상), 가족력, 지리적 요인(북미, 북유럽)
② 이른 초경, 늦은 폐경(55세 이후), 분만경력 없는 경우, 30세 이후 첫 출산
③ 호르몬 대체요법, 경구용 피임약, 방사선 조사, 알코올 섭취
④ 과체중, 고지방식이, 알코올 섭취, 발암물질 노출, 만성적 스트레스

2) 임상증상 ★
① 일측성, 단일 덩어리 또는 비후(대개 상부 외측 사분원)
② 대개는 무통, 불규칙한 모양, 움직이지 않고, 압통이 없고 딱딱함
③ 오렌지 피부 함몰, 유두 분비물, 퇴축, 크기 증가

3) 호르몬치료 ★
항에스트로겐 제제 – 홍조, 질 분비물, 오심, 구토 증상이 나타날 수 있음

4) 유방절제술 후 간호중재 ★★★★★

(1) 출혈 부위와 활력징후 사정

(2) 수술 후 압박드레싱은 초기에 사용
수술부위 유합 촉진 및 팔의 부종 예방

(3) 절개부위 얼음주머니 제공 : 부종 경감

(4) 진통제 투여
체위변경, 신체 활동 전 진통제 투여로 안위도모와 스트레스 완화

(5) 감염, 림프부종 위험성 관리 ★★★★
① 수술 받은 팔은 24시간 부동 : 절개선 긴장 완화
② 팔운동 격려, 팔꿈치는 심장보다 높게 베개를 대주고, 손은 팔꿈치보다 높게 둠 ★
③ 탄력붕대나 장갑 착용, 팔 마사지
④ 손상주의 : 화상, 찰과상, 절상 등에 의한 감염 가능

(6) 주의사항 교육 ★
① 수술한 쪽 팔에서는 혈압 측정, 주사, 채혈(순환장애, 감염 유발 가능)피할 것
② 수술한 쪽 팔에 꽉 끼는 의복 ★, 손목시계, 보석 착용 피할 것
③ 무거운 물건 드는 일, 힘이 가해지는 활동을 하지 말 것
④ 설거지 시 고무장갑 착용
⑤ 손톱정리 시 가위 사용 금지
⑥ 태양광선 피하고 햇빛 차단제 바르기
⑦ 피부 부착용 제모제 사용은 피할 것

(7) 재활운동 ★★ : 관절가동범위(ROM) 회복

① 수술 후 24시간까지는 부동, 이후에는 침상에서부터 손, 팔목, 팔꿈치 운동 시작 ★
② 운동은 규칙적이고 점진적으로 실시(하루 3번)
③ 정상적 움직임 결여 시 초래되는 '어깨가 굳는 현상(frozen shoulder)' 예방
④ 주먹을 쥐고 펴는 운동, 공을 압축하는 운동, 추 흔들기, 손가락으로 벽 기어오르기, 줄 돌리기, 유리창 닦기, 팔꿈치의 굴곡, 신전운동
⑤ 자가 간호 격려(식사, 머리 빗기, 세수하기, 지퍼 올리기, 브래지어 잠그기)

(8) 액와림프절 절제 후 팔에 대한 보호

화상, 곤충 물리기, 긁히기, 절상, 심한 세척제 사용, 화학약품, 외상 등으로부터 보호, 발적, 부종, 열감 시 내원

(9) 상처치유 후 피부간호

① 코코아 버터로 마사지 : 흉터를 부드럽게 하고 구축 방지
② 수술 부위에서 팔꿈치, 팔 안쪽 따라 무감각은 1년 이내 호전

(10) 정서적 지지

신체변화, 성적 문제와 성생활의 회복에 대한 두려움을 표현하고 대화로 돕기

(11) 추후관리

3개월마다(2년간), 6개월마다(3년간), 그 후 매년 마다 유방검진, 1년마다 mammography, bone scan, 임상검사, 매달 유방자가검진 시행(월경 시 매월 월경 끝난 날~7일 사이, 폐경 시 매월 일정한 요일 정하기)

단원별 문제

01 다음 중 세포내액량 과다의 원인으로 옳은 것은?

① 0.45% 염화나트륨 수액, 5% 포도당 과다 투여
② 혈청 나트륨 상승 혹은 정상
③ 혈청 삼투압 300mOsm/kg 이상
④ 항이뇨호르몬 부족과 관련된 수분과다
⑤ 불감성 수분상실

해설 세포내액 : 세포내에 존재, 총 체액 2/3, 체중의 40%가 해당
① 세포내액 원인, 그 외에도 수분중독증, 세포부종 시 많은 물에 희석된 상태, 과다한 수분섭취
② 세포내액 결핍 시
③ 수분부족 시
④ 항이뇨호르몬 지속투여 시 세포내액량 과다
⑤ 세포외액 결핍 시

02 최근에 체중이 5kg 증가, 폐에서 악설음 청취, 중심정맥압과 폐모세쐐기압이 증가된 대상자에게 제공할 간호중재로 옳은 것은?

① 나트륨 섭취를 권장한다.
② 앙와위로 침상 안정한다.
③ 알부민부족 시 단백질을 제한한다.
④ 잦은 체위변경과 피부간호를 제공한다.
⑤ 4시간 마다 피부탄력정도를 사정한다.

해설 세포외액량 과다상태
→ 수분과다로 과혈량 상태, 나트륨 증가, 요흔성 부종, 호흡곤란, 기침 발생
① 나트륨섭취 제한
② 상체를 30~45도 상승
③ 알부민부족 시 단백질 제공
④ 부종 시 피부손상 예방위해서
⑤ 최소 2시간 마다 사정

03 설사와 구토의 횟수와 양이 많았고, 혈액검사 결과 포타슘이 3.1mEq/L인 대상자에게서 즉시 관찰해야 하는 것은 무엇인가?

① 심전도
② 호기량
③ 피부색
④ 소변량
⑤ 의식수준

> **해설** 대상자는 저칼륨혈증 상태로(정상 : 혈액 내 3.5~5.0mEq/L)심부정맥이 나타날 수 있으므로 EKG를 확인한다. 칼륨은 세포내액의 주요 양이온으로 심근기능을 촉진한다. 저칼륨혈증시 EKG는 P파 약간 상승, PR간격 길어짐, T파 편평하고 내려감, ST 내려가고 길어짐, U파는 높아지는 특징을 보인다.

04 출혈시간 지연, 부정맥, 안면근육 마비, 후두경련, 손의 무감각과 저림 등을 호소하는 대상자에게서 주의 깊게 관찰해야 되는 전해질의 상태로 옳은 것은?

① 고칼슘혈증
② 저칼슘혈증
③ 고칼륨혈증
④ 저칼륨혈증
⑤ 저인산혈증

> **해설** 인체 내 칼슘 : 99% 뼈와 치아, 1% 조직과 혈액에 존재,
> 혈청 내 칼슘의 정상은 8.4~10.2mEq/L이다.
> ① 고칼슘혈증 : 칼슘의 혈중 정체로 신결석, 변비, 반사손상 발생
>   예방 : 수분섭취 격려, 소변의 산성화를 증진
> ② 저칼슘혈증 : chvostek징후 : 안면근육 경련, trousseau징후 : 손의 무감각과 저림,
>   tetany징후 : 후두경련, 부정맥 등이 나타남으로 칼슘 및 비타민 D등 투여

05 이뇨제와 스테로이드 제제를 투약중이며 EKG 검사 상 ST분절이 내려가고 길어졌고 P파는 약간 상승, T파는 내려가고 U파가 현저하게 나타나는 대상자에게 제공할 간호중재로 적절한 것은?

① 복막투석을 실시한다.
② 포도당 용액에 인슐린을 섞어서 투여한다.
③ calcium gluconate를 정맥으로 서서히 주입한다.
④ kayexalate를 구강이나 관장으로 투여한다.
⑤ 생리식염수에 칼륨을 희석하여 정맥 투여한다.

> **해설** 저칼륨혈증 상태로 포타슘 보충제를 구강으로 복용하거나 정맥으로 주입 시 1L의 용액에 20~40mEq/L의 용량을 희석해서 시간당 20mEq/L의 속도로 서서히 주입한다. 대상자에게 근육약화, 식욕부진, 오심, 구토 시 알려달라고 교육한다.
> ① 신장기능이 떨어진 경우 시행
> ②④ 고칼륨혈증 시
> ③ 저칼슘혈증 시

06 호흡곤란을 호소하는 대상자의 ABGA 결과가 다음과 같을 때 예측해 볼 수 있는 상태는?

H_2CO_3 : 1.2mEq/L, HCO_3^- : 15.0mEq/L 비율 (1 : 12.5)
$PaCO_2$: 40mmHg pH : 7.2

① 대사성 산증
② 대사성 알칼리증
③ 호흡성 산증
④ 호흡성 알칼리증
⑤ 과호흡

해설 [ABGA 결과 파악 순서]
1) pH 확인
2) $PaCO_2$ 와 PaO_2 수치 확인
[정상 ABGA 결과]
pH : 7.35~7.45
PaO_2 : 80~100mmHg
$PaCO_2$: 35~45mmHg
HCO_3^- : 22~26mEq/L
산염기 균형은 탄산(H_2CO_3) : 중탄산(HCO_3^-) = 1:20 으로 산증 시↓, 알칼리증 시↑

불균형 상태	pH	$PaCO_2$	HCO_3^-
대사성 산증	감소	정상	감소
호흡성 산증	감소	증가	정상
대사성 알칼리증	증가	정상	증가
호흡성 알칼리증	증가	감소	정상

07 40대 중반의 여성이 과도한 호흡과 수족근 경련이 나타나며, 빈맥, 현기증 등을 호소하고 있을 때 담당간호사의 간호중재로 옳은 것은?

① 즉시 산소를 공급한다.
② 시간이 지나면 호전될 거라고 말하여 안정시킨다.
③ 신체 자극을 주어 주의를 분산시킨다.
④ 사지 근육마사지로 호흡을 증진시킨다.
⑤ 비닐로 내쉰 호흡을 들이마시게 한다.

해설 [호흡성 알칼리증의 증상]
폐포의 과다 환기로 이산화탄소가 과다하게 배출되고 호흡중추를 과다하게 자극하여 호흡성 알칼리증을 유발
원인 : 탄산부족(과다환기), 과호흡, 저산소혈증, 쇼크, 외상, 갑상선기능항진 등
배출된 이산화탄소를 재 호흡하여 이산화탄소의 정체를 유도, 안정을 유지한다.

08 ABGA 결과 pH 7.49, HCO_3^- : 29mEq/L, $PaCO_2$: 38mmHg, PaO_2 : 88mmHg 일 때 나타날 수 있는 임상증상으로 옳은 것은?

① 산성 소변 배출
② 고칼륨혈증
③ 과호흡 시 증상이 더욱 악화
④ 테타니 발생
⑤ 보상기전으로 빠르고 깊은 호흡

> **해설** [대사성 알칼리증]
> ① 알칼리성 소변 배설로 보상(신장에서 중탄산염 배출)
> ② 저칼륨혈증(부정맥)초래 – 포타슘 소실 시 대사성 알칼리증 발생
> ③ 상관없음, 과호흡은 호흡성 알칼리증의 원인
> ⑤ 느리고 얕은 호흡

09 다음 중 배뇨양상에 대한 설명으로 옳은 것은?

① 방광에서 소변이 불수의적으로 배출되는 것을 긴박뇨라고 한다.
② 24시간 동안 총 배뇨량이 150ml 이하인 경우에 무뇨라고 한다.
③ 소변에 농과 악취, 혼탁함은 감염의 증상이 된다.
④ 밤 동안 배뇨하기 위해 3번 이상 깨어나는 경우 야뇨증이라고 한다.
⑤ 다뇨는 1회 배뇨량이 많으며 24시간 동안 총 배뇨량이 4,000ml 이상일 때이다.

> **해설** ① 실금에 대한 설명
> ② 24시간 동안 100ml 이하
> ④ 2번 이상 깨어나는 경우
> ⑤ 총 배뇨량이 3,000ml 이상

10 방광경 검사가 예정된 대상자의 교육내용으로 옳은 것은?

① "관장을 하여 장을 깨끗이 비웁니다."
② "방광을 비우기 위해 검사 전에 소변을 꼭 보세요."
③ "국소마취 하에 시행하며, 앙와위를 취합니다."
④ "마취를 한 경우 빠른 회복을 위해 검사 직후 일어나 걸으세요."
⑤ "소변 속의 선홍색 출혈이나 혈전은 방광경 검사 후 흔히 나타나는 소견입니다."

> **해설** ② 검사 2시간 전 2~3L의 수분을 섭취하며 방광을 채운 상태로 검사한다.
> ③ 전신 혹은 국소 마취하며 쇄석위 자세를 취한다.
> ④ 기립성저혈압, 실신을 예방하기 위해 검사 직후 움직이지 말고 안정을 취한다.
> ⑤ 분홍빛 소변은 괜찮으나 선홍색 출혈이나 혈전은 출혈을 의미하므로 주치의에게 보고한다.

정답 08. ④ 09. ③ 10. ①

11 신장의 기능으로 거리가 먼 것은?

① 혈압의 조절은 레닌 작용과 관련되어 있다.
② 전해질 조절은 항이뇨호르몬 작용에 의한다.
③ 대사성 산을 배설하여 체내 산도를 조절한다.
④ 비타민 D를 활성화하고 장의 칼슘 흡수를 자극한다.
⑤ 소변은 사구체의 여과, 세뇨관의 재흡수와 분비과정을 통해 형성한다.

> **해설** 항이뇨호르몬 작용에 의해 체내 수분을 조절한다. 전해질은 정수압, 삼투압, 부신피질호르몬의 영향과 관계있다. 사구체의 여과, 세뇨관의 재흡수와 분비과정을 통해 하루 약 1,500ml의 소변을 형성한다.

12 말기 신부전 대상자에게 고열량, 고탄수화물 식이를 제공하는 이유로 가장 옳은 것은?

① 다른 질환에 비해 열량소모가 많기 때문이다.
② 탄수화물은 적은 양으로도 높은 열량을 공급하기 때문이다.
③ 열량의 요구는 많은데 비해 신장으로의 당분 소실이 많기 때문이다.
④ 말기 신부전증 시 지방을 제한하면서 열량을 보충해야 되기 때문이다.
⑤ 탄수화물의 부족은 단백질의 분해를 초래하여 요소질소와 크레아티닌 생성을 증가시킨다.

> **해설** ① 맞는 내용이지만 가장 중요한 이유는 아니다.
> ② 탄수화물로 충분한 영양이 공급되지 못하면 ⑤의 문제가 발생할 수 있다.
> ③ 당뇨병이 아니기 때문에 당분의 소실이 적다.
> ④ 소량으로 고열량을 내는 것은 지방이다.

13 신장 결석의 재발이 잦은 대상자의 교육내용으로 옳은 것은?

① 비타민 D를 충분히 섭취한다.
② 잠들기 전 수분을 제한한다.
③ 많이 움직이는 것 보다 침상에서 안정을 취한다.
④ 유제품 섭취를 제한한다.
⑤ 수분을 충분히 섭취하도록 하되 밤에는 제한한다.

> **해설** ① 비타민 D 과잉 시 발생하니 제한
> ② 하루 수분 3,000~4,000ml 섭취, 밤에도 수분섭취하고 배뇨하며 계속적으로 소변희석하기
> ③ 침상안정은 뼈에서 칼슘이 빠져나오므로 결석의 재발을 더욱 악화시키는 요인
> ④ 유제품, 고칼슘이 신결석의 원인이므로 제한하기
> ⑤ 밤에도 섭취할 것

14 만성 신부전 대상자의 신기능이 점점 악화되고 있을 때 제공하는 간호중재로 적절하지 않은 것은?

① 경우에 따라서 혈액투석이나 복막투석을 적용할 수 있음을 설명한다.
② 체액과 전해질의 균형을 유지한다.
③ 유치도뇨관을 삽입하여 요로 감염을 예방한다.
④ 체액불균형 시 나트륨과 물의 섭취량을 같게 하여 탈수를 예방한다.
⑤ 안지오텐신 전환효소 억제제, 칼슘 통로 차단제를 투여하여 고혈압을 조절한다.

> **해설** 유치도뇨관은 요로감염의 원인이 될 수 있어서 가능한 삽입하지 않도록 하며 삽입하게 되는 경우 철저하게 무균술을 적용한다.

15 급성 신부전으로 치료 중인 대상자가 갑자기 시간당 소변량이 20ml 이하로 측정될 때 적용해야 할 간호중재로 옳지 않은 것은?

① 섭취량과 배설량을 확인한다.
② 혈중 칼륨수치를 확인한다.
③ 소변과 혈액의 전해질 농도에 따라 전해질 보충량을 결정한다.
④ furosemide, 만니톨을 투여한다.
⑤ 수분섭취를 더 증가한다.

> **해설** 급성신부전 환자에게 있어 수분전해질 균형은 생명유지에 중요한 부분이다. 수분을 과잉 공급하지 않도록 주의 깊게 실시한다.

16 사구체여과율의 현저한 저하로 인해 왼쪽 팔 요골동맥에 동정맥루를 설치하고 혈액투석을 시작하려는 대상자에게 시행하는 교육내용으로 옳은 것은?

① "왼쪽 팔로 무거운 물건을 들어도 됩니다."
② "왼쪽 팔에 진동이 있는지 확인 하십시오."
③ "왼쪽 팔은 10일간 움직이지 마십시오."
④ "이제 혈액투석을 즉시 시작할 수 있습니다."
⑤ "순환 정도를 알아보기 위해 왼쪽 팔에서 혈압을 측정해야 됩니다."

해설 동정맥루 부위 : 요골/척골 동맥, 요골정맥
[동정맥루, 동정맥이식, 동정맥문합을 가진 대상자의 간호]
1. 혈관통로가 있는 사지에서 혈압측정, 정맥주사나 채혈을 하지 않는다.
2. 매일 자주 (4시간마다) 진동(thrill)을 촉진하고 잡음을 청진한다.
3. 말초맥박과 순환을 사정한다.
4. 수술 직후 환측 사지를 상승시킨다.
5. 일상적인 ROM 운동을 권장한다.
6. 바늘 삽입부위의 출혈 유무와 감염증상을 사정한다.
7. 혈관 통로가 있는 사지를 압박하거나 무거운 물건을 들지 않게 한다.
8. 수면 시 혈관통로가 있는 사지 위로 무게가 가해지지 않게 한다.

17 다음 중 신장이식 후 발생하는 급성 거부반응에 대한 내용으로 잘못된 것은?

① 고열
② 핍뇨
③ 혈압 상승
④ 백혈구 감소
⑤ 수술부위 압통

해설 [급성(acute)거부반응]
• 수술 후 수일 내~3개월(수개월)
• 무뇨, 핍뇨, 이식부위 통증, 발열, 부종, 갑작스런 체중증가, 고혈압, 전신쇠약
• 혈청 크레아티닌 상승, BUN 상승, 크레아티닌 청소율 감소
• 치료 : 고용량의 스테로이드, 단일 항체 면역억제제, 방사선 조사

18 칼슘결석 대상자들에게 제공하는 식이요법으로 옳은 것은?

① 비타민 D 함유 식품 권장
② 지방이 많은 음식 섭취
③ 충분한 수분 섭취
④ 칼슘 복용
⑤ 차, 코코아, 커피, 콜라, 콩 등의 섭취를 권장

해설 ① 비타민 D 제한 - 부갑상샘 자극 방지
④ 칼슘 제한
⑤ 섭취 제한 - 고수산염 함유 식품임

19 신결석 치료를 위해서 체외충격파 쇄석술 검사를 하는 경우 흔히 나타날 수 있는 합병증으로 거리가 먼 것은?

① 고혈압
② 배뇨통
③ 장폐색
④ 혈뇨
⑤ 옆구리 반상출혈

> **해설** 체외충격파쇄석술 : 결석을 작은 파편으로 만들려고 부수기 위해 초음파, 레이저 등을 적용하는 비침습적 시술, 검사 후 나타날 수 있는 합병증 : 혈뇨, 배뇨통, 장폐색, 옆구리 반상출혈, 요로성 패혈증, 발열, 오한, 결석파편잔류 등

20 급성 신부전 대상자에게 제공하는 식이로 가장 적절한 것은?

① 고열량, 저단백, 저염식이
② 저열량, 저칼륨, 저염식이
③ 고열량, 저칼륨, 고염식이
④ 고열량, 고단백, 고칼륨식이
⑤ 저열량, 고칼륨, 고단백식이

> **해설** 탄수화물에서 열량을 얻어야 단백질 분해로 인한 BUN/Creatinine 생성을 줄일 수 있다.
> 급성 신부전 식이 : 고열량, 저단백, 저염식, 저칼륨식이 제공

21 구씨는 극심한 통증을 호소하며 병원응급실로 방문하였고 검사를 통해 요로결석을 진단받았다. 구씨가 호소한 통증의 양상 및 특징으로 옳은 것은?

① 신산통은 통증이 허리부분 깊은 데서 시작하여 허리 옆이나 주위로 방사된다.
② 진통제 투여 시 요로결석의 통증은 완화가 잘된다.
③ 요로결석으로 인한 통증은 일반적으로 둔하고 무딘 묵직한 통증이다.
④ 통증 시 위장장애 증상이 동반되지는 않는다.
⑤ 결석이 커지기 때문에 통증이 간헐적으로 나타난다.

> **해설** ② 진통제에 저항력이 있어 진통효과가 적다.
> ③ 예리하고 심하며 갑자기 발생한다.
> ④ 위장장애가 동반된다.
> ⑤ 결석이 움직이기 때문에 통증이 간헐적으로 나타난다.

22 신장이식과 관련된 내용으로 옳은 것은?

① 보통 수술 후 24시간이 지나면 이식신장에서 배뇨기능이 시작된다.
② 수술 후 24시간이 지나 발열, 무뇨, 혈소판 감소가 나타나는 것을 초급성 거부반응이라고 한다.
③ 수혜자는 18~60세의 감염의 증거가 없고 당뇨, 고혈압이 없는 사람이어야 한다.
④ 면역억제제 복용은 환자의 상태에 따라 기간이 정해지며, 퇴원 시 복용에 대한 투약교육을 한다.
⑤ ABO혈액형과 백혈구 항원(HLA)의 적합성 여부로 신장이식의 적절성을 평가한다.

> **해설** ① 즉시 배뇨기능 시작
> ② 수분 ~ 수 시간에 초급성 거부 반응 발생
> ③ 공여자에 대한 설명
> ④ 면역억제제는 평생 복용

23 복막투석 대상자에게 제공하는 교육내용으로 가장 옳은 것은?

① "매일 샤워 및 통목욕이 가능합니다."
② "도관 삽입 후 바로 투석이 가능합니다."
③ "지방은 제한하고 단백질은 충분하게 드세요."
④ "환기목적으로 문을 열고 투석액을 교환하세요."
⑤ "안위를 위해 편안하게 앙와위로 누워서 투석액을 주입하세요."

> **해설** ① 통목욕은 금지한다.
> ② 상처치유기간 약 5~7일 후 투석을 시작한다.
> ④ 투석 백을 교환 전에 환기, 환기 후에는 외부공기유입을 막기 위해 문을 닫고 시행한다.
> ⑤ 앙와위가 아니고 fowler's position 유지

24 양성 전립선 비대증으로 경요도 전립선 절제술을 받은 대상자에게 제공하는 수술 후 간호중재로 옳지 않은 것은?

① 수술 후 회복될 때까지는 수분공급을 제한한다.
② 섭취량과 배설량을 정확히 측정한다.
③ 방광세척 시 생리식염수를 사용한다.
④ 출혈여부를 잘 관찰한다.
⑤ 도뇨 시 방광세척 용액은 2~3L를 사용한다.

> **해설** 수술 후 2~3일간 2,000~3,000/일 수분 섭취를 격려하여 혈액 응고를 예방한다.

25 우측 유방절제술을 받은 대상자에게 제공할 간호중재로 가장 적절한 것은?

① 팔꿈치는 심장보다 높게 위치하도록 베개를 적용한다.
② 제모용 스티커를 사용한다.
③ 꼭 맞는 유방지지대를 착용한다.
④ 수술 후 즉시 팔 운동을 시작한다.
⑤ 문지르고 잡아당기는 마사지를 적용한다.

해설 ① 림프부종을 예방하기 위함이며 손은 팔꿈치 보다 높게 유지한다.
② 사용금지
③ 꼭 맞는 것 보다 여유 있게 착용
④ 절개선 긴장완화 위해 24시간 동안 움직이지 않기
⑤ 문지르거나 잡아당기고 두드리는 반복행동은 금지하나 팔 마사지는 가능함

26 급성 사구체신염 대상자의 간호중재로 알맞은 것은?

① 수분섭취를 격려한다.
② 고칼륨식이를 섭취한다.
③ 항생제의 투약 시간을 정확히 지킨다.
④ 충분한 단백질을 섭취한다.
⑤ 부종 감소를 위해 운동을 권장한다.

해설 급성 사구체 신염은 항원 항체 반응의 복합체가 형성되어 혈액을 떠돌다 사구체에 침전하여 염증반응을 일으키는 면역장애로 용혈성 연쇄상구균 감염(편도염, 인후염, 피부감염) 후 발생, 혈뇨, 단백뇨, 고혈압, 부종, 핍뇨의 증상이 나타난다.
① 수분섭취 제한
② 저칼륨식이 섭취
④ 저단백식이 섭취
⑤ 안정하기

27 방광염 대상자에게 제공하는 간호중재 및 예방법으로 가장 옳은 것은?

① 성행위는 당분간 금지한다.
② 요도의 자극을 피하기 위해 통목욕을 한다.
③ 4시간마다 배뇨하여 방광팽만을 예방한다.
④ 매일 2,000~3,000ml의 수분을 섭취한다.
⑤ 회음부는 뒤에서 앞으로 닦고, 습하게 하고 조이는 속옷은 피한다.

정답 25. ① 26. ③ 27. ④

해설 여성은 요도가 짧아 감수성이 높다.
① 성행위와 무관
② 통 목욕 보다 샤워 권장
③ 2~3시간 마다 배뇨
④ 세균을 씻어내는 것이 가장 간단한 예방
⑤ 회음부는 앞에서 뒤로 닦고 헐렁한 면 속옷 착용

28 실금대상자에게 제공하는 간호중재로 가장 관련이 적은 것은?

① 유치 도뇨관은 감염의 합병증이 높아질 수 있으므로 마지막 대안이다.
② 이완성 방광에는 콜린성 제제를 사용한다.
③ 여성의 요로감염에 의한 실금 시 항생제를 사용한다.
④ 스트레스성 요실금 시 주로 지속적인 방광훈련 프로그램을 실시한다.
⑤ 최소 하루 3,000ml의 수분을 섭취하여 감염의 가능성을 줄인다.

해설 스트레스성 요실금 시 골반저운동(Kegel's exercise)을 권장하며 대뇌기능저하, 혼돈으로 인한 실금 시 방광훈련 프로그램을 적용한다.

29 요로감염을 예방하기 위한 교육내용으로 옳지 않은 것은?

① 여성은 성관계 전후에 방광을 비운다.
② 뇨의가 있을 시 케겔 운동을 하여 배뇨시간을 조절한다.
③ 매일 2~3L의 수분을 마신다.
④ 여성은 회음부를 앞에서 뒤로 닦는다.
⑤ 배뇨하고 싶은 느낌이 없더라도 몇 시간마다 규칙적으로 방광을 비운다.

해설 뇨의를 느낄 때 바로 배뇨하도록 한다.

30 요로전환술 후 자가 관리에 대한 교육 내용으로 옳은 것은?

① "잠자기 직전에 소변주머니를 교환해주는 것이 좋습니다."
② "식초에 희석한 용액을 사용하여 냄새를 제거합니다."
③ "요루의 크기와 요루 주머니의 개구부는 정확히 같아야 합니다."
④ "요루 주위의 피부에 비누는 쓰지 않고 미지근한 물로 씻고 말리세요."
⑤ "크랜베리주스나 비타민 C 등을 제한하여 요를 산성화시키지 않도록 하세요."

28. ④ 29. ② 30. ②

해설 ① 요 생성이 서서히 되는 이른 아침에 교환
③ 요루 주머니의 개구부가 좀 더 커야 됨
④ 비누와 물을 사용하여 씻고 말림
⑤ 산성화시키는 음식을 권장

31 요의를 느끼면 5분을 참지 못하고 하루에 12회 이상 배뇨하며 밤에 잠을 잘 못자는 증상을 주 호소로 하는 대상자의 간호중재로 가장 적절한 것은?

① 유치도뇨관을 삽입한다.
② 수분 섭취를 제한한다.
③ 방광훈련 프로그램을 적용한다.
④ 회음부에 따뜻한 물을 흘려준다.
⑤ 요의를 느끼면 참지 않도록 한다.

해설 절박성(긴박성) 요실금으로 요의를 느낄 때 화장실에 도착 전에 실금한다. 이 때 방광 재훈련 프로그램이 효과적이다. 배뇨양상을 파악하여 스케줄을 만들고 배뇨 시간이 조절될 때까지 매 1~2시간 간격으로, 3~4시간 간격까지 늘려나가며. 방광을 완전히 비우도록 격려한다.

32 다음 중 호흡성 산증에 대한 내용으로 옳은 것은?

① 저환기, 호흡중추억제로 인해 발생한다.
② 기관지 수축제를 투여한다.
③ pH 7.35 이하, HCO_3^- 22mmEq/L 이하가 된다.
④ 중탄산이 과잉되거나 이뇨제 사용으로 저칼륨혈증이 원인이다.
⑤ 중탄산나트륨을 투여한다.

해설 ② 기관지 확장제를 투여한다.
③ pH 7.35 이하, $PaCO_2$ 45mmHg 이상 시
④ 대사성 알칼리증의 원인이다.
⑤ 대사성 산증 시

33 신생검 후 간호중재로 틀린 것은?

① 검사 부위에 모래주머니를 적용한다.
② 활력징후를 자주 측정하여 출혈여부를 사정한다.
③ 기침을 금지한다.
④ 검사 후 24시간 동안 침상에서 절대 안정한다.
⑤ 충분한 수분섭취를 권장한다.

> **해설** ④ 보통 4시간 정도 앙와위로 ABR한다.
> 이외에도 2주 동안 힘든 운동, 무거운 물건들기 같은 복압상승 행위를 피하고, 검사부위의 외상을 예방한다.

34 재채기, 기침, 웃기, 운동 등 복압 상승으로 방광이 압박되어 발생하는 요실금은?

① 절박성 요실금
② 반사성 요실금
③ 스트레스성 요실금
④ 기능성 요실금
⑤ 범람성 요실금

> **해설** ① 요의를 느낄 때 불수의적 배뇨가 무작위로 발생하는 경우로 방광의 경련성 수축과 관련이 있다.
> ② 방광에 일정한 용량이 채워지면 반사적으로 배뇨되는 형태의 요실금이다.
> ④ 요로계 기능은 정상이나 기동장애, 인지장애, 환경적 문제 등으로 발생한다.
> ⑤ 방광에 가득찬 소변의 압력으로 소량의 소변이 계속 새어 나오는 상태이다.

35 요정체와 관련된 내용으로 틀린 것은?

① 요로감염이나 요로계 구조의 손상을 일으킬 수 있다.
② 정상적인 배뇨자세를 취해준다.
③ 잔뇨량 측정 시 50ml 이상 소변이 방광에 남아있다.
④ 요의 느끼면 즉시 배뇨하도록 유도한다.
⑤ 충분한 수분섭취를 권장한다.

> **해설** ③ 100ml 이상의 소변이 방광에 남아있는 경우이다.
> [요정체 간호중재]
> 1. 정상적인 배뇨체위 적용
> 2. 수도꼭지 틀어 물소리로 자극, 회음부에 물 붓기, 물에 손 담그기, 따뜻한 물속에 앉히기(좌욕)
> 3. 프라이버시 유지되도록 화장실 이용
> 4. 요의 느끼면 즉시 배뇨하도록 유도
> 5. 일시적인 요정체 시 도뇨 실시
> 6. 도뇨의 빈도는 잔뇨로 결정, 보통 4~6시간 마다 시행
> 7. 감염예방 위해 1일 3~4L의 수분섭취 권장
> 8. 좌위 : 복강내압 증가로 배뇨증진

36 급성신우신염의 증상으로 옳은 것은?

① 긴박뇨, 백혈구 감소
② 옆구리 통증, 열
③ 배뇨시 작열감
④ 야뇨, 소양감
⑤ 악취나는 소변

해설

	신우신염	방광염	요도염
증상	• 급성 : Flank Pain, 오한, 발열(39~40℃), 요통, 오심, 구토, 늑골척추각의 통증, 백혈구 증가, 세균뇨, 농뇨, 빈뇨 • 만성 : 고혈압, 세균뇨, BUN 증가	• 빈뇨, 긴박뇨, 배뇨곤란 • 배뇨시작 시 어려움, 배뇨지연 • 요통, 치골상부 통증이나 충만감 • 요실금, 요정체 • 뿌옇고 악취나는 소변 • 드문증상 : 열, Flank Pain	• 남성 : 배뇨 시 작열감, 배뇨곤란, 요도구의 분비물 • 여성 : 소양감, 배뇨시 작열감, 빈뇨, 야뇨

37 방광염의 특징적인 증상으로 옳은 것은?

① 빈뇨, 긴박뇨, 배뇨곤란
② 열, Flank pain
③ 고혈압, 구토
④ 소양감, 배뇨시 작열감
⑤ 배뇨통, 요도구 분비물

해설 ② 방광염시 드물다.
③ 신우신염의 증상
④ 요도염의 증상
⑤ 방광염시 배뇨시작이 어렵고 지연되며 요도염 시 요도구의 분비물이 남성에게서 나타난다.

38 급성 사구체신염의 특징적인 증상으로 거리가 먼 것은?

① 혈뇨
② 단백뇨
③ 고혈압
④ 다뇨
⑤ 핍뇨

해설 ④ 핍뇨가 나타나며 이외에 부종, 옆구리 통증, 복부통증 등이 나타난다.

39 신증후군의 증상으로 옳은 것은?

① 단백뇨, 저알부민혈증, 부종
② 혈뇨, 고지혈증, 저혈압
③ 부종, 고콜레스테롤혈증, 출혈
④ 과응고상태, 혈뇨, 고알부민혈증
⑤ 저알부민혈증, 옆구리 통증

정답 37. ① 38. ④ 39. ①

해설 신증후군은 사구체 기저막의 심각한 손상으로 사구체의 투과성이 증가하여 혈장 단백질이 빠져나가는 상태로 단백뇨, 저알부민혈증, 부종, 고지혈증, 과응고상태가 특징적으로 나타난다.

40 신장암으로 수술 받은 대상자에게서 주의 깊게 관찰할 것으로 거리가 먼 것은?

① 무기폐
② 폐렴
③ 소변배설량
④ 출혈
⑤ 절대안정

해설 ①,② 횡격막 근처 부위 절제로 심호흡이 어려워 폐합병증 관찰이 중요하다.
③ 남아있는 신장 기능 확인을 위해 시간당 소변량이 30cc 이상 되는지 관찰한다.
④ 누워있는 대상자의 등 뒤의 출혈여부를 관찰하고 절제부위를 지지하도록 한다.
⑤ 조기이상을 권한다.

41 요로전환술 간호중재로 옳은 것은?

① 소변주머니는 1/2 이상 채워지면 비운다.
② 피부의 결정체는 희석된 식초용액으로 닦는다.
③ 과도한 요 생성을 예방하기 위해 수분섭취는 제한한다.
④ 특별한 음식의 제한은 없다.
⑤ 살균을 위해 뜨거운 물을 사용하여 세척한다.

해설 ① 소변주머니는 1/3~1/2 정도 채워지면 비워준다.
③ 충분한 수분섭취로 결정체 형성 및 감염을 예방한다.
④ 가스를 생성하는 음식 섭취는 제한한다.
⑤ 뜨거운 물은 주머니를 상하게 하므로 사용금지 한다.

42 급성신부전을 일으키는 원인 중 신전성 원인에 해당하는 것은?

① 사구체 여과율 증가
② 신장실질조직의 손상
③ 요도의 폐색
④ 신혈류 감소
⑤ 방광 폐색

해설 ① 사구체여과율 저하
② 신장성 원인으로 신전성 원인이 급성신부전의 주된 요인이다.
③,⑤ 신후성 원인이다.
④ 급성 신부전을 유발하는 주된 원인은 신혈류 감소, 말초혈관확장, 사구체여과율 저하와 같은 신전성 원인이다.

40. ⑤   41. ②   42. ④

43 신장암의 3대 증상으로 옳은 것은?

① 무통성 혈뇨, 옆구리 통증, 복부의 종양덩어리 촉진
② 혈뇨, 부종, 핍뇨
③ 다뇨, 소변시 통증, 고혈압
④ 저혈압, 핍뇨, 혈뇨
⑤ 부종, 무통성 혈뇨, 체중감소

해설 신장암은 초기 증상이 없어 발견이 어려운 면이 있으며 3대 증상으로 무통성 혈뇨, 옆구리 통증, 복부 종양덩어리 촉진이 있으며 폐, 간, 뼈로 전이가 잘된다.

44 급성 신부전의 증상으로 틀린 것은?

① 저칼륨혈증
② 수분과잉에 따른 저나트륨혈증
③ 혈청 BUN 증가
④ 요독증
⑤ 대사성 산증

해설 ① 신장의 칼륨배출 부전으로 고칼륨혈증이 나타난다.

45 만성 신부전의 식이요법으로 옳은 것은?

① 고칼륨식이
② 향신료가 적은 음식
③ 고염식이
④ 고단백식이
⑤ 고칼로리 식이

해설 ① 고칼륨식이, 고인산식이를 제한한다.
② 저염식이로 힘들어하는 환자를 위해 나트륨 대신 향신료를 첨가하여 요리한다.
③ 염분 섭취 시 체내 수분 재흡수로 부종이 심해지므로 저염식이를 한다.
④ 노폐물 배설저하로 인한 BUN 축적을 방지하기 위해 단백질을 제한하나 투석 시에는 개별 상태에 따라 조절하며 양질의 단백질을 섭취하도록 한다.
⑤ 단백질이 에너지로 이용되면서 BUN이 상승되지 않도록 고칼로리 식이를 제공한다.

정답 43. ① 44. ① 45. ⑤

46 만성 신부전 대상자의 소양증 완화 간호중재로 틀린 것은?

① 혈청 인 수준이 감소되면 소양증이 완화됨을 설명한다.
② 피부가 자극되지 않도록 로션, 오일 등을 사용하지 않는다.
③ 면내의를 착용한다.
④ 필요시 항히스타민제제를 복용한다.
⑤ 시원한 환경을 유지한다.

> 해설 ② 미지근한 물로 목욕하고 비누 사용을 줄이고 로션 등으로 피부를 촉촉하게 유지한다.

47 결석의 중재로 옳은 것은?

① 칼슘결석 시 인산, 수산이 많은 식품을 제한한다.
② 요산결석 시 동물성 단백질을 권장한다.
③ 요산결석 시 allopurinol을 투여하면 요산배설이 잘된다.
④ 시스틴결석 시 thiazide계 약물을 투여한다.
⑤ 칼슘결석 시 퓨린식품을 제한한다.

> 해설 ② 저염식, 저단백 식이를 권장하며 동물성 단백질을 제한한다.
> ③ allopurinol 투여로 요산형성을 감소시킨다.
> ④ 칼슘결석 시 투여한다.
> ⑤ 요산 결석 시 중재한다.

48 요로결석의 위험요인으로 옳은 것은?

① 에스트로겐 대체요법   ② 과잉수분섭취
③ 갑상선 호르몬 결핍 시   ④ 저칼슘뇨
⑤ 많은 활동량

> 해설 ② 수분섭취 제한 시
> ③ 갑상선 호르몬 과잉 시 ④ 고칼슘뇨 ⑤ 장기 부동 시 호발

46. ②   47. ①   48. ①

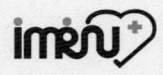

간결 간호사 국가시험대비
성인간호학

성인간호학

활동·휴식 간호

CHAPTER 01 심혈관/혈액장애 : 심장계/혈관계/혈액계
- UNIT 01 심장의 구조와 기능
- UNIT 02 심혈관계 사정
- UNIT 03 심장계 질환
- UNIT 04 혈관계 질환
- UNIT 05 혈액계 질환

CHAPTER 02 호흡기능장애 : 호흡기계
- UNIT 01 호흡기계의 구조와 기능
- UNIT 02 호흡기계 간호사정
- UNIT 03 호흡기계 환자 간호 중재
- UNIT 04 상부호흡기계 장애의 간호
- UNIT 05 하부호흡기계 장애의 간호

CHAPTER 03 활동/자기돌봄장애 : 근골격계
- UNIT 01 근골격계의 구조와 기능
- UNIT 02 근골격계 사정
- UNIT 03 뼈의 장애
- UNIT 04 관절 장애
- UNIT 05 근육 지지구조 장애
- UNIT 06 기타 근골격계 장애(손, 발, 척추, 결체조직장애)

CHAPTER 01
심혈관/혈액장애 : 심장계/혈관계/혈액계

UNIT 01 심장의 구조와 기능

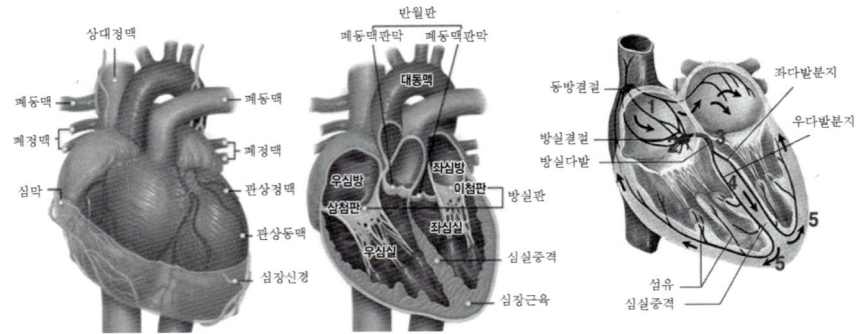

1. 기본구조
① 심장 : 무게 300g 정도의 작은 근육기관
② 위치 : 폐가 부분적으로 겹치는 종격동(mediastinum)의 중앙과 횡격막 위, 흉곽 왼쪽에 위치, 2~5번째 늑간까지 12~14cm 정도 걸쳐 있음
③ 3개의 층으로 구성 : 심외막, 심근, 심내막
④ 심장은 이중벽의 심낭(pericardium)으로 쌓여 있음 : 20~30ml의 심낭액이 심낭강에 있어 윤활액 역할(장측심낭, 벽측심낭)

2. 심방(atrium)과 심실(ventricle)

1) 우심방
신체를 돌고 온 정맥혈(상대/하대정맥, 관상정맥동)을 받음. 정맥혈은 상하대정맥과 심장의 관상정맥을 통해 우심방으로 유입

2) 우심실
심실 이완기 동안 우심방으로부터 정맥혈을 받아들여 폐동맥을 통해 폐로 보냄

3) 좌심방

4개의 폐정맥으로부터 산화된 혈액(동맥혈)을 받아 좌심실로 보냄

4) 좌심실

좌심방으로부터 동맥혈을 받아들여 대동맥을 통해 전신동맥순환계로 방출됨. 8~15mm의 두꺼운 근육조직(우심실보다 2~3배 두꺼움)

3. 판막(valves)

① 4개의 심장판막, 피부와 같은 구조, 심방과 심실 통과 시 혈액이 한 방향으로만 흐르도록 함, 심방과 심실의 압력, 혈액량의 변화에 의해 열리고 닫힘
② 방실판막(심방과 심실 사이)
③ 반월형 판막(폐동맥과 우심실, 대동맥과 좌심실 사이)

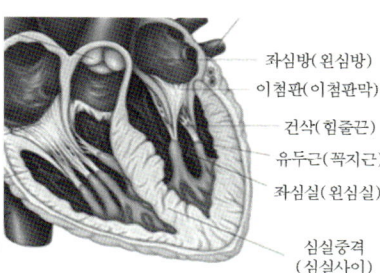

1) 방실판막(atrioventricular valves)

① 삼첨판 : 우심방과 우심실 사이
② 이첨판(승모판) : 좌심방과 좌심실 사이

2) 반월형 판막(semilunar valves)

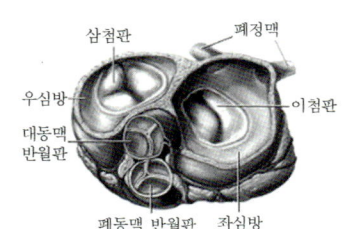

① 심실수축기 동안 혈액이 대동맥과 폐동맥 안으로 흐르도록 열리고, 이완기 동안 심실로 역류되는 것을 막기 위해 닫힘
② 폐동맥 판막 : 우심실과 폐동맥 사이에 위치
③ 대동맥 판막 : 좌심실과 대동맥 사이에 위치

4. 관상순환(coronary circulation)

관상동맥(coronary arteries) : 대동맥 시작부위(valsalva's sinus)인 대동맥 판막 바로 위에서 나와 좌측, 우측으로 나뉨, 심근에 적절한 혈액 공급

1) 좌측관상동맥(left coronary artery, LCA)

① 좌측 전방하행 동맥(left anterior descending, LAD)
  좌심실 심근, 중격, 전방유두근, 우심실 일부, 심첨부 전방 및 후방에 혈액 공급
② 회선관상동맥(circumflex coronary artery, CCA) : 좌심방, 좌심실 측면과 후면에 혈액 공급

2) 우측관상동맥(right coronary artery, RCA)

우심실과 중격의 일부에 혈액공급, 후방하행 가지는 중격의 뒷면과 후방좌측에 혈액 공급

3) 관상정맥

심장근육을 순환한 후 정맥혈은 전신순환으로 들어가지 않고, 관상 정맥동이나 전방심장 정맥 등을 통해 심장으로 유입

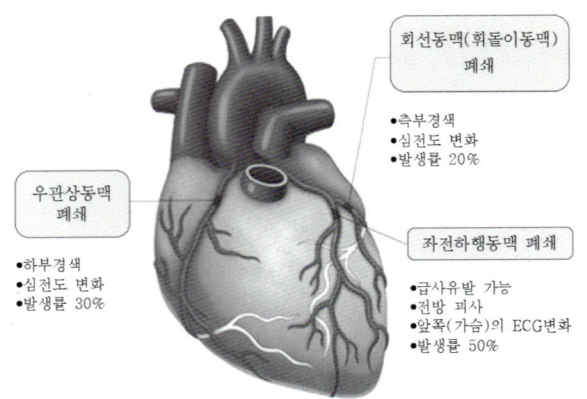

5. 심전도계

1) 심장근육의 특성

(1) 자동성
심장박동을 자발적으로 시작하게 하는 심장의 능력동방결절(SA node) : 자동성이 가장 두드러지며 일차적 심박조절자로 작동

(2) 흥분성
자극이 있을 때 심장박동을 시작하는 심근세포의 능력, 자율신경활동의 호르몬, 전해질, 영양, 산소공급, 약물, 감염 등의 영향

(3) 전도성
세포막을 따라 전기적 충격을 전파시키는 심근세포의 능력, 심방과 심실이 한 단위로 수축하게 함

(4) 수축력
자극에 대해 수축하는 반응

(5) 불응성
먼저 온 자극에 대한 탈분극(심장수축)이 진행되는 동안 새로운 자극에 무반응

6. 심방전도체계의 구조

1) 동방결절(sinoatrial node, SA node)
① 심박조절자(pacemaker)로 상대정맥과 우심방 접합부위에 위치
② 분당 60~100회 정도의 전기자극(심박동)을 일으킴
③ 교감/부교감 신경계의 조절

2) 방실결절(atrioventricular node, AV node)

① 방실접합부(junction)로서 심방중격 하부에 위치
② 이차적 심박조절자(분당 40~60회)
③ 정상적으로 동방결절의 전기 자극을 받아들이며, 심방에서 심실로 자극을 전달하는 유일한 통로 역할
④ 심방수축 동안 0.07초 정도 방실결절 내 자극이 지체되어 심실수축 전에 심방수축 완결

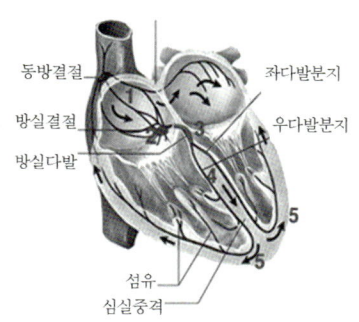

3) 히스번들(bundle of his)

① 심실간 중격에 위치, 좌우로 가지를 치고 있음
② 우각(right bundle branch, RBB)은 심실간 중격의 오른쪽을 따라 전달
③ 좌각(left bundle branch, LBB)은 좌심실 안으로 전달
④ 좌우각은 purkinje 섬유에서 끝남

4) 프르킨예섬유(purkinje fibers)

① 심실의 내막 안에 널리 흩어져 있는 전도 섬유망
② 탈분극 파동을 빠르게 심실로 전달
③ 심실벽 안에서의 탈분극은 심내막에서 심외막으로 진행

5) 심박출량

1회 박동량(stroke volume, SV) × 심박동수(HR)

6) 심박출량에 영향을 주는 3가지 요인

(1) 전부하(preload)

① 이완기말, 심실수축 전에 심근의 팽창 정도, 용적부하
② 심장으로 돌아오는 혈액량이 많으면 전부하 증가
③ starling 법칙 : 혈액량이 많으면 심근섬유가 늘어나고 심장은 수축력, 일회박동량을 증가시킴 → 심근의 과도한 신전은 실제적으로 박동량, 심박출량을 감소시킴

(2) 후부하(afterload)

① 수축기 동안 좌심실에서 대동맥으로 혈액을 내보내기 위한 심실의 긴장 정도, 압력부하
② 심실이 반월판막을 거쳐 말초혈관까지 혈액이 흐르게 하기 위해 극복할 압력, 저항
③ 영향요인 : 말초혈관의 저항, 혈액의 점성도, 전신의 혈관 저항, 대동맥압, 심실의 크기
④ 후부하가 커지면(고혈압 시) 심실벽이 두꺼워지고 결국 심박출량이 감소

(3) 심근수축력(contractility)

① 심근섬유의 길이나 전부하와 관계가 없는 심장수축의 힘, 근육수축력
② 수축력의 증가 영향요인 : 액틴-미오신 결합부위의 상호작용 증가, 교감신경계자극, 칼슘과 에피네프린 투여 시 증가

> **심혈관계 활동에 영향을 미치는 요인**
> 1. 자율신경계 : 일차적인 심박동수 조절
>   교감신경 : 심박동수 증가, 수축력 증가
>   부교감신경 : 심박동수 및 수축력 억제
> 2. 압수용체 : 대동맥궁, 경동맥동에서 동맥압, 혈관의 저항 조절
> 3. 정서상태, 운동, 통증, 체온, 항이뇨호르몬, 레닌-알도스테론-안지오텐신 기전 등

UNIT 02 심혈관계 사정

1. 현재의 건강문제

1) 호흡곤란(dyspnea, shortness of breath, SOB)
① 심장과 폐질환의 가장 흔한 증상, 숨이 가쁘고 호흡이 불편한 상태
② 좌심실 부전이 있어 폐 울혈, 부종 시 가장 심함
③ 발작성 야간성 호흡곤란(paroxysmal nocturnal dyspnea, PND) : 잠자는 도중 갑자기 질식할 것 같은 느낌의 심한 호흡곤란, 누운 자세는 하지에서 돌아온 정맥귀환량이 많아져 폐수종 유발, 울혈성 심부전증 환자에게서 흔히 발생, 다리를 침상 아래로 내려놓고 걸어 다니면 20분 이내 완화
④ 기좌호흡(orthopnea) : 앙와위시 폐 정수압이 증가하여 발생, 앉거나 상체 올리면 완화, 누웠을 때 베개로 머리 올리기
⑤ 운동시 호흡곤란 : 주로 울혈성 신부전 초기

2) 흉통(chest pain)
다양한 상황에서 심근에 혈액 공급이 부족할 때 발생 → 휴식, 산소공급, 체위변경, NTG로 호전, 호전이 안 되면 MI가능성 위험

3) 심계항진(palpitation)
① 가슴이 두근거리거나 심장이 팔딱거림, 갑자기 시작되고 없어지는 경우가 많음
② 불안, 스트레스, 피로, 카페인, 니코틴, 과식, 수면부족 등
③ 원인 : 심실조기수축, 심방 세동, 동성빈맥 등

4) 피로(fatigue)
활동증가에 따른 혈액의 박출량 부족으로 발생, 관상동맥 기능장애 대상자의 주호소, 활동 시 고단하거나 지친다고 호소

5) 실신(syncope)
① 뇌혈류 감소로 일시적 의식상실과 함께 근육에 힘이 없어 쓰러짐
② 체위성 저혈압, 저혈량, 부정맥 등

6) 기침(cough)

폐에 수분이 축적되어 발생, 흔히 발작적인 호흡곤란 후 발생

7) 부종(edema) 및 체중증가

① 혈관내 용량 과도로 모세혈관 정수압이 상승되어 간질강 내에 과량의 액체가 축적되는 상태 → 울혈성 심부전, 체액과다, 정맥순환폐쇄 등
② 매일 일정시간에 체중 측정하는 것이 중요
③ 체중증가, 호흡곤란, 부종, 심부전의 경우 다리부종이 오후에 더욱 심해짐

8) 사지 통증

① 간헐적 파행증, 말초혈관의 정맥부전과 죽상 경화로 인한 허혈로 발생
② 걸을 때 다리나 대퇴부에 심한 통증을 호소하나 휴식 및 아픈 다리를 내리면 통증 감소
③ 찬 곳에 노출 금지

2. 과거력 및 가족력

1) 연쇄상구균 감염

2) 류마티스열

심장판막 질환의 흔한 원인

3) 투약(항고혈압제, 경구피임약 등), 사회경제적 상태 및 습관(경쟁, 집착, 공격성 성격은 고위험군)

3. 신체검진 ★

1) 시진 : 피부색(청색증), 경정맥 팽창, 호흡양상, 말초부종

① 피부색(청색증) : 혈색소 및 산소포화도 감소 시 혈관의 수축으로 피부혈류량이 감소되어 발생
  ㉠ 입술, 점막, 손톱 → 심각한 심장질환, 폐질환 의미
  ㉡ 사지의 청색증 : 정맥, 동맥 폐쇄 시 발생
② 말초부종
  ㉠ 정맥순환폐쇄 관련 부종 → 신체부위 상승 시 소실
  ㉡ 요흔성 부종(pitting edema) : 심장의 병리적 상태, 수분정체 의미, 신체부위를 상승해도 없어지지 않음

2) 촉진 : 말초맥박(대칭성 확인 위해 경동맥을 제외하고 양측에서 동시 촉진), 심첨맥박

3) 타진 : 심장비대

4) 청진 : 심음, 심낭마찰음

① 정상 심음 : S1(승모판, 삼첨판이 닫힐 때 나는 소리), S2(대동맥판막, 폐동맥판막이 닫힐 때 나는 소리)

② 비정상 심음 : S3(심실충만음, 심실초기 이완기 시 들림), S4(심방수축기에 심실이완이 잘 안 되는 소리, 심방수축기에 들림)

4. 진단검사 ★★★★★

1) 심도자술(cardiac catheterization)
- 심장혈관에 도관을 넣어 심장의 구조, 판막, 순환계 정보파악
- 관상동맥 혈관조영술(coronary angiongraphy) : 심도자술 중 관상동맥에 조영제를 투여하여 X선 촬영

(1) 검사 전 간호
① 서면동의, 조영제 알레르기 검사, 검사 전 8~10시간 금식, 흉부X선 검사, 혈액, 소변, 심전도 검사 등
② 1~3시간 소요시간 안내
③ 강심제나 이뇨제 복용하는 환자는 투약 보류

(2) 검사 후 간호 ★★
① 검사 후 4~6시간 동안 삽입부의 팔이나 다리를 구부리지 않고 편 채로 ABR, 모래주머니로 압박, 지혈
② 활력징후 관찰, 말초 순환, 심전도 관찰
③ 시술부위관찰 : 출혈, 종창, 염증, 색전증, 피부색, 부정맥
④ 조영제 알레르기 관찰, 정맥 수액, 경구 수분섭취 권장(∵ 조영제 배설 촉진)
⑤ 합병증 : 흉통, 부정맥, 출혈, 혈종, 검사부위의 맥박 변화

2) 심전도(electrocardiogram, ECG, EKG) ★★★
심장의 전기적 활동을 그래프상에 파형으로 나타낸 것, 심장근육의 전도 평가에 효과적

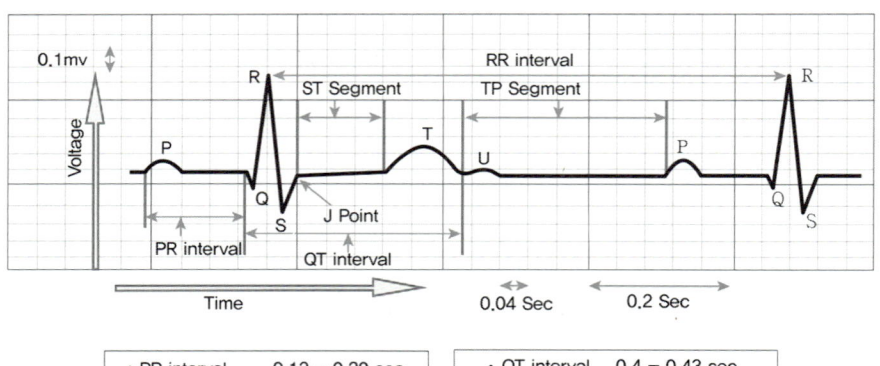

① P파 : 심방의 탈분극(심방수축)
② P-R 간격 : 동방결절 → 방실결절의 전도시간
③ QRS파 : 심실의 탈분극(심실 수축)
④ ST분절 : QRS파가 끝나는 부분에서 T파가 시작되는 점 사이

⑤ T파 : 심실의 재분극(이완)
⑥ QT간격 : 심실의 탈분극과 재분극의 전체 지속시간
⑦ U파 : 프르킨예 섬유의 느린 재분극, T파 후에 작은 파형으로 나타남
⑧ 뚜렷한 U파 : 서맥, 저칼륨혈증

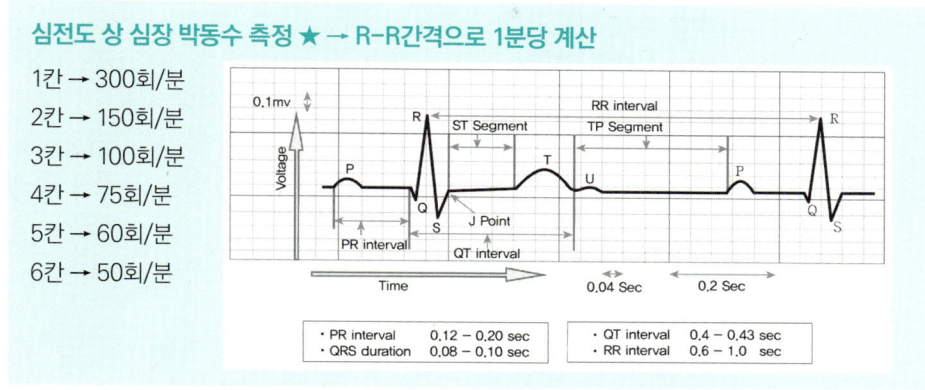

3) 운동부하 검사(Exercise test, stress test) ★
① 증상과 징후로 보아 심장질환이 의심되나 심전도가 정상일 경우 심근 허혈을 유발시키기 위해 운동으로 심장에 부담을 가하면서 심전도를 찍는 방법, 최대 심박동수의 80~90% 까지 증가, <u>ST분절, T파에 변화가 있는 경우 관상동맥질환의 증거</u>
② 검사 전날 충분한 휴식을 취하고 검사 2~3시간 전부터 음식을 먹거나 흡연 금지
③ 위험이 따르기 때문에 검사의 목적, 위험성에 따른 동의서가 필요
④ 검사를 중단하는 경우
　㉠ 흉통, 심한피로, 심근 국소빈혈, 심부전 증상, 수축기압과 이완기압의 심한 저하
　㉡ 갑작스런 서맥, 심한 부정맥, 악성고혈압, 심한 호흡곤란, 현저한 ST분절 하강
　㉢ 갑작스런 조정능력 상실(뇌 국소빈혈)

4) 혈액역동검사 ★★★

(1) 중심정맥압(central venous pressure, CVP) ★
① 우심방으로 들어오는 혈액의 압력
② 정상 ★ : 5~10(4~12)cmH$_2$O (정상수치에 있어도 변화양상을 보이면 주의 관찰)
③ 상승 ★ : 우심방 과부담
④ 저하 ★ : 순환혈액량 감소

(2) 폐동맥압, 폐모세혈관쐐기압(pulmonary capillary wedge pressure, PCWP)
① 정상범위 : 4~12mmHg (25 이상 → 폐부종 암시, 저하 ★ → 저혈량증, 후부하 감소)
② 폐울혈, 좌심실 기능평가
③ 말초정맥 → 우심방 → 우심실 → 폐동맥

5) 심근손상에 대한 혈청검사 ★★

① CK(creatine kinase) : 뇌, 심근, 골격근의 괴사, 손상 시 상승
② CK 동종효소(isoenzyme), CK-MB : 급성심근경색, MI발작 후 4~6시간 내 증가, 조기 진단 시 사용
③ CRP : 급성감염, 조직경색, 손상 시 상승
④ 트로포닌(T, I) : 심근손상이나 경색 시 상승, 심근손상에 특이적인 검사, 장기간 이상 고 농도를 나타내어 조기 진단 및 시간이 경과된 후에도 용이함 ★★
⑤ 마이오글로빈(myoglobin) : 심근경색 시 상승, 경색 1~3시간 내 증가, 6~9시간 최고치, 24~36 시간 정상화, 골격근 질환 및 심한 운동 시에도 상승, 조기 진단 시(∵ 가장 먼저 상승) 도움이 되나 심장 특이도는 낮음
⑥ 총콜레스테롤 : 수치 상승 시 관상동맥질환 위험성 증가
⑦ 중성지방 : 관상동맥, 당뇨병 시 증가
⑧ 혈청 고밀도지단백(HDL) : 수치 상승 시 관상동맥질환 예방 가능
⑨ 혈청 저밀도지단백(LDL) : 수치 상승 시 관상동맥질환 위험성 증가

UNIT 03 심장계 질환

1. 울혈성심부전 ★★★★★★★★★★★

1) 정의

① 심장이 신체의 대사요구에 따른 충분한 혈액량을 박출하지 못하는 상태 ★
② 원인에 관계없이 심박출량 저하, 폐정맥과 전신정맥이 울혈, 신체조직 산소부족 초래
③ 결국 정맥계의 울혈 초래 → 울혈성 심부전
④ 수축성 기능부전 : 심부전의 가장 흔한 원인, 심실수축력 저하 → 심박출량 저하
⑤ 이완성 기능부전 : 이완기 동안 심실의 혈액을 채우는 능력의 손상

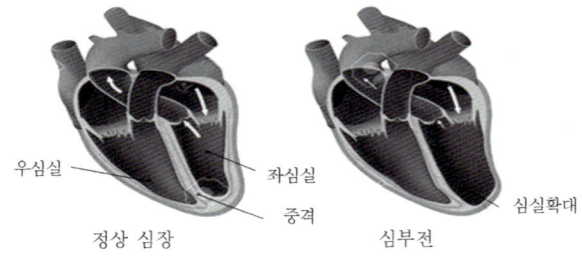

정상 심장 / 심부전

2) 심장의 보상기전 : 교감신경계, 신장, 심실확대와 심근비대 ★

(1) 교감신경계 : 1차적 보상기전이나 효과 적음

심박동수 증가 ★, 심장 수축력 증가, 동/정맥의 수축

(2) 신장의 수분보유(레닌-안지오텐신-알도스테론 시스템)

　　심장 귀환혈류량을 증가, 핍뇨, 요삼투질 농도의 상승

(3) 심실확대와 심근비대(좌심실 재형성) : 심장 귀환혈액량 증가

3) 심부전 분류 ★★★★

(1) 좌심부전 VS 우심부전 ★★

　　① 발생 : 좌심부전(심부전의 가장 흔한 형태) > 우심부전(좌심실부전에서 우심실부전이 초래되는 기전)
　　② 좌심과 우심은 따로 부전을 일으킬 수 있으나 한 쪽의 심부전은 다른 쪽 부전을 초래, 좌/우 심부전 병합

> 좌심실부전 → 수축 후 심실 내 남는 혈액량 증가 → 좌심방으로부터 받는 혈액량 감소 → 폐정맥으로부터 받는 혈액량 감소 → 폐울혈(폐동맥압 증가), 폐부종, 호흡기계 증상 → 우심실의 압력 증가 → 우심실부전 → 정맥울혈 증가, 정맥귀환 감소 → CVP 증가 → 말초부종

(2) 좌심실부전(폐울혈 → 호흡기계 조절기전 장애) ★★★★

　　가. 호흡곤란
　　　① 좌심부전 초기증상
　　　② 체액 축적으로 인한 가스교환 장애로 기침 발생
　　　③ 기좌호흡(orthopnea)
　　　④ 발작성 야간 호흡곤란, 밤에 악화되는 잦은 마른기침
　　　⑤ 체인 스톡 호흡(무호흡-과호흡이 번갈아 발생)
　　나. 기침
　　　① 체액 축적 → 폐, 기관지의 자극으로 인해 발생
　　　② 많은 양의 거품 섞인 객담 수반(객담에 혈액 섞여 있기도 함)
　　　③ 청진 시 악설음(crackle sound)
　　다. 뇌 저산소증 : 뇌혈류 감소

(3) 우심부전(정맥혈 귀환 문제 → 말초 부종, 정맥 울혈) ★★

　　① 정맥계 울혈 : 간비대, 우상복부, 압통, 비대
　　② 정맥혈 정체 : 문맥압 상승, 복강 내 혈관으로부터 혈액의 유출(복수)
　　③ 중심정맥압 상승 → 말초 부종 : 요흔성 부종(다리, 천골)
　　④ 손톱의 청색증 : 저산소증
　　⑤ 경정맥 팽창

4) 치료

목표 : 심부전으로 인한 증상의 치료, 질병의 진행속도를 늦추고 심기능 보존

(1) 심실 박출량 증가

> **심근수축력 강화**
> ① 강심제 Digitalis(digoxin, digitoxin) ★★★★★
>   ㉠ 독성 sign : 오심, 구토, 설사, 복통, 부정맥, 기면, 시력장애(갈색 시야)
>   ㉡ 서맥주의 : 투약 전 반드시 심첨맥박 1분간 측정(분당 60회 미만 시 중단 후 보고) ★★★
>   ㉢ 치료 혈중농도 유지 위해 투약 전과 투약기간 중 혈중 level 측정
>   ㉣ 혈중 전해질(칼륨) 농도 관찰 : 필요시 K+ 제제 섭취 또는 투약(∵ 저칼륨혈증시 독성 증상위험↑) ★★★
> ② dopamine, dobutamine(베타 교감신경작용 약물) 투여

(2) 심근의 작업량 감소를 위한 치료

가. 전부하 감소 ★★★★
  ① 이뇨제 ★★ : 식이나 수분제한으로 전신울혈이 조절되지 않을 때, 신장에서 소듐과 수분배설 증가, 순환혈량↓ → 전부하↓ → 전신울혈, 폐울혈↓, Lasix(furosemide)가 효과적, 저칼륨혈증 ★/저혈량증/저혈압(기립성 저혈압) ★ 유발될 수 있으니 주의 → 칼륨보유이뇨제(spironolacton, 알닥톤)로 대체
  ② 정맥확장제 투여 ★ : 지속적 호흡곤란이 있는 환자, nitrates 투여 → 정맥확장 → 혈관내 용적 증가 → 심장귀환 혈액량 감소 → 심장부담↓ → 좌심실기능 향상, 초기에 두통, 정맥/동맥 모두 확장시킴, 용량조절시 혈압측정 필수(SBP<90mmHg 시 금기)

나. 후부하 감소 ★★ : 동맥 확장제 투여
  ① ACE억제제(captopril, enalapril) ★★ : 세동맥이완으로 좌심실 저항↓, 심박출량↑, 저혈압, 마른기침, 신장 기능 저하 주의
  ② β-blocker(propranolol ★, metoprolol) : 교감신경차단으로 심박동↓ 및 심근의 산소요구량↓

(3) 스트레스 감소

휴식, 진정제 사용

(4) 식이요법 ★

염분, 수분제한, 충분한 열량과 단백질 공급, 알코올 카페인 금지(빈맥 초래)

(5) 수술

말기 심부전의 최종 치료는 심장이식수술

5) 간호중재 ★★

가스교환 증진, 심박출량 증진, 활동 증진, 체액균형 유지(부종경감), 불안 완화, 조직관류 증진, 교육 등을 위한 간호활동 시행

(1) 안정 및 체위

① 안정 : 가장 기본적인 치료
② 정신적, 신체적 안정 : 신체활동에 필요한 조직의 산소요구도 감소 → 심장부담 감소
③ 호흡곤란 시 → 반좌위, 좌위
④ 기좌호흡 시 → 다리를 침상 아래로, 몸은 침상에 기대게 하는 자세
⑤ 방문객 제한, 실내 환경 정돈, 충분한 휴식
⑥ 체위변경, 심호흡, 기침

(2) 식이 ★

① 수분 및 염분 제한
　㉠ 수분 : 저나트륨 혈증 시 2L/일 제한(저나트륨혈증 없으면 특별히 제한 없음), 갈증호소 시 얼음조각 제공
　㉡ 염분제한 : 2~3g/일(경한 경우), 2g 미만/일(중등도 이상 시)
② 소화되기 쉬운 음식, 소량씩 자주 제공(심장부담 줄임)
③ 가스 형성 식이, 위 팽만감 주는 식이 제한(풋과일, 채소, 양배추, 밀가루식품, 소다수 등)

(3) 산소공급

① 적절한 산소공급 → 폐 수축력 증가
② 40~60%의 산소 2~6L/m, 산소 포화도 90%이상 유지, SpO₂측정 ★
③ 혈중 산소분압이 60mmHg 안될 시 기관내 삽관, 기계호흡 제공

(4) 불안완화

침상머리 높이고, 조명 켜둠, 친절하고 낙관적인 태도를 갖고 계속 활동할 수 있도록 격려

2. 급성폐수종(acute pulmonary edema) ★★★★

폐간질액과 폐포강에 비정상적으로 수액이 축적된 상태

1) 원인

① 심인성 : 심부전의 합병증
② 비심인성 : 자극적인 가스 흡입, 혈장, 혈청단백질, 전혈, 정맥수액의 과잉 투여

2) 증상 ★

① 초기 : 청진 시 악설음, 객담 동반 기침, 호흡곤란, 저산소증
② 야간 수면 시 증상 악화 : 급격한 호흡곤란, 질식관련 공포, 불안
③ 손발 차고 축축, 청색증(손톱, 얼굴), 빠르고 약한 맥박
④ 휴식시에도 지속되는 호흡곤란 악화, 심한 저산소증
⑤ 폐모세혈관쐐기압(PCWP) : 25mmHg 이상 증가 ★

3) 치료 ★★★

① 목표 : 순환혈량 감소, 호흡증진

② 산소요법 : 고농도 산소공급, 양압환기
③ 약물요법 : 모르핀, digitalis, 이뇨제, 아미노필린, 혈관확장제 등
　㉠ morphine sulfate : 불안과 호흡곤란 완화, 심장귀환 혈액량 감소, 호흡 억제 증상 모니터링
　㉡ Digitalis : 심근 수축력 증진, 심박출량 증가로 폐울혈 감소
　㉢ 이뇨제 : 라식스(빠른 이뇨작용), 호흡곤란, 폐울혈 완화
　㉣ aminophylline : 천명음, 기관지 경련 완화, 심박출 및 신장혈류증가, Na+과 수분의 배설증가
　㉤ 혈관확장제 : 말초혈관의 혈액정체 유도 → 좌심실 기능개선(심박출량 증가) → 폐울혈 감소
　㉥ 교감신경효능제(dopamine, dobutamine) : 심근수축력 증가
④ 순환지혈대적용 : 사지의 윗부분을 묶어 혈류 차단(혈액 정체로 심장부담 감소), 매 15분마다 한 방향으로 돌아가면서 사지 중 한 곳을 풀고 다른 세 곳을 묶어줌, 정맥 귀환량을 감소 시켜 우심실 박출량 감소로 폐, 좌심으로 가는 혈액량 감소
⑤ 양압호흡치료(후부하, 전부하, 혈압, 부정맥 감소로 심박출량 향상), 기관지 삽관, 인공호흡기 사용
⑥ 정맥 절개술 : 다양한 방법으로 폐수종의 증상 완화가 안 될 경우 시행, 정맥절개로 250~500ml 혈액제거, Hb감소 및 저산소혈증 주의

4) 간호중재 ★
① 좌위, 다리와 발은 침대 아래로 내린 자세(정맥귀환 혈액량 감소, 우심실박출량 감소, 폐울혈, 전부하 감소)
② 극도의 불안감과 공포를 느끼므로 심리적 지지 중요
③ 정맥요법시 천천히 주입
④ 산소장애로 인한 혼동, 지남력 등 장애 사정
⑤ 구강간호 - 함수(∵ 호흡곤란으로 구강 호흡함)

3. 관상동맥질환(coronary artery disease, CAD, 허혈성 심질환) ★★★★★★★★★★★★

1) 정의
관상동맥의 부분적 혹은 완전폐쇄로 혈류 공급의 감소 및 차단 → 심장근육에 영양분 공급에 문제

2) 종류
① 협심증 : 관상동맥의 부분적, 일시적인 차단
② 심근경색 : 관상동맥의 완전한 차단

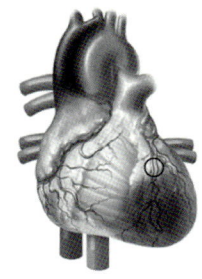 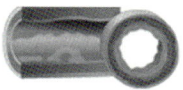 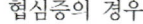 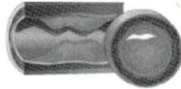 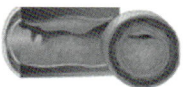

정상소견	협심증의 경우	심근경색증의 경우
비교적 정상적인 관상동맥	관상동맥 내벽에 심한 동맥경화증이 발생하여 혈관을 심하게 협착시키고 있다.	심하게 좁아진 관상동맥이 혈전(핏덩어리)으로 완전히 막혀 있다.

3) 원인 ★★

(1) 조절 불가능한 위험요인

① 유전적 소인 : 가족력, 연령(40대 이상)
② 남성(4배) > 여성, 백인, 경구피임약 복용 여성, 폐경이 빠른 여성 > 일반 여성

(2) 조절 가능한 위험요인 ★★

① 흡연(혈전 발생, 혈관 수축, 산소 조직공급 저하)
② 환경 : 도시 > 농촌
③ 동맥(죽상)경화증(주 원인) ★, 고혈압, 고콜레스테롤, 고지혈증, 당뇨, 비만, 좌식생활, 운동 부족, 스트레스, A type 성격

	협심증(angina) ★★★★★★★	심근경색증(myocardiac infarction, MI) ★★★★★
특징	• 관상동맥이 부분적으로 차단 → 불충분한 혈액 공급 → 허혈상태 초래 • 급성통증, 가역적	• 관상동맥 완전차단 → 심근조직의 비가역인 손상(ST분절 상승) → 경색, 괴사 발생
위험 요인 ★	심근의 산소공급부족 • 죽상 경화증 • 고혈압, 당뇨, 비만, 고콜레스테롤혈증 • 동맥 경련 : 추위, 스트레스, 흡연 심근의 산소 요구량 증가 • 피로, 과식, 과도한 운동, 심근비대 등	• 죽상경화반의 파열 → 파열부위 혈소판 응집 → 혈전 → 관상동맥폐쇄

증상	• 흉통 ★ : 휴식, NTG로 제거 흉부에 조이는 느낌, 타는 느낌, 가슴이 눌리는 듯하고 쥐어짜는 듯함 • 방사통 ★ : 좌측 견갑골, 주로 좌측팔, 우측 어깨와 목, 턱, 상복부 부위로 방사 • 지속시간 : 2~3분(15분 이내, 동반 증상 없음), 15~20분까지 지속되면 심근경색 의심 • 악화요인 : 심한 운동, 식사 후 추운 날씨에 노출, 습한 기후, 정서적 흥분, 심한 스트레스	★★ • 휴식이나 NTG로 완화되지 않음 (심근의 국소 빈혈부위에 산화가 안된 대사산물이 축적되어 신경을 자극하여 흉통 발생) • 양쪽 가슴 쥐어짜는 듯한 분쇄성(crushing) 통증 • 방사통 : 가슴, 상복부, 턱, 등, 팔 • 흉통 ★ : 30분 이상 지속 (동반증상 : 오심, 공포, 불안, 부정맥, 피로, 상복부 불편감, 숨가쁨, 다한증 : 미주신경 반사에 의함, 호흡곤란 : 좌심실부전, 폐울혈로 발생)
진단	• 심전도 : T파 편평 및 역전(불안정형), ST분절 상승, T파 역전(이형성협심증) ★★	• 심전도 ★★★ ① 초기=심근허혈 : T파 역전 ★ ② 급성기=심근손상 : ST분절 상승 ③ 후기=심근괴사 : 비정상적으로 깊은 Q파 ※ ST분절 하강 : 심실후벽의 허혈 또는 혈류의 흐름 회복 • 혈액검사 ★★★ ① CK, CK-MB : 심근경색 후 4~6시간 후 상승, 12~18시간 : 최고치 ② LDH : 늦게 상승, 경색 초기 시 크게 유용하지 않음 ③ Troponin I/T ★★ : 정상인에게는 측정 안 됨, MI시 20배 이상 상승, 흉통이 소실된 환자에게 유용, 심근에 대해 특이도 높음 ④ myoglobin : MI 후 증가되는 첫 혈청 심장효소 지표, 단, 심장에만 국한되지 않고 빨리 배설 ⑤ SGOT/LDH
종류 ★★★	1. 안정형 협심증 ★ • 특징 : 힘든 일을 오래 계속 했을 때 흉부 불편감 느낌, 흉통 5~15분 지속, 휴식이나 NTG에 의해 완화 • 병인 : 심근허혈, 죽상경화증, 운동, 극한기온, 흡연, 스트레스 등 • 심전도 : 정상(혹은 ST분절 하강, T파 역전)	

종류 ★★★	2. 불안정형 협심증 ★★ • 특징 : 휴식, 작업 시 통증, 활동제한, 최대한 15분 이상 지속, 휴식이나 NTG에 의해 완화되지 않음, 빈도, 강도 점차 증가 • 병인 : 관상동맥의 죽상경화성 플라그 파열 • 심전도 : T파 편형 혹은 역전 • 20~30% 1년 이내 심근경색으로 진행 3. 이형성 협심증 • 특징 : 비특이성, 통증시간 길고 신체활동과 무관, 특정시간에 발병, 주원인 → 흡연 • 병인 : 관상동맥의 경련 • 심전도 : ST분절 상승, T파 역전 ★★	
치료, 간호 중재	• 혈관확장제(NTG) : 심장평활근 이완, 관상 동맥/정맥 확장 ★★ • 지속성질산염제 : 약효시간이 길고, 협심증 발작 발생 감소, 두통, 기립성저혈압 • 교감신경차단제(β차단제, propranolol) : 심박동수 감소, 혈압저하, 전신 혈관저항 감소로 심근 산소요구 저하) • 칼슘차단제(verapamil, diltiazem) : 전신 혈관확장으로 관상동맥 관류 증가, 폐부종 시 금지 • 혈소판 응집억제제/항응고제(aspirin, ticlopidine) : 죽상경화증 악화방지, AMI 예방 • ACE inhibitor(captopril) : 동맥확장, 체액 과부하 감소 • 경피적 관상동맥 성형술(PTCA) • 관상동맥 우회술(CABG) • 발작 시작 시 ~ 흉통 소멸 시 까지 휴식과 처방된 산소 요법 시행 • NTG 3회 투여 후에도 통증 지속 시 보고 • NTG 자가 투여 방법 교육 ★ • 협심증 악화 및 위험요인의 조절 교육 ★★ : 과식, 과음, 흡연, 찬 기후, 운동, 긴장, 피로 등 유발인자 피하기, 비만조절, 변비예방위한 고섬유식 권장, 저지방·저염식, 규칙적 운동(관상 순환 증진) 및 금연	• NTG : SBP 90mmHg 이하 시 금지 ★★★ • 모르핀 IV ★ : NTG로 흉통 완화 되지 않을 시, 심근 산소요구도 감소 • 교감신경차단제(β차단제) : PO, IV • 칼슘차단제 : 급성심근경색 시 효과 없음 • 혈전용해요법 ★★ : streptokinase, urokinase, TPA : 출혈경향 시 – 치료 대상에서 제외, 발병 후 6시간 내 투여 시 효과적 • 아스피린 : 폐색부위의 혈소판 응집 예방 • PTCA, CABG 시행 • 산소요법 : 2~4L/분 비강캐뉼라, SaO₂ 95%이상 유지 • 반좌위, 심호흡 격려 • I/O 측정 : 핍뇨 관찰 • ECG 관찰 : 조기심실수축 여부 관찰 • 첫 24시간 ABR ★ → 이후 BR • 침상 변기 사용, 대변완화제 투여 • 퇴원교육 ★ : 금연, 활동범위, 약물, 스트레스 관리, 성생활, 혈압, 혈당, 체중관리, 흉부 불편감 관리 • 활동 지속성 증진(심장 재활) ★ ㉠ 급성기, 1단계 : 휴식 권장, 약간의 제한된 활동 격려, 화장실 가기 일상생활 활동 시 도움 ㉡ 2단계 : 병실 내에서 독립적인 보행, 점진적으로 복도를 보행하도록 격려, 따뜻한 물로 5~10분간 샤워, 휴식을 늘리고 균형을 유지하기 위해 등받이 없는 의자를 활용

합병증	• 부정맥 ★★ : MI시 가장 흔함, 40~50%가 심실성 부정맥(심실빈맥, 심실세동)으로 사망 • 심인성 쇼크 : 수축기 80mmHg 이하, 발한, 빈맥, 매우 불안정, 차고 축축, 회색빛 피부 • 심부전과 폐수종 : AMI시 혹은 몇 주 후 좌심부전, 울혈성 심부전 유발, 수분제한, 저염식 제공 • 폐색전증 : 장기 부동으로 정맥의 혈전이 폐동맥 막음, 팔 다리 운동으로 예방

4) 경피적 관상 동맥 성형술(percutaneous transluminal coronary angioplasty, PTCA)

(1) 약물에 반응하지 않는 관상동맥질환에 적용, 비수술적 방법

(2) 주로 협심증으로 인한 흉통의 강도와 빈도 감소

(3) 시술방법

대퇴/요골 동맥 통해 관상동맥 내로 풍선달린 카테터 삽입 → 풍선을 협착된 부위에 위치, 혈관을 촬영하여 협착 정도 확인 → 풍선을 부풀려 협착된 관상동맥을 확장

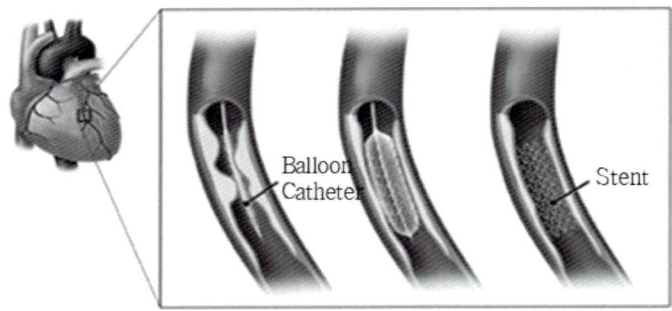

(4) 시술 간호 ★★★

① 헤파린투여 → 혈전예방, NTG투여 → 관상동맥 경련예방
② 시술 전 후 양측 족배동맥 맥박확인 ★, 시술 후 심장모니터 통해 합병증 관찰
③ 시술 후 6시간 ABR, 삽입부위 사지 굴곡 금지
④ 카테터 삽입부위 모래주머니 압박 → 출혈예방
⑤ 수분섭취 권장 → 조영제 배설촉진
⑥ 시술 후 지속적인 생활습관 개선, 증상관리 필요 ★

5) 관상동맥 우회수술(coronary artery bypass graft, CABG) ★

① 협착된 관상동맥 원위부에 요골동맥, 복재정맥, 내유동맥이나 합성재료를 이식하여 심근에 혈액을 공급해 주는 수술
② 합병증 ★ : 심박출량 저하, 고혈압, 출혈, 심근경색, 부정맥, 무기폐, 신경계 기능장애

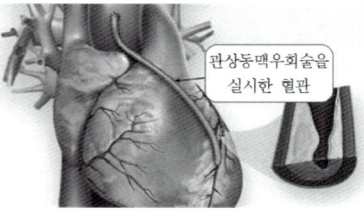

관상동맥우회술을 실시한 혈관

6) NTG 자가 투여 교육 ★

→ 복용시 1~2분 이내 흉통 완화, 3~5분 후 흉통이 사라짐
① 심한 운동 전, 정서적 스트레스를 받는 상황, 성행위 전 설하에 투여
② 축적작용이 없으므로 필요시 복용
③ 혀 밑에 넣어 녹임(약의 효과가 완전할 때 혀 밑에서 작열감 느낌), 약이 녹을 때까지 타액 삼키지 않기
④ 복용 시 작열감이 감소한 경우 또는 매 3~5개월 마다 약 교체(유효기간)
⑤ 항상 휴대, 햇빛이 없고 건조한 곳에 보관, 갈색병에 담기
⑥ 복용 후 3~4분 지나거나, 3회 투여 후에도 통증이 완화되지 않으면 바로 병원으로 가기
⑦ 부작용 : 두통(acetaminophen 투여), 피부 발적, 저혈압(혈관이완), 현기증, 실신, 오심, 구토

7) 심장질환 예방을 위한 운동

(1) 유산소 운동

일주일에 적어도 3회 이상

(2) 15~60분의 계속적인 운동

(3) 강도

최대 맥박수의 70~80% 강도

4. 부정맥(cardiac arrythmia, dysrhythmias) ★★★★★★★★★★★★

1) 정의

① 심장의 리듬이 불규칙하거나 심박동수가 비정상적인 상태(동성리듬을 제외한 모든 리듬)
② 가장 정확한 진단 : 심전도 검사

2) 원인

① 심근세포의 손상과 심근의 국소빈혈(가장 흔한 원인)
② 저칼륨혈증, 고칼륨혈증, 저칼슘혈증 등의 약물투여, 음주, 흡연, 카페인 섭취
③ 심방이나 심실의 비대

3) 부정맥의 분류

부정맥 시작위치	발생되는 부정맥
동방결절(SA node)	동성빈맥(sinus tachycardia) 동성서맥(sinus bradycardia) 동성부정맥(sinus arrhythmia) 동성정지(sinus block)

심방	조기심방수축(premature atrial contraction, PAC) 발작성 심방빈맥(paroxysmal atrial tachycardia, PAT) 심방조동(atrial flutter, AF) 심방세동(atrial fibrillation)
방실접합부	방실접합부 리듬(junctional rhythms) 방실결절 전도장애 : SA block
심실	조기심실수축(premature ventracular contraction, PVC) 심실성빈맥(ventricular tachycardia, VT) 심실세동(ventricular fibrillation, VF) 심정지(cardiac arrest)
각블럭	bundle branch block(BBB)

[동방결절에서 발생하는 부정맥]

(1) 동성빈맥(sinus tachycardia) ★★

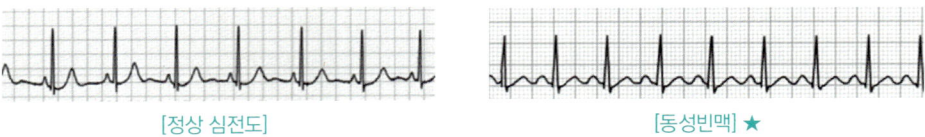

[정상 심전도]   [동성빈맥] ★

① 빠른 규칙적 리듬, 100~180회/분
② 동방결절에서 P파 시작하지만 심박동이 빠르면 T파에 감추어질 수 있음
③ P-R간격, QRS파 정상범위 혹은 짧아짐
④ 원인 : 교감신경자극, 카페인, 알코올, 흡연, 불안, 통증, 스트레스, 흥분, 운동 등
⑤ 증상 : 무증상, 심계항진
⑥ 치료 : digoxin, adenosine, β차단제(propranolol), 원인질환치료

(2) 동성서맥(sinus bradycardia) ★

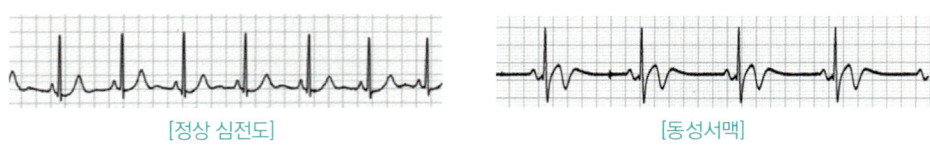

[정상 심전도]   [동성서맥]

① 동방 결절에서 60회/분 이하의 자극을 보냄
② 정상 동성리듬과 동일한 특징, 속도만 느림, 40~60회/분, 규칙적(40회/분 이하 시 SA block)
③ P파는 매 QRS군에 선행하고 정상 모양과 시간을 가짐
④ 치료 ★
　㉠ 증상 없는 동성 서맥 : 문제없음
　　증상이 있는 경우 : 산소공급 및 부교감신경 차단제(항콜린제, atropine), 교감신경 흥분제 투여

ⓛ digitalis 등 약물이 원인인 경우 투약 중지 및 의사에게 보고
ⓒ 흡인 시 시간을 길게 하거나 구개반사 자극을 피함 : 부교감 신경의 자극 감소

(3) 동성부정맥(sinus arrhythmia)

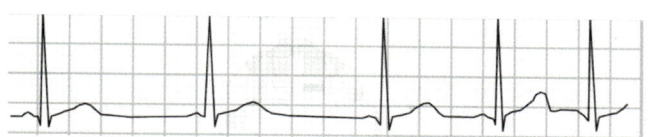

① 가장 자주 나타나는 부정맥, 젊은 성인, 노년층에 호발, 미주신경 활동 변화에 의한 경우가 흔함
② P-P간격 : 불규칙 리듬으로 0.16초 이상 지연(PP변화는 RR변화)
③ 호흡성 : 흡기 시 간격이 짧아지면서 심박동 증가, 호기 시 간격이 길어지면서 심박동 수 감소
④ 비호흡성 : 호흡주기 무관, 급성심근경색 시 발생
⑤ 치료 : 빈번하게 나타나지 않으면 치료 불필요하나 증상 동반하는 서맥 시 atropine 투여

[심방에서 발생하는 부정맥]

(1) 조기심방수축(premature atrial contraction, PAC) : 정상 성인의 60%가 발생하는 흔한 부정맥

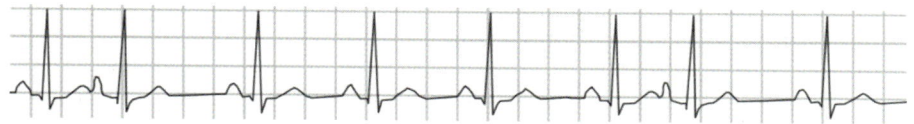

① 심방의 한 세포가 흥분하여 정상적인 심장주기보다 먼저 심장수축
② 기외 수축, 이소성 수축(ectopic beat)
③ 자극을 내보내 심방을 수축시킴(심방에서 동방결절의 심박조절 기능대신 수행)
④ 심박동수 60~100회/분, P파 : 조기수축으로 일찍 나타나며 모양이 거꾸로 되거나 변형, P-R간격 감소
⑤ QRS파 : 보통 정상, 리듬 : 조기수축 때문에 불규칙, 전도 : 정상
⑥ 원인 : 교감신경흥분, 스트레스, 흡연, 카페인, 저산소증, 심근허혈, 피로, 저칼륨혈증 등, 정상적인 사람에게도 종종 발생
⑦ 치료: 유발인자 제거(흡연시 금연), 증상이 있는 경우(β차단제 투여)

(2) 발작성 심방빈맥(paroxysmal atrial tachycardia, PAT)

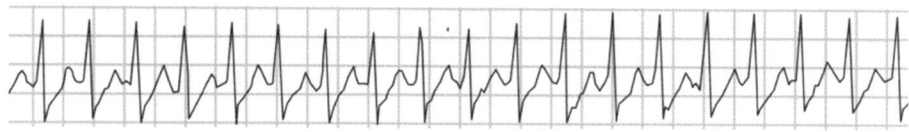

① 갑자기 심방의 어느 한 세포가 흥분, 150~250회/분 심방수축 자극을 규칙적으로 내보냄

② P파가 있으나 심실박동이 높을 때 앞선 T파에 감추어짐, P-R간격 짧아지나 QRS 정상
③ 원인 : 정서적 흥분, 술, 담배, 카페인, 피로, 교감신경흥분제투여 시, 갑자기 생겼다가 사라지고 심계항진, 불안 호소, 빠른 심장리듬이 심박출량 감소를 유발하여 울혈성 심부전증 초래
④ 치료 : 미주신경자극, digitalis제, quinidine, propranolol 투여 심장리듬전환술(cardioversion) 실시 : 50~200J 사용하여 심장에 쇼크 → 정상 동성 리듬 회복

(3) 심방조동(atrial flutter, AF) ★★★

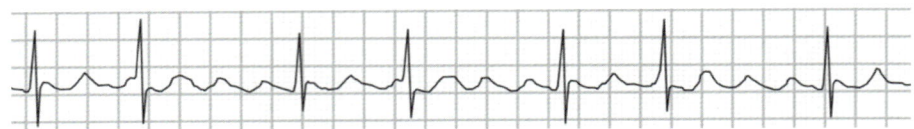

① 심방의 어느 한 세포가 흥분하여 심장수축 자극을 반복적으로 빠르게 내보냄, 250~350회/분
② P파 : 규칙적이고 톱니바퀴 모양, 조동파(flutter wave, F파)라고 함 ★
③ QRS파 : 파형은 정상, 규칙적 또는 불규칙적
④ 심계항진, 흉통 느낌, 1주일 이상 지속 시 심방세동 및 전신 색전증 위험
⑤ 치료 ★★ : 산소투여, diltiazem, digoxin, β차단제-심실박동 저하, cardioversion (동성리듬으로 전환)

(4) 심방세동(atrial fibrillation, AF) ★★★

① 가장 빠른 리듬을 보이는 심방 부정맥, 심질환, 심부전이 있는 노인에게 흔함
② 심방이 350~600회/분 이상 수축, 효과적으로 심방이 수축하지 못하고 미세한 파동(F파)을 무질서하게 나타냄

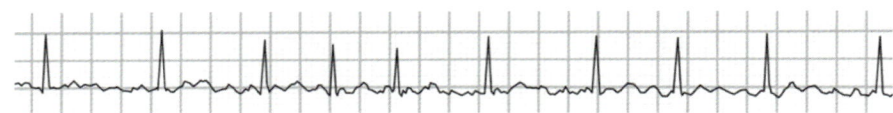

③ P파 : 보이지 않고 완만한 선 또는 불규칙한 선으로 보임, P-R 간격 측정 불가
④ QRS파 : 파형은 정상이나 매우 불규칙(진단 근거)
⑤ 원인 : 심장질환(고혈압, 울혈성심부전, 심근경색, 승모판협착 동반된 류마티스성 심질환 등)
⑥ 증상 : 심박출량 감소(피로, 호흡곤란, 어지러움, 경정맥 울혈, 불안, 심계항진, 흉통, 저혈압), 우심방에서 혈전이 생겨 폐로 이동하면 폐색전증 위험이 높음
⑦ 치료 : digoxin, 베타차단제, 칼슘차단제(심실박동을 저하), 항응고제(헤파린, 와파린 등) ★ → 심방벽 혈전예방, 심장리듬전환술(가장 일반적인 치료 방법)

[방실접합부(AV junction)에서 발생하는 부정맥]

(1) 방실접합부 리듬

① 동방결절이 심박조절의 기능을 하지 못할 때 방실결절이 그 기능을 대신 수행
② P파 : 안 나타나거나 QRS파에 묻혀서 안보
③ QRS파: 방실접합 이후 전도는 정상이므로 정상, 심실리듬 규칙적

(2) 방실결절 전도장애(=방실블럭, AV block) ★

동방결절에서 시작한 심장수축 자극이 방실결절에 도달한 후 His속으로 전도가 지연, 차단

① 1도 방실블록(first degree AV block) : 방실결절 → His속 전도 지연상태

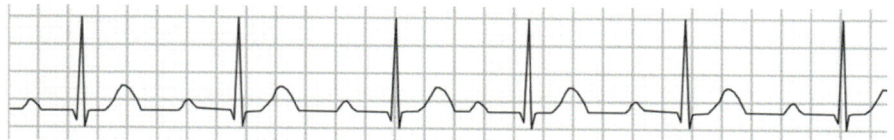

　㉠ PR간격 : 정상보다 지연(0.2초 이상), 심박동수 및 리듬은 정상(60~100회/분), 증상 없으면 관찰
　㉡ 관상동맥질환, digitalis 중독과 관련

② 2도 방실블록 ★ : 간헐적 방실 사이 전도 차단, QRS파 가끔 탈락, 심방수축(정상) 〉 심실수축(적음)

　㉠ Mobitz Ⅰ형 : P-R 간격 지연, P파 후 QRS파 한 번씩 누락이 반복, 리듬 불규칙, 일시적, 가역적, 일반적인 증상 없으면 치료 필요 없음

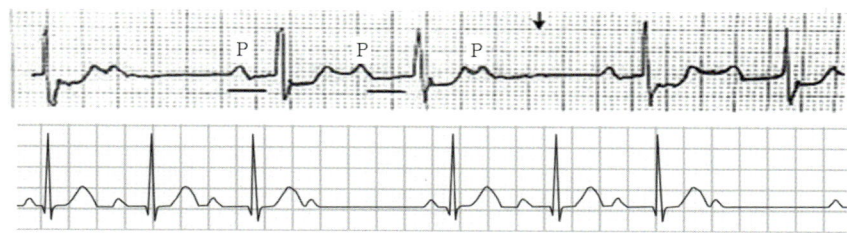

　㉡ Mobitz Ⅱ형 : P파 일정 존재, PR간격이 일정하다가 갑자기 QRS군 탈락(Mobitz Ⅰ형에 비해 없어지는 빈도 많음) 혹은 넓어짐(0.12초 이상), 서맥 심하면 심박출량 감소 증상이 나타나며, 증상 있으면 산소투여, 심박동기 삽입

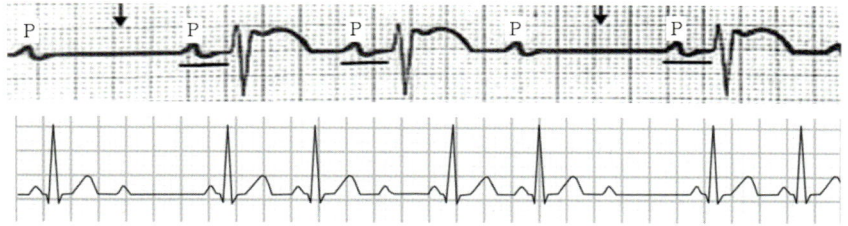

③ 3도 방실블록 ★★
  ㉠ 심방 수축이 심실로 전달 안 되고 심방과 심실이 따로 수축
  ㉡ P파 따로, QRS파 따로, P파는 존재하나 PR패턴 일정하지 않음, 심실의 수축수 20~40회/분 → 심실이 자극을 만들지 않아 심실 수축 지연 → 심박출량 급격히 감소, 주요 장기에 순환 감소 → adams stokes 증후군 발생 → 뇌혈류량 감소, 즉시 무의식, 사망 → 응급조치 필요, 영구 인공심박동기 삽입
  ㉢ epinephrine(교감신견흥분제) 투약
  ㉣ 약물에 즉각적인 반응 없을 때 : 일시적 인공심박동기 삽입

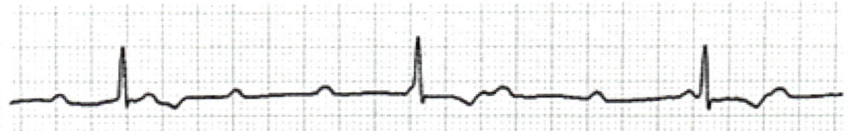

[심실에서 발생하는 부정맥]

(1) 조기심실수축(premature ventricular contraction, PVC) ★★★★★

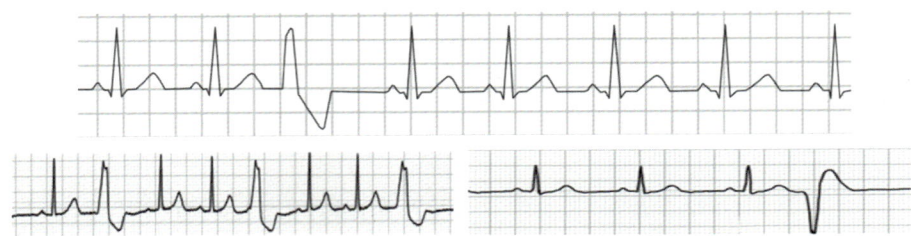

① 동방결절에서 정상적 수축 내보내기 전 심실 내의 흥분된 세포가 심실을 직접 수축하여 발생
② 부정맥 중 가장 흔하며, 건강한 사람에게도 볼 수 있음
③ 심박동수 : 60~100회/분
④ P파 : 보이지 않음, QRS파 : 파형이 넓어(0.12초 이상)지고 변형된 모양
⑤ 위험한 PVC(심실세동 예고) ★★★ : 1분에 5회 이상 발생, 다양한 형태로 나타남, 3개 이상 연이어 발생하는 경우
⑥ 원인 : 심근경색증(가장 흔함), 울혈성 심부전, digitalis, 교감신경자극제 약물, 흡연, 술, 카페인
⑦ 증상 : 무증상(대부분), 심계항진, 흉부 불편감
⑧ 치료 : 무증상 시 치료 불필요, Lidocaine(최근 심근경색 후 환자들에서 효과의 저하를 보여 β차단제 혹은 삽입형 제세동기 적용)

(2) 심실성빈맥(ventricular tachycardia, V-tach) ★

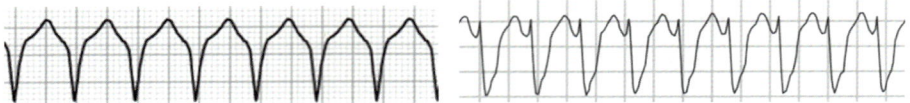

① 불안정한 심실 기외수축이 반복적 발생
② 심실세동으로 진행, 심장질환자에게는 극히 위험 → 응급조치 필요
③ 심박동수 : 140~250회/분, 규칙적인 리듬
④ P파 : QRS에 묻혀서 보이지 않음
⑤ QRS파 : 넓어짐
⑥ 치료 : CPR(제세동) ★, β차단제, verapamil, 기도유지, 산소요법 등

(3) 심실세동(ventricular fibrillation, VF) ★★★

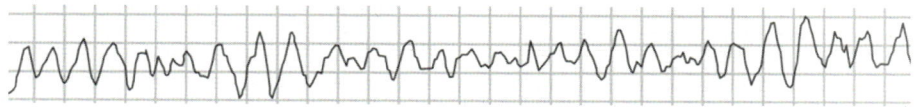

① 심실이 빠르고 비효과적으로 떨리는 상태
② 심실근육세포가 빠르고 불규칙하게 흥분, 심실이 효과적으로 수축하지 못하여 심박출을 전혀 못하게 됨
③ 3~5분내 즉시 치료 안하면 수분 내 사망
④ 파형을 구분할 수 없이 극도로 불규칙적이고 모호한 곡선을 보임
⑤ 치료 ★★★ : 제세동(defibrillation), 즉각적인 제세동이 불가하다면 CPR ★★
⑥ 제세동 직후 리도케인, 에피네프린, 염화마그네슘, 중탄산나트륨 투여 (제세동의 효과 증대)

(4) 심정지(cardiac arrest) : 심장박동이 멈춘 상태 ★

① 심전도상 일직선으로 나타남
② 즉시 CPR 및 제세동 시행, 약물요법 시행
③ 심정지 45초 후 동공산대시작, 2분 후 고정
④ 의식소실, 무호흡, 경동맥 맥박소실, 입술과 손톱의 청색증, 혈액 측정 안됨

[각블럭(bundle branch block, BBB) : 심실전도장애] ★

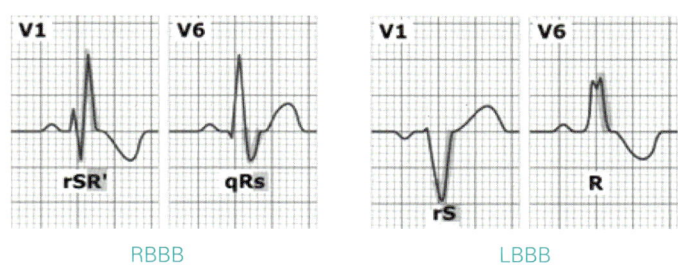

① 조직의 손상으로 인해 his 속의 좌우가지 중 어느 한 곳으로의 전도가 차단
② 좌각(LBBB)/우각(RBBB)
③ 정상 동성리듬과 같음
④ QRS파가 넓어지고 독특한 모양을 보임(∵ 각 심실이 독립적으로 수축)
⑤ 건강한 측의 심전도를 끝낸 뒤 차단된 측의 심실로 전도가 진행되어 심실수축의 소요시간이 연장됨

⑥ 우각차단 : QRS 군에서 R파가 두 개(좌심실 흥분 후 우심실이 흥분하므로), ST하강, T역전
⑦ 좌각차단 : Q파 볼 수 없고 S파가 없기도 하며 폭넓은 R파(RBBB에 비해 병적인 경우 많음)

4) 부정맥의 치료

(1) 약물요법
가. 항부정맥제 : lidocaine, propranolol, verapamil, digoxin, atropine, adenosine 등
나. 응급심장약물 : epinephrine, norepinephrine, dopamine, dobutamine, sodium bicarbonate 등

(2) 인공심박동기(artificial pacemaker)
가. 심박동수를 유지하기 위해 심장근육에 반복적인 전기적 자극을 제공하는 기구
나. 적응증 : 약물요법에 반응하지 않으며 증상을 동반하는 만성, 재발성 부정맥, 2도/3도 방실차단, 각블럭, 지속성 심실빈맥, 심한서맥 등
다. 인공심박동기 환자 교육 ★
① 매일 맥박 측정(요골동맥)하여 정해 놓은 수와 비교 인공심박동기의 기능부전증상을 교육하고 즉시 보고(맥박수 감소, 불규칙한 맥박, 현기증, 실신, 발적과 종창 등)
② 현기증, 기절, 심계항진 보고
③ 고압전류, 자력(MRI)피하기(∵ 고장 가능성↑), 단, CT촬영가능, 전자레인지 및 전기연장 등의 가전제품과 전자제품은 사용가능
④ 신체접촉이 많은 운동 제한
⑤ 금속탐지기에 반응하는 것을 교육(예) 공항 검색대)
⑥ 심박동기 삽입 환자임을 알리는 신분증 휴대

(3) 심폐소생술(cardiopulmonary resuscitation, CPR) ★
① 환자 사정 : 의식상태, 호흡, 순환, 신경계
② 흉부압박(circulation)
③ 기도유지(airway) : 두부후굴 하악거상법(head tilt-chin lift maneuver)시행
④ 인공호흡(breathing)

(4) 제세동(defibrillation)
① 생명을 위협하는 부정맥 제거, 심장흥분의 재진입 회로를 차단하며 동성리듬을 되찾기 위해 심장에 전류를 전달하는 응급시술, 200~360J
② 적응증 : 심실세동, 심실빈맥으로 인해 맥박이 없고 무의식일 때 사용

(5) 심장리듬전환술(cardioversion)
① 전기 충격을 이용해 약물에 반응하지 않는, 잠재적 위험성이 있는 부정맥을 정상동성리듬으로 전환하는 방법

② 제세동에 비해 소량의 전류를 심장으로 전달, 보통 50J에서 시작(50~200J 셋팅)
③ 적응증 : 심방, 방실결절, 심실의 빈맥 시 → 발작성 심방 빈맥, 심실성 빈맥, 심방 조동

5. 판막성 심장질환 ★★★★

① 심장판막의 정상기능 : 혈액이 한쪽방향으로만 흐르게 하는 것(심방 → 심실 → 혈관)
② 판막손상 시 흐름의 방해로 심장확대, 혈액역류 → 심기능 장애 → 심부전 초래
③ 주로 승모판, 대동맥판막 질환 발생(삼첨판, 폐동맥 판막의 손상은 빈도가 적은 편)

※ 협착 : 판막이 제대로 안 열림, 폐쇄부전 : 판막이 제대로 안 닫힘 → 역류됨

구분	승모판 협착증	승모판폐쇄부전증 ★	대동맥판협착증 ★	대동맥판폐쇄부전증
병태생리	류마티스성 심내막 시 승모판이 섬유화로 두꺼워지거나 석회화되면 판막구가 좁아지고 잘 움직이지 않아 혈류 장애 초래 → 좌심실로 혈액 유입안되고 좌심방 확대, 비대 → 폐정맥울혈 →좌심부전	수축기 시 혈액이 좌심방의 역류로 좌심실 부전 및 효과적인 심박출량의 감소 ★, 폐울혈(정체), 좌심방비대, 좌심실 비대 → 혈액의 역류량이 커서 좌심방, 좌심실이 하나의 연결된 방처럼 됨	대동맥판막협착 → 심실 수축기 동안 심박출량 감소 → 좌심실벽 비후 → 좌심실의 압력 증가 → 좌심실과 대동맥 사이 압력차 발생, 좌심실비대, 좌심부전 → 우심부전, 심박출량 감소 ★ → 실신, 협심통(관상동맥 국소빈혈)	심장 이완기 때 판막이 닫히지 않음, 이완기 동안 대동맥으로부터 좌심실로 혈액 역류, 좌심실 확장, 비후, 혈액역류(50%이상), 좌심실 부전
특징	가장 흔한 판막 질환, 류마티스열에 의해발생 (류마티스성 심내막염)	감염성 심내막염, 노화로 인한 퇴행, 류마티스성 심질환	류마티스열, 대동맥죽상 경화증(노인),남자호발(80%), 선천성 기형	류마티스 심질환,감염성 심내막염, 대동맥 죽상경화증
증상	피로, 기좌호흡, 운동성 호흡곤란, 발작성 야간 호흡곤란, 기좌호흡, 기침, 객혈, 심방세동, 색전(심방세동으로 좌심방에 혈액이 정체되므로), 우심부전(간비대, 요흔성부종), 이완기 심잡음	피로, 기좌호흡, 운동성 호흡곤란, 기침, 객혈, 심계항진, 수축기 잡음, 심방세동, 색전, 간비대, 요흔성 부종	3대 증상 ★ → 운동성 호흡곤란, 운동시 실신, 협심증, 피로, 기좌호흡, 발작성 야간 호흡곤란, 심박출량 감소, 수축기 심잡음	★ 피로, 기좌호흡, 심계항진, 운동성 호흡곤란, 발작성 야간 호흡곤란, 흉통, 두통, 현기증, 실신, 이완기 심잡음
치료	염분제한, 좌위, 이뇨제, 디곡신, 항응고제 투여, 판막 대치술	염분제한, 안정, 이뇨제, 혈관확장제, 항응고제, digitalis제, 인공판막 대치술 염분제한, 안정, 이뇨제, 혈관확장제, 항응고제, digitalis제, 인공판막 대치술	안정, 운동제한, 저염식 디곡신, 이뇨제, 판막 대치술	운동제한, 휴식, 저염식 디곡신, 이뇨제, 판막 교체술

심장판막질환의 외과적 치료(심장수술) ★★

① 병변이 있는 판막을 제거 후 다른 판막 삽입 → 인공판막의 경우 혈전 형성이 우려되니 수술 후 평생 항응고제 복용
② wafarin(쿠마딘) 가장 많이 사용
③ PT(프로트롬빈시간) ★ : 정상의 1.5~2배로 유지하니 출혈 경향 잘 관찰하기
   ※ INR(국제표준화비율) : 혈액응고시간의 지표가 되는 프로트롬빈시간(PT)에 대해 검사기관 상호간의 차이를 보정하기 위한 PT의 국제적인 표준화 비율, 목표치 : 2~3(3.5) 유지(정상 0.8~1.2)
④ 주기적으로 혈액응고검사 시행 ★

6. 염증성 심장질환(inflammatory heart disease) ★★★★★★

① 전신감염 후 초래, 오랜 회복기 필요, 사망할 수도 있음
② 주로 심내막, 심외막(심낭)에 발생

구분	임상적 특징	치료 및 간호
심내막염 ★★ (endocarditis)	• 심장내막에 병원균 감염으로 염증 • 흔한부위 : 승모판막, 대동맥판막, 삼첨판막 순으로 발생 ★ • 증상 ★ : 고열, 오한, 발한, 식욕부진, 피로, 두통, 판막손상 시 심잡음, 기침 및 호흡곤란(우심 색전 시 폐색전 유발), 신체기관경색(좌심 색전 시 동맥혈관으로 색전 이동)	안정, 항생제(혈액배양검사 결과 확인) ★, 항응고제 투여 정보제공으로 불안 완화
심근염 (myocarditis)	• 심근의 바이러스나 박테리아 감염 • 증상 : 피로, 호흡곤란, 심계항진, 발열, 빈맥, 흉부 불편감, 흉통, 부정맥	안정, 산소공급, 항생제, 강심제, 이뇨제, 혈관확장제 등 투여
심낭염 ★★★ (pericarditis)	• 원인 : 심낭 염증으로 삼출물이 심장 압박하여 심박출량↓, 만성시 심낭이 섬유화되어 두꺼워짐, 세균, 결핵성, 외상 • 증상 : 흉통 ★ (기침, 심호흡, 누운자세 시 악화), 심낭마찰음, 열, 오한, 호흡곤란, 부종, 복부팽만, 기침, 기좌호흡 • 합병증 : 심장압전 ★ ※ 급성 심장압전 : 심낭염 환자의 15% ★★ • 심낭강 내에 혈액 및 삼출액의 축적으로 심낭강 내압이 상승 → 심장 압박 → 심장 수축력 제한 • 증상 ★ : 약해진 심음, 저혈압, 정맥압 상승 (주요 3징후), 빈맥, 청색증, 불안, 창백, 발한, 호흡곤란, 정맥울혈, 쇼크, 복수, 하지부종, 기이맥(흡기와 호기 시 동맥압이 10mmHg 이상 차이) ★ 등 • 응급상황으로 즉각적인 치료(심장막천자, 수술 등) 요구됨	휴식(앉거나 앞으로 구부린 자세 시 완화), 진통제(NSAIDs, 아스피린, 데메롤, 몰핀)투여, 항생제, 심낭천자, 만성 심낭염시 피질박리술 ※ 협심증 vs 심낭염 통증 • 협심증 : 체위변경, 심호흡 무관하게 전형적으로 화끈거리는 압박통 → NTG, 휴식 시 완화 • 심낭염 : 날카롭고 심호흡 시 악화, 앉은 자세나 진통소염제로 완화

류마티스성 심질환	• A군 베타 용혈성 연쇄상구균에 감염 • 염증은 심근의 수축성 기능손상, 심낭비후, 판막 손상일으킴, 심근에 작은 결절로 반흔조직 남김 • 증상 : 빈맥, 심잡음, 심낭 마찰음, 전흉부 통증, 심전도 변화, 늑막 삼출액, 승모판, 대동맥 판막의 협착과 역류,ESR/CRP↑, ASO titer↑	페니실린투여, 스테로이드, 이뇨제, 강심제, 진통제(아스피린, 마약), 침상안정, 저염식, 정서적 지지(지식부족, 입원불안 시 충분한 설명, 표현격려 등)

UNIT 04 혈관계 질환

1. 고혈압(hypertension) ★★★★★

1) 정의
① 수축기/이완기 : 140/90mmHg 이상(1기고혈압), 160/100이상(2기고혈압)
② 일차성 고혈압 : 원인불명, 본태성 또는 특발성 고혈압, 90~95%
③ 이차성 고혈압 : 질환, 약물 등

2) 위험요인 ★
① 조절 불가능한 요인 : 가족력, 고령, 성별(남성), 인종(흑인)
② 조절 가능한 요인 : 비만, 죽상(동맥)경화증, 흡연, 고염식이, 알코올, 스트레스, 운동부족, A type 성격

3) 증상
무증상, 두통, 어지러움, 실신, 현기증, 심계항진, 안절부절, 비출혈 등

4) 합병증
고혈압성 심근경색증, 협심증, 뇌졸중, 신장병증, 망막변성

5) 치료 및 간호중재

(1) 비약물요법 : 생활습관 교정 ★★
이상적인 체중유지, 염분제한 식이, 알코올 섭취제한, 금연, 운동(3회/주 이상), 스트레스 관리 등

(2) 약물요법 ★★
① 연령, 동반질환, 혈압정도, 비용 등 고려하여 선택
② 임의 중단 시 반동성 고혈압이 발생됨을 교육, 의사와 꼭 상의할 것
③ 이뇨제, 베타차단제, 칼슘길항제, 안지오텐신 전환효소 억제제, 안지오텐신 수용체 차단제, 혈관확장제 등

(3) 불이행 예방 ★★★
① 약물이름, 종류, 약리작용, 용량, 투약 스케줄을 교육

② 증상이 없다고 혈압이 잘 조절되는 것이 아님(질환 악화 시까지 무증상)
③ 약물 복용에 대해 기억하기 쉬운 방법을 검토
④ 약물의 부작용과 비약물요법에 대해 건강전문인과 상의하도록 격려
⑤ 약물 복용 직후 체위성 저혈압, 현기증이 있을 수 있음 ★
⑥ 임의복용중단 금지 ∵ 반동성 고혈압 발생 → 의사와 꼭 상의할 것

6) 고혈압성 위기
갑작스러운 혈압상승으로 주요장기에 심각한 손상, 사망초래 → 즉각적인 치료 필요
① 증상 : 심한 두통, 혈압상승, 어지러움, 시야 흐림, 지남력장애
② 중재 : 반좌위, 산소제공, nitroprusside(nitropress), nicardipine IV

2. 급성동맥폐색 ★
하지동맥이 모두 혹은 부분적으로 갑자기 폐색되어 사지혈액동맥 차단 → 심한통증, 괴사유발
- 임상증상 : 6P증상 → pain(통증), paresthesia(감각이상), poikilothermia(냉감), paralysis(마비), pale(창백), pulselessness(맥박소실)

3. 만성동맥폐색 ★★★★
부분적, 전체적인 만성적 동맥폐색, 주로 하지에 침범(대퇴동맥, 장골동맥, 슬와동맥), 죽상경화증이 주원인, 50세 이상 남성↑

1) 임상증상 : 단계별로 발생 ★★★★
① 무증상(초기) : 무통, 혈관잡음, 동맥류, 발 부위 맥박감소/소실, 손상부위 냉감
② 간헐적 파행증 : 운동 시 근육통증, 경련 → 휴식 시 완화 → 운동 시 통증(초기, 후기에는 휴식시에도 통증)
③ 안정 시 통증 : 다리를 밑으로 내리는 자세에서 통증 완화, 밤에 자다 통증으로 깸, 발가락, 발뒤꿈치, 발등 통증(종아리, 발목에서 무통)
④ 괴사단계 : 발가락, 발등, 발뒤꿈치에 궤양, 까맣게 된 조직발생, 괴사 특유의 냄새 남

2) 수술 후 간호 ★
① 체위 : 무릎을 약간 굽힌 자세(슬와동맥 수축 시 혈류 감소 때문)
② 부종 시 침대 발치 약간 상승, 탄력 스타킹 적용
③ 통증 확인 : 수술 부위 폐쇄 의미
④ 항응고제, 혈전용해제 투여
⑤ 운동 : 계단오르기, 산책
⑥ 다리 꼬는 것, 오랫동안 다리 아래로 떨구기 금지

4. 레이노현상(Raynaud's phenomenon, Raynaud's disease, 레이노 질환) ★★

1) 손, 발 동맥의 우발적인 발작성 경련으로 소동맥 혈관 수축, 20~49세 여성, 추위나 스트레스 노출 시 악화

2) 증상

양측성, 주로 상지, 저린 느낌, 무감각, 통증, 차가움 호소, 손/발가락의 창백 및 청색증

3) 치료 및 간호 ★

경련 조절, 금연, 환측 보온, 상해 방지, 스트레스 예방, 혈관수축 방지(카페인, 초콜릿 섭취 제한), 혈관확장제 ★(니페디핀)

5. 폐색성혈전맥관염(버거씨병) ★★★

1) 중간크기의 동맥, 정맥의 폐쇄성 혈전을 형성(주로 동맥, 하지 침범), 화농성 염증을 일으켜 혈관을 폐색시킴으로써 말초 순환 부전, 40세 이하 남성 흡연자↑

2) 증상

간헐적 파행증, 감각이상, 청색증, 냉감, 괴저, 통증 – 추위노출 시 발생, 휴식 중에도 손가락에 허혈성 통증, 밤에 더 악화됨

3) 치료 및 간호 ★★★

① 혈관확장 : 금연(가장 중요)
② 통증완화 : 진통제, 혈관확장제 투여, 추위 노출 피함 ★ (∵ 추위 시 통증 악화)
③ 사지절단 : 보존적 치료 실패 시 절단 시행

6. 정맥 질환 ★★★★★★★★★

1) 심부정맥혈전증(deep vein thrombosis, DVT) ★★★★★★★★★

(1) 심부정맥에 생긴 정맥염(혈전성)

혈관내벽에 국소적으로 혈소판 응집, 섬유소가 모이면서 혈전 형성(주로 정맥판막엽 부위) → 혈전이 커져서 혈괴 형성 → 정맥내부 폐쇄 → 떨어져나간 혈전이 색전이 되어 폐색전 유발

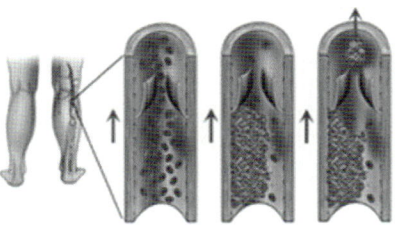 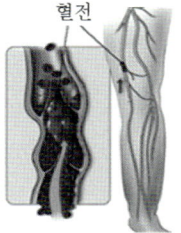

(2) 원인 ★

① 정맥혈의 정체 : 장딴지 근육의 펌프 소실, 부동, 수술, 비만, 임신, 정맥울혈, 장거리 여행, 사지마비
② 정맥벽의 손상 : 정맥 내 주사, 폐색성 혈전맥관염, 골절 및 탈골, 항암제 등
③ 혈액의 과응고력 : 악성종양, 탈수, 혈액질환, 경구용 피임약, 혈소판 증가증

(3) 증상 ★★★
　① Homan's sign(+) ★ : 누워서 다리 들고 발을 배굴할 때 통증
　② 침범된 하지에 부종, 종창, 열감, 표재성 정맥돌출, 압통
　③ 다리 통증 : 혈전의 위험신호
　④ 합병증 : 폐색전증

(4) 치료 및 간호 ★★★★★★★
　① 예방적 간호 ★ : 가장 중요, 탄력스타킹 착용, 간헐적 공기 압축 기구사용, 체위와 운동 (침상 안정시 하지거상), 항응고제 투여, 혈관 내부 손상 예방(하지 정맥주사 금지)
　② 수동적, 능동적 운동 시행
　③ 마사지 금지 : 색전 형성의 원인, 다리 상승
　④ 온찜질 : 정맥경련 감소, 염증감소, 진통효과
　⑤ 항응고 요법 ★★★★★ : 혈액 응고시간 지연, 수술 후 혈전형성 예방, 혈전이 더 커지는 것 방지
　　가. 헤파린 ★
　　　㉠ Thrombin의 길항제로 작용, 단기치료에 우선 사용, 작용 신속, 비경구 주입
　　　㉡ PTT(부분트롬보플라스틴시간) ★ 검사하여 용량 조 부작용 시 protamine sulfate(헤파린 중화제)투여
　　나. coumadin(wafarin)유도체 ★★
　　　㉠ 간에서 Vit.K가 prothrombin으로 형성 차단
　　　㉡ 구강투여, 위장관에서 효과적으로 흡수
　　　㉢ PT 검사하여 용량조절, 부작용 시 Vit.K 투여

> **국제표준화비율(INR) ★**
> - 대조검정모델을 기초로 PT값을 측정하는 표준화 체계
> - 출혈경향이 높아질수록 INR값이 증가함
> - 정상 : 0.8~1.2
> - 목표 치료 농도 : warfarin복용 시 INR 2.0~3.0(3.5) 유지

　　㉣ 항응고제투여시 출혈예방간호
　　　• 사정 : V/S(혈압저하, 빈맥), 대소변 출혈여부 확인, 혈액검사 결과 확인
　　　• IV투여 최소화(10분 이상 압박), IM금지
　　　• 중재 : 조이는 옷 X, 반창고 제한, 신체보호대 X, 아스피린 X, 좌약 X
　⑥ 혈전용해제 : urokinase, streptokinase, T-PA, 급성폐색시 3일 이내 투여

7. 정맥류(varicose vein) ★

1) 정맥 판막의 기능상실과 정맥압 상승으로 표재성 정맥이 확장되고 구불거리는 상태 → 정맥압 증가 → 정맥이 늘어나면서 판막이 불안정해지고 정맥혈 역류 → 정맥압 증가 → 모세혈관압 증가로 부종 초래

2) 원인
① 원발성 : 가족력, 선천성
② 속발성 : 외상, 폐색, 심부정맥혈전증, 손상된 판막의 염증, 임신, 울혈성 심부전, 오래 서있는 직업

3) 진단
도플러 검사, Trendelenburg test(+)

> **Trendelenburg test**
> 정맥의 흐름을 차단하였다가 순환되기까지 혈액이 채워지는데 걸리는 시간을 측정
> - 방법 : 앙와위로 하지를 드는 트렌델렌버그 체위유지 후 부드러운 고무지혈대로 대퇴 묶기, 이후 지혈대를 적용한 채로 앉아서 혈액이 채워지는 시간 측정(보통은 30초, 지혈대 적용 시 약 60초 소요)
> - 결과 : 양성(+) → 정맥류 의미, 혈액이 위에서부터 빨리 채워짐
>   음성(-) → 정상을 의미, 약 30초 정도 걸림, 아래부터 채워짐

4) 증상
검고 구불거리고 튀어나온 혈관, 거친 피부, 서 있을 때 다리 통증 부종

5) 치료 및 간호 ★
① 자주 다리를 상승시키고 휴식, 이상적인 체중유지
② 탄력스타킹 착용
③ 수술 : 정맥결찰(지름이 4mm 이상 늘어나 있거나 혈관이 뭉쳐 있을 때 시행)
④ 수술 후 다리압박(탄력붕대 사용), 다리 운동(24시간 침상안정 후 5~10분 걷기)
⑤ 합병증(출혈, 감염, 신경손상, 심부정맥혈전증)관찰, 오랫동안 서있거나 앉아있는 자세 금지, 진통제
⑥ 경화요법 : 정맥내막에 약물을 주입, 정맥염과 섬유증을 유발하여 정맥내막을 폐쇄하는 방법 → 증상완화 효과

8. 림프부종 ★
- 림프액의 흐름이 폐쇄되어 조직에 림프액이 비정상적으로 축적되어 생기는 림프결절의 종창
- 림프판막의 손상 : 조직의 단백질 농도 상승으로 림프액을 충분히 들여보내지 못해 부종 발생
- 판막기능부전 → 림프액역류, 림프관 압력 상승 → 울혈 → 간질강내 단백질/수분 축적 → 만성 림프 울혈 → 섬유화

1) 증상
초기에 하지 부종(하지 상승 시 완화), 후기에 섬유화되어 하지 상승해도 부종은 그대로 임

2) 치료 및 간호 중재 ★
① 물리요법 : 림프순환 마사지(림프 흐르는 방향으로 가볍게)
② 다리 10~20cm 상승, 부종감소 위해 이뇨제 투여

③ 외과적 치료 : 피하조직 제거술
④ 증상 완화 : 이뇨제, 이완된 사지 상승, 탄력 붕대지지
⑤ 비만조절, 정서적 지지, 저염식
⑥ 항생제 투여, 탄력스타킹 적용

9. 혈관계 환자 간호 중재

1) 체위
① 동맥질환 : 다리를 내리고 휴식(혈액 공급)
② 정맥질환 : 다리를 올리고 휴식(혈액 귀환)

2) 혈관확장 증진
21~23℃의 실내온도 유지

3) 혈관수축 예방
금연, 카페인 제한, 감정적 흥분 제한

4) 발 간호
① 발청결 : 물 온도는 손으로 확인
② 보습제 적용
③ 발톱관리 : 일직선
④ 편하고 신축성 있는 신발, 발의 보온
⑤ 활동유지 : 개방성 궤양 시 제한
⑥ 전기장판 사용 시 주의 : 온도감각이 떨어져 있어 화상 위험
⑦ 다리는 포개거나 꼬지 말 것(정맥압박)

UNIT 05 혈액계 질환

1. 혈액계의 구조, 기능, 사정

1) 혈액의 구성 : 혈구(45%)와 혈장(55%)

(1) 적혈구(red blood cell, RBC)
① 가장 많은 비율
② 산소운반 : 폐에서 조직으로 산소 운반(적혈구에 있는 혈색소의 주기능)
③ 세포의 대사 작용에 의해 생성된 수소이온과 결합하여 다량의 산을 완충
④ 생성 : 태아(간, 비장), 성인(골수)
⑤ 파괴 : 간, 비장, 골수 대식세포
　　　　Heme : 철분은 골수로 가서 재사용, 빌리루빈으로 담즙에 섞여 배출
　　　　globin : 아미노산이 되어 재활용

⑥ 필요조건 : 철(Hb성분), V-B₁₂(적혈구 생성, 성숙시), 내인자(V-B₁₂장관흡수), 엽산 (적혈구 성숙 시)

(2) 백혈구(white blood cell, WBC)

① 과립구(60%) : 호중구, 호산구, 호염구
  ㉠ 호중구 : 이물질 침입 시 식균작용
  ㉡ 호산구 : 염증반응 활성화, 화학적 매개물 방출로 알러지 반응물질 해독(알러지 시 상승)
  ㉢ 호염구 : 염증매개물 방출, 세균파괴
② 무과립구(40%) : 림프구, 단핵구
  ㉠ 림프구 : 면역반응(B/T림프구):체액성/세포성 면역, 자연살해세포
  ㉡ 단핵구 : 식균작용, 조직내 대식세포로 변화
③ 세균이나 이물질의 침입으로부터 신체보호

(3) 혈소판(platelet) : 혈액응고 담당

(4) 혈장(혈청+피브리노겐)

① 세포외액
② 성분 : 간질액과 비슷, 간질액보다 단백질 성분이 많음
③ 단백질 : 알부민, 글로불린, 섬유소원 함유
④ 알부민 : 혈액의 교질 삼투압을 증가시켜 조직내로 혈장누출방지
⑤ 섬유소원 : 단백분자로서 섬유소 형태로 활성화 가능

1. 혈액계 사정

※ 건강력(식이력, 일반적인 증상, 인구학적 특성 등)과 신체사정(피부, 눈, 코, 입, 림프절, 복부 등)

1) 혈액검사

(1) 전혈구 측정검사(CBC) ★

	정상수치	의미
적혈구 수(RBC)	남 : 4.2~6.3×10⁶/mm³ 여 : 4~5.5×10⁶/mm³	정맥혈 1ml 내 순환하는 적혈구 수 측정 빈혈, 출혈 시 저하
혈색소 (hemoglobin,Hb)	남 : 14~18g/dl 여 : 12~15g/dl	적혈구의 산소 운반 색소 빈혈시 저하, 다혈구혈증, 화상시 상승
헤마토크릿 (hematocrit, Hct)	남 : 40~54% 여 : 37~47%	전혈량에 대한 적혈구 비율 빈혈시 감소, 다혈구 혈증/탈수 시 상승
백혈구 수(WBC) ★	5,000~10,000/mm³	정맥혈 1ml 내 순환하는 백혈구 수 측정 급성감염 시 증가, 감소 시 감염위험성 증가
혈소판(platelet)	150,000~400,000/mm³	

(2) 적혈구 침강속도(ESR) 정상 : 0~20mm/h

(3) 출혈과 응고검사 ★

	정상수치	의미
혈소판 (platelet, PLT)	150,000~400,000/mm³	
prothrombin time (PT)	11~15초	• 외적 응고기전에 소요되는 시간 • 응고인자의 양과 기능 확인 • wafarin치료 감시 • 비타민 K 결핍, DIC에 대한 선별검사
Activated partial thromboplastin time (aPTT) ★	23~45초	• 부분 트롬보플라스틴 활성화 시간 • 헤파린요법 사정, 조절 • 내인성 응고기전 사정 • 응고과정 이상 있으면 연장 됨
출혈시간 (bleeding time, BT)	1~7분	• 모세혈관을 인위적으로 손상시켜 실제 출혈을 일으켜 자연적으로 지혈까지의 시간측정 • 혈관, 혈소판 기능 평가(아스피린,Nsaid 복용시 연장)
응고 시간 (coagulation time, CT)	5~10(8~12)분	헤파린 요법 사정, 조절

(4) 지혈과 혈액응고 단계

① 1차 지혈 : 손상된 혈관내벽에 마개 plug 생김(응집)
② 2차 지혈 : 혈소판 마개 위에 섬유소(fibrin) 형성 → 응고인자 활성화
  ㉠ 응고1단계[내인계] : 혈장반응 (aPTT검사) : 혈소판 인지질이 factor 5.8.9.10.11.12 + Ca++ 작용 → 혈장트롬보플라스틴형성
  응고1단계[외인계] : 조직반응 (PT검사): 조직유래 불완전 트롬보플라스틴이 factor 5,7,10 + Ca++ 작용 → 완전한 트롬보플라스틴 형성
  ㉡ 응고2단계 : 트롬보플라스틴이 Ca++ 존재로
  ↓
  prothrombin(프로트롬빈)--→ thrombin(트롬빈) 형성
  ↓
  ㉢ 응고3단계 : fibrinogen(섬유소원) --→ fibrin(섬유소)

- 섬유소 용해기전(fibrinlysis) : 응고형성과 응고용해 사이의 균형, 이 균형으로 손상부위만 응고반응이 발생
- 용해과정 : 플라스민이 주로 역할 → 피브린 분해
- 플라스민은 불활성 물질인 플라스미노겐이 플라스민으로 활성화 되어 만들어짐
- 플라스민 활성화
  plasmin activator : tPA(tissue plasminogen activator)
  uPA(urinary plasminogen activator, urokinase)

- 플라스민의 역할 : 섬유소용해 → clot분해, 분해산물인 섬유소 분해산물(FDP, fibrin degradation product)생성

```
플라스미노겐 -----→ 플라스민
              ↙     ↘
        섬유소원(혈장내)  섬유소(혈괴내)
              ↘     ↙
         섬유소원 / 섬유소 분해산물(FDP)
```

cf. 응고형성방해 : 헤파린, 쿠마딘
　　혈소판응집억제제 : 아스피린
　　섬유소 용해 : tPA, urokinase, streptokinase

(5) 골수 천자와 생검(bone marrow aspiration & biopsy)

① 방법
　㉠ 부위 : 후상 장골극, 흉골
　㉡ 국소마취 실시 후 골수강 안으로 탐침 삽입, 복위 유지
　㉢ 0.2~0.5ml 정도의 골수 채취
　㉣ 바늘 제거 후 천자 부위 압박하여 지혈
　㉤ 천자부위 무균적 드레싱

② 간호중재
　㉠ 시술 전 후 진통제, 진정제 투여
　㉡ 검사 전 : 충분한 설명으로 불편감, 검사의 목적, 과정의 설명
　㉢ 검사 후 : 얼음주머니 대고 2시간 이상 절대안정
　㉣ 출혈, 쇼크, 감염, 통증의 관찰
　㉤ 3~4일간 통증이 지속됨을 설명

3. 적혈구 관련 질환

1) 철분 결핍성 빈혈(Iron deficiency anemia) ★★★★★★★

(1) 원인 ★★

철분식이 섭취 부족, 영양부족, 출혈, 혈색소 수치 12g/dl 미만, 소화흡수장애(만성설사, 위절제술), 철분요구량 증가(사춘기, 임신, 유아), 만성적인 위장 출혈, 월경과다

(2) 증상

경증(피로, 권태, 어지러움), 중증(연하곤란, 구내염, 위축성 설염 → 3대 증상)

(3) 치료 및 간호 ※ 원인 규명이 중요

가. 철분 함량 높은 음식 제공

나. 간, 굴, 살코기, 밀빵, 흰콩, 잎이 많은 채소, 계란 노른자, 건포도 등이고 비타민 C와 같이 복용 시 흡수율 높음
다. 약물투여 ★★★★ : 철분제 경구 투여(당의정은 흡수가 안 되므로 피함) ★
  ① 오렌지주스나 비타민 C와 함께 섭취 : 철분 흡수 도움 ★★
  ② 공복 시 가장 흡수율 좋으나 위장관장애 유발 가능
  ③ 주로 식후 복용 : 위장관 자극 예방
  ④ 액체인 경우 빨대로 복용(치아변색 예방)
  ⑤ 변의 색이 암록색이나 검정색으로 변함을 설명
  ⑥ 부작용 : 변비, 설사, 복부경련, 위장관 불편감 – 고섬유식이러 변비완화 ★
라. 철분제의 비경구적 투여 ★
  ① 주사기에 공기를 약간 남겨두었다가 그것까지 주사
  ② Z자로 피부를 끌어당겨 시행(약물 새는 것 방지)
  ③ 주사부위 마사지 금지, 주사 후 걷도록 하여 흡수 촉진
  ④ 둔부에 근육 깊이(5cm) 주사(팔, 다른 부위 금지)
  ⑤ 너무 꽉 끼는 옷은 철분 흡수에 지장을 주므로 삼갈 것

2) 거대적아구성 빈혈(megaloblastic anemia, 대구성빈혈, macrocytic anemia)

- 엽산결핍성 빈혈 : 엽산 부족으로 DNA 합성이 잘 안됨
- 악성빈혈 : 비타민 B_{12}가 부족하여 DNA 합성이 잘 이뤄지지 않아 정상 적혈구 생성이 감소 ★
- 말초혈액 도말검사에서 RBC가 크게 보임 ∵ 세포분열은 제대로 안되고 세포질의 발달은 계속됨
- 조혈계의 DNA 합성 장애로 골수 기능 장애 → 전혈구 감소증

(1) 비타민 B_{12} 결핍성 빈혈=악성빈혈 ★★
  가. 원인
    ① 비타민 B_{12} 섭취부족(드묾, 엄격한 채식주의자)
    ② 위장관 흡수 장애, 위전절제술 : 내적인자 결핍으로 섭취한 비타민 B_{12}가 회장에서 흡수 안 됨 → 악성빈혈
  나. 증상
    ① 빈혈증상 : 허약, 창백, 피로, 체중감소, 권태
    ② 신경계증상 : 진동감각 상실, 사지 무감각, 저림, 마비와 정신병
    ③ 위장계증상 : 위장위축, 소화불량, 변비, 설사
    ④ 증상의 악화와 완화의 교대
  다. 진단검사
    ① schilling test(+) 쉴링테스트 : 악성빈혈진단에 가장 정확한 검진법, 내적인자 부족 시 양성
    ② 적혈구 수치 저하, 혈색소 수치 감소
  라. 치료 및 간호 ★
    ① 비타민 B_{12} 섭취 부족 시 경구로 보충 : 간, 내장, 견과류, 녹황색채소, 효모 등

② 악성빈혈인 경우 : 비타민 B_{12} 근육주사(∵ 내인자가 없으므로 경구로 투여 시 흡수 안 됨)

(2) 엽산결핍성(folic acid deficiency)빈혈

가. 원인
① 생야채, 과일섭취 부족, 알코올(엽산요구량 증가, 비타민 결핍초래) 과다 섭취, 독거노인
② 임신 중, 만성 용혈성 빈혈, 장기간 정맥 영양 공급 시, 투석
③ 대사장애, 흡수장애

나. 증상
① 악성빈혈과 유사하나 신경계 증상 없음
② 뼈의 통증, 거대 세포성 빈혈 나타남

다. 진단검사
① 혈청 엽산 : 4ng/ml 이하
② 감별진단 : schilling test(-)

라. 치료 및 간호
① 엽산 함유가 높은 식품 섭취 : 육류, 내장, 달걀, 양배추, 브로콜리, 오렌지, 생야채, 균형잡힌 식이
② 흡수가 안 되는 경우 : 근육주사
③ 헤모글로빈이 정상으로 될 때까지 투여
④ 알코올 중독자는 계속 투여

3) 재생불량성 빈혈(aplastic anemia) ★

(1) 골수의 조혈조직이 감소하고 지방조직으로 대체되어 범혈구(적혈구, 백혈구, 혈소판)감소증 발생, 항암제, 골수억압약물, 항경련제 등

(2) 증상
① 백혈구 감소 : 감염(발열, 염증)
② 적혈구 감소 : 빈혈(허약, 창백, 피로와 숨참)
③ 혈소판 감소 : 출혈경향(초기증상으로 쉽게 멍이 듦, 코피, 점상 출혈, 잇몸 출혈 등)

(3) 치료 및 간호 ★
① 원인물질 확인, 제거, 지지적 간호가 중요 포인트
② 원인규명하고 면역억제제나 수혈, 조혈모세포 이식, 비장절제술 등 시행 → 골수기능 억제하는 약물, 물질사용 중단
③ 간호 : 감염과 출혈 예방, 빈혈로 인한 피로 예방 → 고비타민, 고단백식이 격려

4) 용혈성 빈혈

적혈구의 수명이 간헐적 또는 지속적으로 감소, 조기 파괴가 특징

(1) 증상
① 빈혈에 의한 창백, 붉은색 소변
② 황달 → 적혈구 파괴 시 생성되는 간접 빌리루빈 증가
③ 비장, 간 비대 → 결함이 있는 적혈구 파괴
④ 담석증 → 담낭 내 빌리루빈 과다한 축적, 황달 악화, 흔함
⑤ 합병증 : 신부전(적혈구 분해물질 배설로 신장 부담↑)

(2) 진단
망상적혈구↑, LDH↑, 간접빌리루빈↑ ★ (소변과 대변의 유로 빌리노겐의 배설↑)

(3) 합병증
급성신부전(적혈구 분해 산물의 배설에 대한 신장의 부담으로)

(4) 치료 및 간호
① 용혈을 일으키는 원인 제거, 비장절제술(스테로이드에 반응하지 않을 때)
② 빈혈 완화 : 산소공급, 필요 시 수혈
③ 신장 기능 유지 : 섭취 배설량 측정, 수분 전해질 균형유지

5) 원발성다혈구혈증(polycythemia vera) ★★★ → 적혈구증가증의 하나

(1) 정의
① 골수에서 모든 세포의 생산이 증가된 상태
② 정확한 원인 불명, 잠행성으로 시작하여 오랫동안 점진적으로 진행
③ 골수의 섬유화, 골경화성 변화로 빈혈 초래, 혈류 내 미성숙한 과립구 발생

(2) 증상
① 무증상(초기) → 악화(말기) ★
② 붉은 안색 : 적혈구/백혈구/혈소판↑ → 혈전형성적혈구가 정상의 2~3배 많아져 혈액의 점성 증가혈구가 비정상적으로 과도하게 생산되어 혈구 수명이 단축되고 쉽게 파괴
③ 혈전성 정맥염, 간헐적 파행증 소화성 궤양(정상인보다 10배 이상, 이유 불명)

(3) 합병증
혈전, 색전증, 출혈, 골수성 백혈병(15%)

(4) 치료 및 간호중재 ★★ → 혈액의 점성과 혈량 감소가 point ★
① 정맥절개술 : 정맥천자를 통해 혈액을 제거(∵ 혈전예방), 반복 시 철분결핍성 빈혈 초래 가능
② 방사성 동위원소 인 투여 : 골수기능 억제로 혈구 생성 감소
③ 항암제로 골수기능 억제
④ 환자교육 ★★
 ㉠ 혈액 점성이 높으므로 최소한 1일 3L의 수분섭취 권장 ★

ⓒ 조이는 옷을 피함, 감염 증상이 있을 시 즉시 보고
ⓒ 항고혈압제 투여, 앉을 때도 하지 상승할 것
ⓔ 처방에 따른 운동, 흉통이 있는 경우 즉시 운동 중단
ⓜ 출혈의 위험을 피하기 위해 전기면도기 사용
ⓗ 치실 사용금지-부드러운 칫솔 사용
ⓢ 적절한 활동은 혈관상태를 증진시키고 혈액정체를 예방함
ⓞ 혈전 위험요인 제거 : 금연, 고혈압 및 고지혈증 관리, 체중조절

4. 백혈구 관련 질환 ★★★★★★★★★

1) 과립구 감소증(granulocytopenia)과 무과립구증 ★★★

- 백혈구 중 과립구의 수가 급격히 감소, 호중구 감소증(neutropenia)
- 과립구의 93%가 호중구 → 감염률 증가

(1) 원인
자가면역장애, 방사선 과다노출, 비장 기능항진, 알코올 남용, 재생 불량성 빈혈

(2) 증상 ★★
① 생명을 위협하는 감염 발생
② 호중구가 500/mm³ 로 저하되면 심한 세균성 패혈증 초래
③ 감염증상 : 발열, 심한 피로, 허약, 인두, 구강점막의 궤양, 연하곤란, 고열, 빈맥, 작열감, 빈뇨
④ 식욕부진, 두통, 권태감, 폐렴, 피부농양 등

(3) 진단검사 ★
① 백혈구 수치 감소 : 500~3,000/mm³
② 골수 검사 : 과립구 감소, 과립구 전구세포 증가
③ 소변, 혈액 배양검사 : 세균 검출

(4) 간호 ★
① 감염예방 : 방문객 제한, 날 음식, 화분 등 제한, 무균술적용, 개인위생, 손 씻기
② 충분한 휴식, 안정
③ 고단백, 고비타민, 고탄수화물식이 제공

2) 백혈병(Leukemia) ★★★★★★★★

- 백혈구의 한 종류(과립구, 림프구 등)가 골수에 비정상적으로 증식, 축적되는 악성 질환
- 백혈병 세포가 골수에 축적되면 골수의 정상기능 상실로 조혈기능 저하

(1) 종류 (급성 : 미성숙세포의 증식, 만성 : 성숙세포의 증식)
가. 급성골수성 백혈병(acute myelogenous leukemia, AML)
① 15~39세 호발, 성인 급성 백혈병의 85%(성인에게 흔함)

② 골수세포를 침범하는 악성장애로 미성숙 과립구가 비정상적으로 증대하여 골수에 축적, 조혈과정 방해
③ 감염, 출혈증상(잇몸출혈, 멍), 허약, 뼈 통증, 피로, 간이나 비장의 비대, 식욕부진, 체중 감소, 빈혈(피로, 숨이 참, 창백)
④ 빠른 시간 내 백혈병 세포를 제거하고 관해유도

나. 급성 림프구성 백혈병(acute lymphocytic leukemia, ALL) ★
① 소아기에 흔한 악성질환 2~10세 호발
② 미성숙 림프구나 백혈병 림프아구가 골수체에 축적
③ 증상 : 발열, 창백, 출혈, 식욕부진, 뼈의 통증, 체중 감소, 복통
④ 백혈구 세포가 다른 조직 침범 : 중추신경계(뇌), 고환

다. 만성골수성 백혈병(chronic myelogenous leukemia, CML)
① 30~50세 호발 (20세 이전 발생 드묾, 나이가 들면 증가)
② 급성골수성 백혈병에 비해 증상이 경함
③ 성숙한 과립구가 골수, 혈액과 비장에서 비정상적으로 과다축적, 과다 성숙
④ 염색체 이상과 관련, 잠행성으로 진행

라. 만성 림프구성 백혈병(chronic lymphocytic leukemia, CLL)
① 노인, 50~70세 호발
② 림프절에 작고 비정상적인 B림프구가 축적
③ 악화와 완화의 교대
④ 증상 : 비교적 경미한 증상, 잠행성, 건강검진 시 발병, 호흡기계와 피부감염이 잦음, 백혈병세포, 혈액점도 증가

(2) 증상

빈혈, 출혈, 감염, 간과 비장 비대, 고요산혈증, 중추신경계 침범증상, 불안 등

(3) 치료 ★

① 항암화학요법, 방사선 요법 등
② 조혈모세포 이식 ★★
  ㉠ 공여자의 골수에서 줄기세포를 채취하여 정맥으로 주입
  ㉡ 목적 : 화학요법이나 방사선요법으로 악성 세포를 제거한 뒤 골수 기능이 억압된 대상자에게 건강한 골수를 다시 생착시킴
  ㉢ 적응증 : 급성/만성 백혈병, 중증 재생불량성 빈혈, 겸상세포빈혈, 비호지킨성 림프종 등
  ㉣ 조혈모세포 공여자 ★ : 대상자와 동일한 HLA형을 가진 자, ABO형이 일치하지 않아도 됨
  ㉤ 조혈모세포 이식 후 합병증 : 이식실패/거부반응, 감염, 폐렴, 정맥폐색성 질환, 이식편 대 숙주 질환, 재발 등

(4) 간호중재 ★★★★★★★

가. 감염예방 ★★★★
① 감염증상 관찰 ★ : 활력징후, 혈액검사, 배양검사 확인 ★, 호흡곤란, 기침, 가쁜 호흡, 배뇨 시 작열감, 빈뇨, 긴박뇨, 열감, 정맥주사부위 8시간 마다 사정
② 무균술 적용, 처방에 따라 항생제 투여, 충분한 영양과 수분공급
③ 심호흡, 기침 격려
④ 꽃이나 식물을 두지 않음
⑤ 생과일, 익지 않은 채소 섭취 제한, 방문객 제한, 필요시 역격리(∵ 호중구 수 감소)
⑥ 근육주사 금지, 부드러운 칫솔로 구강 간호 자주 시행, 회음부 간호, 좌욕실시

나. 출혈예방 ★★★
① 금지 : 면도날 사용, 근육주사, 직장체온측정, 좌약,치실
② 전기면도기 사용, 부드러운 칫솔 사용, 안전한 환경 유지
③ 아스피린, 항응고제 금지, 비타민 K 풍부한 음식 섭취, 변비예방
④ 필요시 수혈(혈소판, 신선동결혈장 등)

다. 수분섭취 : 항암제 투여로 인해 백혈구 파괴가 증가하여 다량의 요산이 생성
라. 통증감소 : 비정상적인 백혈구가 골수와 중추신경 침범, 관절통증
마. 식이 : 식욕부진으로 인해 영양부족, 고단백, 고칼로리 식이 제공
바. 휴식 : 빈혈로 만성 피로와 허약, 백혈구의 과다 증식으로 기초대사율의 증가
사. 신체상의 변화관리 : 탈모증은 항암제로 인해 일시적이라는 것을 강조

5. 혈소판, 지혈, 응고장애 ★★★★★

1) 혈소판 감소성 자반증(thrombocytopenic purpura)

(1) 특징
① 혈소판 수가 감소된 상태(150,000/㎣ 미만)
② 점상 출혈, 반상 출혈, 자반증 등
③ BT지연

(2) 치료
① 스테로이드 요법
② 혈소판 주입, 비장절제술
③ 약물에 의한 경우 약물 투여 중단
④ 출혈 예방 및 관리

(3) 간호중재 ★
① 빈혈 시 고단백식이 소량씩 자주 제공
② 출혈예방간호 : 보행 시 편안한 신발 착용, 부상 주의, 부드러운 칫솔 사용, 직장체온측정 금지, 좌약 사용 금지, 근육주사 피하기, 정맥천자부위 5분간, 동맥천자부위 10분간 압박, 아스피린 투여 금지, 필요시 혈소판 농축액 주입

③ 환자 교육 : 운전 중 보호용 모자 필요, 재발의 징후(타박상, 점상출혈, 비출혈 등)알림, 약물 부작용/합병증 설명

2) 특발성 혈소판 감소성 자반증(idiopathic thrombocytopenic purpura, ITP)

(1) 특징
① 자가면역성 혈소판 감소성 자반증, 혈소판 항체가 생겨 비장에서 이물질로 인식되어 대식세포에 의해 지속적으로 파괴됨
② 어린이, 젊은 여성에 흔함
③ 자가면역 질환(70%에서 평균 2주 전 바이러스 감염 선행)

(2) 증상
① 점상출혈, 반상출혈, 자반증, 혈뇨, 토혈, 잇몸출혈
② 창백, 피로감, 활동능력 감소, 호흡곤란
③ 혈소판 감소, 출혈시간(BT) 연장

(3) 치료 및 간호중재
① 스테로이드 : 조직의 면역반응 감소, 혈소판 파괴 감소
② 비장적출: 스테로이드에 반응 하지 않을 때
③ 면역억제, 혈소판 수혈, 출혈예방 및 조절

3) 혈우병(hemophillia) ★

(1) 특징
① 유전성 응고장애로 혈액응고 인자 Ⅷ(혈우병A), Ⅸ(혈우병B), ⅩⅠ(혈우병C) 결핍되어 출혈 경향 증가
② 성염색체(x)로 유전되는 열성질환 : 어머니로부터 아들에게 유전, 딸은 혈우병보인자
③ PTT 연장, 혈청칼슘, PT, 혈소판 정상

(2) 증상 ★
① 무릎의 혈관절증 ★ : 가장 흔한 증상, 관절강직으로 결국 근위축 유발됨
② 가벼운 외상에도 고관절, 발목, 어깨 등 관절이 아프고 부어오름
③ 출혈, 혈종
④ 합병증 : 두개강 내 출혈, 표재성 출혈

(3) 치료 및 간호
가. 목적 : 가능한 빨리 출혈을 멈추게 하는 것
    ① 혈우병A : 항혈우인자 투여(필요응고인자 Ⅷ)
       혈우병B : 신선냉동혈장(FFP)투여
    ② 섬유소 용해 효소 억제제
    ③ 출혈조절 : 국소적 출혈은 손상부위 압박, gelform사용, 가능한 주사 피함
    ④ 통증조절 : 진통제와 부신피질 호르몬제 사용, 심한 통증 시 관절의 혈액흡인

⑤ 관절운동 : 증상완화 시 능동적 관절가동범위 운동
⑥ 환자교육 : 표재성 출혈 시 냉찜질 적용, 출혈예방법

4) 산재성 혈관내 응고증(disseminated intravascular coagulation, DIC) ★★

- 비정상적인 응고가 폭발적으로 일어나 광범위하게 미세혈전이 생기고 확산되어 응고인자, 혈소 섬유소원을 많이 소비하여 모두 고갈되면서 출혈이 발생
- 손상된 조직이 혈액내로 순환하면서 발생
- 출혈성 쇼크, 지방색전, 심한 화상, 심한 감염 시

(1) 특징
① 출혈, 국소빈혈로 인한 조직 손상, 적혈구 손상, 용혈로 인한 쇼크 등의 증상 발생
② 혈전 증상 : 혈뇨, 의식장애, 발한

(2) 진단검사 ★★
① 임상증상(출혈, 혈전 증상, 혈뇨, 의식장애, 발한, 혈압저하 등)과 혈액검사로 진단
② 혈소판 수 감소, PT/PTT 지연, 섬유소원(fibrinogen)수치 감소, 섬유소 분해산물(FDP) 증가, D-dimer(fibrin분해산물)증가

(3) 치료 및 간호
① 원인이 되는 질병의 치료(가장 우선적)
② 신선냉동혈장, 혈소판 주입
③ 출혈증상 사정, 출혈예방
④ 심리적 간호 : 악성종양, 심맥관계 질환, 패혈증 등과 같은 상태에서 발생하여 스트레스가 높음

6. 조혈기관장애 ★★★

1) 다발성 골수종(multiple myeloma)=혈장세포 골수종

→ 40세 이상, 60대 호발

① 골수 내에 비정상적으로 혈장세포가 증식 → 비정상적인 면역글로불린의 생산촉진 → 정상 면역글로불린이 저하되는 악성장애
② 골수에서 생성된 악성세포가 뼈에 침투하여 두개골, 척추, 골반 등 파괴
③ 림프절, 간, 비장, 신장을 침범하여 전신으로 확산
④ 증상 ★ : 잠재적, 5~20년 정도 지속되는 전구기, 이 기간 중 폐렴 자주 발생, 뼈 통증 호소(70%), 골수억제 증상, 신부전 증상 ★(신세뇨관 손상 및 고요산 혈증으로 신기능 장애 발생), 전신증상(피로, 식욕부진, 오심 등)
⑤ 간호목적 : 통증조절, 적절한 신장기능 유지, 골절/감염 예방, 대상자 교육
⑥ 걷기 전 진통제, 근이완제 투여, 지속적 걷기로 골절예방
⑦ 완치 치료법 없고 증상완화를 위해 조혈모세포 이식

2) 악성 림프종(malignant lymphoma) ★★★

① 림프구의 비정상적인 증식으로 발병
② 전신에 퍼져있는 림프조직, 특히 림프절과 비장에서 림프구가 증식
③ 악성세포의 림프절 침범으로 림프구가 기능 상실 : 면역손상, 감염위험성 증가
④ 단단한 덩어리 상태

(1) 호지킨병 ★

① 림프절에 있는 비정상적 거대 다핵세포(Reed-sternberg cell)의 과다 증식
② 20대초, 50대 이후 남성에 호발
③ 림프절 서서히 비대 → 점점 커짐, 장기압박증상, 치료율 높음(초기 진단시 90% 이상)
④ 체중감소, 열, 야간발한, 빈맥, 피로 등 동반시 예후불량

(2) 비호지킨 림프종 ★

① 림프절에 있는 비정상적 거대 다핵세포(Reed-sternberg cell)가 없음
② 남성, 60세 이후 호발
③ 무통성 림프절 비대, 1~2주 내 급속히 비대, 발한, 체중감소, 피로와 소양감
④ 예후 호지킨병보다 불량 (1~7년 후 사망)

> **G-SCF 목적 ★**
>
> 과립구 집락 자극 인자로 호중구 감소증 치료제(예방약), 호중구 생산촉진
> → 세포독성 항암 대상자에게 적용

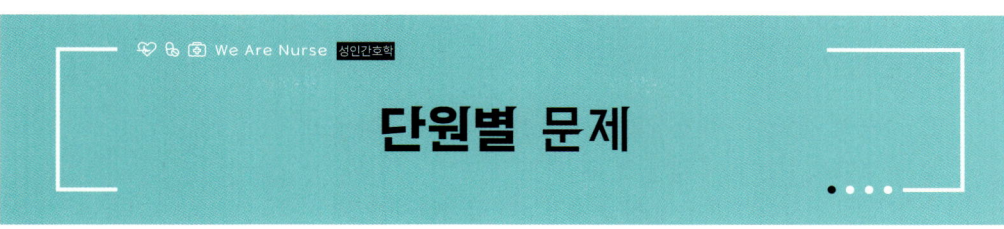

단원별 문제

01 다음 중 심박출량을 결정하는 요인으로 가장 중요한 것은?

① 심장수축력, 첨판의 능력 ② 심장수축력, 혈압
③ 정맥귀환량, 혈압 ④ 심장수축력, 심박동수
⑤ 심박동수, 심장 내 잔여 혈량

> **해설** 1회 심박동량(약 70ml) X 박동수 = 심박출량
> 1회 심박동량 혹은 박동수 둘 중 하나가 변동하더라도 보상이 이루어져 일정한 심박출량이 유지됨
> 심박출량 영향요인 : 전부하, 심근수축력, 후부하
> 전부하는 이완기 말 심실 수축 전 심근의 팽창정도

02 심장질환이 있는 대상자에게서 전부하가 증가되었을 때 환자에게 미치는 영향으로 옳은 것은?

① 후부하 증가
② 말초저항의 증가
③ 심실수축력과 1회 심박동량 증가
④ 좌심실 확장과 울혈성 심부전
⑤ 심근의 산소 공급 증가

> **해설** 전부하 증가 시 심장으로 돌아오는 혈액량이 많다는 의미이며 이때 심장의 심근섬유가 늘어나 심장을 더욱 강하게 수축한다.(starling 법칙)

01. ④   02. ③

03 가슴이 답답하고 어지러움을 호소하는 대상자가 심도자술 검사를 앞두고 있을 때의 교육내용으로 잘못된 것은?

① "시술 전 심장기능의 정상화를 위해 강심제를 복용하세요."
② "특별한 마취는 하지 않을 것입니다."
③ "오전에 검사하기 때문에 전날 자정부터 금식하셔야 됩니다."
④ "조영제를 투여하면 화끈거림, 기침, 심계항진 등의 증상이 나타날 수 있습니다."
⑤ "조영제 알레르기 반응 검사를 하겠습니다."

해설 시술 전 강심제 투약은 보류시킨다.

04 심장내과 병동 환자가 중심정맥압이 10cmH$_2$O일 때 간호사의 간호중재로 옳은 것은?

① 울혈성 심부전을 의미하므로 즉시 수액 주입을 중지하고 주치의에게 보고한다.
② 고혈압을 의미하므로 이뇨제를 사용한다.
③ 정상이므로 이 상태를 유지한다.
④ 허혈을 의미하므로 즉시 하지를 높여준다.
⑤ 심장 상태가 악화되고 있으므로 주의하여 관찰한다.

해설 중심정맥압 : 우심방내의 압력, 전신순환에서 우심방으로 귀환하는 혈액의 압력, 순환혈량을 나타내는 지표, 정상 5~10(4~12)cmH$_2$O
상승 시 : 과혈량, 심장의 부담
저하 시 : 순환혈량 감소

05 울혈성 심부전으로 디곡신과 이뇨제를 투여 받고 있는 대상자의 간호중재로 가장 우선적인 것은?

① 칼륨수치를 모니터링 한다.
② 자세는 반드시 앙와위를 취해준다.
③ 수분섭취를 충분히 한다.
④ 혈관수축제를 함께 투여한다.
⑤ 심첨맥박이 120회/분 일 경우 디곡신을 증량한다.

정답 03. ① 04. ③ 05. ①

해설 울혈성 심부전 : 심장이 신체의 대사요구에 따른 충분한 혈액량을 내보내지 못하는 상태로 심박출량 저하로 폐정맥, 전신정맥울혈, 조직의 산소 부족, 정맥계의 울혈이 나타난다.
디곡신 : 강심제(심근수축력 강화)로 심박출량을 증가시킨다.
이뇨제 : 전부하 감소(저칼륨혈증 심할 시 칼륨 보유하는 알닥톤 사용)효과가 있다.
① 저칼륨혈증 시 디곡신 독성증상위험이 증가할 수 있기 때문이다.
② 좌위를 유지한다.
③ 수분을 제한한다.
④ 혈관확장제를 투여한다.
⑤ 즉시 디곡신 투여 중단 후 의사에게 보고한다.

06 오심, 구토, 청색증, 혈액과 거품 있는 객담을 호소하는 심질환 대상자에게 제공하는 간호중재로 가장 우선적인 것은?

① semi-fowler's 자세를 적용한다.
② 고농도의 산소를 제공한다.
③ 충분한 수분을 공급한다.
④ 기도개방 및 즉시 심폐소생술을 시작한다.
⑤ 조명을 끄고 침상에서의 안정을 촉진한다.

해설 급성폐수종의 증상을 호소하고 있으며 이때 우선적인 치료법으로 순환혈량 감소, 호흡 증진, 산소, 약물 투여가 있다.
① 하이 파울러 자세, 좌위를 유지한다.
③ 수분을 제한한다.
④ 기관지 삽관, 인공호흡기, 양압 치료 준비정도이지 심폐소생술을 즉시 시작하는 것은 아니다.
⑤ 규칙적인 운동과 활동의 지속을 격려하며 조명은 켜둔다.

07 다음 중 우심부전으로 인한 정맥계 울혈 증상으로 옳지 않은 것은?

① 하지 부종
② 복부팽만
③ 야간 다뇨
④ 경정맥 수축
⑤ 중심정맥압 증가

해설 ①②③⑤ 외에도 체중증가, 간/비장 비대 등의 증상이 나타나며 결국에는 좌심부전이 유발된다.
④ 경정맥 확장

06. ② 07. ④

08 울혈성 좌심부전이 있는 대상자에게 투여하는 약물과 그 효과로 옳은 것은?

① 라식스 - 부종 감소 ② 인데랄 - 전부하 감소
③ NTG - 심장 수축 ④ 디곡신 - 정맥이완 작용
⑤ ACE inhibitor - 강심제 중독증상 감소

> **해설** ② 인데랄 - 강심제 중독증상(빈맥)시 사용
> ③ NTG - 혈관이완, 전부하 감소
> ④ 디곡신 - 강심제, 심장수축력 강화
> ⑤ ACE inhibitor - 동맥확장, 후부하 감소

09 울혈성 심부전으로 진단받고 치료중인 대상자가 숨이 계속 차다고 하였고 검사 결과 급성폐수종이 발생하였을 때 제공하는 간호중재로 가장 옳은 것은?

① 신속히 혈관수축제를 투여한다.
② 염분, 수분을 충분하게 공급하여 순환을 증진시킨다.
③ 윤번지혈대를 적절하게 적용한다.
④ 모르핀은 호흡을 감소시키므로 투여하지 않는다.
⑤ 앙와위나 다리를 올리는 자세를 적용한다.

> **해설** ① digitalis제제를 투여하여 심장수축력을 강화시킨다.
> ② 염분, 수분을 제한한다.
> ③ 윤번지혈대는 사지의 윗부분을 묶어 혈류를 차단하는 방법으로 심장의 부담을 줄여 준다.
> ④ 모르핀을 투여하여 호흡곤란에 대한 두려움, 불안을 완화시키고 말초저항 감소로 심장귀환 혈액량을 감소시킬 수 있다.
> ⑤ 좌위유지, 다리는 침상 아래로 내린다.

10 울혈성 심부전으로 디곡신과 라식스를 투약중인 대상자가 허약감을 느끼고 심부건 반사가 떨어지며 변비, 복부팽만 등을 호소할 때 제공하는 식이로 가장 옳은 것은?

① 우유, 계란, 멸치 ② 바나나, 오렌지, 시금치, 건포도
③ 미역, 토마토, 사과 ④ 스프, 식빵, 돼지고기
⑤ 닭고기, 생선, 수박

> **해설** 이뇨제와 디곡신으로 저칼륨혈증이 나타나 증상이 발생하였기에 칼륨이 많은 음식을 제공한다.

정답 08. ① 09. ③ 10. ②

11 좌심부전 대상자에게서 관찰되는 특징적인 증상으로 옳은 것은?

① 간 비대
② 천골 부종
③ 체중 증가
④ 경정맥의 확장
⑤ 폐동맥압의 증가

> 해설 좌심부전의 특징적인 증상 : 폐동맥압의 증가와 심박출량 감소 → 좌심의 수축력의 문제로 인해 펌프기능을 잘 하지 못하기 때문에 발생한다.
> ①,②,③,④는 우심부전의 특징적인 증상이다.

12 digitalis약물을 복용중인 대상자의 교육내용으로 가장 옳은 것은?

① "혈중농도 확인을 위한 투약 직후에만 혈액검사를 하겠습니다."
② "디곡신의 반감기는 24시간으로 신기능 저하 시 더 지연 될 수 있습니다."
③ "맥박이 1분간 100회 이하이면 투약을 중지하고 주치의에게 보고할 것입니다."
④ "고칼륨혈증은 약물 부작용을 촉진시키므로 혈액검사를 통해 칼륨 수치를 관찰하겠습니다."
⑤ "약물을 복용하면서 호흡곤란, 기좌호흡, 악설음, 말초부종이 좋아지면 치료가 잘되고 있는 것입니다."

> 해설 [강심제 효과 및 주의점]
> ① 혈중 농도 확인은 투약 전과 투약 중에 시행한다.
> ② 반감기는 36시간이다.
> ③ 분당 60회 미만 혹은 100회 이상 시 보고한다.
> ④ 저칼륨혈증시 약물의 부작용이 더 악화된다.

13 가슴답답함, 뻐근함을 호소하며 응급실로 이송되어 온 대상자의 검사 결과 협심증이 의심될 때 EKG 소견으로 옳은 것은?

① PVC(조기심실수축)
② PAC(조기심방수축)
③ Q파 출현
④ ST분절 하강
⑤ ST분절 하강 또는 상승, T파 역전

> 해설 허혈성 심질환은 심근에 산소와 영양공급을 하는 관상동맥의 혈류장애로 심근경색은 관상동맥이 완전 차단, 협심증은 관상동맥이 부분 차단된 상태이다.
> ST분절은 심실수축 후 휴식초기의 상태로 협심증시 EKG는 ⑤번의 특징을 나타낸다.

14 다음과 같은 증상을 나타내는 대상자에게 제공하는 간호중재로 정정이 필요한 것은?

> 30분 이상 가슴, 상복부, 턱으로 방사되는 흉통
> 가쁜 숨, 다한증, 호흡곤란
> 혈중 Troponin : 상승

① 절대안정과 정서적 지지를 제공한다.
② 통증완화를 위해 모르핀을 근육 주사한다.
③ 유동식을 소량씩 나누어 하루 5~6회 제공한다.
④ 변비를 예방하고 배변 시 힘을 주지 않도록 한다.
⑤ 심근의 이상 상태를 발견하기 위해 심전도를 모니터링한다.

> **해설** 심근경색 대상자는 NTG로 심장통증이 완화되지 않는 경우 모르핀을 IV 투여한다. 근육주사(IM)시 심근 이상 여부를 진단하는데 유용한 효소(CK)수치가 3배가량 상승하는데 심근이상의 문제인지, 근육주사 여파인지 감별하기 어렵기 때문이다.

15 협심증 환자의 퇴원 시 교육내용으로 옳은 것은?

① "서늘한 방에서 수면하세요."
② "어떤 운동이든 운동 전에는 반드시 니트로글리세린을 복용하세요."
③ "스트레스가 있을 때는 혼자서 침상에서 절대 안정하세요."
④ "verapamil 복용 후 맥박이 50회 이하일 경우 병원으로 문의해주세요."
⑤ "니트로글리세린의 유효기간은 1개월이니 투명한 병에 보관했다 매달 병원에 오셔서 교환하세요."

> **해설** ① 따뜻한 방에서 수면한다.
> ② 가슴통증 시 복용하며 통증이 예상되는 격한 운동 시에만 사전에 복용한다.
> ③ 이완운동을 하면 스트레스가 감소된다.
> ④ 이 약물은 칼슘차단제의 하나로 심근수축력 억제 및 평활근이 이완되어 관상동맥 관류가 증가한다.
> ⑤ 니트로글리세린(NTG)은 약 3개월 마다 교체하며 차광되는 병에 보관한다.

16 다음 중 심정지로 이행될 수 있는 심전도 소견으로 옳은 것은?

① PR간격이 연장된다.
② 심방세동이 가끔 발생한다.
③ 제2도 방실블럭이 나타난다.
④ 반복되는 심방성 발작성 빈맥이 등장한다.
⑤ 모양이 다른 조기심실수축이 계속 발생한다.

정답 14. ② 15. ④ 16. ⑤

> **해설** 조기심실수축(PVC) : 복합적인 조기심실수축의 발생 시 좌심실기능부전이 우려되고 돌연사 위험이 증가된다.
> 심실세동 예고 – PVC가 5회 이상/분 발생 시,
> 다양한 형태로 발생 시,
> 한 번에 연이어 3개 이상 발생 시

17 다음의 대상자에게서 예측해 볼 수 있는 병리학적 소견으로 옳은 것은?

> 15분 이상 지속되면서 약물에 반응하지 않는 가슴 통증을 호소하는데 그 빈도와 강도가 점점 더 심하였고 EKG상 T파가 평편하게 나타났다.

① 폐수종
② 심근경색
③ 불안정형 협심증
④ 이형성 협심증
⑤ 안정형 협심증

> **해설** 휴식이나 안정을 취해도 완화되지 않는 흉통으로 NTG에도 반응하지 않고 15분 이상 지속된다. 심근경색으로 진행될 수 있는 위험한 상황이다.

18 다음 중 허혈성 심장질환의 위험요인으로 가장 관계가 적은 것은?

① 음주
② 당뇨
③ 흡연
④ 비만
⑤ 고혈압

> **해설** 심근경색증 혹은 협심증의 유발요인에 대해 묻고 있다. 죽상경화증, 노령, 폐경기여성, 운동부족, 스트레스, 비만, 고지혈증, 고혈압, 스트레스 등과 관련되어 있으나 음주와는 가장 관계가 적다.

19 휴식이나 NTG로 완화되지 않고 양쪽 가슴을 쥐어짜는듯한 분쇄성(crushing)통증을 호소하며 심전도 상 ST분절이 상승된 대상자에게 나타날 수 있는 특징으로 옳은 것은?

① 통증은 절대안정하면 완화된다.
② 30분 이상 지속되는 통증이 있다.
③ 통증은 니트로글리세린 복용 시 완화된다.
④ 마약성 진통제는 증상을 악화시키므로 금지한다.
⑤ 통증은 흉골하부에서 시작되어 주로 오른쪽 팔로 방사된다.

17. ③　18. ①　19. ②

> **해설** [급성심근경색의 특징]
> ①,③,④ 절대 안정으로 완화되지 않고 마약성 진통제(모르핀)을 사용한다.
> ⑤ 흉골하부 압박감 ~ 주로 왼팔, 등, 턱으로 방사된다.

20 심근경색증 환자의 심전도 상 특징적 변화로 가장 옳은 것은?

① 손상 후 괴사가 진행되면 비정상적으로 깊은 Q파가 나타난다.
② P파, QRS파, T파 모두 비정상으로 나타난다.
③ 심근의 허혈상태에서 T파가 높아지거나 편평해진다.
④ 심근손상이 시작되면 QRS파가 넓어지고 Q파는 정상이다.
⑤ 심근손상 시 S-T 분절이 깊어진다.

> **해설** [심근경색증의 심전도 변화]
> 초기 : 심근 허혈 시 T파 역전
> 급성기 : 심근 손상 시 ST분절 상승
> 후기 : 심근 괴사 시 비정상적으로 깊은 Q파 발생

21 혈전용해제 치료중인 대상자의 교육내용으로 정정이 필요한 것은?

① "최근에 수술을 받은 사람은 출혈 위험이 있기 때문에 사용하지 않습니다."
② "출혈성 질환을 가진 대상자에게 투여하는 경우 주의를 기울여야 합니다."
③ "반드시 PT, aPTT, Hematocrit, 혈소판 검사를 시행한 후 약물을 사용합니다."
④ "고혈압 대상자에게는 예방의 목적으로 소량을 사용합니다."
⑤ "심근경색 대상자에게 즉시 사용하며 streptokinase, urokinase, t-PA 등이 해당됩니다."

> **해설** 혈전용해제는 관상동맥 내 이미 형성된 혈전을 용해하는 것으로 폐색, 경색을 최소화하기 위함이다. 고혈압환자에게 예방적인 목적으로 사용하지 않는다.

22 R/O 협심증으로 입원한 대상자가 대퇴동맥을 통해 심장조영술을 받은 후 병실에 왔을 때 교육 내용으로 가장 옳은 것은?

① "충분한 수분 섭취를 하세요."
② "자유롭게 움직이고 화장실에 다녀오세요."
③ "6시간마다 체온을 측정합니다."
④ "검사가 끝났으니 수액은 제거하겠습니다."
⑤ "카테터 삽입부위에 반창고를 제거하십시오."

정답 20. ① 21. ④ 22. ①

해설 ② 4~8시간 ABR을 유지한다.
③ 활력징후, 말초 순환, 심전도를 관찰한다.
④ 조영제의 빠른 배설을 위해 수분섭취 및 정맥으로 수액을 유지하고 조영제 알레르기 반응을 잘 관찰한다.
⑤ 카테터 삽입부위는 모래주머니를 이용하여 압박 및 지혈한다.

23 다음 중 심근경색증을 진단하는 임상검사 지표가 아닌 것은?

① CPK
② LDL
③ SGOT
④ CK-MB
⑤ Troponin T

해설 저밀도지단백(LDL) : 관상동맥질환과 연관되어 있으나 심근경색을 진단하는 직접적인 검사는 아니다. 나머지는 심근경색 시 상승한다.

24 협심증으로 나타나는 갑작스런 흉통을 예방하기 위한 주의사항으로 정정이 필요한 내용은?

① 정서적 스트레스 상황을 피하도록 한다.
② 음식은 소량씩 자주 섭취해도 된다.
③ 날씨가 갑자기 추워지면 외출을 자제한다.
④ 흡연량을 1일 4개비 이하로 줄인다.
⑤ 심한 운동 전에는 NTG를 미리 복용할 수 있다.

해설 반드시 금연해야 된다.

25 30분 이상 지속되는 흉통을 호소하며 응급실로 이송되어온 대상자에게 심근 경색이 나타난 후 5일이 지난 시점에서 확인 가능한 검사 결과는?

① LDH 상승
② ST분절 상승
③ 트로포닌 상승
④ CK - MB 상승
⑤ 프로스타글란딘 상승

해설 트로포닌은 심근손상 후 순환으로 유출되는 심근 단백질로 심근에 대해 특이도가 높은데 그 이유는 다른 검사들(골격근 손상 때 양성이 나올지도 모름) 보다 심근 손상에 더 특이적이고 좀 더 긴 시간 동안 상승해 있기 때문이다. 심근경색 발생 후 3~4시간(4~6시간)에 상승하며 최고 수치는 10~12시간에 나타나고 10~14일이 되면 정상으로 회복된다. (최근 트로포닌은 1시간 안에 결과확인이 되어 진단이 가능하다는 연구 결과도 있다.)

23. ② 24. ④ 25. ③

26 심장질환으로 입원한 70세 대상자가 심방세동에 대해 질문할 때 간호사의 대답으로 가장 옳은 것은?

① "심장리듬 전환술로 치료할 수 있습니다."
② "고혈압, 호흡곤란이 나타납니다."
③ "6개월간 항응고제 약물치료하면 완치됩니다."
④ "일시적인 증상이니 안심하세요."
⑤ "혈전이 생겨서 뇌출혈이 발생할 수 있으니 치료받으셔야 됩니다."

> **해설** 심방세동 : 노인에게 흔한 부정맥으로 심방이 효과적으로 수축하지 못해 미세한 파동이 발생한다.
> 심방수축 : 350~600회/분
> 심실수축 : 100~150회/분
> ① 가장 일반적인 치료이다.
> ② 호흡곤란, 피로, 어지럼증을 유발한다.
> ③ 항응고제는 색전으로 인한 뇌경색치료제이다.
> ④ 심질환시 발생하므로 간과해서는 안 된다.
> ⑤ 우심방의 혈전형성 – 우심실 – 폐로 이동하여 폐색전증 위험이 높다.

27 협심증으로 니트로글리세린을 복용하는 대상자에게 제공하는 교육내용으로 알맞지 않은 것은?

① "건조하고 서늘한 곳에 약을 보관하세요."
② "약물은 차광이 되는 어두운 병에 보관하세요."
③ "투여 후 오심, 구토, 두통 등이 나타날 수 있으니 너무 걱정하지 마세요."
④ "교감신경차단제로 말초혈관을 수축시켜 말초저항을 증가시키는 효과가 있습니다."
⑤ "흉통이 있을 시 3회까지 복용하고 완화되지 않으면 병원으로 오세요."

> **해설** 니트로글리세린(NTG)은 교감신경차단제로 말초 혈관을 확장시키고 말초저항을 감소시킨다.

28 심전도 모니터 상 심실기외수축이 3번 이상 나타나고 심박동수가 분당 140회 이상 나타나 심실세동으로 진행될 수 있어 즉시 보고해야 되는 상태로 옳은 것은?

① 심방수축 ② 심방세동
③ 심실조동 ④ 심실 빈맥
⑤ 심방조기수축

> **해설** 심실빈맥은 V-tach(tachycardia)이라고 하는데 불안정한 심실기외수축이 반복적으로 발생한다. 심장질환자에게는 극히 위험하므로 응급조치가 필요하다. 분당 140~250회 수축, 리듬은 규칙적인 양상으로 P파는 QRS파에 묻혀 안 보이고 QRS파는 넓어진다.

정답 26. ① 27. ④ 28. ④

29 인공심박동기를 착용한 대상자를 간호할 때 주의사항으로 정정이 필요한 것은?

① 영구적인 심박동기를 착용한 경우 평생 무거운 물건을 들지 않는다.
② 부착 후 6주 후에는 정상생활이 가능하다.
③ 수술부위는 1주일 정도 건조하게 유지한다.
④ 매일 1분 동안 요골동맥의 맥박을 측정한다.
⑤ 전기 자극 물질과 가까이 있지 않는다.

해설 보통 6주간 무거운 물건은 피하고 8주 정도는 가급적 과격한 신체활동을 피하도록 한다.

30 심장내과 중환자실의 대상자가 갑자기 심실세동이 발생되었을 때 제공할 중재로 가장 우선적인 것은?

① 기관지 삽관
② 전흉부 타격
③ defibrillation
④ 에피네프린 투여
⑤ 고농도 산소공급

해설 심실세동은 심실이 빠르고 비효과적으로 떨리는 상태로 심실 근육세포가 빠르고 불규칙하게 흥분되어 심실이 효과적으로 수축하지 못하여 심박출을 전혀 못하게 된다. 즉시 치료하지 않으면 사망할 수 있는 상태로 바로 제세동을 하고 즉각적인 제세동이 불가능하다면 CPR을 한다.

31 응급실 간호사가 알고 있어야 되는 심장리듬전환술 시행 전의 간호로 옳지 않은 것은?

① 전환술 전 부정맥 형태를 진단하기 위해 심전도를 꼭 확인한다.
② 전환술 전 저칼륨혈증으로 인한 부정맥을 방지하기 위해 포타슘 대치요법을 수행한다.
③ 전환술 전 항부정맥제인 quinidine을 투여한다.
④ 전환술 전 6시간 정도 금식을 시킨다.
⑤ 전환술 전 강심제인 digitalis를 투여한다.

해설 cardioversion 심장리듬전환술 : 전기충격으로 약물에 반응하지 않는 잠재적 위험성이 있는 부정맥을 정상 동성 리듬으로 전환하는 것
전환술 2일 전부터 digitalis제제의 투약을 중지하는데 시술 중 심실 부정맥을 유발할 수 있기 때문이다.

29. ① 30. ③ 31. ⑤

32 심장 청진 시 이완기 잡음이 들리는 판막질환을 가진 질환은?

① 삼첨판 협착증　　　　② 승모판막 폐쇄부전증
③ 대동맥판막 협착증　　④ 삼첨판막 폐쇄부전증
⑤ 대동맥판막 폐쇄부전증

> **해설**　② 피로, 운동시 호흡곤란, 기좌호흡, 객혈, 요흔성 부종, 수축기 심잡음 등
> 　　　③ 운동성호흡곤란, 운동시 실신, 협심증, 피로, 기좌호흡, 발작성야간성호흡곤란, 수축기 심잡음 등
> 　　　⑤ 피로, 기좌호흡, 심계항진, 운동성 호흡곤란, 발작성 야간호흡곤란, 현기증, 이완기 심잡음 등

33 가장 흔한 판막질환으로 류마티스열에 의해 주로 호발하는 승모판 협착증 대상자들에게서 나타나는 주된 증상이 아닌 것은?

① 기침　　　　　　　　② 경정맥 위축
③ 말초부종　　　　　　④ 피로
⑤ 운동성 호흡곤란

> **해설**　[승모판협착증 증상]
> 경정맥이 확대되며 주 증상은 폐울혈로 인한 호흡곤란이다.

34 다음 중 심낭염의 증상으로 옳은 것은?

① 서맥　　　　　　　　② 기좌호흡
③ 체온 저하　　　　　　④ 심박출량 증가
⑤ 누운 자세 시 완화되는 흉통

> **해설**　심낭염은 심장을 둘러 싼 주머니의 염증으로 삼출물이 심장을 압박하여 심박출량이 감소하고 만성 시 심낭이 섬유화되어 두꺼워진다.
> 주 증상은 심낭마찰음, 흉통(누운 자세 시 악화), 호흡곤란, 열, 오한 등이며 앉아서 구부린 자세를 하며 휴식할 때 통증이 완화된다.

35 심낭염 대상자의 15% 정도에서 발생하는 심낭압전의 증상이 아닌 것은?

① 기이맥　　　　　　　② 경정맥 팽창
③ 심박출량 감소　　　　④ 정맥귀환 혈액량 증가
⑤ 수축기압의 하강

해설 심낭강 내에 혈액 및 삼출액의 축적으로 심낭강 내압이 상승 → 심장압박 → 심장수축력이 제한된다, 다량의 삼출액에 의해 심장, 폐 등 주위 구조가 압박되어 발생한다.
④ 정맥귀환 혈액량이 감소된다.

36

46세의 김씨는 혈압을 측정한 결과 155/85mmHg였다. 2년간 병원에 간적 없고 하루에 담배 한 갑 반, 1주일에 약 4캔의 맥주를 마셔왔으며 직장에서 업무 스트레스가 많다. 약물요법을 실시하는 시기로 적절한 것은?

① 고혈압이기 때문에 즉시 시작한다.
② 신체검진과 모든 혈액 검사가 끝난 뒤에 시작한다.
③ 직장의 스트레스가 사라지면 시작한다.
④ 혈압이 160/100mmHg 이상되면 시작한다.
⑤ 3~6개월간 생활양식 개선을 시도해 보고 개선에 실패하거나 혈압이 계속 조절이 안 되는 경우에 실시한다.

해설 1기 고혈압을 진단하는 기준은 140/90mmHg, 대상자는 나이도 젊고 생활습관에 대한 개선이 전혀 이뤄지지 않은 상태이므로 먼저 생활양식에 대한 개선으로 시작해본다. 효과가 없거나 합병증, 증상이 악화되면 바로 약물요법을 시작한다.

37

폐색성혈전맥관염(버거씨병) 대상자의 간호중재로 옳은 것은?

① 반드시 음주를 금한다.
② 발이 차갑지 않도록 양말을 신는다.
③ 부교감 신경 절제술을 한다.
④ 혈관수축제를 투여한다.
⑤ 혈관확장을 위해 발에 전기 찜질을 한다.

해설 버거씨병 : 하지의 폐색성 혈전을 형성하고 화농성 염증을 일으켜 혈관을 폐색시킴으로써 말초 순환부전을 일으키는 질환
① 금연한다.
③ 교감신경 절제술을 한다.
④ 혈관확장제를 투여한다.
⑤ 혈관확장을 위해 금연하거나 칼슘통로 차단제를 투여한다.

36. ⑤ 37. ②

38 동맥혈관의 우발적인 발작성 경련으로 냉감, 간헐적인 통증 및 저린 느낌, 혈관수축을 호소할 때 치료 및 간호로 옳지 않은 것은?

① 혈관확장제를 투여한다.
② 체온을 따뜻하게 유지한다.
③ 하지를 심장보다 높게 올려준다.
④ 모르핀을 투여하여 통증을 조절한다.
⑤ 스트레스를 줄이는 방법에 대한 정보를 제공해 준다.

> 해설: 레이노드질환 증상은 추위, 스트레스 노출 시 악화된다.
> ①②④⑤의 중재를 한다. 이외에도 카페인, 초콜릿 섭취제한, 금연, 상해를 예방한다.

39 심부정맥혈전증으로 와파린을 투약하는 대상자의 간호중재로 옳지 않은 것은?

① 부작용 시 비타민 K를 투여한다.
② 투여 전에 프로트롬빈 타임(PT)을 측정한다.
③ 아스피린과 병용하면 효과가 증대된다.
④ 출혈 증상을 관찰한다.
⑤ 치료 용량에 도달할 때까지 안정한다.

> 해설: 심부정맥혈전증 시 항응고제(warfarin)사용함 : 간에서 비타민 K가 prothrombin으로 형성되는 것을 차단하고 응고 시간 지연, 수술 후 혈전 형성 예방, 혈전이 커지는 것을 예방하는 효과가 있다.
> 아스피린과 병용 시 출혈 우려가 있어 금지한다.

40 정맥류 대상자에게 휴식 중 다리를 심장보다 높게 올리게 하고 매시간 잠깐씩 걷도록 하였을 때의 간호진단으로 옳은 것은?

① 안위의 변화 ② 말초조직 관류의 변화
③ 신체 기동력 장애 ④ 피부 통합성 장애
⑤ 약물의 부작용

> 해설: 정맥류 : 정맥 판막의 기능상실과 정맥압 상승으로 표재성 정맥이 확장되고 구불거리는 상태
> 다리를 심장보다 높게 올리고 매시간 잠깐씩 걷는 것은 정맥정체를 예방하고 순환을 촉진시키기 위한 중재로 이는 ② 말초조직 관류의 변화와 관계가 있다.

정답: 38. ③ 39. ③ 40. ②

41 림프부종의 간호중재로 옳은 것은?

① 림프가 흐르는 방향으로 마사지를 적용한다.
② 고염분 식이를 제공한다.
③ 휴식 시 다리를 아래로 내린다.
④ 병변이 있는 쪽에서 혈압을 측정한다.
⑤ 수분 섭취를 증가한다.

> **해설** [림프부종의 간호중재]
> ② 저염식 제공 ③ 사지는 심장보다 높게 ④ 림프부종이 있는 쪽에서 혈압측정 금지
> ⑤ 수분섭취 제한

42 다음 중 빈혈의 간호중재로 가장 우선적인 것은?

① 혈액 보충
② 통증 경감
③ 환자 안정
④ 보온 유지
⑤ 순환산소량 증가

> **해설** 빈혈은 산소운반의 저하로 조직의 산소 결핍증(저산소증)이 초래되므로 순환산소량을 증가시키는 것이 가장 중요한 목적이 된다.

43 철분제제를 복용하는 대상자의 교육내용으로 옳은 것은?

① 비타민 D와 같이 먹으면 흡수가 좋아진다.
② 위장관계 문제가 있을 경우 정맥으로 투여한다.
③ 고섬유식이를 통해 변비를 예방하도록 한다.
④ 변의 색이 검정색으로 변하면 복용을 중단하고 신속하게 병원을 방문한다.
⑤ 식후 1시간 내에 투약해야 흡수가 잘된다.

> **해설** ① 비타민 C는 철분의 흡수를 도와준다.
> ② 위장관 문제 시 식후에 복용한다.
> ④ 철분제 투여 시 철분이 섞여 나오므로 정상 반응이다.
> ⑤ 공복에 투여 시 흡수가 잘된다.
> 이외에도 액체인 경우 빨대를 이용해서 복용해야 치아변색을 예방할 수 있다.

44 위절제술 후 혈색소 수치가 8.3g/dl, 헤마토크릿 25%, 적혈구가 비정상적으로 크다는 검사 결과로 내릴 수 있는 진단은?

① 용혈성 빈혈
② 겸상적혈구성 빈혈
③ 재생불량성 빈혈
④ 철분결핍성빈혈
⑤ Vit B$_{12}$ 결핍성 빈혈

> 해설) 위절제술로 내적인자가 분비되지 않으면 섭취한 비타민 B$_{12}$가 회장에서 흡수가 안 된다. 악성빈혈 시 혈액검사 상 문제에 제시된 것과 같은 결과가 나타난다.

45 44번 대상자에게 제공하는 간호 중재로 가장 옳은 것은?

① 평생 비타민 B$_{12}$를 근육주사 해야 됨을 교육한다.
② 비타민 C의 섭취를 권장한다.
③ 주기적으로 수혈하여 혈구세포를 늘려준다.
④ 비타민 B$_{12}$가 많이 포함된 시금치, 배추, 당근 등의 섭취를 권장한다.
⑤ 치료 중 혈색소 수치가 올라가지 않으면 철분 제제를 식전에 투여한다.

> 해설) [악성빈혈(비타민 B$_{12}$ 결핍성 빈혈)의 원인]
> 비타민 B$_{12}$ 섭취부족 → 경구로 보충 (간, 내장, 견과류, 녹황색채소, 효모 등)
> 위절제술, 위암 등으로 내적인자 결핍 시 → 비타민 B$_{12}$ 근육주사 (내적인자가 없으므로 경구투여 해도 흡수가 안 되기 때문)
> 44번의 대상자는 위절제술로 인해 내적인자가 결핍된 상태이므로 평생 근육주사로 투약해야 된다.
> ③ 수혈이 꼭 필요한 것은 아니며 ⑤번은 철결핍성 빈혈에 대한 설명이다.

46 재생불량성 빈혈 대상자에게 제공하는 치료로 거리가 먼 것은?

① 혈소판을 수혈한다.
② 헤파린을 투여한다.
③ 철저하게 무균법을 적용한다.
④ 면역억제제를 투여한다.
⑤ 조혈모세포 이식술을 시행한다.

> 해설) 재생불량성 빈혈 : 골수의 조혈조직이 감소하고 지방조직으로 대체되어 범혈구감소증이 발생
> 간호의 초점은 감염과 출혈을 예방하는 것이며 원인을 규명하고 면역억제제나 수혈, 조혈모세포 이식, 빈혈로 인한 피로 예방 등에 중점을 둔다.
> ② 헤파린은 출혈이 우려되는 약물로 사용하지 않는다.

47 schilling test 결과 양성인 경우 예상되는 질환으로 옳은 것은?

① 용혈성 빈혈
② 철분결핍성 빈혈
③ 재생 불량성 빈혈
④ 엽산결핍성 빈혈
⑤ 악성 빈혈

> **해설** schilling test : 악성빈혈진단에 가장 정확한 검사법, 내적인자 부족 시 양성
> 거대적아구성빈혈 = 대구성 빈혈로 비타민 B_{12} 결핍성 빈혈(악성빈혈)과 엽산결핍성 빈혈로 분류
> ④인 경우 schilling test 음성

48 적혈구증가증의 하나로 골수에서 모든 세포의 생산이 증가된 상태이며 혈류 내 미성숙한 과립구가 나타날 때의 치료와 간호로 옳지 않은 것은?

① 앉았을 때도 하지를 올린다.
② 1일 3L의 수분을 섭취하여 혈액점성을 떨어뜨린다.
③ 주기적으로 혈액을 제거하기 위해 정맥절개술을 시행한다.
④ 절대 안정 및 휴식을 권장한다.
⑤ 골수기능 억제 혈구의 생성을 감소시키기 위해 방사성 동위원소 인을 투여한다.

> **해설** [다혈구혈증]
> 절대 안정, 휴식을 권장하는 것이 아니라 적절한 활동으로 혈관상태 증진, 혈액정체를 예방하도록 한다.

49 재생불량성 빈혈의 일반적인 간호중재로 정정이 필요한 것은?

① 전혈이나 적혈구를 수혈한다.
② 탄수화물이 충분한 식이를 제공하여 에너지를 공급한다.
③ 오한을 느끼면 옷이나 담요를 덮어 보온한다.
④ 교차 감염에 대한 격리를 위하여 방문객은 제한한다.
⑤ 식사는 하루 6회 정도로 나누어 소화가 잘 되는 식이로 제공한다.

> **해설** ② 고비타민, 고단백식이를 격려한다, 단, 생식은 피한다.

47. ⑤ 48. ④ 49. ②

50 무과립세포증으로 치료중인 대상자에게 제공하는 간호중재로 거리가 먼 것은?

① 방문객을 제한하고 환자를 격리시킨다.
② 변비 예방을 위하여 관장을 시행한다.
③ 수분은 하루 2,500ml 이상 권장한다.
④ 고단백, 고비타민, 고탄수화물 식이를 제공한다.
⑤ 싱싱한 과일과 야채 등 날 음식을 제한한다.

> **해설** 관장 시 장 점막의 손상 가능성이 높고 그로 인해 감염위험이 증가하므로 관장대신 변완화제를 적용한다.

51 백혈병으로 혈소판이 12,000/mm³ 일 때 내릴 수 있는 간호진단으로 옳은 것은?

① 영양부족
② 출혈 위험성
③ 감염 위험성
④ 비효율적인 대응
⑤ 신체손상의 위험성

> **해설** 백혈병 : 골수에서 백혈구의 한 종류가 비정상적으로 증식 및 축적되는 혈액의 악성질환으로 골수의 정상 기능을 상실하여 조혈기능이 저하된다. 혈소판은 지혈을 담당하며 정상은 15만~45만/mm³ 이나, 혈액검사 결과 혈소판 수치가 1만2천 이므로 출혈 위험성이 높은 상태이다.

52 백혈병으로 화학요법을 받고 있는 대상자에게 나타날 수 있는 부작용으로 거리가 먼 것은?

① 빈혈
② 오심, 구토
③ 감염
④ 혈전 생성
⑤ 설사

> **해설** ④ 혈소판 감소로 출혈경향이 높아진다.
> ① 적혈구 감소와 관련 ②,⑤ 화학요법의 부작용 ③ 감염에 대한 저항력이 낮아지기 때문

53 백혈병 대상자에게 감염방지를 위해 제공하는 간호중재로 옳은 것은?

① 배변 후 좌욕을 실시한다.
② 근육주사를 금지한다.
③ 비타민 K가 풍부한 음식을 권장한다.
④ 비타민 공급을 위해 싱싱한 생과일을 제공한다.
⑤ 실내공기를 정화하기 위해 커다란 화분을 설치한다.

정답 50. ② 51. ② 52. ④ 53. ①

해설 모든 점막은 청결을 유지하도록 한다. (예 액와, 회음부, 항문 등)
②③ 출혈예방차원이지 감염과 무관하다.
④ 모든 음식은 끓여서 혹은 익혀서 먹는다.
⑤ 화분은 제한한다.
이외에도 방문객 제한, 모든 시술 시 철저한 손 씻기와 무균법 적용, 구강간호, 감염이 있는 사람과 접촉을 금지한다.

54 백혈병으로 골수이식을 기다리고 있는 대상자에게 제공하는 교육 내용으로 옳은 것은?

① "만성 골수성 백혈병에서는 자가 골수이식보다 동종 골수이식이 치료효과가 좋습니다."
② "골수이식은 항암제 병용요법이나 방사선치료보다 효과가 적은 편입니다."
③ "만성기에 있는 환자가 골수이식 후 재발하면 급성기로 전환됩니다."
④ "급성기에 골수이식을 하면 재발률이 적습니다."
⑤ "골수 제공자는 형제나 자매이면 모두 가능합니다."

해설 ② 골수이식은 완치율이 높다.
③ 만성백혈병 : 성숙 세포증식, 급성백혈병 : 미성숙 세포의 증식
④ 만성기에 골수이식 시 재발율이 낮다(재발율 : 만성기 20%, 급성기 60%)
⑤ 조직적합성 항원(HLA)이 일치되어야 하며 ABO형 일치는 무관하다.

55 백혈병 대상자의 출혈 예방을 위한 간호 중재로 옳지 않은 것은?

① 코 후비기, 코를 심하게 풀기, 배변 시 힘주는 행위는 금지한다.
② 아스피린을 함유한 약제는 투약을 금지한다.
③ 강력한 접착효과가 있는 반창고는 사용하지 않는다.
④ 거친 모의 칫솔은 사용하지 않는다.
⑤ 변비가 심하면 관장대신 직장으로 좌약을 삽입한다.

해설 출혈 위험성을 줄이기 위해서 변비가 심할 때 관장 및 직장으로 좌약을 삽입을 하지 않으며, 구강으로 변 완화제를 복용한다.

56 다음 중 혈우병에 대해서 잘못 이해하고 있는 것은?

① 혈우병 치료를 위해 항 혈우 인자를 투여한다.
② 혈종, 궤양, 관절통, 혈뇨 등의 증상이 나타난다.
③ 관절범위운동(ROM)을 통해 관절변형, 근 위축을 예방한다.
④ 혈우병은 반성 열성형질의 유전성 응고장애 질환이다.
⑤ 표재성 출혈시 더운물 찜질을 적용한다.

해설 혈우병은 유전성 응고장애로 혈액응고 인자 Ⅷ(혈우병A), Ⅸ(혈우병B), Ⅺ (혈우병C)가 결핍되어 출혈 경향 증가, 성염색체(X)로 유전되는 열성질환이다. ⑤ 냉찜질을 적용한다.

> **혈우병 치료 및 간호 (목적 : 신속하게 지혈시키기)**
> 혈우병A : 항혈우인자 투여(필요응고인자 Ⅷ)
> 혈우병B : 신선냉동혈장(FFP)투여섬유소 용해 효소 억제제
> 출혈조절 : 국소적 출혈은 손상부위 압박, gelform 사용, 가능하면 주사는 피함
> 통증조절 : 진통제와 부신피질 호르몬제 사용
> 관절운동 : 증상완화 시 능동적 관절가동범위 운동 표재성 출혈 시 냉찜질 적용법 교육
> 환자교육 : 출혈예방을 위한 교육 제공

57 다음 중 산재성혈관내응고증(DIC) 환자의 첫 단계 초기 치료로 투여하는 것은 무엇인가?

① 헤파린
② 혈소판
③ 비타민 K
④ 응고인자 Ⅺ
⑤ 응고인자 Ⅷ

해설 산재성혈관내응고증 : 비정상적인 응고가 폭발적으로 일어나 광범위하게 미세혈전이 생기고 확산되다 응고인자, 혈소판, 섬유소원을 많이 소비하여 모두 고갈되어 출혈 발생
원인 : 손상된 조직이 혈액내로 순환하면서 발생, 출혈성 쇼크, 지방색전, 심한 화상, 심한 감염 시
헤파린을 4~6시간마다 정맥주사 한다.(출혈, 쇼크조절, 혈전예방 위함)

58 다발성 골수종 대상자가 세균성 감염에 잘 이환되는 이유로 가장 옳은 것은?

① 신장 결석으로 인한 소변흐름의 장애 때문에
② 백혈구 수가 증가하기 때문에
③ 골격파괴로 인한 조혈기능의 장애 때문에
④ 골수 파괴로 인한 용혈 현상 때문에
⑤ 비정상적인 혈장세포 과다형성으로 인해 항체 형성에 장애가 생기기 때문에

해설 다발성골수종 : 비정상적인 혈장세포의 악성증식 → 골수파괴 → 정상적인 면역글로불린 합성 방해 → 항체형성 장애, 림프절, 간, 비장, 신장을 침범하여 전신으로 확산, 간호목적 : 통증조절, 적절한 신장 기능 유지, 골절/감염 예방 등

정답 57. ① 58. ⑤

59 뼈의 통증과 골절의 위험성으로 두려움을 갖는 다발성 골수종 대상자에게 권장할 수 있는 운동과 그 이유로 옳은 것은?

① 맨손체조 - 관절의 유연성 증진, 관절염 예방
② 보행 - 뼈의 부담을 줄이고 탈 무기질화 예방
③ 수영 - 관절의 강직 예방, 근 위축 예방
④ 에어로빅 - 고요산증으로 인한 통풍성 관절염 예방
⑤ 테니스 - 칼로리 소모 및 비만으로 인한 합병증 예방

> **해설** 골절 빈도 감소위해 뼈, 관절에 부담을 주는 운동은 삼갈 것
> ①은 체중부하 운동이 아니며 뼈의 탈 무기질화에 큰 도움이 되지 않는다.
> ③④⑤ 근위축, 자연골절이 예방되는 운동이나 통증에 대한 부담, 무리한 강도일 수 있다.

60 항암화학요법을 받고 있는 대상자가 범혈구 감소증 발생여부를 확인하기 위해 주기적으로 검사하고 모니터링 해야 되는 것은?

① 골수 검사
② 림프절 조직 검사
③ 전혈(CBC) 검사
④ 잠혈 검사
⑤ 흉부 방사선 촬영

> **해설** 전혈검사(CBC)를 통해 적혈구 수, 혈색소, 헤마토크릿, 백혈구 수, 혈소판 등 전반적인 혈구 상태를 확인한다.

61 다음 중 세균성 심내막염을 진단하는 검사로 가장 옳은 것은?

① 혈액배양 검사, 심낭천자
② 심장초음파, 관상동맥 조영술
③ 관상동맥 조영술, 혈액배양검사
④ 심낭천자, 심잡음 청취
⑤ 혈액배양 검사, 심잡음 청취, 심장 초음파

> **해설** ⑤ 혈액배양 검사, 심잡음 청취, 심장 초음파를 통해 진단을 내린다.
> [심내막염]
> • 심장내막에 병원균 감염으로 발생
> • 흔한부위 : 승모판막, 대동맥판막, 삼첨판막 순으로 발생
> • 증상 : 고열, 오한, 발한, 식욕부진, 피로, 두통, 판막손상 시 심잡음, 기침 및 호흡곤란(우심 색전 시 폐색전 유발), 신체기관경색(좌심 색전 시 동맥혈관으로 색전 이동)

59. ② 60. ③ 61. ⑤

62 정맥류 수술 후 1~2일 째 되는 환자의 간호로 가장 거리가 먼 것은?

① 혈액순환 증진을 위해 수술부위에 뜨거운 물주머니를 대준다.
② 수술부위를 심장보다 높게 올린다.
③ 수술부위를 탄력붕대로 감는다.
④ 수술부위의 출혈유무를 관찰한다.
⑤ 침상운동을 권장한다.

해설 ① 통증 및 부종 감소를 위해 시원한 물주머니를 적용한다.
정맥류는 정맥 판막의 기능이상과 정맥압 상승으로 표재성 정맥이 확장되고 구불거리는 상태이며 궤양이 생기고 혈전이 자주 생기는 경우 외과적인 중재를 고려할 수 있다. 정맥류를 예방하기 위해 이상적인 체중 유지하기, 탄력 스타킹 착용하기, 장시간 앉아 있거나 서 있지 않기, 자주 다리를 상승시키고 휴식을 취하도록 한다.

63 심장질환의 대상자의 활력증상 체크 시 요골맥박과 심첨맥박을 동시에 재는 이유는?

① 순환박동량을 알기위해
② 맥박결손을 알기위해
③ 맥압을 알기위해
④ 심장수축력을 알아보기 위해
⑤ 심박동 수를 알기위해

해설 ② 요골 동맥에 맥박을 촉지하면 보통은 규칙적으로 맥박이 촉지되나 맥박이 일부 탈락해서 촉지되지 않는 경우를 결손맥이라고 하며 이를 알기위해 요골맥박과 심첨맥박을 동시에 측정한다. 심전도를 기록해보면 심장의 수축이 탈락해 있는 것이 아니고 기외수축이 발생하고 있는 것을 알 수 있는데 기외수축은 보통 수축보다 조기에 발생하기 때문에 심장은 수축하고 있는데 박출하는 혈액량이 적으므로 맥박이 촉지되지 않는다.

64 심장질환 대상자의 심전도가 다음과 같을 때 예측해 볼 수 있는 상태로 옳은 것은?

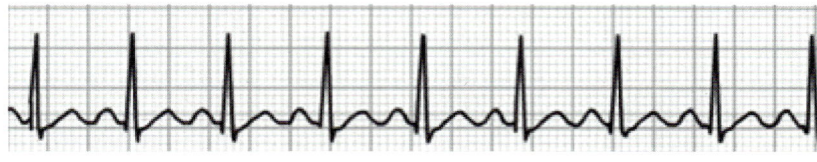

① 정상 심전도
② 동성빈맥
③ 동성서맥
④ 조기심방수축
⑤ 심방조동

② 동성빈맥, R-R 간격이 3~5칸인 경우 분당 맥박은 60회~100회이다. 위의 그림은 R-R간격이 2.5칸으로 분당 100회 이상의 맥박을 의미한다.

심전도 상 심장 박동수 측정

→ R-R간격으로 1분당 계산
1칸 → 300회/분
2칸 → 150회/분
3칸 → 100회/분
4칸 → 75회/분
5칸 → 60회/분
6칸 → 50회/분

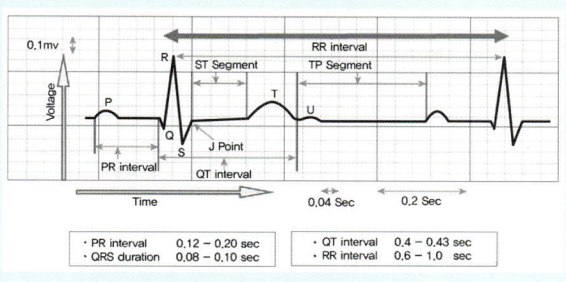

동성빈맥(sinus tachycardia)

① 빠른 규칙적 리듬, 100~180회/분
② 동방결절에서 P파 시작하지만 심박동이 빠르면 T파에 감추어질 수 있음
③ P-R간격, QRS파 정상범위 혹은 짧아짐
④ 원인 : 교감신경자극, 카페인, 알코올, 흡연, 불안, 통증, 스트레스, 흥분, 운동 등
⑤ 증상 : 무증상, 심계항진
⑥ 치료 : digoxin, adenosine, 베타차단제(propranolol), 원인질환치료

65 조기심실수축을 나타내는 대상자의 심전도 결과 및 관련된 내용으로 가장 옳은 것은?

① P파는 보이지 않으며 QRS파는 파형이 넓어지고 변형된 모양을 나타낸다.
② 불안정한 심실 기외수축이 반복적으로 발생하며 심실세동으로 진행될 수 있다.
③ 부정맥 중 가장 흔하나 건강한 사람에게는 보통 나타나지 않는다.
④ P-R 간격 지연, P파 후 QRS파 한 번씩 누락, 리듬 불규칙, 일시적, 가역적이며 일반적인 증상이 없으면 치료가 필요 없다.
⑤ P파는 규칙적이며 톱니바퀴 모양을 나타낸다. 심계항진, 흉통을 호소하며 색전증 위험이 높다.

 ② 심실성 빈맥에 대한 내용
③ 부정맥 중 가장 흔하며 건강한 사람에게도 볼 수 있다.
④ 2도 방실블럭에 대한 내용
⑤ 심방조동에 대한 내용

65. ①

66 심전도의 파형에 대한 설명으로 가장 옳은 것은?

① QRS파 : 심실의 재분극
② P파 : 심방의 탈분극
③ T파 : 심실의 탈분극
④ P-R간격 : 방실결절에서 동방결절의 전도시간
⑤ ST분절 : 푸르킨예섬유의 느린 재분극

> **해설** ① QRS파 : 심실의 탈분극(심실수축)
> ③ T파 : 심실의 재분극(심실이완)
> ④ P-R간격 : 동방결절 → 방실결절의 전도시간
> ⑤ ST분절 : 심실의 탈분극과 재분극 사이푸르킨예섬유의 느린 재분극 → U파

67 BBB(각차단, bundle branch block)일 때 심전도 양상으로 옳은 것은?

① P파가 사라진다.　　　② ST분절이 길어진다.
③ QRS군이 넓어진다.　　④ T파가 뾰족해진다.
⑤ QRS군이 좁아진다.

> **해설**
>
>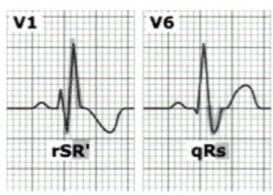
> [RBBB]
>
>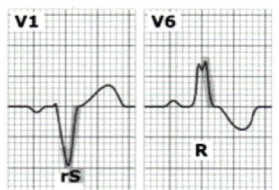
> [LBBB]
>
> ※ 각차단(bundle Branch Block, BBB) : 심실전도장애
> • 조직의 손상으로 인해 his 속의 좌우가지 중 어느 한 곳으로의 전도가 차단
> • 좌각(LBBB)/우각(RBBB)
> • 정상 동성리듬과 같다.
> • QRS파가 넓어지고 독특한 모양을 보임(∵ 각 심실이 독립적으로 수축)
> • 건강한 측의 심전도를 끝낸 뒤 차단된 측의 심실로 전도가 진행되어 심실수축의 소요시간이 연장된다.
> • 우각차단 : QRS 군에서 R파가 두 개(좌심실 흥분 후 우심실이 흥분하므로), ST하강, T역전
> • 좌각차단 : Q파 볼 수 없고 S파가 없기도 하며 폭넓은 R파(RBBB에 비해 병적인 경우 많다)

68. 경피적인 경혈관 관상동맥 중재술 시 대상자에게 교육해야 할 내용으로 가장 옳은 것은?

① "치료는 일시적인 것일 뿐이니 앞으로 조심하세요."
② "관상동맥 절제술을 받기 전에는 치유되었다고 볼 수 없습니다."
③ "5년간은 문제없습니다."
④ "막힌 부분만을 넓혀 주었으니 계속하여 질병관리와 예후를 조심하세요."
⑤ "완전히 치유되셨으니 안심하셔도 됩니다."

> **해설** 경피적 관상동맥 중재술(Percutaneous Coronary Intervention, PCI) : 약물에 반응하지 않는 관상동맥질환에 적용하는 비수술적 방법으로 대퇴/요골 동맥을 통해 관상동맥 내로 풍선달린 카테터 삽입 → 풍선을 협착된 부위에 위치, 관 촬영하여 협착 정도 확인 → 풍선을 부풀려 협착된 관상동맥을 확장 → stent 삽입 하여 관상동맥의 관류를 증진시키고 흉통의 강도와 빈도를 감소시킨다. 시술 후 지속적인 생활습관 개선 및 증상관리가 필요하다.

69. 폐성 심질환에 대한 설명으로 옳은 것은?

① 심장의 병변으로 인하여 폐허혈이 일어난 상태이다.
② 심장의 문제로 인하여 폐출혈이 일어난 상태이다.
③ 폐의 장애로 인하여 심내막염이 나타난 상태이다.
④ 심장이 갑작스러운 펌프장애로 인하여 쇼크가 나타난 상태이다.
⑤ 폐질환이나 폐손상으로 인하여 우심실이 비대된 상태이다.

> **해설** ⑤ 폐성 심질환 : 폐질환(폐결핵증, 폐섬유증, 폐색전증 등)에서는 폐내 혈관저항이 증대하며, 심장은 이 저항에 대항할 수 있는 과잉의 일이 요구되므로 우심실벽은 비대해진다. 또한 폐에 울혈이 발생하며 이 울혈은 우심실의 확장을 유발하는데 이처럼 폐질환이 원인으로 심장의 우심실계의 비대, 확장을 일으킨 상태를 의미한다.

70. 심근경색증의 기왕력이 있던 50대 남자가 갑자기 가슴을 움켜잡으며 쓰러졌을 때 제공하는 간호중재로 가장 우선적인 것은?

① 즉시 혈전용해제를 투여한다.
② 정맥으로 수액을 주입한다.
③ 모르핀 투여로 통증을 완화한다.
④ 머리를 올리고 목 주위의 꽉 조여진 옷을 풀어준다.
⑤ 머리를 낮춘 체위를 취한다.

> **해설** ④ 의식여부를 사정하는 것이 가장 우선적이며 원활한 혈액순환을 위해 조이는 옷은 느슨하게 풀어주고 상체를 들어 올린다.

68. ④ 69. ⑤ 70. ④

71 본태성고혈압 대상자에게 혈압강하제로 이뇨제를 투여하는 이유로 가장 옳은 것은?

① 신부전을 예방하기 위해
② 대사부전과 부종을 예방하기 위해
③ 나트륨, 수분을 배출하기 위해
④ 심부전 증상을 보상하기 위해
⑤ 혈관수축으로 혈압을 유지하기 위해

> **해설** ③ 이뇨제 : 신장에서 나트륨, 수분의 배설을 촉진하여 순환혈액량을 감소하여 전부하 감소에 효과적이다. 소변량이 증가하기 때문에 오전에 투약하도록 하며 저혈량증, 저혈압이 나타날 수 있어 잘 관찰하도록 한다.

72 간헐적 파행증에 대한 내용으로 옳은 것은?

① 순환부전으로 안정 시 장단지의 통증이 증가한다.
② 순환부전으로 운동 시 장단지의 통증이 증가한다.
③ 찬 곳에 노출시키면 통증이 완화된다.
④ 안정 시 통증이 악화되므로 금연은 필요 없다.
⑤ 안정하면서 다리를 위로 올리면 통증이 감소된다.

> **해설** ① 순환부전으로 안정 시가 아니라 운동 시 장단지의 통증이 증가한다.
> ③ 찬 곳에 노출은 혈액순환을 방해하고 통증을 더 악화시킬 수 있어 금지한다.
> ④ 금연하도록 한다.
> ⑤ 안정하면서 다리를 아래로 내리면 통증이 감소한다.

73 심부정맥 혈전증의 발생 원인으로 거리가 먼 것은?

① 장거리 여행, 사지마비
② 정맥 내 주사, 항암제
③ 악성종양, 탈수
④ 흡연, 고혈압
⑤ 경구용 피임약, 비만

> **해설** ④ 흡연, 고혈압은 주로 동맥혈관 질환의 주요 원인이 된다.
> ※ 심부정맥 혈전증의 발생 원인
> • 정맥혈의 정체 : 장딴지 근육의 펌프 소실, 부동, 수술, 비만, 임신, 정맥울혈, 장거리 여행, 사지마비
> • 정맥벽의 손상 : 정맥 내 주사, 폐색성 혈전맥관염, 골절 및 탈골, 항암제 등
> • 혈액의 과응고력 : 악성종양, 탈수, 혈액질환, 경구용 피임약, 혈소판 증가증

정답 71. ③ 72. ② 73. ④

74 급성폐수종 시 심근 수축력 증가 및 심박출량의 증가를 위해 투여하는 약물은?

① 모르핀
② 라식스
③ 아미노필린
④ 디지탈리스
⑤ 혈관확장제

> 해설 폐수종은 폐간질액과 폐포강에 비정상적으로 수액이 축적된 상태로 심박출량 증가 및 심근 수축력의 증가를 위해 디지탈리스를 투여한다. ① 불안과 호흡곤란 완화를 위해 모르핀을, ② 빠른 이뇨효과로 호흡곤란 및 폐울혈을 완화시키기 위해 이뇨제(라식스)를, ③ 기관지 경련을 완화하기 위해 아미노필린을, ⑤ 말초혈관의 혈액정체 유도로 심박출량 증가 및 폐울혈 감소를 위해 혈관확장제를 투여한다.

75 Digitalis제제를 투여하는 대상자가 오심, 구토, 설사, 복통, 부정맥, 기면, 시력장애를 호소할 때의 중재로 가장 우선적인 것은?

① 즉시 투약을 중지하고 의사에게 보고한다.
② 시간이 지나면 사라진다고 설명한다.
③ 약물의 용량을 줄여서 투여한다.
④ 즉시 혈액검사를 실시한다.
⑤ 다른 약으로 바꾼다.

> 해설 Digitalis의 독성증상으로 즉시 투약을 중단하고 의사에게 보고한다. 혈중농도를 유지하기 위해 투약전과 투약기간 중 혈중 level을 측정하며 저칼륨혈증 시 독성증상을 유발하기 때문에 전해질 농도를 관찰한다.

76 NTG를 투약하는 대상자의 교육내용으로 틀린 것은?

① 혀 밑에 녹여서 복용하며 약이 녹을 때까지 타액을 삼키지 않는다.
② 축적작용이 있으므로 흉통이 심한 경우 투여한다.
③ 복용 시 작열감을 느끼는 것이 정상이다.
④ 햇빛이 없고 건조한 곳에 보관한다.
⑤ 부작용으로 두통이 발생할 수 있다.

> 해설 축적작용이 없으므로 필요시 투여하도록 한다.

74. ④ 75. ① 76. ②

77. 심부정맥혈전증이 있는 대상자에게 마사지를 적용하지 않는 이유로 가장 옳은 것은?

① 통증을 유발하므로
② 궤양을 형성하기 때문에
③ 혈관염증을 유발하므로
④ 출혈의 원인이 되기 때문에
⑤ 색전증을 유발할 수 있어서

해설 ※ 심부정맥혈전증 치료 및 간호
① 예방적 간호 : 가장 중요, 하지 정맥 주사 피함, 조기이상, 수술 후 탄력 스타킹
② 수동적, 능동적 운동 시행, 침상내에서 배굴 운동
③ 색전 형성의 원인이 되므로 마사지 금기, 다리 상승하기
④ 온찜질
⑤ 항응고 요법 : 혈액 응고시간 지연, 수술 후 혈전형성 예방, 혈전이 더 커지는 것 방지
  ㉠ 헤파린
    • Thrombin의 길항제로 작용, 단기치료에 우선 사용, 작용 신속, 비경구 주입
    • PTT(부분트롬보플라스틴시간)검사하여 용량 조절, 부작용 시 protamine sulfate(헤파린 중화제) 투여
  ㉡ coumadin(warfarin)유도체
    • 간에서 Vit.K가 prothrombin으로 형성 차단
    • 구강투여, 위장관에서 효과적으로 흡수
    • PT(프로트롬빈 시간)검사하여 용량조절, 부작용 시 Vit.K 투여

> **국제표준화비율(INR)**
> • 대조검정모델을 기초로 PT값을 측정하는 표준화 체계
> • 출혈경향이 높아질수록 INR값이 증가함
> • 정상 : 0.8~1.2
> • 목표 치료 농도 : warfarin복용 시 INR 2.0~3.0(3.5) 유지

⑥ 혈전용해제 : urokinase, streptokinase, T-PA, 급성폐색 시 3일 이내 투여

정답 77. ⑤

CHAPTER 02
호흡기능장애 : 호흡기계

UNIT 01 호흡기계의 구조와 기능

1) 상부기도

(1) 코, 부비동, 인두, 후두

(2) 공기여과, 가습, 가온

2) 하부기도 : 기관, 기관지, 모세기관지, 폐

(1) 기관(trachea)
- 식도 앞에 위치, 6~10개의 C모양 연골로 구성
- 후두의 윤상연골 하부에서 시작하여 제4~5흉추 기관지 분기점(carina)까지 : 기관지 분기점에서 좌우 기관지로 나뉨
- 기관지(bronchus) 및 세기관지(bronchioles)
    ① 우측기관 : 짧고 굵으며 수직에 가깝게 서있어 이물질이 쉽게 들어가고 기관 삽관 시 우측으로 들어가기 쉬움
    ② 좌측기관 : 우측보다 깊고 얇음

(2) 폐
- 흉곽 내에서 가장 큰 기관으로 가볍고 스펀지 모양의 탄력성 있는 원추형 기관
- 수억 개 폐포와 폐포관, 세기관지, 주기관지로 구성
- 우측 폐 3엽, 좌측 폐 2엽
- 폐포관(alveolar duct)과 폐포(aveoli)
    ① 폐포관 : 호흡세기관지에서 나오는 포도송이 모양과 비슷한 관, 폐포덩어리 포함
    ② 폐포 : 가스교환의 기본단위, 분비기능을 가진 얇은 편평상피로 모세혈관망과 접촉, 성인 약 3억개

3) 가스교환

(1) 환기
① 기도를 따라 폐로 드나드는 공기의 움직임
② 휴식 시 폐내 압력과 대기압은 모두 760mmHg
③ 흡기 : 대기압 > 폐포압 → 기도에서 폐포로 공기 이동
④ 호기 : 대기압 < 폐포압 → 폐에서 대기로 공기 이동

(2) 호흡근
주요호흡근(횡격막, 외늑간근, 내늑간근), 호흡부속근(흉쇄유돌근, 승모근, 대흉근, 소흉근, 전거근, 사각근) * 안정시 횡격막, 외늑간근의 수축으로 흡기발생

(3) 호흡조절 기전
① 폐 기능 : 연수, 뇌교 조절
② 환기는 신경성 반사, 신경성 반사는 물리적 자극과 화학적 자극물질에 따라 발생

(4) 호흡기 방어기전
① 먼지의 흡입, 미생물, 독성 가스로부터 폐를 보호
② 공기여과, 점액섬모의 청결체계, 기침반사, 기관수축반사, 폐포대식세포 등
③ 공기여과
　㉠ 코털 : 흡입하는 공기의 여과작용
　㉡ 비강점막에 먼지와 박테리아가 부착되어 제거(5㎛ 이상의 큰 입자)
④ 점액섬모체계
⑤ 기침반사 : 연하반사 소실, 지연 시 하부기도로 먼지 흡입을 막기 위해 기침 발생
⑥ 기관지 수축반사 : 다량의 자극물질의 흡입을 예방하기 위한 반사작용
⑦ 폐포대식세포
　㉠ 호흡세기관지 아래는 섬모세포가 없기 때문에 폐포 수준에서의 일차적인 방어기전은 폐포의 대식세포임
　㉡ 식균작용, 세포합성을 위한 신진대사 작용, 면역체계 조절 물질 분비
　㉢ 식균작용 후의 찌꺼기는 점액섬모체계 혹은 림프계를 통해 제거

UNIT 02 호흡기계 간호사정

1. 현재의 건강문제

1) 호흡기계 주 증상

(1) 호흡곤란
① 정상호흡 14~20회/분, 흡기 : 호기 = 1 : 2
② 기흉, 폐색전증, COPD, 천식 등 발생시

(2) 기침
① 기관지 천식 : 밤에 심함
② 기관지염 : 아침에 객담을 동반한 기침 심함, 쉰 목소리의 기침 → 후두암 초기 증상

(3) 객담
① 하루 약 100ml 생성(정상)
② 호흡기 자극에 의해 증가
③ 냄새 : 혐기성 세균 감염 의심, 혈액 : 출혈 의미
④ 이른 아침잠에서 깨어난 직후 객담 채취, 칫솔질은 하지 않고 입을 헹군 후 시행

(4) 천명음(wheezing)
① 기관지협착, 점액 증가로 기도가 좁아져 기도 저항이 높아진 경우 발생(천식, 만성기관지염, 기도폐색)
② 리듬성이 높은 휘파람 소리

(5) 객혈(hemoptysis)
① 폐결핵, 기관지확장증, 기관지염, 폐렴, 폐암, 폐농양 시 발생
② 출혈 발생부위 사정이 중요, 토혈과 구별 필요

	객혈	토혈
전구증상	목구멍의 통증, 기침욕구	오심, 위 불쾌감
증상유발	기침에 의함	구토에 의함
색	밝은 붉은 색	검붉은 색
거품	있음	없음
pH	알칼리성(pH 7.0 이상)	산성(pH 7.0 이하)
내용	백혈구, 적혈구, 혈철소, 대식세포	음식찌꺼기
대변	정상	흑색변(melena), 잠혈(stool occult blood)
빈혈	가끔	일반적
병력	폐질환	알코올 중독, 소화성 궤양, 간질환

(6) 흉통(chest pain)
과거력, 신체검진 통해 근원 규명

(7) 음성변화 및 연하곤란
① 인두, 성대 결절, 감염, 후두마비, 후두종양 시 목소리 변화 유발
② 음성변화 기간과 말하거나 삼킬 때 통증 유무 사정

(8) 피로 및 체중변화
① 피로 : 호흡기 감염, 체내 산소와 이산화탄소 수준의 변화, 신생물 시

② 체중감소 : 신생물, 만성폐쇄성폐질환 시
③ 체중증가 : 폐수종, 울혈성 심부전 시 수분정체

(9) 고상지두(clubbing finger)

만성적인 저산소증(호흡기 질환, 심장질환)시 손가락 말단의 무통성 비대

2) 과거력 및 가족력

흡연, 음주여부, 알레르기, 투약, 직업, 사회경제적 상태, 거주지, 여행력, 유전질환(낭성 섬유종), 폐암, 폐기종, 천식 등의 가족력 확인

3) 신체사정

호흡기계 사정 순서 : 시진 → 촉진 → 타진 → 청진

(1) 비정상적인 호흡음

종류	특징	원인	질병
악설음 crackle	• 머리카락을 비비는 소리 • 흡기말기(호기시 좀 더 부드럽게 들림)	• 닫힌 세포기도가 흡기 시 열리면서 폭발적인 소리가 남	• 만성폐쇄성폐질환 • 폐부종, 폐렴
천명음 wheezing	• 호기, 흡기 시 • 계속 높은 음, 쉬쉬하는 소리, 날카로운 소리	• 좁아진 기도를 흐르는 공기	• 천식, 만성기관지염 • 기도폐색
협착음 stridol	• 고음, 단음성 • 흉벽 위 경부에서 크게 들림(울부짖는 소리)	• 후두나 기관 상기도가 붓거나 염증성 조직, 이물질로 인한 폐색 시	• 크룹, 급성후두개염 • 기관지폐색
수포음 rhonchi	• 낮은음, 코를 고는 듯함 • 주로 호기에 두드러짐	• 좁아진 기관지로 공기가 흐르는 소리	• 큰 기도에 분비물이 있는 경우
흉막마찰음 pleural friction rub	• 삐걱거리는 소리 • 가죽을 맞대고 비비는 소리	• 늑막 염증으로 마찰됨	• 늑막염, 폐렴, 결핵

4) 진단검사

(1) 혈액검사

가. 전혈검사(CBC)
  ① 적혈구
    ㉠ 증가 시 : COPD, 고도가 높은 지역에 사는 경우 저산소 자극에 대한 반응
    ㉡ 감소 시 : 빈혈, 출혈, 용혈
  ② 혈색소 : 산소를 세포로 운반하는 기능, 감소 시 저산소 혈증
  ③ 백혈구 : 감염, 염증, 폐렴, 뇌막염, 편도선염, 폐농양 시 증가, 자가면역질환, 면역억제요법 시 감소
나. 동맥혈 가스 분석 검사(ABGA)

① 검사부위 : 요골동맥(가장 많이 선택), 상완동맥, 대퇴 동맥
② 검사 전
  ㉠ 알렌 테스트(allen test) : 요골동맥이 막혀도 척골동맥의 혈행이 적당한지 사정
  ㉡ 소독제로 피부 준비
③ 검사
  ㉠ 헤파린 처리한 주사기 → 동맥에 90도로 천자
  ㉡ 혈액 표본의 공기방울 제거 : 산소, 이산화탄소 소견에 영향
  ㉢ 얼음 채워 즉시 실험실로 운반

(2) 객담 검사
① 목적 : 흉부질환 의심환자의 병원체나 비정상세포 확인
② 이른 아침잠에서 깨어난 직후 채취가 가장 적당 → 밤사이 폐에 고인 객담에 병원균이 많이 농축
③ 칫솔질은 하지 않고 입을 헹군 후 검사

(3) 방사선 검사
① 부비동 검사
② 흉부X선 촬영
③ 컴퓨터 단층촬영(CT)
④ 기관지 조영술(bronchography)
  ㉠ 세기관지의 작은 병변을 진단, 외과적 절제부위를 확인
  ㉡ 기관지에 기관지경을 삽입하고 조영제를 넣은 다음 흉부 촬영
  ㉢ 검사간호
    • 검사 전 6~8시간 금식, 체위배액으로 기관지 분비물 제거
    • 검사당일 아침 구강간호 시행, 의치제거 및 동의서 받음
    • 검사 후 빠른 조영제의 제거를 위해 심호흡과 기침 권장, 체위배액 시행
    • 구개반사 확인 : 반사 돌아오면 구강섭취 가능
  ㉣ 인후통, 자극완화를 위해 따뜻한 물로 가글
  ㉤ 요오드 조영제에 대한 반응 관찰 : 열감, 안면홍조, 소양증, 오심 등
  ㉥ 폐렴예방 : 호흡곤란, 나음, 수포음, 체온상승 및 객담 색 관찰

(4) 폐기능 검사(pulmonary function test, PFT)
① 폐질환 유무, 치료 효과, 수술 전 평가 및 약물의 영향 평가
② 폐쇄성(obstructive)/억제성(restrictive)폐질환 구분 → 폐쇄성 폐질환의 경우 호기 연장
③ 검사 전 4~6시간 기관지 확장제 투약 중지 및 검사 전 6~8시간 금연
④ 검사 시간 : 식전(위장 팽만은 폐 확장을 저하)
⑤ 검사 결과

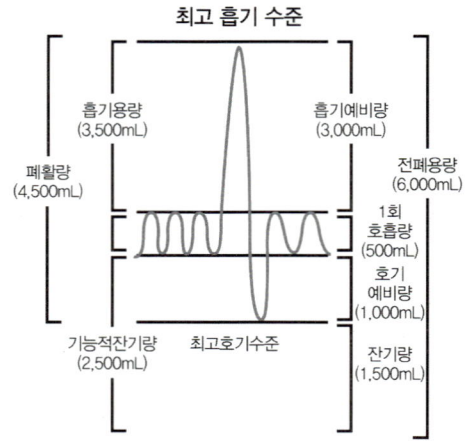

㉠ 공기환기율 : FEV1/FVC비율
- 정상 : 강제호기 1초 동안 폐활량의 80%를 내쉬고 3초 동안 나머지 폐활량을 내쉼
- FVC(forced vital capacity) : 노력성 폐활량, 최대한 깊게 들이 쉰 후 있는 힘을 다하여 최대한 내쉰 공기량
- FEV1(forced expiratory volume) : 1초 동안의 노력성 호기량, 1초 동안 최대한 빠르게 내쉰 공기량
- 호기 연장 : 5초 이상은 기도폐색을 의미

폐기능 검사	폐쇄성 폐질환	억제성 폐질환
폐활량	감소	정상 혹은 감소
노력성 폐활량	감소	정상
최대 의식 환기량	감소	정상
잔기량	증가	감소
호기 시간	증가	정상
기능적 잔기량	증가	정상

(5) 기관지경 검사(bronchoscopy)

① 기관지 직접 시진, 기관지 생검, 출혈부위 확인, 이물질 제거와 기도세척, 스텐트 삽입 등
② 천식, 심부전 및 부정맥이 심한 환자 금기
③ 6~8시간 금식, 의치제거, 흔들리는 치아 확인
④ 전 처치 : 진통제, 진정제, 항불안제, 검사 중 코로 숨 쉴 수 있도록 설명
⑤ 구개반사 돌아올 때까지 금식, 수분섭취 권장

(6) 흉강천자(thoracentesis) ★
① 늑막액 분석, 배양 민감성/세포학적 검사
② 늑막강내 공기나 액체 배액/약물 주입
③ 앉은 자세로 앞으로 테이블에 기댐(늑막강내 공기 유입 방지), 움직이지 않도록 교육
④ 천자 시 30분 이내에 늑막액을 1,500ml 이상 제거 금지(폐수종 발생)
⑤ 바늘 제거 후 천자부위 무균적 폐쇄 드레싱 시행 후 압박
⑥ 검사 후 바늘 삽입부위를 위로 하고 건강한 쪽을 아래로 함(늑막액 유출 방지 및 폐 확장 용이)
⑦ v/s측정, 천자부위 종창, 통증, 출혈 관찰
⑧ 심호흡권장, 시술 후 흉부 x-ray 촬영

(7) 폐생검(biopsy)
① 세포학적 분석과 배양에 필요한 폐 조직 채취
② 폐종양 등 폐 실질 조직의 변화 확인
③ 검사 후 폐 재팽창을 위해 흉관을 삽입하여 공기와 액체 제거
④ 생검 후 합병증 관찰 : 객혈, 혈흉, 기흉, 출혈 ★
⑤ 시술 후 객담검사(출혈 확인), 호흡장애(기흉 확인) 관찰, 활력징후, 호흡, 피부색, 체온사정

(8) Mantoux test(tuberculin skin test) 투베르쿨린 피부반응 검사 ★★
① 결핵균에 대한 노출 여부를 판단
② 결핵균에 감염된 사람으로부터 추출한 항원을 정제한 것, PPD 5단위를 전완내측에 피내주사
③ 판독 : 주사 후 48~72시간 후 경결크기 확인, 0~4mm(음성), 5~9mm(의심), 10mm 이상 시 양성(확진은 곤란)
　※ 투베르쿨린 반응검사 양성: 이전에 결핵균에 노출된 적이 있는 경우, 현재 활동성 결핵 감염인 경우, 결핵균은 아니지만 다른 항산균에 노출된 경우, 결핵 예방접종(BCG)을 한 경우
④ 흉부 X선 촬영 : 과거 결핵균 노출 흔적, 폐침윤, 공동 확인, 활동성인 경우 건락화 주의
⑤ 객담 검사 ★: 결핵의 확진, 3회의 검체 검사, 아침 객담 수집(밤동안 객담에 병원균 농축됨), 결핵환자의 객담검사 음성 : 3개월 투약으로 음성 결과
⑥ 금기 : 활동성 결핵 환자, BCG접종 대상자

UNIT 03 호흡기계 환자 간호 중재

1. 호흡기 장애 대상자의 간호진단 ★

간호진단	필요한 간호	간호목표
상부기도 염증으로 생기는 다량의 분비물과 관련된 기도개방 유지 불능	기도개방 증진	분비물 제거, 적절한 수분섭취 유지, 감염 전파 방지, 기도 건조 예방, 처방 약물 사용, 적절한 산소화 유지, 적절한 기침과 호흡운동
하부기도 염증으로 생기는 끈끈한 분비물과 관련된 기도개방 유지 불능		
통증이나 외상으로 인한 부적절한 흉부팽창과 관련된 비효율적 호흡양상	호흡양상 개선	정상호흡수와 형태 유지, 합병증 예방 통증관리, 장기관리에 필요한 간호수행
확산, 환기, 환기-관류의 문제와 관련된 가스교환 장애	가스교환 증진	적절한 산소 공급 유지

1) 기도개방 증진간호

(1) 체위배액(postural drainage) ★★★
① 중력이 가해지는 자세를 이용, 분비물 위치에 따라 체위 변경 → 기관지 분비물 제거
② 분비물은 침범 받은 세기관지에서 분비되어 기관지와 기관으로 배액, 기침/흡인으로 제거
③ 기관지 확장증 시
④ 체위배액 전후 청진하여 효과 확인
⑤ 하루 2~4회 식전, 취침 전 시행 ∵ 오심, 구토, 흡인 등을 예방
⑥ 시행 전 기관지 확장제, 물, 생리식염수 분무나 흡입하면 효과적

2) 호흡양상 개선 간호

(1) 흉관과 흉곽배액(chest tube and pleural drainage) ★★★★★★★★★★

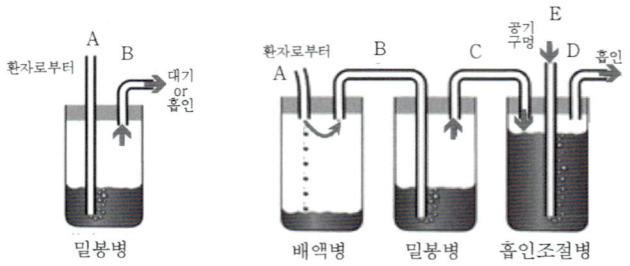

가. 목적
    흉막강내 공기나 액체를 제거 → 흉막강내 정상 음압을 유지, 폐의 재팽창을 증진
나. 원리
    ① 배액병 : 혈액, 삼출물 제거

② 밀봉병 : 공기, 액체가 환자의 폐로 들어가지 못하게 하는 벨브의 역할
  ㉠ 긴 관 : 흉부배액관과 연결되어 있고 끝은 물(증류수)속에 2~3cm 잠겨있어 호흡에 따라 파동발생
  ㉡ 짧은 관 : 외부와 연결되어 병 속 공기의 외부 유출 통로
③ 흡인조절병 : 배액촉진
  ㉠ 짧은 관 : 밀봉병과 연결
  ㉡ 긴 관 : 물에 잠겨 있고 끝은 대기와 연결, 흡인력은 물에 잠긴 관의 길이가 결정
  ㉢ 짧은 관 : 흡인기계에 연결

다. 간호중재 ★★★★
① 배액관 개방성 유지 확인 ★
  ㉠ 파동 ★ : 흡기 시 물이 올라가고 호기 시 내려감, 관이 막히면 파동이 사라짐, 체위변경으로 개선여부사정
  ㉡ 기포 : 호기시의 소량발생은 정상
  ㉢ 기포발생 증가 : 공기가 새고 있음을 의미
  ㉣ 기포발생 없음 : 폐의 재팽창, 폐색, 배액관의 꼬임 의미
② 배액병의 양, 색, 특징 관찰 : 배액량이 100ml/hr 이상이면 보고(과다 출혈)
③ 응급상황 관리 ★
  ㉠ 배액병이 깨지거나 흉관 빠짐 → 늑막강 내로 공기 유입 → 폐 허탈, 즉시 개구부 막기 ★
  ㉡ 배액병이 깨진 경우 흉관을 즉시 겸자로 clamping, 노출 부분 소독제로 닦기 (긴장성 기흉 시 잠그면 안 됨)
④ 관 훑기 : 혈액 응고, 물이나 죽은 조직 기계적으로 제거 → 권장하지 않음(∵ 흉막조직의 손상 및 흉막내압 상승 위험으로 주의 할 것)
⑤ 지지적 간호
  ㉠ 체위 변경 시 당겨지지 않도록 주의
  ㉡ 배액병은 배액관 삽입부위보다 낮은 곳에 위치
⑥ 배액관 제거 ★★★
  ㉠ 가능하면 빨리 제거(∵ 감염, 통증, 견관절 활동 제한 유발)
  ㉡ 배액량이 거의 없고, 폐가 재 팽창 되고, 배액성상이 정상일 때
  ㉢ 제거 30분 전 진통제 투여
  ㉣ 흉부방사선 촬영하여 폐 확장 유지 확인
  ㉤ valsalva법으로 관 제거 ★ : 심호흡 후 호기 끝에 숨을 참는 상태에서 빠르게 관 제거(∵ 기흉 예방)
  ㉥ 제거 후 봉합, 무균의 바셀린 거즈로 밀폐 드레싱

3) 가스교환 증진 간호 ★★★

(1) 산소요법 ★
  가. 목표 : 부작용 없이 가장 낮은 FiO_2를 사용하여 최선의 산화

나. FiO₂ : 흡입 공기 중 산소의 비율, 산소 1L/min 증가 시 4% 증가(공기 중 산소농도 21%)
  ① 저유통 방법 : 방 안의 공기에 포함되어 있는 산소를 보충해 주는 정도의 산소를 공급, 산소농도는 정확하지 않고 환자의 호흡 양상에 따라 산소량이 변함, 비강 캐뉼라, 단순 안면 마스크, 부분재호흡마스크, 비재호흡마스크
  ② 고유통 방법 : 대상자의 총 흡기 요구량을 정확한 FiO₂에 맞추어 제공, 벤츄리 마스크 이용

저유통	비강 캐뉼라	• 1~6L/m의 산소 공급 • 만성 폐질환 환자에게 장기간 산소투여 시 사용 • 이산화탄소 정체 환자에게는 2~3L/m 이상의 산소투여 금지(호흡자극 억제되어 무호흡유발, 호흡정지의 위험성↑)
	안면 마스크	• 단기간 산소투여나 응급상태에서 40~60%의 산소농도를 제공하기 위해 사용 • 호기된 공기의 재호흡을 막기 위해 최소 5L/m의 유통 속도 필요 • 피부간호 필요
	부분 재호흡 마스크	• 내쉰 공기가 다시 저장백에 들어감 • 높은 산소공급(0~90%)가능 • 착용이 불편하고 산소투여량이 낮으면 저장백 달라붙음
	비재호흡마스크	• 저장백으로 산소 공급 후 벨브를 통해 환자에게 전달 • 내쉰 공기는 마스크 구멍으로 배출 • 거의 100% 산소공급, 착용 불편, 산소투여량이 낮으면 저장백 달라붙음
고유통	venturi mask	• 일정한 양의 실내공기가 산소와 섞여 가장 정확하게 산소를 전달하는 방법, 가습이 필요하지 않음, COPD대상자에게 주로 적용 • 마스크가 밀착되지 않아 여분의 공기유입을 막기 어려운 것이 단점

(2) 산소투여 위험성
① 감염
② 발화: 정전기 방지, 전기제품 사용금지, 금연
③ 호흡기 점막 건조
④ 산소독성 : 폐조직의 구조적 파괴, 간질부종, 폐포모세혈관막 비후, 폐포 출혈 등

(3) 기계적 환기 ★★★
• 산소가 풍부한 공기를 기계적으로 환자의 폐내로 이동시킴
• 목적 : 동맥혈의 산소화 개선, 호흡노력의 감소, 폐포 환기 조절 등
가. 종류

적응증	만성진행성 신경근육질환, 호흡성 산증, 저산소혈증, 진행성 폐포 저환기 대상자, 외과 수술 후 호흡지지 필요시, 전신마취나 깊은 진정이 필요할 때

기관 내 삽관 (endotracheal intubation)	• 인공호흡이 필요한 경우 인공기를 확보해야 함 • 10~14일 정도 인공 환기 유지 가능(14일 이상인 경우 기관절개술 시행) • tube 위치 확인 : 흉부 방사선 촬영, 양쪽 호흡음 청진
인공호흡기 간호 ★★	• 인공호흡기에 대한 대상자의 반응 모니터링 • 활력징후 사정, 말초 산소포화도 모니터링, ABGA수치 점검 ★ • 시간당 소변량 확인(순환량 확인) • 기관내관 위치의 적절성 확인(양측 호흡음 사정) • 의사소통 방법 적용(구두 의사소통 불가능 → 보드판, 편지지, 컴퓨터 등 사용) • 자주 흡인하여 기도 청결 유지(흡인 전 산소 100% 공급)

나. 합병증 및 관리

합병증		원인 및 증상	예방 및 간호
심장 합병증	저혈압	• 양압 적용으로 흉강내압 증가 → 심장으로의 혈액귀환 방해 → 우심방으로의 정맥귀환 감소 → 심박출량 감소 • 탈수, 최고 기도압력으로 환기가 필요한 환자에게 발생	• Valsalva maneuver방지 (변비예방)
폐 합병증	기압상해 (barotrauma) ★	• 양압에 의한 폐 손상 → 기흉, 피하기종 발생 • 원인 : 만성 기류제한의 질환, 수포, 호기말 양압 적용, 역동적 과팽창, 폐의 환기 시 고압을 필요로 하는 경우	
	용량상해 (volutrauma)	• 한 폐에서 다른 쪽 폐로 과잉용량 넘어가 폐 손상	
	산염기 이상	• 혈액가스 이상	• 적절한 인공호흡기로 교체 • 체액 및 전해질 불균형 교정
위장관 합병증	스트레스성 궤양	• 기계적 환기의 스트레스(25%)	• 삽관 후 제산제, 히스타민 차단제(tagamet, zantac) 투여
	장마비로 인한 영양분 흡수부전	• 흉곽과 복강 사이의 압력 변화로 발생 • 영양분 흡수에 영향 초래 → 호흡근의 허약 초래 → 비효율적 호흡, 피곤 → 인공호흡기 중단 불가 초래	• 균형 잡힌 식이를 비경구 또는 비위관으로 공급 • 탄수화물 과잉섭취 제한 • 전해질 보충
감염	폐렴	• 인공기도는 잠재적인 세균 감염 위험성 있음 → 폐렴 발생 • 입이나 위장에서 나온 체액 흡인 → 병원체의 원천	• 손 씻기 엄수 • 구강간호, 흉부 물리요법, 체위배액법, 자세변경 실시
근육 합병증	근육 소모	• 부동으로 인한 근육 소모	• 조기이상, 적절한 운동 • 가스교환 용이하게 조절
인공 호흡기 의존	인공호흡기 중단불능	• 최종적인 합병증으로 심리적, 생리적 원인으로 발생 • 인공호흡기 장기간 사용 시 호흡근이 피로해져 호흡기능 중단	• 주요한 신체 계통을 최적화, 원인 제거

다. 인공호흡기 경보음 원인 ★
① 고압경보음 : 기도분비물의 증가, 기침, 오심, 입 안의 관을 깨묾, 불안해하며 인공호흡기에 저항, 천명, 기관지 경련으로 기도 직경 감소, 기흉 발생, 기관내관의 삽입위치 이탈, 배관에 물이 고였거나 꼬여있음
② 저압경보음 : 인공호흡기 회로가 샘, 기관내관 또는 기관절개관 커프가 샘

UNIT 04 상부호흡기계 장애의 간호

1. 부비동염(sinusitis) ★
부비동 점막에 염증성 변화가 초래된 상태로 주증상 : 비루(rhinorrhea)

1) 원인 및 병태 생리

(1) 비염을 앓은 이후 흔히 발생, 상악동이 감염률 높음

상악동염 = 축농증

(2) 비중격만곡증, 용종, 종양, 코카인 흡인, 오염된 공기 흡인, 안면외상 등

(3) 만성 시 반복적인 염증으로 점막이 비후

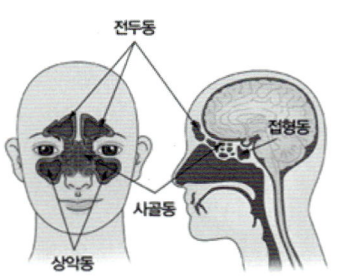

2) 증상
비루, 양측성, 화농성, 점액성,비점막 붉고 종창, 두통, 안면압박감, 통증, 압통, 미열

3) 수술 후 관리 ★
① 반좌위 : 배액증진, 부종 감소
② 24시간 얼음찜질
③ 출혈, 부종, 호흡곤란 관찰
④ 구강간호
⑤ 부드러운 음식, 수분섭취 증가
⑥ 절개 부위 긴장 피하기
⑦ 2주간 기침, 코풀기, 배변 시 힘주기 피하기, 입 벌리고 재채기, 과도한 활동 금지
⑧ 분비물을 삼키지 말고 뱉어내도록, valsalva 수기 피하기
⑨ 출혈 경향성이 높은 아스피린 계열 진통제 사용 금지

2. 편도염(tonsillitis) ★★★★

1) 임상적 특징
인후통, 연하곤란, 이통, 권태, 경부림프선 비대, 미각감소, 인후 건조, 피로

2) 진단검사

전혈구 검사, 분비물배양검사, ASO titer, ESR/WBC 증가 ★
흉부X선 검사

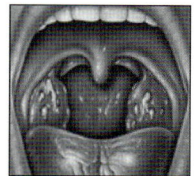

3) 치료와 간호

(1) 페니실린이나 erythromycin 투여(7~10일간, 급성 시), 진통제, 해열제 투여

(2) 휴식, 수분섭취 증가, 생리식염수 함수, 인후 세척

(3) 부드럽고 자극성 없는 음식제공

(4) 목에 얼음칼라 적용

(5) 출혈증상 관찰

(6) 외과적 중재(편도선절제술, 만성 편도선염인 경우)

(7) 수술 후 간호 ★★★

① 출혈모니터 : 자주 삼키는 행동, 빈맥, 불안 관찰
② 안위도모 : 가습기와 목에 ice collar 적용
③ 의식 회복 후 차가운 물과 부드러운 음식 제공(얼음조각이나 아이스크림 제공)
④ 빨대사용 금지(상처 건드리거나 출혈 유발 우려)
⑤ 수술 후 1~2주 동안 심한 기침, 코를 푸는 행위, 무거운 짐 들기, 격렬한 운동 등 금지
　∵ 출혈
⑥ 산성주스(오렌지 주스) : 수일동안 피함(목을 자극 함)
⑦ 삼킨 혈액 때문에 수술 후 며칠 동안 검은 변 봄, 수술부위 출혈 징후가 있으면 의사에게 즉시 보고
⑧ 진통제는 aspirin 대신 acetaminophen 사용(∵ 출혈경향증가)
⑨ 수술 후 합병증 : 출혈(혈액 뱉기, 찬물 함수 → 심하면 즉시 보고), 감염(38℃↑)

3. 후두암 ★★

후두(성대)에 생기는 악성 종양

1) 임상적 특징

(1) 위험요인

흡연, 음주, 유해물질 흡입, 만성후두염,
목소리 남용, 방사선 노출

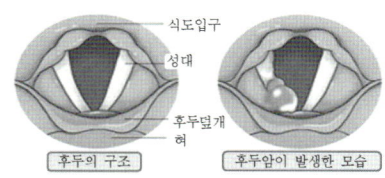

(2) 증상

2주 이상 지속되는 쉰 목소리, 목과 신체의 덩어리, 지속적인 기침, 인후통, 이통, 객혈, 연하곤란, 호흡곤란, 체중감소

2) 치료 및 간호 ★★

(1) 후두 절제술, 항암화학요법, 방사선요법

(2) 수술 전 간호 : 수술 후 변화, 제한점 설명
- ① 부분절제 : 목소리 변화, 연하곤란, 흡인 위험성
- ② 전체절제 : 목소리 상실, 영구적인 개구부 형성(stoma), 미각, 후각 감소, 쉽게 흡인 안 됨(기도와 식도사이 연결 없음)

(3) 수술 후 간호
- ① 기도유지 ★ : 흡인 시행하여 분비물 제거, 습도 제공(점막 건조 예방), 기침, 심호흡, 조기이상 격려
- ② 침상머리 약 30~45도 올리기 : 배액증진, 봉합부위 압력감소
- ③ 체위변경 시 머리 부분 지지(봉합선 긴장 방지)
- ④ 수술 부위가 긴장되지 않도록 통증관리 : 진통제 투여
- ⑤ 수술 부위 무균적 관리(통목욕, 수영금지)와 배액관 관리, 개구부 관리
- ⑥ 출혈사정 : 잦은 활력징후 측정(저혈압, 빈맥) ★
- ⑦ 의사소통 방법 교육 : 식도언어 교육, 인공후두 이용에 관한 교육
- ⑧ 운동 : 어깨와 목운동, 손가락으로 벽 오르기(광범위한 목 부위 절제로 흉쇄유돌근 제거 및 승모근이 위축됨) 등

(4) 방사선 치료 후 간호
- ① 피부 : 태양 노출 삼가, 건조하고 깨끗한 피부 유지
- ② 구강간호, 소량의 식사 자주 제공

4. 비출혈(epistaxis) ★

- 비강내 모세혈관이 풍부하여 비출혈이 흔히 발생
- 어린이, 청소년-코의 전방, 노년기-코의 후방에서 발생

1) 치료
- ① 출혈부위 압박, 전기 또는 화학제를 이용한 소작
- ② 대상자 지지로 불안완화
- ③ 압박으로 안 되는 경우 비심지 : 출혈부위를 확인할 수 없고 비출혈이 멈추지 않을 때 시행
  - ㉠ 전공심지법 – 비강 앞 출혈 시 효과
  - ㉡ 후공심지법 – 후비공 출혈 시 응급지혈, 심지가 빠질 경우 기도폐색의 원인

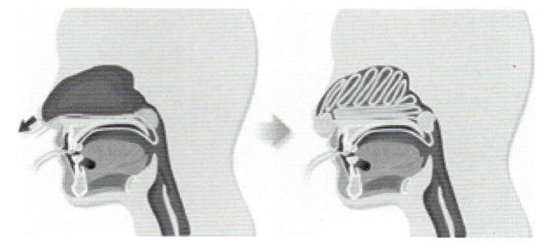

2) 간호중재 ★
① 좌위 유지, 몸을 숙임 : 혈액을 삼키거나 기도흡인예방
② 혈액을 뱉어내도록 격려 : 목 안에 축적된 혈액은 흡인
③ 삼키는 혈액의 양 최소화 : 오심, 구토 예방
④ 비출혈 후 몇 시간 동안 코를 풀지 않도록 교육
⑤ 코 위에 얼음찜질 적용 : 혈관수축효과
⑥ 잦은 구강간호, 입으로 숨 쉬도록 격려, 습화
⑦ 금지 : 세게 코 풀기, 아스피린, 무거운 물건 들어올리기, 심한 운동
⑧ SpO_2 monitoring (저산소증 예방)

UNIT 05　하부호흡기계 장애의 간호

1. 급성기관지염(acute bronchitis)
바이러스, 세균감염, 연기, 먼지, 자극물에 의해 기관지에 발생한 급성 감염성 질환

1) 증상
기침, 화끈거리는 흉통, 점액성, 화농성 객담, 권태감, 수포음, 천명음, 발열(38℃↑)

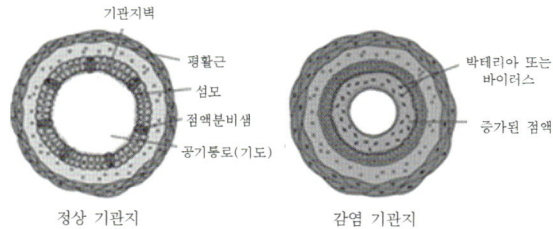

2) 치료 및 간호 : 대부분 자연 치료, 대증요법
① 항생제 : 이차적 세균감염 예방(노인, 만성질환자)
② 심한 기침 시 : 코데인, 스테로이드 투여
③ 기관지 확장제 : albuterol(ventolin), theophylline제제 투여(주로 천식 환자)
④ 아스피린 투여 : 해열, 일부 염증 증상 완화
⑤ 안정, 휴식, 균형 잡힌 식이, 매일 2~3L 수분섭취 권장, 금연 권고
⑥ 기침할 때 : 손바닥으로 가슴의 앞, 뒤 지지
⑦ 호흡기 자극물 피하기 : 담배연기, 먼지, 가스 등
⑧ 기도개방성 유지 : 심호흡, 기침, 수분공급, 가습, 흉부물리요법, 객담용해제

2. 폐렴(pneumonia) ★★★
① 폐 실질의 급성 염증 상태
② 폐 조직의 부종, 폐포의 수분이동을 일으키는 염증성 과정으로 저산소증 유발
③ 간질강, 폐포, 세기관지에서 염증 발생

1) 병태생리 및 증상 ★

① 기관지 점막 비후로 인한 점액 과다 분비
: 화농성 객담, 기침 증가, 흉통, 늑막통, 두통, 오한, 발열, 빈맥, 호흡곤란, 빈호흡
② 분비물 증가로 인한 기관지 경련 : 천명음, 호흡곤란, 비익 확장, 호흡 보조근 사용
③ 과소환기 : 흉부 확장의 감소, 저산소혈증
④ 호흡성 산독증 : 고탄산증, pH 저하
⑤ 패혈증 : WBC 증가, 호중구 증가증

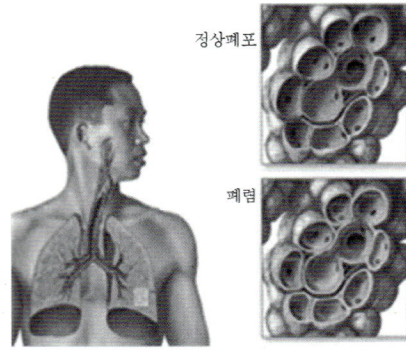

2) 폐렴의 분류

① 유행성 폐렴(지역사회 획득 폐렴) : streptococcus pneumoniae(가장 흔함), mycoplasmapneumoniae(청소년, 젊은 성인, 노인의 폐렴 악화)
② 병원감염성 폐렴(녹농균, enterobacter, 황색포도상구균, 폐렴구균) : 인공호흡기 오염, 기관내삽관, 기관절개술, 수술, 고령자, 장기간 부동, 장기간 항생제 사용, 면역억제제 사용자 등에게서 악화

3) 진단 ★

객담검사(항생제 투여 전 채취), 혈액검사, chest X-ray(폐침윤), SaO_2

4) 치료 및 간호 중재 ★★

① 적절한 항생제 사용(세균에 따라 5~21일간)
② 기관지 경련 시 기관지확장제 투여, 진통제
③ 심호흡과 기침(가슴지지)
④ 가스교환증진, 기도개방증진 ★ → 수분공급, 산소요법
⑤ 침상안정 및 휴식(산소량 감소 위함, 급성기에는 안정을 취하나 활동을 제한하지는 않음)
⑥ 고칼로리, 고단백 식이제공
⑦ 반좌위, 체위배액
⑧ 수분섭취 증가(분비물 묽게 함)
⑨ 체위변경(폐색전, 무기폐 예방)
⑩ 예방 교육 : 폐렴구균백신 예방접종(65세 이상은 매년 접종), 담배, 감염환자 노출 피할 것, 위생관리(잦은 손 씻기, 무균법), 흡인 및 패혈증 예방

3. 폐결핵(pulmonary tuberculosis) ★★★★★★★★★

결핵균에 감염된 환자의 기침, 재채기, 객담에 의해 결핵균의 비말 핵이 공기 중에 떠다니다 타인에게 흡입되어 폐포에 도달, 최초 감염된 환자의 5~15%가 이환

1) 원인

mycobacterium tuberculosis 또는 결핵간균의 비말감염, 직업성 폐질환자(규폐증)

2) 진단 ★★

① 투베르쿨린 반응 검사 : PPD 0.1ml 전박내측 피내주사, 48~72hrs 후 판독, 경결 지름 0~4mm(정상), 5~9mm(의심), 10mm 이상(양성, 확진하기 곤란)

   ※ 투베르쿨린 반응검사 양성 : 이전에 결핵균에 노출된 적이 있는 경우, 현재 활동성 결핵 감염인 경우, 결핵균은 아니지만 다른 항산균에 노출된 경우, 결핵 예방접종(BCG)을 한 경우

② 흉부 X선 촬영 : 과거 결핵균 노출 흔적, 폐침윤, 공동 확인, 활동성인 경우 건락화 주의

③ 객담 검사 ★ : 결핵의 확진, 3회의 검체 검사, 아침 객담 수집(밤동안 객담에 병원균 농축됨), 결핵환자의 객담검사 음성 : 3개월 투약으로 음성 결과

3) 치료 : 항결핵 약물 요법 ★★★★

① 항결핵제 병용 요법 : 치료 및 전파를 예방하는 가장 효과적인 방법
② 결핵 초기에는 1차 약 투여, 초기치료 실패 시 2차 결핵약 사용
③ 항결핵제는 여러 약을 복합하여 복용 : 약제 간 상승효과와 내성 감소 위함
④ 1일 1회 복용 : 정해진 시간에 한꺼번에 모두 복용
⑤ 처방에 의하되 6~18개월간 장기간 복용
⑥ 공복 시 투여해야 흡수율이 최대가 됨
⑦ 우선 사용하는 1차 항결핵제 : INH ★, 리팜핀, pyrazinamide(PZA), Ethambutol

	약명	부작용	주의사항
1차	isoniazid(INH)	말초신경염 ★, 간장애	간 효소 검사 시행, 피로, 허약감, 식욕부진, 권태감 유발 가능성 설명, 부작용은 pyridoxine투여로 예방
	Ethambuto(EMB)	시신경염, 피부발진, 시력감소	주기적인 시력검사, 신질환시 주의
	Rifampin(RFP)	오렌지색 소변 및 분비물, 위장장애, 열	소변, 침, 객담, 눈물, 땀 등 오렌지색으로 변할 수 있음을 교육 ★
	Pyrazinamide(PZA)	요산혈증, 간장애	간독성, 간기능, 요산검사 관찰
2차	streptomycin(SM) ★	8뇌신경(청신경)손상, 신장장애	치료 전, 중 주기적으로 청력검사

⑧ 전파 예방 : 2주 정도 투약 시 전염력이 현저히 감소 ★
⑨ 결핵 예방 접종 : BCG 접종(투베르쿨린 반응에서 음성인 사람에게만 접종을 하며 피내주사, 6~10주 후에 양성반응을 보이면 효과가 있는 것)

4) 간호중재 ★★★

(1) 감염 전파 예방

음압병동, 마스크, 일광소독(결핵균은 햇빛, 열에 파괴), 잦은 환기, 기침 시 코와 입을 막고 하고 휴지는 따로 비닐에 모아 소각하도록 교육

(2) 약 복용 이행

약제 복용 거르는 경우 내성 발생, 약물 병용요법 교육

(3) 고단백, 고칼로리, 비타민 보충 식이 ★

(4) 결핵의 주요 간호진단

① 폐용량 감소와 관련된 비효율적인 호흡양상
② 피로, 객담을 동반한 기침과 관련된 영양 장애
③ 식욕부진 및 섭취량 저하와 관련된 영양 부족
④ 질병과정에 대한 지식부족, 동기 결여, 장기간의 치료와 관련된 지식부족
⑤ 호흡곤란, 통증, 분비물 정체와 관련된 가스 교환 장애 등

4. 늑막염(흉막염, pleurisy)과 늑막삼출(흉막삼출, pleural effusion) ★★★★

	늑막염	늑막삼출 ★★
원인	• 건성늑막염은 늑막의 염증상태로, 늑막액은 증가하지 않은 상태 • 폐렴, 상기도 감염, 폐결핵, 흉부 외상, 폐경색, 폐색전증, 암, 바이러스에 의한 늑막통, 흉곽 수술 등과 관련	• 벽측늑막과 장측늑막의 윤활제 역할을 하는 늑막액의 비정상적 증가로 일어남(정상 늑막액 : 5~15ml) • 늑막액 형성의 증가 : 좌심부전, 폐렴, 폐색전증, 늑막염증, 무기폐, 복수, 흉관의 손상, 간경화증, 신부전, 폐결핵 등 • 늑막액 흡수의 감소 : 림프관 폐쇄, 상대정맥 증후군, 우심실부전
임상 증상 ★★★	• 통증 흡기 시 옆구리의 날카로운 통증(늑막이 서로 마찰하여 심하게 찌르는 양상) 통증은 일측성, 심호흡, 기침, 늑막운동 시 악화, 숨을 멈추면 통증 감소, 늑막에 삼출물 생기면 통증 소실 • 늑막염 초기 청진 시 늑막마찰음, 삼출물 생기면 마찰음 소실 • 발열, 전신 쇠약감, 얕고 빠른 호흡, 침범 받은 부위의 호흡운동 제한	• 늑막성 흉통, 호흡곤란, 마른기침 • 타진 시 탁음, 삼출액 있는 부위의 호흡음 감소 ★ 또는 소실 • 늑막액 부위에서 양명성음 들림 • 350ml 이상 삼출액이 있으면 타진시 공명은 없음
치료 및 간호 ★	• 항생제 투여, 진통제 투여(항염증성 약물인 indomethacin 사용) • 흉관 삽입 및 배액 • 호흡곤란 시 산소 투여 • 휴식 및 안정, 흉벽 지지 위해 침범 받은 쪽으로 눕게 함 • 주기적으로 기침과 심호흡 시행, 기침 시 침범 받은 쪽 흉부를 손바닥으로 지지 하면서 하도록 교육	• 늑막천자 ★ 후 체액분석 뒤 원인규명, 밀봉흉곽배액(폐의 재 팽창 도움) • 늑막 유착술(pleurodesis) : 흉관삽입하여 늑막강내 tetracycline이나 방사능 물질, 화학요법제 주입 → 벽측늑막과 장측늑막을 유착시켜 액체 축적 예방 • 늑막절제술 : 장측늑막에서 벽측늑막을 외과적으로 제거 →심한 염증 유발로 치유되면서 유착되어 늑막 공간 없어짐 • 통증 조절 : 늑막염에 의할 경우 침범된 곳 지지, 환부를 아래로 위치하고 눕기

5. 무기폐(atelectasis)

폐의 일부 또는 전부가 허탈 되어 공기가 없거나 줄어든 상태
① 원인 : 호흡을 억제하는 복부 흉부 수술, 심호흡을 방해하는 질환, 흡입마취, 기관지 확장, 부동 등
② 간호 : COPD간호와 동일, 예방이 중요, 기도유지, 환기증진, 잦은 체위변경, 심호흡, 기침, 기도 분비물 제거

6. 폐쇄성 호흡기 질환

① 기도가 폐쇄되거나 좁아져서 기도의 공기 유통이 계속적으로 폐쇄되는 폐질환
② 천식, 만성 폐쇄성 폐질환 COPD(만성기관지염, 폐기종), 기관지 확장증, 낭성 섬유증 등이 포함

1) 천식(asthma) ★★★★★★★★

공기의 유통의 장애가 있는 상태, 환자의 50%가 10세 이전 발병, 성인되어 완화, 도시 〉 시골

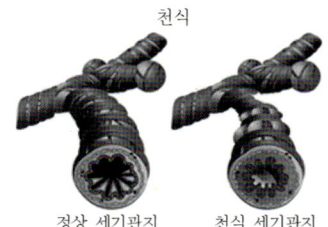

(1) 원인

기도의 만성 염증 질환, 기도 과민성의 증가, 가역적인 기도 폐쇄

(2) 증상 ★

급성 발작 시 천명음(주로 호기 시), 호흡수 증가, 호흡곤란, 가슴 답답함, 기침, 다량의 점액분비, 보조근육을 이용한 호흡 양상, 술통형 가슴, 저산소혈증으로 의식 수준 변화, 아토피성/알레르기성 천식환자는 비염, 피부발진, 소양증으로 인해 발생, 차고 건조한 공기/밤에 호발

(3) 진단

① 폐기능검사(PFT) : 천식에 대한 명확한 검사(FVC 정상 혹은 감소, FEV1 감소, 잔기량 증가)
② ABGA : $PaCO_2$증가
③ 알레르기 피부반응검사 : 원인규명
④ 객담검사 : 호산구/IgE 증가

(4) 치료 ★★★★★★

- 목적 : 천식발작 최소화와 호흡안정
① 기관지 확장제
  ㉠ $β_2$ agonist : $β_2$ 수용체에 작용하여 기관지 평활근 이완, 특정 염증세포 억제 ★
    ⓐ 단기작용(속효성) : albuterol(ventolin) ★★, Fenoterol(베로텍)

　　　　　ⓑ 장기작용(지속성) : salmeterol(세레타이드), Formoterol
　　　　ⓒ 항콜린제 : 부교감신경차단, 교감신경의 활동을 자극하여 기관지 확장, 폐분비물 감소, Ipratropium(atrovent) ★
　　　　ⓒ 아미노필린, theophylline(부작용: 부정맥 주의) ★
　　　② 소염제 : 기도내의 일반적인 염증반응과 알레르기성 염증반응 감소 작용
　　　　㉠ corticosteroids : 염증과 면역반응 감소시킴, 흡입 분무 형태 사용 시 천식 예방
　　　　㉡ 흡입용 소염제 ★ : pulmicort, 호흡기 상피세포와 백혈구에서 염증성 매개체 방출을 저지, 폐에서 감각신경 자극을 감소, 천식발작 예방, 흡입 후 입안을 헹구기 (구강칸디다증 예방 위함) ★
　　　　㉢ 비만세포 안정제 : 알레르기성 물질이 IgE와 결합할 때 비만세포막이 열리는 것을 방해, 아토피성 천식 증상에 예방적 효과
　　　③ 운동과 활동
　　　　㉠ 유산소 운동 : 심혈관 건강 유지, 골격근 힘 강화, 환기, 관류 촉진
　　　　㉡ 환자의 발작 유발 상태를 고려하여 운동시간 조절
　　　④ 산소요법 : 급성 천식발작 동안 마스크나 비강 캐뉼라 통해 적용

(5) 만성 천식 간호중재 ★★
　　① 약물투여 이행확인
　　　　※ 계량흡입기(MDI)사용법 : 흔들어서 약물 혼합 → 숨 내쉬기 → 약물흡인 → 숨 참기 → 물품정리
　　② 부작용과 투여방법 교육, 처방받지 않은 약물 투여 방지 → <u>자가 간호 증진</u>
　　③ 기관지 경련을 일으키는 자극물 제거, 먼지 없는 환경 제공
　　④ 호흡기 감염 조기 치료 : 호흡기 감염과 함께 자주 발생
　　⑤ 온도, 습도 조절 : 차고 건조한 공기에서 천식 발작 호발(밤)
　　⑥ 이완 운동 : 불안 감소

(6) 급성 천식 간호중재 ★★★
　　① 병력사정 최소화하고 신속하게 중재
　　② 기도개방 ★ : 속효성 β2-agonists 흡입제(Ventolin), 스테로이드 구강투여
　　③ 불안조절
　　④ 산소공급 : 마스크는 질식감을 느낄 수 있어 비강 캐뉼라 선호함, 이산화탄소 정체 시 산소공급 금기
　　⑤ 구강, 정맥 내 수분 공급
　　⑥ 환자가 선택한 편안한 체위 제공
　　⑦ 간호사가 옆에 있으면서 부를 때 즉시반응, 지시에 반응이 적으나 인내하며 반복 설명

2) 만성폐쇄성폐질환(chronic obstructive pulmonary disease, COPD) ★★★★★
　→ 폐기종(emphysema), 만성기관지염(chronic bronchitis)으로 인한 만성적인 환기장애

	폐기종 ★★	만성기관지염 ★
병태 생리 ★★	폐 탄력성의 손상과 폐의 과잉 팽창으로 호흡곤란, 호흡수 증가	• 감염성 자극물이나 비감염성 자극물(담배 연기) 지속 노출되어 발병 • 1년에 3개월 이상 만성적인 객담 동반 기침 유발이 2년 이상 지속 시 • 자극물질의 염증반응으로 혈관 확장, 울혈, 점막부종, 기관지경련, 많은 점액 생산, 기관지벽 두꺼워져 기도폐쇄 • 만성기관지염이 심해지면 폐기종으로 발전
원인	• 흡연 : 가장 중요한 위험요인, 직접 및 간접흡연, 제한된 공간에서의 흡연 노출 • 유전(AAT결핍증, 폐기종 유발), 대기오염, 호흡기 감염의 잦은 재발, 노화, 습하고 찬 기후	
증상 ★	• 호흡곤란, 호흡수 증가, 저산소혈증 • 호흡시 보조근육 사용, 횡격막 운동제한(편평한 횡격막), 진탕음(감소된 진동) • 과공명음, 술통형 가슴, 기좌호흡, 호기 연장 • 외모의 변화 : 사지의 근육이 가늘어지고 목 근육 증대, 느린 움직임, 허리 구부림, 앞으로 고개 숙인 자세로 앉고 팔을 앞쪽으로 붙들고 있음	• 이른 아침 다량의 화농성 가래 섞인 기침, 만성 저산소혈증으로 청색증, 고상지두 • 청진시 악설음, 호흡성 산증 초래 • 심해지면 폐기종으로 발전
진단 ★★	• ABGA(저산소혈증, 과탄산혈증), 흉부x선 검사(과팽창, 횡격막 편평), 객담 배양 검사 • 폐기능 검사로 경증~중증 분류 : 노력호기량, 중간최대 호기 유속, 폐활량 감소, 총 폐용량, 잔기량, 기능적 잔기량 증가 ★	

(1) 치료 및 간호중재 ★★★★★★

① 약물요법 ★ : 기관지 확장제(aminophyline), corticosteroid, 점액용해제, 항생제, 이뇨제, Digitalis(우심부전 시)
② 산소요법
  ㉠ 마스크, 비강 캐뉼라
  ㉡ 저농도 산소공급(저산소혈증 + 만성 과탄산혈증 환자에게는 낮은 농도의 산소공급
    ∵ 호흡 중추 자극)
③ 자세 : 안정, 좌위
④ 모니터링 : 2시간마다 대상자 사정
⑤ 기도유지 : 머리, 목, 가슴을 일직선으로 유지하고 분비물 배출시킴
⑥ 기관지 경련 예방 : 기도 자극 피함(흡연, 가스, 공기오염)
⑦ 분비물 배출 : 충분한 수분 섭취(2~3L/일)로 분비물 묽게 함, 체위배액

⑧ 호흡운동 ★★
  pursed lip breathing(세기관지 허탈 방지, 효과적으로 공기배출, 불안 완화, 이완), 복식호흡
⑨ 영양 : 고열량, 고단백식이 섭취, 탄수화물 50% 내외로 조정(탄수화물을 에너지로 전환하는 과정 시 이산화탄소 발생) ★, 소량씩 자주 섭취
⑩ 피할 것: 가스형성 음식 피함, 마른음식(기침유발), 우유, 초콜릿(타액, 분비물 농도 증가), 카페인(이뇨, 신경과민)등

(2) 합병증
① 저산소혈증, 산증 : 산소전달기능 감소
② 호흡기감염 : 점액증가, 산화부족
③ 심부전(폐성심), 급성호흡부전
④ 소화성궤양 /위식도역류 : 저산소혈증 시 위산분비자극 됨

3) 기관지 확장증(bronchiectasis) ★★★
기관지벽의 탄력성과 근육 구조의 손상으로 큰 기관지 하나 이상이 영구적, 비정상적으로 확장 → 정상 방어기전이 파괴된 상태, 폐의 점액 배출 능력이 감소되어 폐쇄성 질환으로 분류

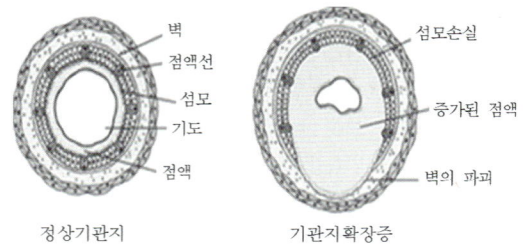

(1) 증상 ★
① 화농성의 탁하고 냄새나는 많은 양의 객담
② 만성기침(아침 기상 시, 누울 때 발작적 기침, 농성 객담 포함한 심한 기침), 객혈
③ 체중감소, 식욕부진, 고상지두(곤봉형 손가락), 폐성 심질환

(2) 진단 검사
객담검사, 기관지 조영술(확진을 위한 검사), 기관지경검사(기관지 폐색과 폐의 침범 감별)

(3) 치료 및 간호 중재 ★★
① 항생제 : 객담의 양이나 화농성이 심한 경우
② 저산소혈증 : 기관지 확장제, 간헐적 양압 호흡 사용, 산소공급
③ 감염예방 : 인플루엔자, 폐렴 예방접종
④ 기도자극 피하기 : 흡연, 공기오염
⑤ 적절한 영양 : 감염에 대한 내성 유지
⑥ 수분섭취
⑦ 심호흡과 기침법 사용, 가습기 사용, 흉부 물리요법, 잦은 체위 변경, 체위배액

⑧ 냄새나는 객담과 기침으로 인한 식욕부진 → 구강위생
⑨ 대인관계 기피 가능 → 정서적 지지 필요

7. 폐색전증(pulmonary embolism) ★

혈전, 종양세포, 공기, 지방 등이 전신 정맥 순환에 유입되어 폐혈관을 폐쇄, 폐포의 관류 저하 ★

1) 원인 및 증상 ★

① 주요원인 ★ : 심부정맥 혈전증(DVT)의 혈괴가 골반이나 하지에서 떨어져 나와 대동맥과 우심방을 거쳐 폐의 혈관으로 이동해 폐혈관 막음
② 폐동맥의 작은 혈관 막음 : 혈류감소 또는 정지 초래 → 관류장애 → 환기관류 불균형 초래
③ 폐동맥의 큰 혈관 막음 : 폐혈관 저항 증가 → 폐동맥압 증가 → 우심부전 초래
④ 장기간 부동, 최근의 수술, 골절, 비만, 과응고력, 임신, 에스트로겐 치료(경구피임약)
⑤ 울혈성 심부전, 뇌졸중, 경미한 외상, 골반농양, 감염된 정맥관 삽입
⑥ 증상 : 호흡곤란, 흉통, 객혈, 기침, 청색증, 빈맥, 빈호흡, SaO_2 감소, 오심, 구토, 전신권태감

2) 치료 및 간호 중재

→ 산소요법 및 심한 저산소혈증 시 기계적 환기 적용

(1) 항응고 요법

① heparin : PTT를 정상의 1.5~2.5배로 유지, 4시간마다 검사, 7~10일간 사용
② wafarin : 헤파린 중지 3~5일 전부터 시작하여 3~6개월간 계속 투여, PT를 정상의 1.5~2.5 배로 유지, 4시간 마다 검사

(2) 혈전 용해 요법(thrombolytic therapy) : 유로키나제, streptokinase, TPA 등 투여

① 반좌위
② 심박출량 증가 위해 수액요법, 심근수축력 증가 약물 투여
③ 불안 감소를 위한 간호 : 설명, 정보 제공, 항불안제 투여 등
④ 출혈징후 관찰, PT, aPTT 결과 확인
⑤ 주사 후 10분 이상 압박

(3) 예방법

부동수술환자 경우 조기이상, 운동, 항혈전스타킹 적용, 금지(조이는 옷, 혈전 증 시 마사지, 다리 꼬기, 흡연 등)

(4) 폐색전절제술

70%이상의 혈관폐색 시, 내과적 치료에 반응 없을 시

8. 급성호흡부전(acute respiratory Failure, ARF) ★

1) 폐포 내의 가스와 모세혈관의 혈액 사이에 생긴 산소, 이산화탄소 교환 장애가 급성 발병

① 환기부전 : 혈류 공급은 정상이나 환기부전(마약, 마취약, COPD, 폐부종 등)

② 산소화부전 : 부적절한 혈류 공급으로 가스 교환이 안됨(일산화탄소 중독, 저혈량성 쇼크 등)

2) PaO_2 50mmHg 이하, $PaCO_2$ 50mmHg 이상, pH 7.25 미만 ★

3) 증상
호흡곤란, 빈맥, 빈호흡, 고혈압/저혈압, 청색증, 호흡보조근 사용, 착란, 지남력상실, 좌식 호흡

4) 치료 및 중재
산소분압 60mmHg이상 유지, 필요시 기계환기(인공호흡기 ★), 흡인, 편안한 체위, 침상 안정 및 에너지 보존, 의식 및 호흡상태 확인

9. 급성호흡장애증후군(acute respiratory distress syndrome, ARDS) ★★
- 폐질환 기왕력 없으나 호흡곤란, 청색증, 일반적인 산소요법에는 반응하지 않는 심한 저산소혈증 등을 보이는 급성진행성 폐질환, 손상 후 48시간 내에 급속히 진전
- 외상으로 인한 심각한 호흡기계 합병증, 사망률 높음
- 급성발병 : 1주일 이내의 명확한 임상증상유발 및 진행하는 호흡기 증상

1) 원인
쇼크, 외상, 심각한 신경계 손상, 췌장염, 지방과 양수색전, 폐감염, 독성 가스 흡입, 폐흡인, 약물 섭취(헤로인, 아편제제, 아스피린 등), 수혈과다, 인공심폐기 사용

2) 임상증상
① 그르렁 거리는 호흡, 과호흡, 호흡곤란, 청색증, 창백, 늑간 함몰, 발열, 마른기침
② 의식 상태변화 : 혼돈, 혼수
③ 저혈압, 빈맥, 부정맥 가능
④ 저산소혈증 : ABGA 결과 초기에 PaO_2는 매우 낮고, $PaCO_2$는 정상 혹은 낮고, pH는 증가(즉, 급성호흡성 알칼리증)
⑤ 청진 시 비정상적인 폐음은 없음 : 기도보다 간질강에서 부종이 먼저 발생

3) 진단검사
ABGA : PaO_2 감소, $PaCO_2$ 정상 혹은 낮고 pH 증가 → 급성호흡성 알칼리증 ★, 폐모세혈관압 < 18mmHg

4) 치료 및 간호중재 ★ : 조기발견 중요
① 기계적 환기 : 양압호흡(PEEP) ★, 지속성 기도양압 적용(∵ 기도허탈 방지)

> **호기말 양압 호흡 (PEEP) ★**
> 부작용 : 정맥귀환량 감소, 순환혈량 감소
> 금기 : 뇌압상승, 기흉, 급성기관지경련, 혈압저하 대상자

② 산소공급 : PaO$_2$ 60mmHg이상 유지, 산소포화도는 90% 이상 유지, 낮은 FiO$_2$ 유지, 산소운반의 최적화
③ corticosteroids, 항생제 사용, 수액요법 실시
④ 폐모세혈관압, 활력징후, 섭취/배설량 측정
⑤ 가능한 빨리 위관영양이나 비경구적 영양 시작
⑥ 정서적 지지로 불안 감소 : 불안은 조직의 산소요구량↑
⑦ 감염 예방 : 손씻기, 무균법
⑧ 침상안정 유지, 좌위
⑨ pursed lip 호흡 외에 다른 호흡변화 시도 금지 → ∵ 호흡곤란, 피로 유발
⑩ 에너지 소비 감소 : 손닿는 침상에 물건 배치

10. 폐암(lung cancer) ★

- 원발성 폐암이 기관지 상피조직에서 발생(90%↑)
- 장골, 척추, 간, 부신, 뇌, 후두신경, 식도, 상대정맥, 주변 림프절로 전이

1) 원인

흡연, 석면, 방사선, 중금속, 만성적 자극, 염증, 유발물질의 반복 노출 시 등

2) 종류

분류	종류	빈도	호발부위	특징
비소세포암	편평세포암	30%	기관상피	흡연가(90%), 남성호발 기관지 중심으로 자라기 때문에 객담 검사에서 진단이 잘됨
비소세포암	대세포암	10%	폐표면 근처	종양세포가 크고 타원형의 큰 핵 미분화세포로 구성, 일부는 빠르게 증식 및 전이
비소세포암	선암	40%	세기관지 상피, 폐말초	비흡연가, 여성, 젊은 연령호발, 초기에 원격전이, 침윤성장, 혈행성 전이가 빨라 예후가 기대보다 불량
소세포암		15~20%	중심기도	흡연가, 증식이 빠르고 전이가 잘됨, 악성도가 제일 높음, 예후불량

3) 증상

→ 폐암의 종류, 발생부위, 전이여부에 따라 차이
① 호흡곤란 : 지속적인 기침, 객담(화농성, 녹슨색, 혈액성), 객혈, 천명
② 흉부, 어깨 팔의 통증, 늑막삼출, 악액질, 식욕감퇴, 체중감소, 발열

③ 쿠싱증후군, 여성형 유방, 고상지두
④ 후기증상 : 식욕부진, 피로, 체중감소, 오심, 구토, 쉰 목소리, 연하곤란, 상대정맥 폐쇄, 심낭 삼출물

4) 치료

폐절제술, 방사선 요법, 화학요법

(1) 폐절제술

① 폐전 절제술(pulmonectomy) : 폐 한쪽을 전체적으로 제거
② 폐엽 절제술(lobectomy) : 좌·우 폐엽의 하나를 제거
③ 폐분절 절제술(segmenectomy) : 폐엽의 일부분인 폐분절을 제거
④ 설 절제술(wedge resection) : 병변이 폐의 표면 가까이 있거나 작은 부위에 국한되어 있는 부분 제거, 폐의 해부학적 손상 없이 조직 일부 제거

5) 간호중재

(1) 기도개방 유지위해 반좌위, 산소요법(비강 : 1~3L/m), 습화된 산소제공, 흉관 관리

(2) 체위

① 폐전 절제술 : 수술 받은 측을 비스듬히(1/4 정도, 완전 측위는 종격동 지지가 안되어 금지) 아래로 한 측위를 취함(수술 안한 부위를 아래로 누울 경우 종격동 이동으로 봉합선 파열 우려 있음)
② 폐엽 절제술, 폐분절 절제술 : 수술 받은 쪽이 위로 향하는 체위

(3) 산소요법, 흉곽 배액관 간호

(4) 팔운동

수술한 날부터 수동적 팔운동 시행

(5) 조기이상

(6) 충분한 수액공급과 영양

섭취/배설량, CVP, 동맥압 측정

(7) 심호흡, 기침, 체위변경, 통증관리

(8) 항암, 방사선 치료시 간호 적용

11. 외상성 질환

1) 연가양 흉곽(fail chest) ★

늑골이 양측으로 골절되어 호흡 시 흉벽의 다른 부위와는 독립된 운동양상

(1) 원인 및 위험요인

① 고속에 의한 교통사고 시 동반
② 노인, 사망률 40%의 위험한 흉곽 외상

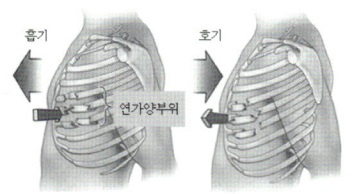

(2) 임상증상 ★

① 흡기와 호기 동안 흉곽의 역리운동 발생
  흡기 시 함몰, 호기 시 팽창하는 역행성 운동
  (paradoxical movement), 흡기시 반대편 폐로 종격동 이동
② 흉골이 고정되지 않아 심근손상 일어나 심부전 초래
③ 기흉, 혈흉, 혈기흉 동반
④ 종격동 변위 발생하여 주요 혈관이 꼬이고 폐쇄시키는 원인
⑤ 심한 흉통, 비효과적인 기침
⑥ 청진시 호흡음 감소, 얕고 빠른 호흡, 호흡곤란, 빈맥, 안절부절 못함, 청색증
⑦ 저혈압, 고탄산증, 호흡성 산증

(3) 치료

① 환측으로 눕힘(연가양 부위 안정, 손상 받지 않은 쪽 폐의 팽창 도움 → 일시적 처치)
② 내부공기 안정법 : 기관 삽관 후 일정기간 인공호흡기 보조, 습화된 산소투여
③ 통증관리 : 진통제 투여, 늑간신경 차단, 흉곽 경막외 차단 등
④ 심호흡과 체위 통한 폐확장 증진
⑤ 기도개방 유지 : 기침과 기관흡인으로 객담 배출
⑥ 심한 저산소혈증, 고탄산증인 경우 기관 내 삽관 후 인공호흡기 적용(PEEP 사용)
⑦ 혈흉, 기흉 시 밀봉흉곽배액 실시
⑧ 근이완제, 진통제 투여

(4) 간호중재

① 활력징후, 수분과 전해질 균형 사정(저혈량, 쇼크확인을 위함)
② 폐좌상 시 CVP 측정
③ 기침과 심호흡 격려, 흡인 시행
④ 진통제 투여 및 진통 효과 평가
⑤ 모든 절차에 대한 설명으로 불안 감소

2) 기흉(pneumothorax) ★★★★★★

장측, 벽측 흉막의 손상 → 폐와 흉벽 사이의 흉막강 안에 공기 축적 → 흉막 내압 상승 → 폐허탈에 따라 폐활량 감소, 간호 혈흉 동반

(1) 분류 ★★★★

	폐쇄성(자연, 자발) 기흉 ★	개방성 기흉 ★	긴장성 기흉 ★
원인	• 자연 기흉 : 외상없이 발생, 폐 감염, 선천적 허약으로 폐포 파열 시 • 비관통 외상 시 늑골골편이 폐를 찌른 경우 • 쇄골하동맥관 삽입 시 폐 손상 • 기침, 기계적 환기에 의한 긴장	외상에 의해 횡격막이나 흉벽에 구멍이 생겨 늑막강으로 공기 유입(자상, 총상, 흉곽천자, 중심정맥압 위한 튜브 삽입 등의 합병증으로 발생)	개방성, 폐쇄성 기흉 합병증으로 발생(흡기 동안 늑막강 내로 들어온 공기가 호기 동안 밖으로 배출되지 못하는 경우 계속 공기량이 증가되어 늑막내압상승, 대정맥 압박으로 순환장애 유발, 응급상황 발생)
증상	흡기시 날카롭고 갑작스러운 흉통, 호흡곤란, 얕고 빠른 호흡, 안절부절못함, 발한, 저혈압, 빈맥, 환측 폐 호흡음 감소나 소실, 손상된 쪽에서 과공명음 타진	상처 가까이 흡인음 들림, 손상된 쪽 흉곽에서 과공명음 타진, 기관변위, 빈맥, 저산소증, 청색증, 목과 흉곽 상부에 피하기종 발생	흉곽의 비대칭, 손상되지 않은 쪽으로의 기관변위, 손상된 쪽의 호흡음 상실, 경정맥 확장, 청색증, 손상된 쪽 흉곽타진 시 과공명음, 호흡곤란, 심한 흉통, 안절부절못함, 흥분, 비공확장, 빈맥, 쇼크, 피하기종 등
진단검사 ★	흉부 X선 검사	흉부 X선 검사	흉부 X선 검사 : 종격동 편위 ★
치료 ★	• 산소공급 • 흉관삽입 및 밀봉흉곽배액 • 재발시 부분적 늑막절제술, 늑막유착술 시행	즉시 상처를 바셀린거즈로 드레싱하여 배출구를 막은 후 흉관 삽입하여 공기를 배출시킴	흉관 삽입 후 밀봉배액으로 공기제거, 항생제 투여로 농흉예방
간호	• 반좌위 유지, 산소공급 • 밀봉흉곽배액 시행 • 자연기흉인 경우 스쿠버 다이빙, 비행기 탑승 피하도록 교육	• 폐쇄드레싱 관리(창상 막기) ★ • 호흡음 관찰 • 긴장성 기흉 여부 관찰 • 심호흡, 기침 격려 • 관통상 시 감염 주의	심부정맥 및 피하기종 유무 관찰, V/S 측정

3) 혈흉(hemothorax) ★★

- 늑막강 내 혈액이 축적되는 상태, 흉부외상 후 나타나는 가장 흔한 문제 중 하나
- 원인 : 심장 및 큰 혈관 늑간동맥 등 주요혈관이 파열되어 흉곽내 출혈로 유발

(1) 증상 ★★

① 타진 시 둔한 탁음, 호흡억제, 청진시 호흡음 감소 ★
② 단순 혈흉 : 1,500ml 이하의 혈액이 고임(심한 혈흉 : 1,500ml 이상의 혈액이 고임)
③ 저혈압, 저혈량성 쇼크, 빈맥, 안절부절 못함

(2) 치료 및 간호

① 손실된 순환혈액량 보충(수액, 수혈, 저혈압, 체액부족 현상 관찰)

② 흉관 즉시 삽입 → 흉강 내 혈액 배액(밀봉 배액)
③ 통증관리 : 편안한 체위, 마약성 진통제 투여, 늑간신경 차단

4) 심장압전(cardiac tamponade) ★★★

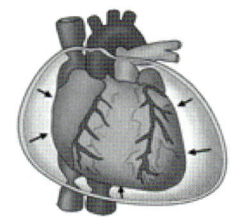

심낭 내에 혈액이나 체액이 축적되어 심장을 압박하는 상태로 심장활동이 제한되어 정맥혈의 심장유입이 감소됨

(1) 원인 : 흉부 외상, 폐암 등

(2) 임상증상 ★ : 저혈압, 경정맥 팽창(중심정맥압 상승), 약한 심음, 혼돈, 호흡곤란, 흉통, 기이맥(흡기와 호기 시 동맥압이 10mmHg 이상 차이), 맥압감소, 약한 맥박

(3) 치료 및 간호 : 개흉술, 심낭천자

> **상황별 환자 체위**
> 1. 환측을 아래로 한 체위
>   - 연가양 흉곽 시 환측 아래로 한 반좌위
>   - 기흉 시 환측 아래로 한 반좌위
>   - 전폐절제술 후 환측 아래로 한 반좌위(1/4측위)
>   - 늑막염
>   - 간생검 후
> 2. 환측을 위로 한 체위
>   - 흉곽천자 후
>   - 흉관삽입 후
>   - 폐엽절제술, 폐분절절제술 후

단원별 문제

We Are Nurse 성인간호학

01 기관지 내시경 검사를 받은 대상자의 간호 중재로 옳은 것은?

① 통증 호소 시 진통제로 diazepam을 준다.
② 바로 유동식을 준다.
③ 분비물을 뱉어내게 한다.
④ 인후통 호소 시 따뜻한 수건을 대준다.
⑤ 충분하게 기침하도록 교육한다.

해설 기관지경검사 : 진단과 치료목적으로 시행, 천식, 심부전 및 부정맥이 심한 환자는 금기
① 따뜻한 식염수로 함수한다.
② 구개반사가 돌아올 때 까지 금식한다.
③ 분비물은 삼키기 말고 뱉어내도록 한다.
④ 얼음주머니를 목에 대준다.
⑤ 기침 시 혈괴가 떨어져 출혈이 우려될 수 있다.

02 집단 결핵이 의심되어 투베르쿨린 피부반응 검사를 시행할 때의 방법으로 틀린 것은?

① PPD 5단위를 준비한다.
② 경결의 크기가 6~10mm 이상 시 양성으로 판정한다.
③ 이전에 BCG 접종을 받았는지 확인한다.
④ 검사 후 48~72시간 후에 확인한다.
⑤ 전완의 외측에 27G의 주사기로 피내 주사한다.

해설 투베르쿨린 피부반응 검사 : 결핵균에 대한 노출 여부를 판단하기 위해 시행
결핵균에 감염된 사람으로부터 추출한 항원을 정제한 것 PPD 5 단위를 ⑤ 전완내측에 피내 주사한다.
의양성/양성은 모두 활동성 결핵환자를 의미하지는 않고 신체 어느 부위에 결핵감염이 있거나 과거에 앓고 치유된 부위가 있다는 의미이며 활동성감염은 chest X-ray와 객담검사로 확진한다.

정답 01. ③   02. ⑤

03 심한 호흡곤란을 호소하며 응급실로 이송된 대상자 간호로 옳은 것은?

① 앙와위로 취해주고 절대 안정한다.
② 객담을 묽게 하기 위해 수분섭취를 장려하고 빨대를 이용하도록 한다.
③ 체위배액으로 객담 배출을 도모하여 기도를 청결하게 유지한다.
④ 믿음직스러운 태도로 간호하여 숨을 못 쉬어 죽을지도 모른다는 불안과 공포를 완화시킨다.
⑤ 체온을 구강으로 측정하여 폐 염증치료 효과를 정확하게 파악한다.

> 해설
> ① 상체를 세우는 자세가 좋다.
> ② 호흡곤란이 심하므로 구강보다는 정맥으로 수분을 공급한다.
> ③ 기도를 깨끗이 유지하기 위해 횡격막 호흡을 권장한다.
> ⑤ 호흡곤란이 심하므로 고막으로 측정한다.

04 농흉으로 흉관을 삽입한지 3일째 된 대상자가 갑자기 호흡곤란과 통증을 호소할 때 간호중재로 가장 옳은 것은?

① 농도가 높은 산소를 즉시 투여하여 안정시킨다.
② 밀봉배액관이 빠졌는지 확인해본다.
③ 밀봉배액관의 파동여부를 확인한다.
④ 밀봉병 안의 배액관 끝이 물속에 잠겼는지 확인 후 물에 닿지 않도록 빼낸다.
⑤ 자세를 바꿔주고 기침, 심호흡을 격려한다.

> 해설 밀봉배액관 : 흉강에 공기, 혈괴나 장액, 혈액, 농 등이 축적되면 폐를 압박하여 폐 확장을 억제하므로 이를 제거하기 위해 적용한다. 배액병이 깨지거나 흉관이 빠지면 늑막강내 공기가 유입되어 폐 허탈이 발생할 수 있다. 갑작스럽게 통증을 호소할 때는 밀봉배액관이 빠졌는지 먼저 확인한다.

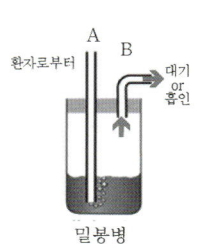
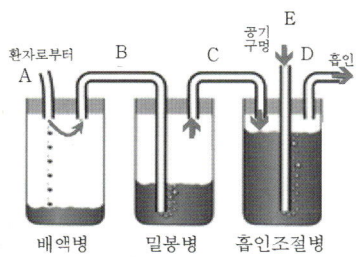

03. ④   04. ②

05 체위배액을 적용중인 대상자의 교육내용으로 옳은 것은?

① "식후에 시행 하십시오."
② "기관지 수축제를 투여한 후 실시하면 효과적입니다."
③ "병리적인 골절이 의심되는 경우에 타진은 주의해서 해야 됩니다."
④ "수분공급을 제한하여 호흡곤란을 감소시키십시오."
⑤ "정확한 자세가 잡히면 30분 이상 그 자세를 유지하세요."

> **해설** ① 하루 2~4회 시행하는데 식사 전, 취침 전에 한다.
> ② 기관지 확장제를 투여한 후 실시하면 더 효과적이다.
> ④ 수분공급을 충분히 하면 점액을 묽게 할 수 있다.
> ⑤ 10~15분 정도 시행한다.

06 고산지역에서 사는 사람들이 곤봉형 손가락, 호흡곤란 등의 증상을 나타낼 때의 자세로 옳은 것은?

① 복위
② 반좌위
③ 앙와위
④ 슬흉위
⑤ 심스체위

> **해설** 곤봉형 손가락 : 손가락 끝이 볼록, 둥글게 말리는 것 ➡ 만성호흡기질환, 심장질환으로 산소부족 시 발생함. 문제에 제시된 증상이 있으므로 폐 확장을 도울 수 있는 반좌위 자세를 적용한다.

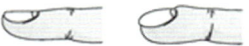

[정상]   [곤봉형 손가락]

07 대상자가 밀봉흉곽배액이 제대로 기능을 하고 있는지 질문할 때 간호사의 대답으로 옳은 것은?

① "호기 시 기포가 소량 발생합니다."
② "흡기 시 물이 내려갑니다."
③ "호기 시 물이 밀려 올라옵니다."
④ "폐기능이 회복되면 다량의 기포가 발생합니다."
⑤ "흡기나 호기와 상관없이 관 아래로 물의 움직임이 없어야 됩니다."

> **해설** ① 호기 시 소량의 기포가 발생하는 것은 정상이나 ④ 기포의 증가는 공기가 새고 있음을 의미한다.
> ② 흡기시 물이 올라가고 ③ 호기시 내려가는 파동은 정상이나 파동이 사라지면 체위 변경을 해보고 개선되는지를 관찰하며 관의 막힘이나 다른 문제가 있는지 사정한다. 또한 의사의 지시 없이 환자가 임의로 배액관을 잠그지 않도록 교육한다.

정답 05. ③　06. ②　07. ①

08 호흡곤란을 호소하며 산소화 유지가 안 되어 인공호흡기를 유지하고 있는 대상자의 간호중재로 옳은 것은?

① 구두 의사소통이 어려우니 보호자를 통해 의사소통하게 한다.
② 기관내관의 위치 확인을 위해 양측 호흡음을 모두 사정한다.
③ 8시간 마다 소변량을 측정하여 순환량을 확인한다.
④ 흡인은 2시간 마다 시행하여 지나친 자극을 피한다.
⑤ 체위변경도 금하여 절대안정을 유지하도록 한다.

> **해설**
> ① 서판, 그림판을 이용할 수 있다.
> ③ 시간당 소변량을 측정한다.
> ④ 자주 흡인하여 기도 청결을 유지한다.
> ⑤ 시간마다 체위변경, 피부사정하고 8시간마다 ROM을 실시한다.

09 호흡기 질환 대상자에게 '부적절한 기도유지'라는 간호진단을 내렸을 때의 간호중재로 적절하지 않은 것은?

① 입술을 오므리기 호흡을 실시한다.
② 하루 4회 정도 체위배액을 시행한다.
③ 복식호흡에 대한 교육을 한다.
④ 비기관 흡인을 실시한다.
⑤ 앙와위를 취해준다.

> **해설** 호흡기 질환 대상자들은 상부/하부기도 염증과 다량의 분비물 등으로 기도개방유지가 어려운 경우가 많다. 분비물을 제거하고 적절한 수분섭취 유지, 감염전파 방지, 적절한 산소화 유지 등의 간호목표가 세워지는데 호흡에 용이한 자세는 좌위(반좌위)이다.

10 후두암으로 부분 후두절제술을 받은 지 3일이 지난 대상자를 간호할 때 주의 깊게 관찰해야 되는 것은?

① 활력징후   ② 불안
③ 통증   ④ 출혈
⑤ 기도유지

> **해설** 가장 큰 문제는 후두개 절개로 인한 흡인의 위험이 크기 때문에 흡인을 방지하기 위해 삼키는 방법을 교육하는 것이며 수술 후 2~3일 후까지 기관절개술을 하고 있어 출혈, 점액증가, 목소리내기가 곤란하다. 부분절제수술 후 나타나는 변화(목소리 변화, 연하곤란, 흡인위험성 등)에 대한 교육이 이뤄져야 한다.

08. ② 09. ⑤ 10. ⑤

11 편도선염으로 수술 받은 후 자주 삼키는 행동을 할 때 간호사의 반응으로 가장 옳은 것은?

① "감염이 의심되므로 즉시 체온을 측정하겠습니다."
② "수술부위의 통증으로 인한 증상이므로 진통제를 투여하겠습니다."
③ "수술부위의 출혈이 의심되므로 머리를 옆으로 돌려 보세요. 확인해보겠습니다."
④ "금식으로 인해 배가 고프시군요. 주사를 통해 영양제를 드리겠습니다."
⑤ "아직 마취에서 덜 깨셨군요. 수술이 끝났으니 정신을 차리셔야 됩니다."

> **해설** 편도선 수술 후 주요 합병증 : 출혈, 감염
> 자주 삼키는 행동은 출혈을 의심해 볼 수 있다. 이때 흡인되지 않도록 고개를 옆으로 돌리고 거즈로 닦거나 뱉어내도록 하고 출혈정도를 사정한 후 주치의에게 보고한다.

12 편도선절제술을 받은 대상자의 교육내용으로 옳은 것은?

① "수술 첫날부터 바로 정상 식사가 가능합니다."
② "미지근한 물로 2시간 마다 입안을 헹궈주세요."
③ "음료수는 조금씩 자주 섭취하며 빨대를 이용하세요."
④ "수술 후 얼음칼라를 대어주면 불편감이 완화됩니다."
⑤ "빠른 회복을 위해 비타민 C가 풍부한 오렌지주스를 매일 섭취하세요."

> **해설** ① 첫날은 유동식, 찬 음료가 적당하다.
> ② 생리식염수를 사용하여 입안을 헹군다.
> ③ 상처를 건드리거나 출혈을 유발할 수 있어 빨대사용은 금지한다.
> ⑤ 산성용액은 상처부위에 열감을 주기 때문에 피한다.

13 만성폐쇄성폐질환 대상자가 호흡곤란을 호소하여도 고농도의 산소를 투여하지 않는 이유는?

① 호흡중추의 자극이 감소되므로
② 호기가 더욱 어려우므로
③ 말초혈관이 강하게 수축하므로
④ 고농도의 산소는 부교감신경계를 자극하므로
⑤ 고농도 산소로 인한 호흡성 알칼리 중독증을 예방하기 위해

> **해설** 고농도 산소 투여 시 폐나 중추신경계의 독성작용이 유발되고 환기억제, 호흡중추 자극감소로 산증을 유발하고 심하면 사망을 초래할 수 있어서 만성폐쇄성폐질환 대상자들에게는 고농도의 산소를 공급하지 않는다. 저농도의 산소가 호흡중추를 자극하여 호흡을 촉진시킨다.

정답 11. ③ 12. ④ 13. ①

14 기도 과민성이 증가하여 가역적인 기도폐쇄가 일어나는 만성염증질환으로 인해 호기 시 천명음을 호소하는 대상자의 간호중재로 옳은 것은?

① 앙와위로 눕히고 고개는 옆으로 돌린다.
② 기관지 수축제를 투여한다.
③ 충분한 수분섭취를 권장한다.
④ 스테로이드 투여를 중단한다.
⑤ 최대한 자극을 줄이기 위해 조용한 곳에 혼자 있도록 한다.

> 해설 [천식 간호중재]
> ① 좌위를 취하여 호흡을 편안하게 한다.
> ② 기관지 확장제, 항히스타민제를 투여한다.
> ④ 스테로이드는 염증과 면역반응을 감소시키기 위해 투여한다.
> ⑤ 간호사가 옆에 있어주며, 대상자가 부를 때 즉시 반응하여 안정감을 준다.

15 pursed lip 호흡법에 대한 교육을 받고 있는 만성기관지염 대상자가 그 이유에 대해 물었을 때 대답으로 옳은 것은?

① "잔기량을 증가시켜줍니다."
② "기도가 허탈되는 것을 막아줍니다."
③ "고농도의 산소공급을 위해서입니다."
④ "기관지 분비물의 배출을 도와줍니다."
⑤ "횡격막을 최대한 사용할 수 있기 때문입니다."

> 해설 입술을 오므려 호기를 길게 하는 방법은 작은 세기관지의 허탈을 방지하여 폐안에 갇힌 공기량을 감소시킨다.

16 폐간질액과 폐포강에 비정상적으로 수액이 축적된 환자가 갑자기 호흡곤란 등의 증상을 나타낼 때 가장 우선적인 중재는?

① 좌위를 취한다.
② 토니켓(지혈대)을 상박에 묶어 상지 순환을 억제한다.
③ 주치의에게 먼저 보고한다.
④ 비강캐뉼라로 저농도 산소를 공급한다.
⑤ 이뇨제를 투여한다.

14. ③   15. ②   16. ①

해설 폐수종 대상자로 호흡곤란이 주로 심하고 기침, 흉통, 저산소혈증 등의 증상이 나타난다.
폐수종의 치료목적은 폐의 부담을 줄여 호흡촉진, 정맥순환량을 감소시키는 것이다.
가장 먼저 좌위를 취하도록 하며 극도의 불안감과 공포를 느끼므로 심리적 지지가 중요하다.
④ 고농도의 산소를 공급한다.

17 폐질환의 기왕력은 없으나 고도의 호흡곤란, 청색증이 있고 일반적인 산소요법을 적용해도 반응하지 않는 심한 저산소증을 보이는 급성진행성 폐질환으로, 치료가 부적절하면 48시간 내에 사망할 수도 있는 질환으로 옳은 것은?

① 폐기종　　　　　　　　② 심장압전
③ 기관지 확장증　　　　　④ 만성 기관지염
⑤ 급성호흡장애증후군(ARDS)

해설 [급성호흡장애증후군]
조기발견이 중요하며 위 내용물 흡인이 가장 큰 위험요인이다.
산소공급의 목표는 동맥혈 산소분압을 60mmHg, 산소포화도는 90% 이상으로 유지하는 것이며 낮은 FiO_2를 유지하여 산소운반을 최적화하도록 한다.

18 다음 중 무기폐에 대한 설명으로 옳은 것은?

① 화농성 액체가 흉막강 내에 고인 상태이다.
② 염증이 간질강과 폐포, 세기관지 사이에 발생한 상태이다.
③ 폐의 간질과 폐포강에 비정상적으로 수액이 축적된 상태이다.
④ 기도폐색으로 폐색부위 위쪽의 폐에 공기가 없는 상태이다.
⑤ 기관지 경련 등으로 폐포가 허탈된 상태이다.

해설 무기폐 : 폐의 일부 혹은 전부가 허탈되었거나 기도폐색으로 그 부위 이하의 폐의 공기가 없거나 줄어든 상태
원인 : 분비물, 종양, 기관지경련, 이물에 의한 기도폐색
① 농흉
② 폐렴
③ 폐수종
④ 기도폐색으로 폐색부위 이하의 폐에 공기가 없는 상태

19 폐 조직의 부종과 폐포의 수분이동을 일으키는 폐 실질의 급성 염증으로 인해 저산소증이 나타난 대상자의 간호로 옳은 것은?

① 기침을 억제하여 자극을 최소한으로 줄이고 산소를 공급한다.
② 항생제를 사용하고 보통 일주일까지는 격리한다.
③ 금식을 유지하며 수액을 통해 적절한 영양을 공급한다.
④ 기관지 수축제를 투여한다.
⑤ 수분섭취를 증가하여 분비물을 묽게 한다.

> **해설** [폐렴 간호중재]
> ① 분비물 배출을 위해 심호흡과 기침을 격려한다.
> ② 폐렴 시 격리하지 않는다.
> ③ 고칼로리, 고단백질 식이를 제공한다.
> ④ 기관지 확장제를 투여한다.

20 급성 늑막염시 발생하는 통증의 원인에 대해 궁금해 할 때 대답으로 옳은 것은?

① "횡격막과 늑막이 닿기 때문입니다."
② "통증은 염증 있는 늑막이 서로 마찰하면서 발생합니다."
③ "늑막 신경이 과민해졌기 때문입니다."
④ "늑막 삼출액이 쌓여서 발생합니다."
⑤ "늑막의 신경을 건드리기 때문입니다."

> **해설** 급성늑막염 시 통증의 양상 → 흡기 시 옆구리의 날카롭고 칼로 찌르는 듯한 통증(늑막이 서로 마찰하면서 심하게 찌르는 양상), 일측성, 악화되는 경우(심호흡, 기침, 흉막운동 시), 늑막에 삼출물이 생기면 통증 및 마찰음 소실, 따라서 지지하면서 기침하도록 한다.

21 결핵약물요법 관련 교육내용으로 옳은 것은?

① "리팜핀은 소변색이 주황색으로 나올 수 있으니 놀라지 마세요."
② "6~36개월 동안 복용해야 재발을 막을 수 있으며 3개월마다 교체해야 내성을 막을 수 있습니다."
③ "약물 투여 후 4주가 지나면 전염력이 많이 감소하니 꾸준히 복용하세요."
④ "내성 예방을 위해 약은 병용하지 않고 단독으로 복용합니다."
⑤ "하루 한번, 식후에 복용해야 치료효과가 좋습니다."

해설 ② 6~18개월 복용하며 내성을 막기 위해 여러 약제를 복합적으로 꾸준히 복용한다.
③ 약물 투여 후 2주면 전염력이 현저히 감소한다.
④ 내성을 막기 위해 약을 병용하고 복합요법으로 시행한다.
⑤ 공복 시 복용해야 흡수율이 최대가 되어 효과적이다.

22 벽측늑막과 장측늑막의 윤활제 역할을 하는 늑막액이 비정상적으로 증가하는 경우에 나타나는 특징적인 증상으로 옳은 것은?

① 타진시 과 공명음이 들린다.
② 흡기시 옆구리의 날카로운 통증이 발생한다.
③ 늑막마찰음이 심하게 들린다.
④ 다량의 객담이 배출된다.
⑤ 타진 시 탁음이 들리고 삼출액 부위의 호흡음이 감소하거나 소실된다.

해설 [늑막(흉막)삼출]

	늑막염	늑막삼출
임상 증상	• 통증 흡기 시 옆구리의 날카로운 통증(늑막이 서로 마찰하여 심하게 찌르는 양상) 통증은 일측성, 심호흡, 기침, 늑막운동 시 악화, 숨을 멈추면 통증 감소, 늑막에 삼출물이 생기면 통증 소실 • 늑막염 초기 청진 시 늑막마찰음, 삼출물이 생기면 마찰음 소실 • 발열, 전신 쇠약감, 얕고 빠른 호흡, 침범받은 부위의 호흡운동 제한	• 늑막성 흉통, 호흡곤란, 마른 기침 • 타진 시 탁음, 삼출액 있는 부위의 호흡음 감소 또는 소실 • 늑막액 부위에서 양명성음 들림 • 350ml 이상 삼출액이 있으면 타진시 공명음 없음

23 만성 폐쇄성 폐질환 대상자가 심한 호흡곤란을 호소하며 힘들어 하고 있다. 호흡 시 코를 벌름거리고 있었고, 흉곽의 근육이 심하게 움직이며 빈호흡, 청색증이 나타났다. ABGA결과 PaO_2 55mmHg, $PaCO_2$ 50mmHg 였고, 모든 것을 종합해 볼 때 급성 호흡부전으로 판단되었다. 이 대상자의 호흡곤란을 완화시키기 위한 중재로 가장 옳은 것은?

① 즉시 저농도의 산소를 투여한다.
② 호흡 시 비닐백을 입에 대어 준다.
③ 덥고 습한 공기를 제공한다.
④ 깨끗하고 더운 공기를 제공한다.
⑤ 마스크로 고농도 산소를 제공한다.

> **해설** [급성호흡부전(ARF; acute respiratory failure)상태]
> 폐포 내 가스와 모세혈관의 혈액 사이에 생긴 산소, 이산화탄소의 교환 장애가 급성으로 발병
> PaO_2 50mmHg 이하, $PaCO_2$ 50mmHg 이상, pH 7.25 미만
> ①,⑤ 고농도 산소는 호흡중추를 억압하므로 저농도의 산소를 공급한다.
> ② 호흡성알칼리증 시 중재
> ③,④ 깨끗하고, 차고 습한 공기를 적용한다.

24 아미노필린을 정맥 투여중인 대상자가 혈압이 떨어지고, 심장이 두근거리며 부정맥, 두통, 현기증, 오심을 호소할 때 중재로 가장 우선적인 것은?

① 약의 용량을 줄여서 투약한다.
② 속도를 줄여 천천히 주입한다.
③ 투약을 즉시 중단하고 주치의에게 보고한다.
④ 정맥주입 대신 좌약용으로 바꾸어 직장으로 투여한다.
⑤ 활력징후를 매 15분마다 측정하며 증상이 심해지는지 세심히 관찰한다.

> **해설** 아미노필린 중독증상이다. 이때는 투여를 즉시 중단하고 주치의에게 보고한다.

25 급성천식 대상자가 호흡곤란을 호소하며 불안해 할 때 담당간호사의 반응으로 가장 적절한 것은?

① "충분한 양의 물을 마십시오."
② "불안을 완화하기 위해 처방된 진정제를 투약하겠습니다."
③ "안정을 위해 병실을 어둡게 해줄게요."
④ "제가 당신 곁에 있으면서 도와줄게요. 도움이 필요할 때 언제든지 말씀해 주세요."
⑤ "여기 재미있는 책이 있습니다. 이 책을 읽으며 기분전환 하세요."

> **해설** 급성천식환자가 호흡곤란이 있을 때 죽음의 공포를 느끼기 때문에 혼자 두지 않고 정서적으로 지지하도록 한다.

26 Urokinase가 처방된 대상자의 약물관련 교육내용으로 가장 옳은 것은?

① "이 약은 이미 생긴 혈전을 녹여줍니다."
② "다른 혈관에 새로운 혈전이 생기지 않도록 합니다."
③ "폐혈관에 발생한 색전이 커지는 것을 막아줍니다."
④ "혈관 내에 색전이 퍼지는 것을 막아줍니다."
⑤ "색전으로 인한 출혈을 예방합니다."

24. ③   25. ④   26. ①

해설 urokinase는 혈전용해제로 이미 생긴 혈전을 녹여준다.
②,③,④ 항응고제 (헤파린), ⑤ 출혈경향이 있으므로 주의한다.

27 폐엽절제술을 받은 대상자의 간호중재로 옳은 것은?

① 움직임을 제한하고 절대안정 시킨다.
② 분당 8~10L의 산소를 공급한다.
③ 전폐절제술 시 자세는 수술 받은 쪽이 위로 향하도록 한다.
④ 수술 후 2일간은 기침을 금지하여 수술부위를 보호한다.
⑤ 의식이 돌아오고 활력징후가 안정되고 나면 침대머리를 10~20도 상승시킨다.

해설 ① 조기이상 및 운동을 격려한다.
② 1~3L/분 저농도 산소공급, 고농도는 과탄산증을 유발한다.
③ 전폐절제술을 시행한 경우 수술 받은 쪽이 아래로 가도록 한다.
④ 심호흡과 흉부를 지지하고 기침을 권장한다.
⑤ 횡격막을 제자리로 내려 보내 힘들지 않게 호흡할 수 있고, 흉곽배액이 용이하기 때문이다.

28 다발성 늑골골절이 있는 대상자가 호흡할 때마다 힘들어할 때의 중재로 가장 우선적인 것은?

① 기도개방을 위하여 흡인하고 산소를 투여한다.
② 잠재적 손상을 확인한다.
③ 손상 받은 부위를 위로 눕힌다.
④ 다른데 다친 곳이 없는지 사정한다.
⑤ 호흡과 혈압을 측정한다.

해설 다발성 늑골골절=연가양 흉곽 : 폐의 역리현상으로 호흡이 안 되고 호흡부전을 초래한다.
흡기 시 연가양분절(골절분절)이 흉벽과 분리되어 안으로 밀려들어 오고, 호기 시 밖으로 밀려나간다.
호흡완화 방법을 적용하는 것이 중요하다.
① 기관지경 검사도 할 수 있다.
③ 손상 받은 부위를 밑으로 한다.

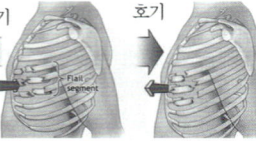

29 흉부에 둔기손상을 입고 응급실로 이송된 대상자가 날카롭고 갑작스러운 흉통을 호소하며 안절부절 못하고 있을 때 기흉을 의심해볼 수 있는 사정 내용으로 옳은 것은?

① 종형 흉곽(barrel chest)
② 과공명음
③ 깊고 느린 호흡
④ 흉부X선 상 확장된 횡격막
⑤ 손상부위의 빨아들이는 듯한 소리

> 해설 폐쇄성 기흉 : 비관통 외상 시 늑골골편이 폐를 찌른 경우
> 주요 증상 : 극심한 가슴통증(날카롭고 갑작스러움), 빈호흡, 안절부절, 발한, 빈맥 등
> ① 만성폐쇄성폐질환 시
> ③ 얕고 빠른 호흡
> ⑤ 개방성 흉곽손상 시

30 기관지확장증은 완치가 어렵고 진단받은 대상자들의 치료 목적은 폐기능 감소를 예방하는 것이다. 이 질환의 증상 완화여부를 확인하기 위해 관찰할 수 있는 것으로 적절하지 않은 것은?

① 체온
② 기침
③ 혈압
④ 체중
⑤ 객담

> 해설 기관지확장증 : 기관지벽의 탄력성과 근육 구조의 손상으로 큰 기관지 하나 이상이 영구적, 비정상적으로 확장되어 정상 방어기전이 파괴된 상태, 폐의 점액 배출 능력이 감소되므로 폐쇄성 질환으로 분류한다.
> 증상 : 청색증, 저산소증, 곤상지두, 객혈, 호흡곤란, 발작적 기침, 식욕상실, 체중감소, 냄새나는 객담, 폐고혈압(폐성심) 위의 증상을 잘 관찰하여 호전 여부를 확인한다.

31 호흡기계 구조와 기능에 대한 내용으로 옳은 것은?

① 우폐는 2엽, 좌폐는 3엽으로 구성되었다.
② 늑막내압은 양압으로 되어있다.
③ 기관지는 부교감신경 감각수용기가 있다.
④ 좌측기관지는 굵고 짧아 이물질이 들어가기 쉽다.
⑤ 체내 탄산가스 농도가 증가하면 호흡이 느려진다.

> 해설 ① 우폐는 3엽, 좌폐는 2엽으로 구성되었다.
> ② 늑막내압은 항상 음압을 형성한다.
> ④ 우측기관지에 대한 내용이다.
> ⑤ 체내 이산화탄소가 많아지면 배출해 내기 위해 호흡이 증가된다.

29. ② 30. ① 31. ③

32 호흡의 수와 깊이를 조절하는 중추로 옳은 것은?

① 연수와 뇌교
② 중뇌와 소뇌
③ 대뇌
④ 뇌하수체 전엽
⑤ 연수와 간뇌

> 해설 호흡을 조절하는 중추는 뇌간의 연수와 뇌교에 넓게 분포한다. 따라서 연수가 손상되면 호흡이 중단되고 심장박동이 중지된다.

33 호흡기계의 방어기전에 대한 설명으로 옳은 것은?

① 코털에 의해 비교적 작은 입자가 여과된다.
② 코 안부터 폐포까지 점액 섬모에 의해 이물질이 제거된다.
③ 섬모운동은 타르, 흡연, 고농도 산소투여, 감염, 술 등에 의해 기능이 저하된다.
④ 공기여과, 점액섬모의 청소체계, 기침반사, 기관지 이완반사, 폐포의 대식세포 등이 해당된다.
⑤ 기관지벽에는 대식세포가 있어 세균이나 이물질의 탐식작용을 한다.

> 해설 ① 코털에 의해 비교적 큰 입자가 여과된다.
> ②⑤ 코 안부터 종말세기관지까지 기도의 내부가 점액 섬모로 되어있고 폐포에는 대식세포에 의한 탐식작용이 일어난다.
> ④ 기관지 이완반사가 아니라 기관지 수축반사이다.

34 기침과 함께 다량의 진한 핑크빛의 거품이 섞여 있는 객담이 특징적으로 나타나는 대상자에게서 의심해 볼 수 있는 질환은?

① 폐렴
② 폐부종
③ 기관지확장증
④ 결핵
⑤ 폐농양

> 해설 ① 녹슨 쇳빛 객담
> ③ 다량의 악취 나는 화농성 객담
> ④ 객혈, 혈담
> ⑤ 악취 나는 다량의 객담

35 폐기능검사(PFT)에 대한 내용으로 옳은 것은?

① 폐쇄성 폐질환은 기도저항이 증가하여 흡기장애가 발생한다.
② 억제성 폐질환은 폐의 팽창이 어려워 호기 장애가 발생한다.
③ 일회호흡량은 안정 상태에서 1회 숨 쉬면서 드나드는 공기량으로 실제로 가스교환이 이루어지는 양은 약 500ml이다.
④ 강제폐활량은 최대한 내쉰 공기의 양으로 폐쇄성 폐질환시 감소한다.
⑤ 폐기능 검사는 주로 폐용적을 측정하여 호흡기계의 기능을 평가한다.

해설 ① 폐쇄성 폐질환은 기도저항이 증가하여 호기장애가 발생한다.
② 억제성 폐질환은 폐의 팽창이 어려워 흡기 장애가 발생한다.
③ 일회호흡량은 안정상태에서 1회 숨 쉬면서 드나드는 공기량으로 약 500ml정도 되며 실제로 가스교환이 이루어지는 양은 약 350ml이다. 150ml정도는 폐포까지 도달하지 못하고 후두, 기관, 기관지, 세기관지 등에 머물게 된다.
⑤ 폐기능 검사는 폐용적(Lung volume)과 폐용량(lung capacity)을 측정하여 호흡기계의 기능을 평가한다.

36 늑막액 분석을 위해 흉강천자를 시행한 대상자에게 적용하는 간호중재로 옳은 것은?

① 늑막강내 공기 유입을 방지하기 위해 누운 자세로 검사한다.
② 바늘 삽입 시 기침을 유도한다.
③ 30분 이내에 늑막액을 1500ml 이상 제거하지 않는다.
④ 검사 후 늑막액의 유출을 방지하기 위해 천자부위를 아래로 하여 안정한다.
⑤ 바늘을 제거 후 소독은 특별히 필요 없다.

해설 ① 앉은 자세로 앞으로 테이블에 기대어 검사한다.
② 바늘 삽입하기 위해 호기 말에 숨을 참도록 한다.
④ 검사 후 늑막액의 유출을 방지하기 위해 천자부위를 위로 하여 안정한다.
⑤ 바늘 제거 후 무균적 폐쇄 드레싱을 하고 압박을 가한다.

37 인공호흡기를 적용중인 대상자에게서 고압경보 알람이 울리는 경우가 아닌 것은?

① 기관내관(E-tube)의 삽입위치가 이탈한 경우
② 기흉 발생 시
③ 불안해하며 인공호흡기에 저항 시
④ 배관에 물이 고였을 때
⑤ 대상자의 입에서 공기가 새어 나올 때

35. ④ 36. ③ 37. ⑤

해설 ⑤ 저압경보음이 울리는 경우

고압경보음	저압경보음
기도분비물의 증가, 점액이 기도를 막을 때, 기침, 오심, 입 안의 관을 깨물 때, 천명, 기관지 경련으로 기도 직경이 감소한 경우, 기흉, 기관내관(E-tube)의 삽입위치 이탈 시, 배관에 물이 고였거나 꼬여있을 때	인공호흡기 회로가 샐 때, 기관내관 또는 기관절개관 커프가 샐 때

38 호흡곤란이 심하여 인공호흡기를 적용중인 대상자에게 폐포의 허탈을 예방하기 위해 호기말양압(PEEP)을 적용하려고 할 때 금기사항에 해당되지 않는 대상자는?

① 뇌압상승 ② 폐렴
③ 기흉 ④ 급성기관지경련
⑤ 저혈압

해설 호기말양압호흡(PEEP): 자가 호흡하는 대상자에게 호기말에 양압을 적용하여 폐포의 허탈을 예방, 기능적 잔기량을 증가하여 단락(shunt)이 생기지 않고 산소포화도를 증가시키나 흉곽 내압 상승으로 심박출량 감소, 정맥귀환이 감소할 수 있다. ①③④⑤는 금기 대상자에 해당된다.

39 다음 중 산소 공급량을 정확히 조절하여 공급할 수 있는 체계는?

① 벤츄리마스크 ② 비강캐뉼라
③ 산소마스크 ④ 비재흡입마스크
⑤ 부분재흡입마스크

해설 ② 경제적이고 가볍다, 활동 시 제거할 필요가 없다. 오래사용하면 비강 점막이 건조해진다.
③ 흡기 시 마스크 구멍으로 실내공기가 혼합된다. 폐쇄공포감, 구토 시 흡인 위험이 있다.
④ 저장백으로 산소공급 후 밸브를 통해 환자에게 공급된다. 내쉰 공기는 마스크 구멍으로 배출된다. 거의 100%에 가깝게 산소를 제공할 수 있다.
⑤ 내쉰 공기가 저장백에 다시 들어가게 되어 있다. 높은 산소를 공급할 수 있다.

40 밀봉흉곽배액을 적용중인 대상자의 배액관 제거와 관련된 내용으로 거리가 먼 것은?

① 흉부 X-ray 촬영으로 폐가 재팽창 되는 것을 확인 한 후 제거한다.
② 1일 배액량이 소량일 때 제거한다.
③ 흉관 제거 30분전에 진통제를 투여한다.
④ 대상자 스스로 심호흡과 기침을 잘 할 때 제거한다.
⑤ 상처는 바셀린 거즈로 덮고 멸균거즈를 대어 밀폐드레싱 한다.

> 해설 흉곽배액관의 제거 조건 : 흉부X-ray상 폐가 재 팽창되고 배액물이 배출된 것이 확인 된 경우, 배액관의 물 파동이 멈춘 경우, 늑막강내의 삼출물이 없을 때, 1일 배액량이 소량(60~100ml 미만)인 경우

41 항결핵약물과 그 부작용에 대한 연결이 옳은 것은?

① 리팜핀 : 오렌지색 소변
② INH(isoniazid) : 시신경염, 시력감소
③ 에탐부톨 : 신장장애, 청신경 손상
④ Pyrazinamide(PZA) : 오렌지색 소변, 위장장애
⑤ Streptomycin(SM) : 말초신경염, 간장애

> 해설 ② INH(isoniazid) : 말초신경염, 간장애
> ③ 에탐부톨(EMB) : 시신경염, 시력감소, 피부발진
> ④ Pyrazinamide(PZA) : 간장애, 요산혈증
> ⑤ Streptomycin(SM) : 청신경손상, 신장장애

42 결핵을 확진하는 검사는 무엇인가?

① 흉부 X-ray
② 객담검사
③ 투베르쿨린 반응검사
④ 혈액검사
⑤ 흉부CT

> 해설 ① 흉부X-ray : 과거 결핵균 노출 흔적, 폐 침윤, 공동 확인
> ② 아침 객담을 3회 수집, 확진하는 검사
> ③ 투베르쿨린 반응검사 : 양성반응 시 결핵균에 노출된 적이 있음을 의미하나 확진할 수는 없음

43 만성폐쇄성 폐질환의 특징적인 증상과 거리가 먼 것은?

① 술통형 흉곽
② 과공명음
③ 많은 양의 냄새나는 화농성 객담
④ 기좌호흡
⑤ 노력성호기량과 폐활량 감소

해설 ③ 기관지확장증의 특징적인 증상에 해당된다.
만성폐쇄성폐질환 : 만성기관지염, 폐기종으로 인한 만성적인 환기장애

	늑막염	늑막삼출
병태 생리	폐 탄력성의 손상과 폐의 과잉 팽창으로 호흡곤란, 호흡수 증가	• 감염성 자극물이나 비감염성 자극물(담배연기) 지속 노출되어 발병 • 1년에 3개월 이상 만성적인 객담 동반 기침 유발이 2년 이상 지속 시 • 자극물질의 염증반응으로 혈관 확장, 울혈, 점막부종, 기관지경련, 많은 점액 생산, 기관지벽 두꺼워져 기도폐쇄 • 만성기관지염이 심해지면 폐기종으로 발전
증상	• 호흡곤란, 호흡수 증가, 저산소혈증 • 호흡시 보조근육 사용, 횡격막 운동 제한(편평한 횡격막), 진탕음(감소된 진동) • 과공명음, 술통형 가슴, 기좌호흡, 호기 연장	• 이른 아침 다량의 화농성 가래 섞인 기침, 만성 저산소혈증으로 청색증, 고상지두 • 청진시 악설음, 호흡성 산증 초래 • 심해지면 폐기종으로 발전
	외모의 변화 : 사지의 근육이 가늘어지고 목 근육 증대, 느린 움직임, 허리 구부림, 앞으로 고개 숙인 자세로 앉고 팔을 앞쪽으로 붙들고 있음	

정답 43. ③

44 폐질환과 식이의 연결이 옳은 것은?

① 만성기관지염: 고열량, 고단백, 고탄수화물
② 결핵 : 고단백, 고칼로리, 비타민 보충
③ 기관지확장증 : 수분제한, 저열량식
④ 천식 : 차고 시원한 음식 제공
⑤ 폐렴 : 고탄수화물, 저단백

> 해설
> ① 탄수화물 50%내외로 조정 (탄수화물이 에너지로 전화되는 과정에서 이산화탄소 발생되고 COPD 대상자에게 영향을 미칠 수 있어서)
> ③ 수분섭취 권장, 적절한 영양공급으로 감염에 대한 내성 유지
> ④ 차가운 음식은 기관지 수축을 유발
> ⑤ 고탄수화물, 고단백

45 인공 호흡기를 적용중인 대상자에게서 나타날 수 있는 합병증과 거리가 먼 것은?

① 기압상해   ② 고혈압
③ 용량상해   ④ 산염기 불균형
⑤ 스트레스성 궤양

> 해설 양압 적용으로 인해 흉강내압이 증가하고 심장으로의 혈액귀환을 방해하여 우심방으로의 정맥귀환 혈량이 감소하여 심박출량이 저하 되면서 저혈압이 발생할 수 있다. ①③④⑤ 외에도 장 마비로 인한 영양분 흡수부전, 폐렴, 근육소모, 인공호흡의존 등의 문제가 발생할 수 있다.

46 외상을 입은 대상자가 저산소혈증 및 무호흡과 함께 급성호흡장애증후군으로 진행되었을 때 중재로 가장 우선적인 것은?

① 즉시 반좌위를 취해주고 금식한다.
② 기관내 삽관과 함께 호기말양압호흡(PEEP)을 적용한다.
③ 이뇨제를 투여한다.
④ 의식을 확인하고 심폐소생술을 적용한다.
⑤ 일시적인 증상이므로 상태변화 정도를 주의 깊게 사정한다.

> 해설 급성호흡장애증후군 원인 : 쇼크, 외상, 심각한 신경계 손상, 폐감염, 독성 가스 흡입, 폐흡인, 약물 섭취 등 기도허탈을 예방하기 위해 지속적 양압을 적용하며 산소운반의 최적화를 유지하도록 한다. ③이뇨제는 폐부종을 완화시키나 저혈압이나 탈수를 유발할 수 있다.

47 다음에 제시된 호흡기계 질환과 관련된 내용 중 옳은 것은?

① 소세포암은 여성이나 비흡연자에게도 나타나며 침윤성장을 잘하고 혈액 전이가 빠르다.
② 부비동염으로 수술을 받은 경우 구강건조를 예방하기 위해 가습기를 적용하며 충분히 코를 풀어 분비물 배출을 돕는다.
③ 비출혈 시 고개를 약간 뒤고 젖혀 코쪽에 혈액이 몰리지 않도록 한다.
④ 전비공 심지는 출혈 부위를 확인할 수 없고 비출혈이 안 멈추는 경우 삽입한다.
⑤ 폐 전체를 절제한 경우 수술 받은 측을 비스듬히 아래로 한(1/4정도) 측위를 취하여 종격동 이동으로 인한 봉합선 파열을 예방한다.

> **해설** ① 선암에 대한 설명이다.
> ② 2주 정도는 코풀기, 기침, 배변 시 힘주기, 과도한 활동은 피하고 입 벌리고 재채기를 한다.
> ③ 고개를 앞으로 숙이고 비중격을 적어도 5분 이상 압박한다.
> ④ 이때는 후비공 심지를 삽입한다.

48 β2 수용체에 작용하여 기관지 평활근을 이완하고 특정 염증세포를 억제하는 속효성(단시간형) 약물은 무엇인가?

① aminophylline
② atrovent
③ pulmicort
④ ventolin
⑤ salmeterol

> **해설** ② 항콜린제 ③ 흡입용 소염제 ⑤ β2 수용체에 작용하는 지속성 약물(장시간형)

49 체온이 38도 이상, 흉부 X-선상 새로운 폐 침윤, 기관 및 기관지의 화농성 누런 분비물, 백혈구 증가, 항생제 사용 후 호전을 보이는 증상을 나타내는 질환으로 감염 질환 중에서 흔한 사망원인인 이 질환에 대한 병태생리로 잘못된 것은?

① 기관지 점막 비후로 점액이 과다하게 분비된다.
② 분비물 증가로 인한 기관지 경련이 나타난다.
③ 과다환기
④ 호흡성 산독증
⑤ 패혈증

> **해설** [폐렴] 폐 실질의 급성 염증 상태로 기관지 점막비후로 인한 점액과다 분비와 분비물 증가로 인한 기관지 경련과 함께 ③ 과소 환기가 발생한다.

정답 47. ⑤ 48. ④ 49. ③

50 천식대상자의 치료가 효과적임을 알 수 있는 내용으로 가장 적절한 것은?

① 천명음이 감소하였다.
② 열이 나지 않는다.
③ 백혈구가 정상으로 회복되었다.
④ 폐기능 검사에서 잔기량이 증가하였다.
⑤ 혈액 섞인 가래가 줄었다.

> **해설** 천식 증상 : 급성발작 시 천명음, 호흡수 증가, 호흡곤란, 가슴 답답함, 기침, 술통형 가슴, 다량의 점액분비, 저산소혈증으로 인한 의식수준 변화 등, 천식 시 기관지 협착이나 점액 증가와 함께 기도의 저항이 생겨 호기 시 공기가 기도를 통과할 때 휘파람 소리(천명음)가 발생한다. 천명음의 감소 여부를 통해 대상자의 상태 호전 여부 판단이 가능하다.

51 천식대상자의 간호중재로 가장 옳은 것은?

① 따뜻하고 건조한 환경 유지로 기관지의 자극을 감소시킨다.
② 운동은 산소요구량을 증가시키므로 금지한다.
③ 수분섭취를 제한한다.
④ 강아지털이 원인인 경우 집에서 기르면서 서서히 탈감작시키는 것이 좋다.
⑤ 호흡기계 감염자와 접촉하지 않도록 한다.

> **해설** ① 차고 건조한 공기에서 천식발작이 악화된다.
> ② 급성 발작 시에는 안정을 취하도록 하나 꾸준한 운동을 통해 심폐기능을 증진시킨다.
> ③ 금기가 아니라면 3L/일의 충분한 수분섭취를 권장한다.
> ④ 집 먼지, 동물의 털, 곰팡이, 꽃가루 등 천식을 유발하는 원인요소에 노출되지 않도록 한다.

52 폐쇄성 폐질환의 발병원인 중 가장 중요한 위험요인으로 적절한 것은?

① 공해
② 담배
③ 호흡기 감염
④ 직업성 폐질환
⑤ 유전적 소인

> **해설** [폐기종 원인]
> 흡연(가장 중요한 위험요인, 직접 및 간접흡연, 제한된 공간에서의 흡연 노출), 유전(AAT결핍증 → 폐기종 유발원인), 대기오염, 호흡기 감염의 잦은 재발, 노화, 습하고 찬 기후

50.① 51.⑤ 52.②

53 지속되는 기침, 2주 이상 지속되는 쉰 목소리, 인후염, 연하곤란을 호소하는 남성이 만성 후두염을 진단받았을 때 추가적으로 필요한 중재로 옳은 것은?

① 후두경 검사에 대해 설명한다.
② 항바이러스제제를 복용하도록 한다.
③ 금식하도록 한다.
④ 기관절개술을 준비한다.
⑤ 충분한 수분섭취를 권장한다.

> **해설** 상기 증상에 대한 호소가 2주 이상 지속되고 호전되지 않은 경우 후두암 여부를 확인하기 위한 검사가 필요하다.

54 부비동 점막의 염증으로 수술을 받은 대상자에게 적용하는 간호중재로 옳지 않은 것은?

① 반좌위를 유지한다.
② 부종, 호흡곤란 여부를 관찰한다.
③ 수술 후 2주간 기침, 코풀기, 배변 시 힘주기 등을 피하도록 한다.
④ 통증 호소 시 아스피린을 사용한다.
⑤ 충분한 수분섭취를 권장한다.

> **해설** [부비동염 수술 후 관리]
> • 반좌위 : 배액증진, 부종 감소
> • 24시간 얼음찜질
> • 출혈, 부종, 호흡곤란 관찰
> • 구강간호, 부드러운 음식, 수분섭취 증가
> • 절개 부위 긴장 피하기
> • 2주간 기침, 코풀기, 배변 시 힘주기 피하기, 입 벌리고 재채기, 과도한 활동 금지
> • 분비물을 삼키지 말고 뱉어내도록, Valsalva 수기 피하기, 출혈 경향성이 높은 아스피린 계열 진통제 사용 금지

55 흉부 외상으로 혈흉이 의심될 때의 특징적인 증상으로 옳은 것은?

① 타진 시 편평음   ② 고혈압
③ 호흡음 감소   ④ 서맥
⑤ 호흡 증가

> **해설** ① 타진 시 둔한 탁음 ② 저혈압 ④ 빈맥 ⑤ 호흡억제, 이외에도 저혈량성 쇼크, 안절부절 못함, 비대칭적인 흉곽운동, 호흡곤란 증가, 손상된 폐의 반상출혈, 가슴이 죄어드는 느낌 등이 있다.

정답 53. ① 54. ④ 55. ③

56 흉부 손상으로 인해 발생하는 무기폐를 예방하기 위한 중재로 가장 적절한 것은?

① 좌위를 유지한다.
② 산소를 공급한다.
③ 심호흡, 기침을 격려한다.
④ 절대 안정한다.
⑤ 손상된 흉부가 지지되도록 엎드린 자세를 유지한다.

> **해설** 무기폐 : 폐의 일부 또는 전부가 허탈되어 공기가 없거나 줄어든 상태로 심호흡과 기침 격려, 기도 분비물 제거, 기도유지, 잦은 체위변경 등을 권장하여 공기의 환기 증가 및 폐의 확장을 유도해 무기폐를 방지한다.

57 만성기관지염으로 폐기능 검사를 받은 대상자에게 예상되는 검사 결과로 옳은 것은?

① 잔기량 감소
② 최대 의식 환기량 증가
③ FEV1/FVC 비율 증가
④ 1초 노력 호기량 증가
⑤ 폐활량 감소

> **해설** 만성폐쇄성폐질환으로 분류되는 만성 기관지염 시 폐기능 검사결과는 다음과 같다.
> ① 잔기량 증가 ② 최대 의식 환기량 감소 ③ FEV1/FVC 비율 감소 ④ 1초 노력 호기량 감소
> ⑤ 폐활량 감소

폐기능 검사	폐쇄성 폐질환	억제성 폐질환
폐활량(VC)	감소	정상 혹은 감소
노력성 폐활량(FVC)	감소	정상
최대 의식 환기량(MVV)	감소	정상
잔기량(RV)	증가	감소
호기 시간	증가	정상
기능적 잔기량(FRC)	증가	정상

58 우측 흉부의 건성늑막염 대상자가 호흡 시 심한 통증을 호소할 때의 간호중재로 옳은 것은?

① 우측 흉곽 밑에 베개를 대어준다.
② 진통제로 모르핀을 투여한다.
③ 좌측 흉곽 밑에 베개를 대어준다.
④ 빠른 회복을 위해 잦은 활동을 권장한다.
⑤ 심호흡과 기침은 증상을 악화시키므로 제한한다.

56. ③ 57. ⑤ 58. ①

해설 ② 늑막염 시 1차적으로 비마약성 진통제를 사용한다.
③ 침범 받은 쪽으로 누워 흉벽을 지지한다.
④ 침상 안정한다.
⑤ 주기적으로 기침과 심호흡을 시행한다.

59 70세 남성 환자가 숨쉬기가 힘들다고 호소하며 청진시 그르렁 거리는 소리가 들리고 객담은 많은데 잘 배출되지 못할 때 내려질 수 있는 간호진단으로 가장 우선적인 것은?

① 비효율적인 기도개방
② 비효율적인 자가 간호
③ 신체상 장애
④ 가스교환 장애
⑤ 비효율적인 호흡양상

해설 비효율적인 기도개방 시 적용할 수 있는 중재로는 심호흡과 기침 격려, 가습기 적용, 체위배액, 흉부 마사지, 적절한 수분섭취, 분비물 제거 등이 있다.

60 외상으로 긴장성 기흉이 의심되는 대상자가 내원하였을 때 신속한 응급처치가 필요한 이유는?

① 종격동 변위 및 위축이 발생할 수 있다.
② 혈흉이 발생할 수 있다.
③ 호기 시 공기 배출이 잘 안되어 폐 허탈과 순환부전이 발생할 수 있다.
④ 농흉이 발생할 수 있다.
⑤ 호흡 시 늑막강 내 공기가 배출되어 늑막강 압력이 낮아질 수 있다.

해설 긴장성 기흉 시 흡기 동안 늑막강 내로 들어온 공기가 호기 동안 밖으로 배출되지 못하면 공기량이 증가되어 늑막내압이 상승하고 대정맥 압박으로 순환장애 및 폐허탈이 초래될 수 있어 즉각적인 처치가 필요하다.

61 연가양흉곽 대상자가 응급실에 왔을 때 가장 우선적인 중재는?

① 심장 마사지
② 활력징후 측정 및 산소 공급
③ 환측 폐가 아래로 가는 측위
④ 정맥혈관 확보
⑤ 흉관 삽입

정답 59. ① 60. ③ 61. ③

해설 **[연가양흉곽 치료 및 간호 중재]**
연가양 부위 안정을 위해 환측으로 눕힌다. 압박부위 밑의 폐가 눌리더라도 역리운동이 중단되기 때문에 호흡곤란이 어느 정도 완화되고 손상 받지 않은 쪽 폐의 팽창을 도울 수 있다. 이외에도
- 기관 삽관 후 일정기간 인공호흡기 보조, 습화된 산소투여
- 진통제 투여, 늑간 신경 차단, 흉곽 경막외 차단 등
- 심호흡과 체위 통한 폐확장 증진
- 기도개방 유지 : 기침과 기관흡인으로 객담 배출
- 심한 저산소혈증, 고탄산증인 경우 기관 내 삽관 후 인공호흡기 적용(PEEP 사용)
- 혈흉, 기흉 시 밀봉흉곽배액 실시
- 근이완제, 진통제 투여

62 선천적인 허약으로 우측 폐포가 파열된 대상자에게 나타나는 특징적인 증상으로 옳은 것은?

① 서맥
② 고혈압
③ 깊고 빠른 호흡
④ 우측폐 호흡음 감소
⑤ 좌측폐 과공명음

해설 **[폐쇄성 기흉 증상]**
① 빈맥 ② 저혈압 ③ 얕고 빠른 호흡 ⑤ 손상된 우측폐 과공명음

	폐쇄성(자연, 자발) 기흉
원인	• 자연 기흉 : 외상없이 발생, 폐감염, 선천적 허약으로 폐포 파열 시 • 비관통 외상 시 늑골골편이 폐를 찌른 경우, 쇄골하동맥관 삽입 시 폐손상 • 기침, 기계적 환기에 의한 긴장
증상	• 흡기시 날카롭고 갑작스러운 흉통, 호흡곤란, 얕고 빠른 호흡, 안절부절 못함, 발한, 저혈압, 빈맥, 환측 폐 호흡음 감소나 소실, 손상된 쪽에서 과공명음 타진
진단검사	• 흉부 X선 검사
치료	• 산소공급 • 흉관 삽입 및 밀봉흉곽배액 • 재발 시 부분적 늑막절제술, 늑막유착술 시행
간호	• 반좌위 유지, 산소공급 • 밀봉흉곽배액 시행 • 자연 기흉인 경우 스쿠버 다이빙, 비행기 탑승 피하도록 교육

63 고속도로 5중 추돌사고로 인해 응급실로 내원한 대상자에게서 외상 및 흉부압박으로 인해 심장압전이 의심될 때 나타나는 증상과 거리가 먼 것은?

① 혈압 하강
② 의식 감소
③ 중심정맥압 감소
④ 호흡곤란
⑤ 기이맥

62. ④   63. ③

해설 [심장압전 증상]
③ 중심정맥압 상승(경정맥 팽창) → 심낭에 혈액이나 체액이 축적되어 심장을 압박하므로 심장활동이 제한되고 정맥혈의 심장 유입이 감소된다. 이외에도 약한 심음, 호흡곤란, 흉통, 기이맥(흡기와 호기 시 동맥압이 10mmHg 이상 차이), 맥압 감소, 약한 맥박 등의 증상이 나타난다.

64 폐포의 관류저하로 인해 발생하는 질환은?

① 폐수종 ② 폐색전증
③ 폐기종 ④ 폐렴
⑤ 기흉

해설 ① 폐포에 수분이 축적된다.
② 폐포의 관류는 폐포의 혈류흐름을 의미하는 것으로 폐색전증은 혈전, 종양세포, 공기, 지방 등이 전신 정맥계 순환에 유입되어 폐혈관을 폐쇄하므로 관류가 저하된다.
③ 폐 탄력성의 손상과 폐의 과잉팽창으로 발생한다.
④ 폐 실질에서 일어나는 급성 염증 상태이다.
⑤ 흉막의 손상으로 흉막강 안에 공기가 축적되어 흉막 내압이 상승하고 폐 허탈이 발생한다.

65 만성기관지염 대상자가 다음과 같은 증상을 나타낼 때 상태로 옳은 것은?

pH : 7.25   PaCO₂ : 55mmHg
PaO₂ : 70mmHg   HCO₃⁻ : 25mEq/L
늑막염소견(+), 비강 캐뉼라로 산소 공급 중

① 정상 ② 대사성 알칼리증
③ 호흡성 알칼리증 ④ 대사성 산증
⑤ 호흡성 산증

해설 [호흡성 산증]

	호흡성 산증
진단기준	pH : 7.35 이하, PaCO₂ : 45mmHg 이상
원인	저환기, 호흡기 질환, 심장질환, 호흡중추 손상, 호흡중추억제(약물), 기도폐쇄, 호흡근약화 등
증상	두통, 흐린시야, 빈맥, 기면, 졸림, 의식저하, 부정맥(포타슘 과잉)
치료	산소공급, 기관지 확장제, 체위배액
보상기전	신장에서 중탄산염 생산 증가 및 보유, 염소배출, 소변으로 수소이온 배출 증가

66 활동성 결핵 대상자에게 전염을 예방하기 위한 중재로 가장 옳은 것은?

① 1인실 음압병실에 격리 후 문을 닫아 놓는다.
② 사용한 식기는 모두 소독한다.
③ 병실을 양압 상태로 유지한다.
④ 손을 자주 씻는다.
⑤ 대상자 간호를 수행하고 병실에서 나오기 전에 착용한 N95마스크는 벗는다.

> **해설** 결핵은 결핵균에 감염된 대상자의 비말, 객담에 의해 배출된 결핵균의 비말핵이 공기 중에 떠다니다 타인에게 흡입되어 폐포에 도달하면서 감염된다.
> ② 기침 시 휴지로 코와 입을 막고, 사용한 휴지는 따로 비닐에 모아 소각한다.
> ③ 병실은 음압상태를 유지하며 병실내부 공기가 바깥으로 나오지 않도록 한다.
> ④ 결핵균은 햇빛에 약하므로 자주 일광 소독한다. 손 씻기는 일반적인 감염관리에 해당된다.
> ⑤ 병실을 나온 후 N95마스크를 벗는다.

67 흡연력 40갑년인 70세 대상자가 잦은 기침과 호흡곤란으로 폐쇄성폐질환을 진단 받고 입원하였다. 산소 2L/m를 적용하면서 주의 깊게 사정할 것은?

① 경련 유무
② 혈압과 체온
③ 불안과 빈맥
④ 기면과 호흡감소
⑤ 호기의 증가

> **해설** 폐쇄성폐질환의 경우 호흡곤란, 호기의 연장, 호흡음 감소, 기좌호흡, 청색증, 저산소혈증, 호흡성 산증 등을 초래 할 수 있다. 이산화탄소 축적으로 인한 기면을 관찰해야 된다.

68 하부기도에 대한 병태 생리로 거리가 먼 것은?

① 교감신경에 의해 수축, 부교감 신경에 의해 이완된다.
② 늑막강내에 소량의 늑막액이 있어 쿠션 역할을 한다.
③ 우기관지가 좌기관지보다 수직에 가깝기 때문에 이물질이 잘 들어간다.
④ 폐포는 가스교환의 기본 단위이며 대식세포에 의해 이물질에 방어한다.
⑤ 기관지 말단으로 갈수록 근육은 증가하고 결체조직은 줄어든다.

> **해설** ① 교감 신경에 의해 이완, 부교감 신경에 의해 수축된다.

66. ①   67. ④   68. ①

69 다음 중 결핵으로 진단 할 수 있는 경우는?

① 경결이 10mm이고 흉부 x-ray검사에서 건락화 흔적이 나타났다.
② 경결이 10mm이고 BCG접종을 받은 경우
③ 경결이 9mm이고 최근 결핵환자와 접촉했었다.
④ 경결이 8mm이고 2달 전 결핵이 대 유행한 지역에서 여행을 하고 왔다.
⑤ 경결이 11mm이고 객담에서 균이 검출되지 않았다.

> **해설** [결핵의 진단]
> ① 투베르쿨린 반응 검사 : PPD 0.1ml 전박내측 피내주사, 48~72hrs 후 판독, 경결 지름 0~4mm(정상), 5~9mm(의심), 10mm 이상(양성), 양성 시 결핵균에 노출된 적 있음을 의미(확진하기 곤란)
>   ※ 투베르쿨린 반응검사 양성: 이전에 결핵균에 노출된 적이 있는 경우, 현재 활동성 결핵 감염인 경우, 결핵균은 아니지만 다른 항산균에 노출된 경우, 결핵 예방접종(BCG)을 한 경우
> ② 객담 검사 : 결핵의 확진, 3회의 검체 검사, 아침 객담 수집(밤동안 객담에 병원균 농축됨), 결핵환자의 객담검사 음성 : 3개월 투약으로 음성 결과
> ③ 흉부 X선 촬영 : 결핵균 노출 흔적, 폐 침윤, 공동 확인, 활동성인 경우 건락화 주의
> 투베르쿨린 반응 검사에서 양성인 경우 객담 검사, 흉부 X-ray검사에서 결핵을 확진할 수 있다.

70 기관지경 검사 후 갈증을 호소할 때 반응으로 옳은 것은?

① "구개반사가 돌아온 후에 물을 마실 수 있습니다."
② "가스 배출 후에 마실 수 있습니다."
③ "언제라도 물을 마실 수 있으니 충분한 수분섭취를 하세요."
④ "검사 1시간 후에 가능합니다."
⑤ "연하통이 있을 때 물을 마실 수 있습니다."

> **해설** 검사 중 기침반사를 줄이고 안위를 도모하기 위해 국소마취를 시행하였으므로 흡인의 위험이 있어 연하반사 및 기침반사가 돌아오기 전에는 금식을 유지한다.

71 밀봉흉곽배액관을 적용중인 대상자의 간호중재로 거리가 먼 것은?

① 체위변경 시 흉곽배액관이 눌리지 않도록 주의한다.
② 앙와위로 침상안정 한다.
③ 밀봉병 안의 배액관 끝은 물속에 반드시 잠기도록 한다.
④ 배액병은 침상보다 항상 아래에 둔다.
⑤ 배액관의 파동을 관찰하고 흡인 조절병의 짧은 관은 흡인기계에 연결해 둔다.

정답 69. ① 70. ① 71. ②

해설

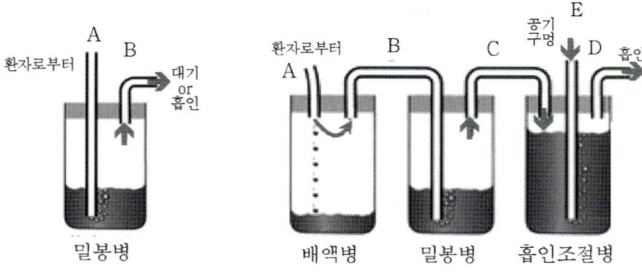

※ 흉곽배액의 원리
① 배액병 : 혈액, 삼출물 제거
② 밀봉병 : 공기, 액체가 환자의 폐로 들어가지 못하게 하는 벨브의 역할
- 긴 관 : 흉부배액관과 연결되어 있고 끝은 물(증류수)속에 2~3cm 잠겨있어 호흡에 따라 파동발생
- 짧은 관 : 외부와 연결되어 병 속 공기의 외부 유출 통로
③ 흡인조절병 : 배액촉진
- 짧은 관 : 밀봉병과 연결
- 긴 관 : 물에 잠겨 있고 끝은 대기와 연결, 흡인력은 물에 잠긴 관의 길이가 결정
- 짧은 관 : 흡인기계에 연결

CHAPTER 03
활동/자기돌봄장애 : 근골격계

UNIT 01 근골격계의 구조와 기능

1. 근골격계의 구성

1) 뼈

(1) 구조

골수(혈구생산), 골막(뼈 보호, 혈관, 신경통과), 골조직(해면골, 치밀골)

(2) 형태

① 장골(long bone) : 대퇴골, 상완골
② 단골(short bone) : 수근골, 족근골
③ 편평골 : 두개골, 견갑골, 늑골, 흉골
④ 불규칙골 : 척추골, 관골(장골, 좌골, 치골)

(3) 기능

① 신체의 형태와 모양 유지
② 내부 장기 지지, 보호
③ 자발적인 움직임, 혈액세포 생성, 무기물 저장

2) 관절

(1) 구조

① 유합관절
② 긴밀관절
③ 가동관절

(2) 기능

신체의 운동과 유연성 제공

3) 지지구조

(1) 구조
① 연골 : 단백질로 구성, 혈관과 신경분포가 없음, 칼슘 침착 없음
② 건 : 각 근육을 싸고 골막에 연속되어 있는 결합조직
③ 인대 : 섬유성 결합조직
④ 근막 : 표재근막, 심부근막으로 구성
⑤ 활액낭 : 피부와 뼈, 근육과 뼈, 건과 뼈, 인대와 뼈, 근육 사이에 위치

(2) 기능
① 연골 : 관절에서 뼈의 충격 완충, 흡수
② 건 : 골막에 근육을 부착시키며 유연하고 신축성 있음-뼈와 근육 연결
③ 인대 : 뼈를 서로 연결시킴
④ 근막 : 결체조직, 근육신경, 근육의 외부를 둘러싸서 보호, 외형유지
⑤ 활액낭 : 서로 스치며 움직이는 동작 용이하게 함-마찰감소, 완충작용

4) 골격근

(1) 구조
① 가로무늬가 있어 횡문근이라 하며 수의근임
② 뇌척수계의 신경섬유의 지배 받음
③ 구성 : 근섬유, 근초, 핵

(2) 기능
① 운동 : 뼈를 움직이는데 필수적
② 자세유지 : 바로 서 있게 하고 자세 취하게 함
③ 체열생산 : 추위를 느끼면 골격근을 빠르게 수축하여 오한을 일으키고 열을 생산

2. 근골격계 기능

1) 관절운동

(1) 굴곡
뼈 사이 각도를 줄여 뼈가 서로 근접

(2) 신전
뼈 사이 각도를 증가시켜 뼈가 서로 멀어짐

(3) 외전
인체 중심부에서 멀어지는 운동

(4) 내전
인체 중심부를 향함

(5) 회전

    장축 주위로 관절을 돌리는 운동-내회전, 외회전, 회내, 회외

(6) 회선

    굴곡-신전-내전-외전 등을 결합

2) 골격근 수축의 유형

(1) 강직성

    자세 유지에 필요한 지속적이고 부분적인 수축

(2) 등장성

    근육 길이는 짧아지지만 근육 긴장은 그대로인 수축

(3) 등척성

    근육 길이는 그대로이고 근육 긴장은 커지는 수축

(4) 연축

    단일 자극에 대한 반사적 반응

(5) 강직증

    연축보다 지속되는 수축(빠르게 반복되는 자극에 의함)

(6) 세동

    근섬유가 각기 독립적으로 수축을 일으키며 떨림

(7) 경련

    비정상적이고 조화되지 않은 강직성 수축

UNIT 02 근골격계 사정

1. 근골격계 신체사정 ★★★

1) 활력징후

    체온상승(골수염), 호흡부전(두부외상), 저혈압(쇼크) 등

2) 염증, 종창

    ① 염증 : 외상, 화학물질, 세균, 이물질에 의해 발생한 조직손상
    ② 종창 : 손상에 대한 조직의 방어로 염증성 삼출물이 형성 → 사지의 크기, 온감, 발적 확인

3) 피부상태

    ① 연조직의 반상출혈 → 피부변색, 발진은 결체조직 질환에서 흔히 발생
    ② 변색, 건조, 인설, 병변 등의 피부변화 관찰

4) 기형
① 관절기형 사정 : 사지의 대칭성, 정렬상태 관찰
② 관절탈구, 내반기형, 외반기형, 외반족, 내반족, 척추후만증, 척추전만증 등

5) 관절가동범위(ROM)
① 관절각도기로 측정, 평가 동안 대상자가 능동적으로 운동하도록 함
② 급성염증성 관절 시 압통 있으므로 ROM 사정 금지
③ 노인의 경우 ROM 감소 경향

6) 자세(posture)
① 에너지와 근육긴장의 지표
② 자세는 기형, 비정상, 근육허약, 외상, 통증의 영향을 받음

7) 보행능력
다리의 길이, 관절운동, 근력, 균형문제 사정

8) 신경 및 혈관상태 ★
① 외상성 손상, 수술, 석고붕대, 견인 시 사지의 신경혈관 상태 사정 중요
② 감각(S) : 예리한 물체로 피부면 자극해서 평가
③ 동작(M) : 손상부위 아래쪽 근육을 능동적으로 수축시켜 평가
④ 순환(C) : 맥박, 모세혈관 혈액 충만도(정상 2~3초 이내 손톱색 붉게 회복) ★, 색깔, 온도

2. 근력, 근육의 크기, 긴장도 ★★
① 질병상태를 진단, 대상자의 보행과 활동에 필요한 보조 정도를 파악하기 위해 사정
② 근력 ★ : 어떤 동작에 저항하는지 또는 저항에 대항하여 움직이는지 검사하는 지표
③ 근육의 크기 : 양쪽 근육 촉진, 관찰
④ 근육 긴장도 : 수동적으로 사지 움직여서 사정
  ㉠ 강도 감소된 근육 : 이완성
  ㉡ 단단하고 경직된 근육 : 경련성

등급	사정내용
0(zero)	근수축력 없음
1(trace)	약간의 근수축력 있음
2(poor)	중력을 배제한 능동적 움직임 있음
3(fair)	중력에 대항하는 능동적 움직임 있음
4(good)	중력과 약간의 저항에 대항하여 완전히 움직임
5(normal)	중력과 충분한 저항력에 대항하여 정상적이고 완전하게 움직임

3. 진단검사 ★★

1) 혈액검사
① ESR, 요산, 항핵항체(ANA), CRP, 류마티스인자(RF), 칼슘과 인, alkalinephosphatase 등
② 소변검사 : 요중 칼슘은 혈청 칼슘농도 반영

2) 단순 X-ray 검사
뼈와 관절 문제 진단, 질병 경과와 치료에 대한 반응 확인

3) CT / MRI
CT : 골절여부, MRI : 건, 인대, 연골, 골수에 침범하는 장애 조기진단

4) 초음파검사
종양, 체액축적 등 확인

5) 관절촬영술
① 관절 내 조영제 주입 후 관절 X-ray 투과
② 요오드 알레르기 유무 확인 필요, 금식X(∵국소마취)
③ 관절 내 골편, 찢어진 인대 등 검사
④ 검사 후 12~24시간 동안 다량의 수분섭취 권장

6) 척수 조영술
요추 천자 통해 조영제를 척수와 지주막하강에 주입 후 X-ray 촬영

7) 골조사(bone scan)
① 방사성동위원소를 정맥 내로 주입 후 뼈의 흡수되는 방사능 분포 확인(조골세포 활동이 증가한 부위에 축적되어 검은점으로 나타남)
② 악성종양, 골수염, 골다공증, 병리적 골절 진단에 유용

8) 생검(biopsy)
① 골조사, 방사선검사, CT 등에서 비정상 소견 발견 후 시행
② 골 생검, 활액 생검, 근육 생검 등
③ 검사후 간호 : 검사부위출혈, 부종, 혈종관찰(심한 통증은 합병증의 신호)
④ 부종경감위해 검사부위 상승

9) 관절경검사(arthroscopy) ★★
① 관절의 급·만성 질환과 관절연골이나 인대의 손상 여부를 파악
② 흔한 검사부위 : 무릎(단, 시술부위 감염이 있거나 무릎 굴곡이 40° 미만 시 금지)
③ 검사 전날 밤 12시부터 금식유지
④ 검사 전 후 신경혈관상태 사정(초기 1시간마다 평가)
　시술 부위 원위부 열감, 색, 모세혈관 재충전, 맥박, 통증, 움직임 등 관찰

⑤ 다리 들기/대퇴사두근 등척성운동 격려, 관절의 과도한 사용 금지
⑥ 통증 시 마약성 진통제나 acetaminophen 투여
⑦ 합병증 사정 : 저체온증, 통증, 혈전성 정맥염, 감염, 종창, 관절손상, 출혈
⑧ 통증과 부종 감소 위해 얼음주머니 24시간 동안 적용, 검사 부위는 24~48시간 거상

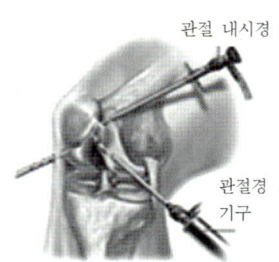

UNIT 03 뼈의 장애

1. 골다공증(osteoporosis) ★★★★★

뼈에서 무기질이 빠져나가서 골밀도가 감소, 병리적 골절이 생기는 대사성 질환, 팔목, 둔부, 척추 호발

1) 원인

① 원발성 : 폐경기 여성, 마른 여성, 지속적 부동, 흡연, 음주, 카페인, 단백질, 인 과다섭취, 칼슘, 비타민 D 결핍
② 속발성(2차성) : 약물, 질병(갑상선 질환, 신 질환 등)

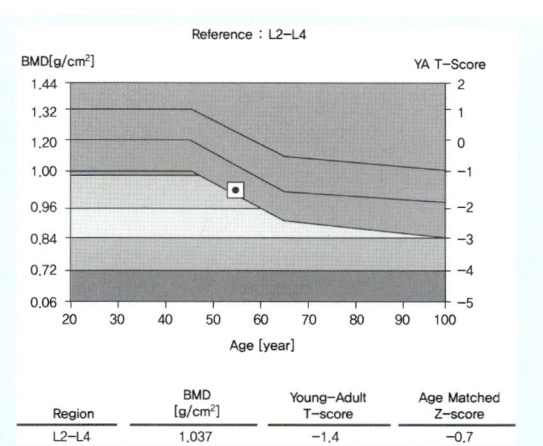

골밀도 검사 결과 해석(T score) ★ : 폐경기 이후 여성, 50세 이상 남성

-2.5 < T score ≤ -1.0 (골감소증)
T score ≤ -2.5 (골다공증) ★
T score ≤ -2.5 + 골다공증 골절 (심한 골다공증)

2) 증상 ★
① 초기 : 허약, 불안정한 걸음걸이, 경직, 식욕부진
② 흉추하부, 요추부 통증 호소, 움직이면 심해지고 휴식 시 완화
③ 척추 후굴, 복근 늘어나고 복부가 앞으로 돌출 → 신장감소
④ 흉곽 크기 감소로 폐 기능부전(호흡곤란), 피로감 증가
⑤ 불면증, 우울, 낙상공포증, 자존감 저하, 의존성 증가 등

3) 치료 및 간호 ★★

(1) 약물치료 ★
에스트로겐, 칼슘보충제, 비타민 D, calcitonin, estrogen 수용체 조절제(evista), Biphosphonate(골파괴억제제), Alendronate(Fosamax : 식도염유발, 아침에 다량의 물과 함께 복용, 1시간 이상 앉아있기) 등

(2) 식이요법 ★★
① 칼슘, 비타민 D, 저염식이, 금주 : 고염식이 시 소변으로 칼슘배설↑
② 카페인 제한, 과량의 인 섭취 제한 : 인 과량 시 부갑상선호르몬 작용으로 골다공증 악화
③ 초콜릿, 콜라, 옥수수 제한
④ 단백질 : 적당량 섭취(∵ 과량은 산증으로 인해 칼슘소비를 증가)

(3) 낙상예방
필요시 패드형 둔부보호대 착용, 안전한 환경 제공

(4) 통증관리
골다공증에 의한 골절환자에게 진통제, 근이완제, NSAIDs투여

(5) 운동
① 규칙적 운동, 근력강화운동 + 체중부하운동 : 30분씩 주 3회 이상
② 복식호흡, 흉부 신장운동, 등척성 운동, 저항성 운동, ROM 시행
③ 승마, 볼링, 오래 매달리기, 물구나무서기 등 척추 억압 운동 금지
④ 바른 자세 유지, 단단한 매트리스 사용

(6) 자세교정기구
급성 통증 기간에 척추지지 위해 배측 요추교정기 사용

(7) 예방간호 ★
일찍부터 시작할수록 효과적
① 폐경기 전 칼슘 섭취 권장(1000~1200mg/일 이상) : 우유, 유제품, 푸른 잎채소
② 골밀도 증가될 수 있는 체중부하 운동 권장 : 빠르게 걷기, 낮은 강도의 에어로빅
③ 수영, 수중운동 → 골밀도 효과 없음 ★
④ 칼슘흡수를 방해하는 음료 제한 → 카페인, 사이다 등

2. 골연화증(osteomalacia) ★★

1) 특징 ★

① 비타민 D 결핍으로 칼슘, 인 대사 장애 → 골 기질에 무기질 침착 감소 → 비정상적인 뼈의 연화
② 골 실질의 양은 정상, 무기질화가 지연 또는 부적절한 상태
③ 호발 : 척추, 골반, 하지

2) 원인 ★

① 비타민 D 결핍, 체내 흡수 저하, 체내 활용 저하
② 자외선 흡수 부족, 임신, 엄격한 채식주의, 과도한 저지방식이
③ 기저 질환 : 위장 흡수 불량, 간, 담도, 췌장계 질환
④ 만성적 항응고제, 항경련제 사용 시
⑤ 저칼슘혈증, 저인산혈증, 혈중 alkaline phosphatase 증가

3) 증상

① 심한 피로, 전신적 뼈 통증, 심한 경우 근육 쇠약
② 주로 척추, 골반, 하지 뼈 구부러지고 변형
③ 척추 측만(scoliosis), 후만(kyphosis)

4) 치료 및 간호 ★★

① 비타민 D 함유 식이 → 장기투여시 고칼슘혈증 모니터를 위해 혈청검사, 뇨검사 시행
② 칼슘 섭취권장, 고단백 식이, 흡수불량증후군시 원인적 치료 필요
③ 햇빛노출 증가
④ 골절예방 위해 단단한 침요, 보조기, 코르셋 사용
⑤ 근력과 걸음걸이, 근육경련, 뼈의 통증 등 사정

> **골다공증 vs 골연화증**
> 골다공증 : 칼흡수 부족, 골량감소
> 골연화증 : Vit D부족, 뼈 무기질 감소

3. 골수염(osteomyelitis) ★

1) 화농성 세균에 의한 뼈, 골수와 연조직의 감염

2) 원인

황색포도상구균(주원인), 외상에 의한 직접 감염, 당뇨, 혈액 감염

3) 증상

① 급성 : 발열, 부종, 발적, 압통, 움직이면 심해지는 통증, 특히 장골(골간단 부위), 혈관이 많은 골 부위 발생

② 만성 : 피부궤양, 공동선 형성, 국소통증, 삼출물

4) 치료 및 간호 ★
① 항생제(4~8주 정맥, 4~8주 경구)
② 심한 통증 시 침상안정(급성기시 평평한 침대에서 휴식) ★, 진통제 투여, 단단한 메트리스, 바른 신체서열 유지
③ 환측 거상, 고압 산소 요법
④ 변연절제술(debridement), 농양 절개 배액
⑤ 석고붕대와 부목
⑥ 수술(절개 & 배농)/절단술 후 고칼로리 식이로 상처회복 증진
⑦ 고단백, 고열량식이, 무기질함유 식이 제공

4. 절단(amputation) ★★★

1) 환자의 생명과 안위를 위하여 병소가 되는 인체의 일부를 외과적으로 제거
남〉여 : 남성-외상관련, 여성-질환관련

2) 원인
① 하지말초혈관 질환(상지는 드물다) : 노화 과정이나 당뇨 합병증 등
② 외상 : 전기, 화학약품, 동상, 화상, 폭발, 전쟁사고 등
③ 감염 : 만성 골수염, 심한 가스 괴저, 패혈성 환부 등
④ 선천적 장애, 악성 종양

3) 간호 중재 ★★

(1) 수술 전
① 가능한 하루 수차례 운동 → 근력증진
  하지 절단 예정 시 : 절단부위 힘 증진을 위해 대퇴관절 신전, 대퇴사두근 근육운동, 목발사용 위해 삼두박근 강화운동 필요 ★

(2) 수술 후
① 부종관리 : 24~48시간 손상사지 상승 → 이후 상승 금지 (∵ 관절경축)
② 고관절 굴절, 경축 예방 ★
  ㉠ 고관절 굴곡과 상승금지
  ㉡ 하루 3~4회 30분간 복와위 적용
  ㉢ 단단한 매트리스 적용
  ㉣ 다리 사이에는 베개를 받치지 않도록 함(외전 금지)
  ㉤ 외부 지지

③ 환상지감(phantom limb) 적응 돕기 ★
절단된 신체가 있다는 느낌, 저리고 불편하며 이상한 느낌 시 → ROM 운동, 제거된 부분을 보게 함, 만성 통증완화법 적용(TENS 등), 기분전환, 타월, 베개 대주어 압력 완화, 마사지 적용
④ 절단지 관리(stump care) ★
㉠ 감염예방
㉡ 찬물로 세척 금지(∵ 크기 감소 예방) → 따뜻한 물, 부드러운 비누로 씻고 말릴 것
㉢ 말린 후 아무것도 바르지 않기 : 오일, 크림 적용 시 너무 연화되고 알코올 적용 시 갈라짐
㉣ 관절구축 유발행위 금지 → 목발에 절단 부위 올려놓고 쉬기, 둔부나 슬부 아래 베개 놓기, 휠체어에 단단부 걸쳐 놓기, 침대에 단단부 걸쳐놓기, 단단부 외전하기, 대퇴사이 베개놓기, 척추 구부리기, 무릎이나 둔부 굴곡 시킨 채 눕기
㉤ 저녁에 시행(∵ 아침 시행 시 건조해서 상처가 쉽게 발생)
㉥ 마사지, 씌우는 양말 가능(기운 양말은 신지 않아야 함, 봉합선에 의한 피부자극 예방)
⑤ 재활간호
㉠ 근력강화 위해 ROM 즉시 시작
㉡ 수술 후 최소한 1년 시행
㉢ 상지 수술 후 어깨 힘 강화운동, 하지 수술 후 사두근 강화운동 3개월간 지속
㉣ 의지를 착용하지 않는 경우 절단지 성숙, 부종예방을 위해 압박붕대 적용하고 4~6시간마다 풀고 마사지

5. 골절(fracture) ★★★★★

1) 외부적 힘에 의해 뼈의 연속성이 파괴된 상태, 외상이나 병리적 문제가 원인

2) 골절치유 5단계
① 혈종형성 : 골절 발생 24시간 이내
② 세포증식 : 손상 2~3일 이내, 육아조직 형성, 괴사조직 흡수
③ 가골 형성 : 손상 6~10일 이내, 정상보다 느슨한 가골 형성
④ 골화 : 손상 3~6주 내, 칼슘과 무기질 침착, 단단한 진성가골로 변화
⑤ 골 재형성 : 과도한 가골 파골 및 재흡수

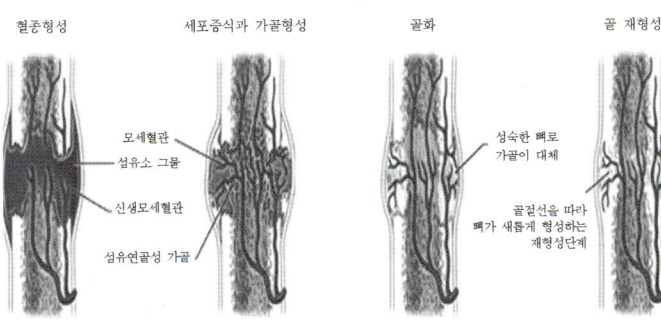

3) 증상

① 기형, 종창, 피하출혈, 압통, 변형
② 감각손상(신경손상, 부종, 출혈, 파편에 의한 압박), 기능장애
③ 비정상적인 움직임, 골절단 부위의 마찰음(crepitus), 저혈량성 쇼크 ★

> **콜리스(colles')골절 ★**
> - 요골의 원위단 근처에서 발생되는 골절로 포크형의 기형 발생
> - 대부분 노인층에서 발생빈도 높음
> - 손을 뻗고 넘어지면서 충격이 집중적으로 요골에 가해지면서 발생
> - 수근관절이 90도 이상 후방굴곡
> - 증상 : 수근관절 부위 통증, 부종, 수지기능 약화, 손의 운동 제한, 지각이상 및 골절부위서 골편 마찰음 발생

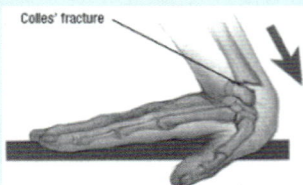

4) 치료

(1) 기본원칙

① 정복(reduction) : 뼈의 정상 위치, 정렬, 길이로 복구
② 고정(fixation) : 부서진 골편이 제 위치에 고정되도록 함
③ 재활(rehabilitation) : 손상된 부분의 정상적인 힘과 기능을 회복하는 것

(2) 비수술요법 : 정복, 견인, 석고붕대

(3) 수술요법 : 고정

5) 골절의 합병증

(1) 지방색전증 ★

골절부위의 골수에서 지방조직이 나와 혈관으로 유입

(2) 구획증후군 ★★★

① 구획내의 조직압박 → 혈류감소, 조직허혈 → 심혈관계 손상
② 증상(6P's) : 심한통증(Pain), 창백(pallor), 맥박소실(pulseless), 냉감(poikilothermia), 마비, 움직임감소(paralysis), 감각이상(paresthesia) → 냉 적용 금지, 석고붕대나 압력 제거, 등척성 운동, 사지 상승, 동맥압 유지 위해 수액공급, SMC 자주 사정

(3) 감염 및 골수염 :

국소적인 뼈 감염이 파급되어 기타 감염증 발생

(4) 무혈성 골괴저

혈청공급 저하로 뼈 괴저(호발 : 대퇴경부) → 통증, 기능적 제한(골관절염 진행) → 뼈이식, 인공관절

(5) 석고붕대증후군

꽉 조이는 체간 석고붕대 적용 후 몇 주~몇 개월 이후 발생, 십이지장 압박하여 폐색됨, 복부팽만감, 오심, 구토, 모호한 복통 → window내줌, 항구토제는 증상을 가릴 수 있으니 주의

6) 골절환자의 전반적 간호 ★★

(1) 신경혈관계 손상 예방
① 조기발견 중요, 석고붕대나 견인장치 적용 전후로 순환상태 사정
② 신경계, 순환계 사정(SMC 사정)

(2) 손상예방
① 신속하고 정확한 응급간호, 상처부위 꽉 끼는 옷은 가위로 잘라버림
② 활력징후, 의식상태 확인, 보온유지
③ 개방골절 시 무균포로 환부 덮어주거나 깨끗한 포 이용 ★
④ 부목으로 환부고정

(3) 통증관리
두부손상 동반 시 가능한 즉시 진통제 투여

(4) 감염예방 : 파상풍 예방주사

(5) 운동
① 4시간마다 ROM 시행, 등척성 운동, 병변 있는 사지 운동 시행
② 기동성 증진위해 보행 보조기 사용(목발, 보행기, 지팡이, 휠체어 등)

(6) 영양공급
① 골절 후 대사 요구량 증가 1일 3,000~4,000kcal 영양 섭취
② 체중 증가는 피함
③ 섬유질, 수분섭취 권장(3L/일 이상, 요결석 예방), 칼슘 보충 권장X

6. 석고붕대(cast)환자 간호 ★★★★

1) 석고붕대 건조
① 베개 위에 올려놓고 건조(24~72시간 소요)
② 환기가 잘 되는 곳에 노출(덮지 않음)
③ 히터나 드라이기 사용 금지(화상 우려), 2~3시간마다 체위변경

2) 신경혈관계 손상예방 ★★
① 사정 : S/M/C, 모세혈관 충만 검사(blanching test)
② 꽉 조이는 석고붕대는 자르거나 반원통으로 자름 ★
③ 손, 발가락 운동으로 순환자극

3) 부종
얼음주머니 적용, 골절부위 심장보다 높게 상승 ★

4) 피부간호 ★
① 석고붕대 가장자리 피부 매일 씻고 건조, 석고붕대 아래 피부에 물건이 들어가지 않도록 함
② 소양감이 나타나는 반대부위에 얼음 적용(땀띠분, 녹말가루 금지, 옷걸이나 연필로 긁지 않음)

5) 감염사정
열감, 얼룩, 압박점, 냄새, 배액 여부

6) 합병증 관리
구획 증후군 ★, 석고붕대 증후군

> **구획증후군 ★★★**
> ① 구획내의 조직압박 → 혈류감소, 조직 허혈 → 심혈관계 손상
> ② 증상(6P's) ★ : 심한통증(Pain), 창백(pallor), 맥박소실(pulseless), 냉감 (poikilothermia), 마비, 움직임 감소(paralysis), 감각 이상(paresthesia)

7. 견인장치(traction)환자 간호 ★★★

1) 목적
① 신체부위에 특정 방향으로 당기는 힘을 적용하여 환부 고정
② 정복과 정렬 유지, 근육 경련 감소, 관절내 공간 확보, 척추 압박 제거
③ 골절, 변위 예방, 치유기간 동안 환부 고정

2) 종류
① 피부견인

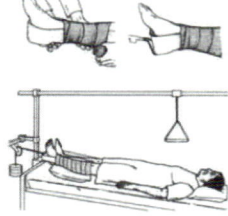
[buck's traction]

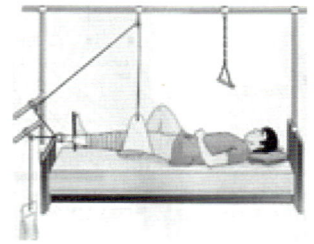
[Russel's traction]

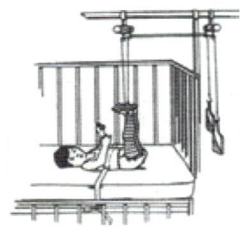
[bryant traction]

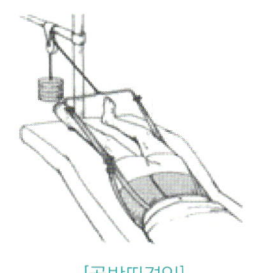
[골반띠견인]

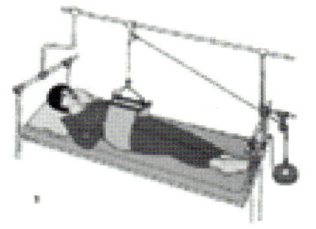
[골반현수견인]

② 골격견인

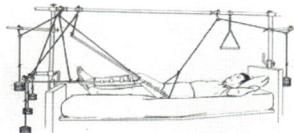
[평형현수견인]

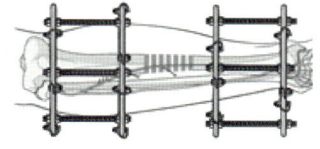
[일리자로프]

	피부견인	골격견인
정의	• 피부에 힘을 가하여 뼈에 간접적으로 힘 전달	• 뼈에 직접적으로 힘 전달
방법	• 피부에 띠, 부착성 테이프를 적용하여 추 연결	• 핀, 철사, 집게 등을 뼈에 직접 삽입하여 견인력 적용
견인력	• 2~4kg	• 10~16kg
적응증	• 골절치료 시작 전 부종예방 • 골절편 고정위해 단기적, 일시적 • 관절경축 예방위해 간헐적 사용	• 지속적인 견인력 적용 시 • 근육경련 완화위해 무거운 추를 사용하는 경우
단점	• 개방상처시 사용불가 • 피부염, 테이프 과민반응시 사용불가	• 핀 삽입부위 감염 주의
종류	• buck's traction(수평견인, 둔부, 대퇴, 무릎) ★ • Russel's traction(수평+수직견인, 골반/대퇴골절, 요통 시) • bryant traction(3세 미만 소아, 고관절 90° 굴곡) • 골반띠견인, 골반현수견인 • 경부견인	• 평형현수대견인 • 일리자로프

(3) 간호 ★

① 견인의 당김력 계속 확인, 유지
② 추는 바닥에 닿지 않도록 주의, 고정부위 상승 : 부종완화
③ 움직일 때 삼각손잡이 이용
④ 주기적인 ROM, 등척성 운동
⑤ 부종 및 부동관련 합병증(혈전성 정맥염)예방 및 사정 : 압박스타킹 적용, 종아리 통증 및 둔부 방사통 사정

㉠ 피부견인 : 비골신경마비관찰(손상된 발 배굴), buck's 견인(매 8시간마다 풀고 다시 감기), 감각 약화나 상실 시 느슨하게 조정
㉡ 골격견인 : 핀 삽입부위 관찰, 감염증상 사정, 무균술 적용, 체위변경 등

8. 전고관절 대치술(Total hip relpacement, THR, 인공관절치환술) ★★★★★★★★

(1) 적응증
내과적 치료에 반응을 보이지 않는 관절염, 무혈성 괴사, 선천성 질환, 기형

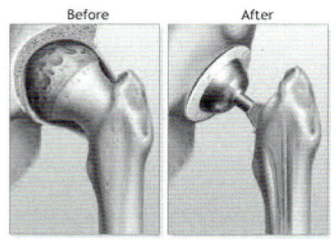

(2) 간호중재
운동으로 근력강화, 신경, 혈관상태 점검, 통증조절

가. 체위 ★★★★★
① 고관절 굴곡, 내전, 내회전 금지 → 고관절 탈구 예방
② 외전부목, 베개를 다리 사이에 적용해서 내전 금지 ★★
③ 낮은 의자에 앉거나 다리 꼬고 앉지 않게 함, 팔걸이의자 사용 ★
④ 수술부위 측위 금지, 90도 이상 고관절 굴곡 금지 ★
⑤ 발등이 밖을 향하게 유지해서 내회전 금지
⑥ 변기 높이 올려서 사용 ★

나. 활동 ★★
① 체중부하 제한 한도 내에서 활동 격려, 수술 후 첫날부터 조기 이상하여 운동시작 ★
② 침상운동부터 시작, ROM운동, 경사침대, 평행봉, 등척성 운동, 둔근 힘주기 운동 ★
③ 2~3주 후 워커, 목발 걷기 가능, 3개월 후 워커, 목발 없이 걷기 가능

다. 기타
① 항생제, 항응고제 투여
② 심부정맥혈전증, 폐색전증 관련 중재(탄력스타킹)
③ 피부간호, 적절한 수분섭취, 고섬유식 제공(변비 예방), 물리치료, 조기이상 시 진통제 투여 후 시행

라. 퇴원 시 교육 ★★★
① 의자는 견고하고 높아야 하며, 높은 좌변기를 사용
② 90도 이상 고관절을 구부리지 않고 옷 입기
③ 한쪽 다리 위에 다른 쪽 다리를 올려놓지 않기
④ 활동 제한에 관하여 교육, 6주 이상은 <u>혈전방지 탄력스타킹 착용</u>

⑤ 수술 후 6주 이내에는 운전 금지
⑥ 1시간 이상 앉아있지 않기, 조심스럽게 계단 오르기
⑦ 무거운 것 들기, 조깅, 허리를 굽히는 일 등 고관절에 긴장을 주는 활동제한

> 대퇴골절 환자 : 내전예방, 다리 사이에 베개 끼움
> 절단수술 환자 : 외전예방, 다리 사이에 베개 금지

9. 전슬관절 대치술(Total knee relpacement, TKR) ★★★

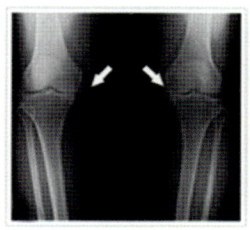 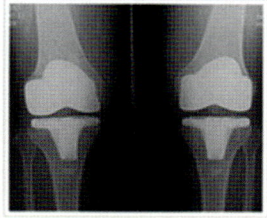

수술 전 　　　　　　　수술 후

1) 체위

<u>수술 후 48시간 하지거상(∵ 정맥순환촉진), 무릎의 굴곡 예방</u> ★, 측위/앙와위 번갈아 변경가능

2) 상처

수술부위 감염, 출혈 여부 확인위해 분비물 확인, 수술 2일 후 능동적 굴곡운동 전 드레싱 제거

3) 감염예방

배액관 관리(배출액 과다, 냄새, 색 등 관찰), 항생제 투여, 체온상승 등 관찰

4) 운동

① 지속적인 수동운동(continuous passive motion, CPM) : 점진적인 강도 증가로 퇴원 시 100~120° 가능하도록 적용, 수술 후 3~5일부터 하루 3~4회 시행 ★★
② 수술 후 1일째 보조기구 이용하여 가벼운 체중부하 시작
③ 능동적인 발목의 배족저 굴곡, 대퇴 사두근 힘주기 운동 격려 ★
④ 능동적인 하지직거상 운동이 가능할 때까지 무릎 고정 장치 착용
⑤ 항혈전스타킹 착용 ★

5) 통증간호

① 마약성 진통제, 체위 변경, PCA적용, 수술 후 48시간 얼음주머니 적용 ★
② 능동적 굴곡운동 전후 20~30분 얼음주머니, 진통제 적용

6) 퇴원교육
바닥 요에서 자기, 재래식 화장실 사용 등 제한, 꾸준한 관절범위가동 운동격려 등

UNIT 04   관절 장애

1. 골관절염(osteoarthritis, OA)과 류마티스 관절염(rheumatoid arthritis, RA)
- ★★★★★★★★★★

	골관절염=퇴행성 관절염 ★★★★	류마티스 관절염 ★★★★
정의	• 마모된 연골이 관절강 떠다니다가 관절에 염증, 관절과 관절 주위 부종 초래하는 국소질환	• 관절의 염증에 의해 나타나는 전신성 질환
원인/ 위험 요인	• 관절연골의 퇴행성 변화, 마모로 변질되어 관절 파괴 • 중년기, 노년기, 상체 비만 시 호발 • 체중부하 많이 되는 관절에 발생	• 활액막에서 염증 시작하여 연골파괴, 관절 변형 • 유전적 소인(자가면역설) • 25~50세, 여성에게 호발
임상 증상 ★	• 비대칭적 ★ • 국소통증 : 휴식시 완화, 추위, 습기시 악화 • 강직, 관절운동제한, 관절비대 • 원위 손가락 관절 골증식 : Heberden 결절 ★★★ • 근위 손가락 관절 골증식 : bouchard's(부르샤)결절	• 대칭적 ★★ • 아침강직 ★, 손발의 변형(swan neck기형) • 초기 : 관절염증, 발열, 체중감소, 피로, 부종, 감각이상 • 후기 : 관절기형, 심한 통증, 골다공증, 피로, 빈혈, 체중감소, 피하결절, 심낭염 등 • 피부 아래에 콩만한 크기의 lump, nodule 발생
진단 검사	• x선 검사 : 좁아진 관절공간, 골증식체 • 관절경 검사	• x선 검사 : 전형적인 RA변화 • 류마티스 인자(RF) : 양성(+), ANA(+) • ESR/CRP 상승, 류마티스 자가항체 검사, 활액 검사(백혈구 상승, 탁함, 점도 감소), 빈혈
치료 및 간호 중재 ★★ ★★ ★	• 관절강내 스테로이드, 히알루론산 주사 • acetaminophen, NSAIDs • 물리치료 : 온열, 초음파, TENS, 마사지, 냉 요법은 급성염증시에만 사용 ★ • 부목, 보조기, 견인요법 • 규칙적인 운동과 체중감소 ★★ • 수술 : 인공관절대치술, 무릎관절 성형술 등	• 아스피린, NSAIDs, 스테로이드(염증제거), 면역억제제, 질환 조정제(gold salts 등)투여 ★, 메토트렉세이트(백혈구, 엽산부족으로 구토, 소화불량 관찰) ★ • 물리요법 : 열·냉 마사지, 운동 • 작업치료, 부목 • ROM, 등척성 운동(근육강화) : 진통제 복용 후 시행하며 통증 심하면 중단 • 조조강직 시 더운물 목욕 ★★ • 관절보호 위해 큰 근육사용 • 수술 : 활막제거술, 관절이식 • 급성기 : 관절휴식과 보호위해 ABR

2. 통풍(gout) ★★★★★

1) 특성

① 퓨린의 신진대사 장애 → 요산결정체가 관절에 축적되어 염증을 일으키는 전신성 대사장애
② 퓨린의 과잉공급 : 혈액질환(백혈병, 적혈구 증가증, 악성빈혈 등), 고퓨린식이
　알코올, 쇼크 → 요산과잉생산, 배설감소의 주 요인
③ 신장에서의 요산 배설 저하
④ 유전적 결함 : 퓨린 배설 < 생성 80%
　원발성, 남성, 노인에 호발, 30~40대 시작

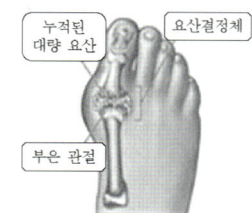

2) 진단검사

① 혈중/요중 요산수치 증가 (혈중 요산 7.0mg/dl 이상)
② colchicine에 대한 반응 : 12~24시간 내 통증 완화

3) 증상

통풍결절, 통증에 민감, 무증상성 고요산혈증, 관절의 발적(엄지발가락 90%), 만성 시 조조강직

4) 치료 및 간호 중재

(1) 급성기 치료

　절대 침상안정, 부목으로 고정, 냉습포 적용, 통증관리 (통증부위 크레들사용, 조기이상 금지)

(2) 약물요법 ★★★★★

① 콜히친(colchicine) ★★ : 통증완화, 설사 복통 등 부작용 완화위해 NSAIDs, 부신피질 자극 호르몬과 함께 투여 시 안전하고 효과적
② 요산배설제(probenecid), 요산생성억제제(allopurinol) ★
③ 아스피린 복용 금지 : 약의 효과 방해(요산 축적) ★
　※ 요산축적 약물 : 이뇨제, cyclosporine(항생제), 항결핵제(ethambutol, pyrazinamide)
④ 식이요법 ★★ : 고퓨린식이 제한, 알코올(요산배설 감소, 퓨린합성자극, 요산합성증가) 금지
　㉠ 고 퓨린식이 : 내장류(곱창, 간, 허파, 천엽 등), 육즙, 멸치, 정어리, 진한 고기 국물
　㉡ 중 퓨린식이 : 쇠고기, 돼지고기, 닭고기, 흰살 생선(조기, 갈치, 명태), 도정안된 곡류(현미, 통보리), 버섯류(표고, 양송이, 느타리), 일부 채소류(시금치, 아스파라거스), 새우, 게, 조개류, 감
　㉢ 저 퓨린식이 : 곡류(빵, 쌀밥, 감자류), 계란, 우유, 치즈, 과일 및 주스, 당류(설탕, 꿀), 대부분 채소류(단, 시금치, 아스파라거스 제외), 호두 등
　㉣ 알칼리성 식품 섭취 : 요산이 소변에 잘 녹아 요산 배출 효과
　㉤ 과잉 체중 되지 않도록 조절 : 저칼로리식이, 탄수화물 제한하고 단백질 다소 늘리기
⑤ 신장 기능 감시 : 탈수 및 체액 산성화, 결석 방지 위해 충분한 수분 섭취(1일 3L 이상), 소변 검사 시행

UNIT 05 근육 지지구조 장애

1. 타박상(contusion), 염좌(sprain), 좌상(strain) ★★★★

	타박상(contusion)	염좌(sprain) ★	좌상(strain)
특징	둔탁한 힘에 의해 연조직 손상	ROM각도에서 벗어나서 인대가 과도하게 늘어나 초래된 연조직의 외상성 손상	근육이나 건의 손상, 근육을 지나치게 신전시켜서 발생하는 연조직 손상
원인		낙상, 운동 시 뒤틀린 동작	무리하게 물건 들어올리기, 갑작스러운 운동, 낙상
호발 부위		발목, 경추	
증상	피하출혈, 반상출혈(멍), 통증, 부종	심한통증, 종창, 국소출혈, 근경련, 불구야기	통증, 종창, 근경련, 근육내 출혈, 변색, 허약감
치료 및 간호 ★★★	• 염좌와 좌상의 price 치료 P : 보호(protection) R : 휴식(rest) I : 냉요법(ice) C : 압박(compression) E : 거상(elevation) • NSAIDs 투여 • 첫 24~48시간 동안 냉요법 적용, 그 후 간헐적 온습포 적용(혈액순환, 치유 증진) • 탄력붕대 적용, 심한 경우 석고붕대, 부목 적용, 완치 후 치료운동(근력강화, 신전운동) 시행		

UNIT 06 기타 근골격계 장애(손, 발, 척추, 결체조직장애)

1. 수근터널증후군(carpal tunnel syndrome, CTS) ★★

1) 특징
① 상지에서 가장 흔한 압박 신경성 질환
② 활액막이 붓거나 두꺼워져 터널의 공간이 감소
  → 정중신경이 압박 → 지연성 정중신경마비

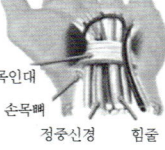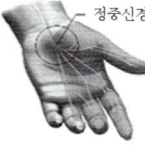

2) 원인
손목 정중신경 가압 → 건초염, 류마티스 관절염, 통풍, 말단비대증, 비만 등

3) 임상증상 ★
① 손의 통증과 감각 무디어짐, 손의 힘 약해짐
② 밤에 통증 심해지며, 팔, 어깨, 목, 가슴으로 방사

③ 엄지, 검지, 중지, 약지의 인접부분까지 감각, 운동변화, 섬세한 움직임 어려움
④ Phalen 징후(+) ★ : 손목을 90도 구부린 상태에서 양손을 마주한 채 60초 정도 유지 시 무감각, 저림(+)
⑤ Tinel 징후(+) ★ : 정중신경 부위를 가볍게 두드릴 때 3개 반 정도의 손가락에 작열감, 저림(+)
⑥ 수근압박검사(+) : 수근의 굴근 표면에 약 30초가량 손으로 압박 시 감각 이상 호소

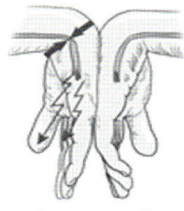
[Phalen 징후]

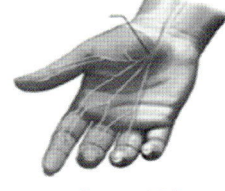
[Tinel 징후]

4) 치료 및 간호 ★

① 아스피린, NSAIDs 투여, 국소적 스테로이드 주사
② 손목 부목 : 부목으로 굴곡 방지, 야간에도 착용, 손과 팔을 올린 자세유지
③ 외과적 수술 ★ : 수근터널해리술(carpal tunnel release)
→ 손목을 부목으로 고정하여 굴곡방지, 얼음찜질, 진통제, 4~6주간 무거운 물건 들기 금지, 신경혈관계 합병증 관찰(손가락 색깔, 모세혈관 충만, 온도감 측정) 등
④ 증상을 악화시키는 활동 피하기
⑤ 얼음찜질, 휴식 격려
⑥ 엄지와 검지의 능동적 운동 격려

2. 요통(back pain) ★★

1) 원인

추간판 탈출, 염증(강직성 척추염), 척추협착, 골다공증, 심인성, 자궁신장병변 등

2) 예방 : 좋은 자세, 근력 강화

① 요근 체위 : 똑바로 누워 다리를 의자에 올려 골반관절과 무릎관절 90도 유지
② 환자에게 편안한 체위 권장, 단단한 침요, 편안한 의자 사용
③ 앉을 때 발바닥이 바닥에 닿도록 지지
④ 장시간 서 있는 경우에 발판에 한쪽 발 올려놓는 자세 ★★
⑤ 근력운동, 유산소운동 권장, 근골격계에 긴장을 주는 운동 제한
⑥ 몸을 앞으로 기울이는 자세 금지, 체중조절, 통증조절, 원인에 따른 수술

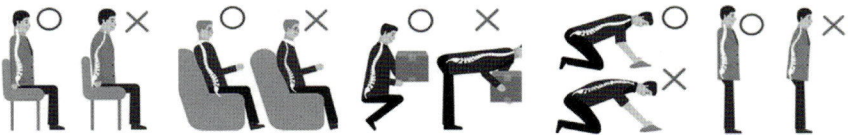
[좋은 자세와 나쁜 자세]

단원별 문제

01 관절경 검사가 예정된 대상자의 교육내용으로 정정이 필요한 것은?

① "검사 후 신경혈관상태 사정은 초기에 1시간마다 평가합니다."
② "검사 후 움직이지 않고 24시간 이상 침상안정을 합니다."
③ "흔한 검사 부위는 무릎이며 감염이 있는 경우 하지 않습니다."
④ "검사 후 통증이 있으면 얼음주머니를 24~48시간 적용합니다."
⑤ "뼈의 질환을 파악하기 위해 관절강에 내시경을 삽입하여 직접 관찰합니다."

해설 검사 후 다리 들기 혹은 대퇴 사두근의 등척성 운동을 격려한다.

02 근육길이는 그대로이고 근육 긴장이 변하는 수축 운동은 무엇인가?

① 등척성 운동
② 굴곡-신전-내전운동
③ 회전운동
④ 관절가동운동
⑤ 등장성 운동

해설 등척성 운동에 대한 설명으로 근육 길이는 그대로이고 긴장은 커지는 운동으로 대퇴사두근과 둔부근 힘주기 등이 해당된다.

03 다음 중 근력사정 결과 해석으로 옳은 것은?

① 1(trace) - 근 수축력 없음
② 2(poor) - 약간의 근 수축력 있음
③ 3(fair) - 중력에 대항하는 능동적 움직임 있음
④ 4(good) - 중력을 배제한 능동적 움직임 있음
⑤ 5(normal) - 중력과 약간의 저항에 대항하여 완전하게 움직임

정답 01. ② 02. ① 03. ③

해설 근력 : 동작에 저항하는지, 저항에 움직이는지 검사
① 0 zero 상태
② 1 trace 상태
④ 2 poor 상태
⑤ 4 good 상태

04 근골격계 환자에게 치료적 운동을 시키는 목적으로 옳지 않은 것은?

① 환부통증 완화
② 근육강도 유지 및 증가
③ 근육운동 조정 유지
④ 심리적 안정 도모
⑤ 정상적인 관절운동의 유지, 촉진

해설 치료목적으로 시행하는 운동으로 ①②③⑤와 기형예방, 지구력 증진, 순환자극, 힘의 증가를 위해 시행한다.

05 다음 중 근골격계 신체사정에 대한 내용으로 거리가 먼 것은?

① 종창은 손상에 대한 조직의 방어로 염증성 삼출물이 형성된 것을 말한다.
② ROM은 어떤 동작에 저항하는지 또는 저항에 대항하여 움직이는지 검사하는 지표이다.
③ 연조직의 반상출혈은 피부변색, 발진 등이 나타나며 결체조직질환에서 흔하다.
④ 관절가동범위(ROM)는 급성염증성 관절 시 압통이 있으므로 사정을 금지한다.
⑤ 염증은 외상이나 화학물질, 세균, 이물질에 의해 발생한 조직손상을 말한다.

해설 ROM은 관절가동범위정도에 대한 사정방법이며 ②번의 설명은 근력에 대한 내용이다.

06 인공고관절 전환술 후 퇴원하는 대상자의 교육 내용으로 옳은 것은?

① 약 15도 내전을 유지한 체위로 탈골을 예방한다.
② 팔걸이가 있는 의자는 치료에 도움이 안 된다.
③ 눕거나 앉을 때 다리를 교차하지 않는다.
④ 대퇴관절의 유연성을 위해 회전운동을 한다.
⑤ 낮고 안락한 의자를 사용한다.

04. ④ 05. ② 06. ③

해설 ① 외전을 유지하여 심한 회전을 예방한다.
② 지지 위해 팔걸이가 있는 의자를 사용한다.
④ 회전운동을 하면 안 된다.
⑤ 높은 의자를 사용한다.

07 감전 사고로 우측 하지를 절단한 대상자의 퇴원 시 교육내용으로 정정이 필요한 것은?

① 엎드려서 쉬기를 권장한다.
② 고관절의 굴곡을 방지하고 상승시킨다.
③ 잘 때 무릎 밑에 베개를 받치지 않는다.
④ 절단 부위는 물이나 비누를 사용하여 닦고 아무것도 바르지 않는다.
⑤ 보행 도중 잠깐동안 절단부위를 목발에 걸쳐놓고 쉬지 않도록 한다.

해설 절단 후 24~48시간은 환부를 상승하나 이후에는 더 이상 안올리는데 이는 고관절 경축을 유발할 수 있기 때문이다.

08 우측 다리에 석고붕대를 적용한 후 다음과 같은 증상을 호소하는 대상자에게 가장 우선적으로 제공할 중재로 옳은 것은?

석고붕대부위 창백, 족배동맥 소실, 냉감, 부종

① 즉시 신경학적 검사를 시행한다.
② 석고붕대부위를 심장보다 상승시킨다.
③ 근막절개술 수술을 준비한다.
④ 압력붕대를 교체한 후 다시 감는다.
⑤ 즉시 석고붕대를 제거한다.

해설 [구획증후군 증상]
① 조기발견위해 미리 사정할 내용이다.
② 종창이나 부종을 감소시키기 위함이다.
③ 1시간 내 호전이 안 될 때 시행한다.
④ 압력붕대를 제거한다.

정답 07. ② 08. ⑤

09 대퇴골절이 있는 70세 대상자에게 지방색전증이 의심될 때 나타나는 증상이 아닌 것은?

① 호흡 감소
② 청색증
③ 짧은 호흡
④ 빈맥
⑤ 심장부위의 통증

해설 지방색전 : 골절부위의 골수에서 지방조직이 유리되어 혈관으로 유입되어 발생하며 ②③④⑤의 증상이 나타날 수 있다. 이때 ABGA검사, 고농도 산소제공, 필요시 헤파린을 투여한다.
① 호흡증가 증상 이외에도 기침, 흥분, 안절부절, 급성폐수종, 어지러움, 혼수(뇌 저산소증) 등이 발생할 수 있다.

10 대퇴골절로 내부고정술을 받은 지 2일째인 대상자에게 대퇴사두근 등척성 운동을 처방하였다. 이 운동을 하는 이유에 대해서 물을 때 간호사의 대답으로 옳은 것은?

① "호흡을 원활하게 해줍니다."
② "배설이 효과적으로 이루어지도록 도와줍니다."
③ "피부의 적당한 압력을 유지할 수 있어 치유가 촉진됩니다."
④ "관절의 움직임을 최대한 가능하게 도와줍니다."
⑤ "근육의 탄력이나 힘을 유지하는데 도움을 줍니다."

해설 등척성 운동 : 근육길이는 그대로이고 근육 긴장은 커지는 수축으로 근육의 탄력, 힘을 유지하는데 도움을 준다.

11 우측 인공 고관절치환술을 받고 입원중인 대상자에게 탈구의 가능성과 그 증상을 설명하였을 때 고관절 탈구의 증상에 대해 잘 이해하고 있는 것은?

① "출혈이 심하겠군요."
② "수영은 절대로 금지라는 것이죠."
③ "좌측 다리가 많이 붓고 아프겠네요."
④ "우측 다리가 좀 더 짧아지겠군요."
⑤ "좌측을 만졌을 때 통증은 없겠네요."

해설 수술부위의 갑작스러운 통증, 다리를 움직일 수 없거나 체중지지 곤란, 다리가 짧아지는 것이 고관절 탈구의 증상이다. 수술부위 탈구는 드물게 나타나는 잠재적 합병증이나 수술 후 부적절한 자세유지로 발생할 수 있다.

09. ① 10. ⑤ 11. ④

12 인공고관절치환술을 받은 대상자의 다리를 외전시켜야 하는 이유에 대한 설명으로 옳은 것은?

① "그래야 욕창을 예방할 수 있습니다."
② "체중을 분산시키기 위해서입니다."
③ "혈전, 색전의 형성을 막기 위해서입니다."
④ "수술 후 합병증인 고관절 탈구를 예방하려고 합니다."
⑤ "고관절부위 근육이 강화되어야 빨리 회복되기 때문입니다."

> **해설** 내전, 내회전 시 탈구가능성이 높다. 탈구 예방을 위해 다리를 외전하며 이를 위해 무릎, 대퇴하부 사이에 베개를 놓는다. 베개 없이는 절대로 몸을 돌리지 않는다.

13 뼈에서 무기질이 빠져나가 골밀도가 감소하고 병리적인 골절의 발생을 예방하는 방법으로 옳지 않은 것은?

① 비타민 D와 고나트륨 식이를 권장한다.
② 단백질은 뼈에서의 칼슘 배설을 증가시키므로 섭취를 제한한다.
③ 우유, 유제품 등을 섭취한다.
④ 달리기와 같은 체중부하운동을 규칙적으로 한다.
⑤ 의사처방하에 에스트로겐을 투여한다.

> **해설** [골다공증 중재]
> 비타민 D와 고칼슘, 저염식이 제공, 금주, 카페인을 제한한다.

14 다음 중 골격 견인을 하는 목적으로 거리가 먼 것은?

① 신체 선열을 맞춘다.
② 골절부위의 염증, 통증을 완화시킨다.
③ 관절의 재구성에 앞서 관절강을 좁혀준다.
④ 부동을 통해 연조직손상을 예방한다.
⑤ 골격의 구축을 방지한다.

> **해설** 골격견인은 뼈에 직접적인 힘을 적용하는 것으로 골절된 뼈를 정복하고 신체 선열을 맞추어 치유를 증진시키기 위해 적용한다. ③ 관절의 재구성에 앞서 관절강을 확장시키는 효과가 있다.

15 교통사고로 인해 상완 개방골절이 발생한 환자를 발견하였을 때 중재로 옳은 것은?

① 출혈을 예방하기 위해 탄력붕대로 감는다.
② 뼈가 돌출된 부위는 깨끗한 천으로 싸고 부목을 댄다.
③ 골절된 뼈를 적당히 맞추고 팔은 부목으로 고정한다.
④ 뼈가 돌출된 부위를 소독약으로 깨끗하게 세척 후 천으로 싼다.
⑤ 골절편을 제거한 후 붕대를 감는다.

> **해설** ① 손상부위를 심장보다 높이 상승하여 출혈이 악화되지 않도록 한다.
> ③ 골절된 뼈를 적당히 맞추는 등의 행위는 2차적인 문제를 유발할 수 있다.
> ④ 소독약으로 세척하지 않는다.
> ⑤ 골절편 제거는 하지 않는다.

16 골수염 대상자를 사정한 결과 체온이 38℃이며 심한 통증을 호소할 때의 중재로 잘못된 것은?

① 심하면 농양절개배액을 할 수 있다.
② 심한 통증 시 치료적인 운동을 적용한다.
③ 진통제를 투여한다.
④ 배양을 통해 규명된 항생제를 투여한다.
⑤ 심한 통증 시 침상 안정한다.

> **해설** 골수염은 화농성 세균에 의해 뼈, 골수와 연조직의 감염된 상태로 심한 통증 호소 시 침상 안정한다.

17 건설현장에서 감전 사고로 인해 하지 무릎 위를 절단한 대상자에게 담당간호사가 교육할 내용으로 옳지 않은 것은?

① 고관절의 굴곡을 유지한다.
② 절단부위에 탄력붕대를 적용한다.
③ 환상지감은 정상적인 반응임을 설명한다.
④ 1일 3~4회 복위를 유지할 것을 교육한다.
⑤ 수술 후 24시간 동안 절단부위를 상승하도록 한다.

> **해설** 고관절 굴곡을 예방한다. 절단부위의 고관절 굴곡은 의족 착용에 문제가 될 수 있다.

15. ② 16. ② 17. ①

18 비타민 D의 결핍으로 칼슘, 인의 대사 장애가 발생한 55세 여성에게 제공할 간호중재로 틀린 것은?

① 충분한 휴식을 제공한다.
② 단단한 코르셋을 사용한다.
③ 비타민 D 섭취를 권장한다.
④ 푹신한 침대를 사용한다.
⑤ 칼슘 섭취를 권장한다.

> **해설** [골연화증]
> 골실질의 양은 정상이나 골기질에 무기질 침착이 안 되어 뼈가 연화되는 상태이다. 골절예방을 위해 단단한 침대를 사용한다.

19 외부 고정술을 적용중인 대상자의 간호중재로 옳지 않은 것은?

① 부종의 완화를 위해 고정기 부위를 상승시킨다.
② 고정술 후 오히려 더 자유롭게 움직일 수 있음을 설명해 준다.
③ 사두근 운동이나 관절범위운동은 최대한 일찍 시작한다.
④ 치료효과를 높이기 위해 외부 고정기가 헐거워지면 주기적으로 꽉 조여주면 된다.
⑤ 핀 부위 가피는 소독된 상태로 제거하며 약간의 삼출물이 핀 부위에 보이는 것은 정상이다.

> **해설** ④ 꽉 조이면 혈액순환장애를 일으킬 수 있으므로 적당히 조이도록 한다.

20 좌측 하지에 석고붕대를 적용한 후 퇴원하는 대상자의 교육내용으로 옳지 않은 것은?

① 순환을 자극하기 위해 발가락운동을 한다.
② 신경혈관 사정인 SMC를 주기적으로 하여 상태파악을 신속하게 한다.
③ 간지러울 때 땀띠분을 뿌리거나 연필로 긁지 말고 얼음을 적용한다.
④ 석고붕대 후 좌측 하지를 4시간 베개 위에 올려놓고 건조를 위해 같은 자세를 유지한다.
⑤ 부종 시 골절부위에 얼음찜질을 대주고, 심장보다 높게 상승시킨다.

> **해설** 석고붕대를 적용하고 24~48시간 정도 상승하여 부종을 예방하고 갑자기 움직이거나 체중이 부하되지 않도록 한다. 석고붕대가 잘 마르도록 매 2~3시간마다 자세를 바꿔 석고붕대 모든 면이 다 건조될 수 있도록 한다.

정답 18. ④ 19. ④ 20. ④

21 단하지 석고붕대를 한 환자가 미처 마르기 전에 퇴원하게 되었을 때 반드시 교육할 내용으로 옳은 것은?

① 석고붕대가 더러워지면 세제를 이용하여 젖은 수건으로 닦아낸다.
② 경미한 무감각, 저림 증상은 흔한 증상이므로 집에서 지켜보면 된다.
③ 석고붕대 표면에 낙서를 하거나 그림을 그리는 것은 괜찮다.
④ 관절운동은 석고붕대를 제거할 때까지 삼간다.
⑤ 석고붕대를 한 다리를 아래로 가게하고 마를 때까지 의자에 앉아 있도록 한다.

> **해설** ② 즉시 보고하도록 한다.
> ③ 낙서하거나 그림을 그리지 않는다.
> ④ 관절운동은 계속 격려한다.
> ⑤ 석고붕대 적용한 다리는 상승하고 마를 때까지 베개에 올려놓는다.

22 관절염으로 입원한 대상자가 골관절염과 류마티스 관절염의 차이에 대해서 질문하였을 때 담당 간호사의 설명 중 잘못된 것은?

① "골관절염은 비대칭적으로 나타납니다."
② "류마티스성 관절염은 활액막 염증으로 시작됩니다."
③ "골관절염은 통증이 일정 부위에 국한됩니다."
④ "골관절염과 류마티스 관절염 모두 진행되면서 뼈의 변성을 초래합니다."
⑤ "류마티스 관절염 환자는 통증을 예방하기 위해 평상시에도 움직이지 않습니다."

> **해설** 류마티스 관절염 환자는 급성기에만 움직임을 피하고 절대 안정한다.

23 만성 류마티스 관절염으로 치료중인 대상자가 평상시에 다음과 같이 호소할 때의 간호중재로 옳은 것은?

> 무릎이 붓고 아프다. 피곤해서 일어나기가 힘들다. 살고 싶지 않고 만사가 귀찮다.

① 등척성 운동을 적용하여 통증을 완화한다.
② 절대 안정시키고 소염진통제를 투여한다.
③ 병원에서 다시 관절경 검사를 받아보도록 한다.
④ 관절보호를 위해 큰 근육보다는 작은 근육을 사용하도록 한다.
⑤ 일상적 활동을 규칙적으로 할 수 있도록 계획을 세운다.

21. ① 22. ⑤ 23. ⑤

> **해설** ① 유연성 운동을 천천히 부드럽고 자연스럽게 적용한다.
> ② 급성기에만 관절휴식과 보호를 위해 절대 안정한다.
> ③ 확진 후에는 재검사는 불필요하다.
> ④ 관절보호를 위해 큰 근육을 사용한다.

24 퓨린의 대사 장애로 요산이 관절에 축적되어 치료중인 대상자의 간호중재로 옳은 것은?

① 수분은 제한하고 산성 식이를 제공한다.
② 증상을 악화시킬 수 있는 우유, 달걀, 치즈 등은 제한한다.
③ 새우, 내장, 정어리, 육회는 권장되는 음식이다.
④ 급성기시 절대 침상안정하고 온습포를 적용한다.
⑤ 아스피린은 치료약물의 효과를 방해하므로 복용을 금지한다.

> **해설** [통풍 중재]
> ① 신결석 예방위해 1일 3,000ml 이상 수분섭취를 권장하며 알칼리성 식이를 제공한다.
> ② 저 퓨린식이에 해당되며 제공하는 식품들이다.
> ③ 고 퓨린식이에 해당되므로 제한한다.
> ④ 냉습포를 적용한다.

25 손의 통증과 감각이 무뎌짐을 호소하며 외래에 방문한 대상자에게 시행한 검사 결과 정중신경부위를 가볍게 두드릴 때 3개 반 정도의 손가락에 작열감, 저림 현상이 나타났을 때 의미로 옳은 것은?

① 수근압박검사 (+)
② tinel 징후 (+)
③ phalen 징후 (+)
④ homan징후 (+)
⑤ kernigs 징후 (+)

> **해설** tinel 징후(+) 양성반응이다.
> ①②③은 수근터널증후군에 대한 검사이며 문제에 제시된 검사는 ②에 해당된다.
> ① 수근의 굴근 표면에 약 30초 가량 손으로 압박할 때 감각이상 호소 시 (+)을 의미한다.
> ③ 손목을 90도 구부린 상태에서 양 손등을 마주한 채 60초 정도 있게 할 때 그 부위가 무감각해지고 저린감이 나타날 때 (+)을 의미한다.
> ④ 심부혈전정맥염 시 (+)을 의미한다.
> ⑤ 뇌막염 시 (+)을 의미한다.

26 근골격계에 대한 내용 중 옳은 것은?

① 근골격계는 항상성 유지와 조혈작용이 일어나는 곳이며 탄력섬유와 콜라겐섬유로 이루어진 상피조직과 상호작용한다.
② 편평골은 두께보다 넓이가 큰 뼈고 강하고 몸의 주요 장기를 보호하는데 성인은 적혈구가 대부분 여기에서 생성된다.
③ 치밀골의 구성단위는 골소주이며 적골수가 들어있다.
④ 연골이 뼈로 대치되는 것은 막성골화로 대부분의 뼈가 이 기전에 의해 형성되며 두개골, 쇄골에서 가장 잘 관찰된다.
⑤ 부갑상선 호르몬은 파골세포에 의한 뼈의 흡수를 억제하고 칼슘이온이 뼈로 흡수되는 것을 증진시킨다.

> **해설** ① 탄력섬유와 콜라겐섬유로 이루어진 결제조직과 상호작용한다.
> ③ 내부의 해면골이 골수를 포함한다.
> ④ 연골이 뼈로 대치되는 것을 연골성 골화라고 한다.
> ⑤ 부갑상선 호르몬은 파골을 촉진하여 혈중 칼슘 농도를 높힌다.

27 근골격계 사정 및 검사에 대한 내용 중 틀린 것은?

① 관절경 검사는 내시경으로 관절 내부를 검사하는 방법으로 무릎의 연골이나 인대를 직접 관찰하며 주로 급성질환에서만 이용되는 검사이다.
② 골격의 통합성이 와해될 때 인접 연조직의 손상여부를 확인하기 위해 순환, 운동, 감각을 사정한다.
③ 사지의 순환 상태는 맥박, 모세혈관 혈액 충만, 색깔, 온도로 사정한다.
④ 근력검사 결과 등급 '3'는 Fair로 중력에 대항하여 능동적인 관절운동만 가능한 경우이다.
⑤ 관절경 검사 후 탄력붕대로 환부를 감고 2~3일 동안은 과다하게 움직이지 않도록 하고 걷는 것을 제한한다.

> **해설** 급성뿐만 아니라 만성질환, 관절연골이나 인대의 손상 여부를 파악하기 위한 검사이다.

28 근골격계의 기능으로 거리가 먼 것은?

① 주요장기를 보호한다.
② 근육수축 시 발열을 통해 체온을 조절한다.
③ 칼슘, 마그네슘을 저장한다.
④ 조혈작용을 한다.
⑤ 황골수에서 혈액세포를 생산한다.

> **해설** 적골수에서 혈액세포를 생산한다.

29 관절경 검사가 예정된 대상자에게 제공하는 교육내용으로 옳은 것은?

① "검사 후 통증 감소를 위해 온찜질을 합니다."
② "검사하는 무릎이 감염되어 있어서 검사가 가능합니다."
③ "검사 후 등장성 운동을 합니다."
④ "검사 후 통증이 심하면 마약성 진통제를 투여하겠습니다."
⑤ "통증이 있는 경우 마약성 진통제는 사용하지 않습니다."

해설
① 냉찜질을 적용한다.
② 검사받는 무릎의 감염 시, 무릎 굴곡 정도가 40° 이하인 경우 금지한다.
③ 검사 후 대퇴사두근 등척성 운동을 시행한다.
⑤ 통증이 있는 경우 acetaminophen, 마약성 진통제, PCA 등을 적용할 수 있다.

> **관절경검사(arthroscopy)**
> - 관절의 급·만성 질환과 관절연골이나 인대의 손상 여부를 파악
> - 흔한 검사부위 : 무릎(단, 시술부위 감염이 있거나 무릎 굴곡이 40° 미만 시 금지)
> - 검사 전날 밤 12시부터 금식유지
> - 검사 전/후 신경혈관상태 사정(초기 1시간마다 평가)
> - 시술 부위 원위부 열감, 색, 모세혈관 재충전, 맥박, 통증, 움직임 등 관찰
> - 다리 들기/대퇴사두근 등척성운동 격려, 관절의 과도한 사용 금지
> - 통증 시 → 마약성 진통제, acetaminophen 투여
> - 합병증 사정 : 저체온증, 통증, 혈전성 정맥염, 감염, 종창, 관절손상, 출혈
> - 통증과 부종 감소위해 얼음주머니 24시간 동안 적용, 24~48시간 거상

30 인공고관절대치술을 받고 퇴원하는 대상자의 교육내용으로 옳은 것은?

① 수술 후 3개월 정도는 양반다리를 하지 않는다.
② 낮은 변기를 사용하여 부담감을 줄인다.
③ 수술 후 1개월이 지나면 어떠한 자세도 가능하다.
④ 수술 후 4주에는 운전이 가능하다.
⑤ 바닥에 있는 물건을 집을 때 천천히 다리를 구부리고 허리를 숙인다.

해설
② 높이가 높은 의자나 변기를 사용하여 고관절이 구부러지지 않게 한다.
③ 수술 후 3개월 정도는 양반다리를 금하고 눕거나 앉을 때, 서 있을 때도 다리를 교차하지 않는다.
④ 수술 후 6주 이내에 운전은 금지한다.
⑤ 바닥에 있는 물건을 집을 때는 긴 집게를 이용한다.

정답 29. ④ 30. ①

31 50대 여성에게 골다공증을 유발하는 원인으로 거리가 먼 것은?

① 흡연　　　　　　　　② 음주
③ 카페인　　　　　　　④ 비만
⑤ 조기폐경

> **해설** 골다공증의 유발원인 : 폐경기 여성, ④ 마른여성, 지속적 부동, 흡연, 음주, 카페인, 단백질과 인의 과다 섭취, 칼슘 및 비타민D 결핍, 약물, 질병(갑상선 질환, 신 질환 등)

32 골연화증 대상자의 혈액검사 결과로 옳은 것은?

① 고칼슘혈증, 저인산혈증
② 저칼슘혈증, 혈중 alkaline phosphatase 증가
③ 고인산혈증, 혈중 alkaline phosphatase 감소
④ 부갑상샘호르몬 감소
⑤ 고칼슘혈증, 부갑상샘호르몬 증가

> **해설** 골연화증은 칼슘과 인이 골 기질에 축적되지 않아 뼈의 무기질화에 이상이 있는 가역적인 대사성 질환으로 골 실질의 양은 정상이나 무기질화가 지연 또는 부적절한 상태이다. 혈액검사 상 저칼슘혈증, 저인산혈증, 혈중 alkaline phosphatase 증가, 부갑상샘호르몬 증가가 나타난다.

33 발목 염좌로 통증과 부종을 호소하는 대상자의 중재로 거리가 먼 것은?

① 손상부위 상승　　　　② 온찜질 적용
③ 부목적용　　　　　　④ 탄력붕대로 지지
⑤ 휴식

> **해설** [염좌와 좌상의 PRICE 중재]
> 보호(protection), 휴식(rest), 냉요법(ice), 압박(compression), 거상(elevation)

31. ④　32. ②　33. ②

34 류마티스성 관절염 대상자가 아침에 일어나면 심한 손가락 통증을 호소할 때의 중재로 가장 우선적인 것은?

① 부드럽게 손가락 운동을 한다.
② 손가락을 천천히 주물러준다.
③ 손을 사용하지 않고 휴식한다.
④ 손을 따뜻한 물에 담군다.
⑤ 통증이 심할 때 즉각적으로 약물 복용을 한다.

> **해설** 류마티스성 관절염의 주요 증상이 조조강직이다. 이때 따뜻한 물을 이용한 치료가 유용한데 열을 고르게 전달해 주면서 화상의 위험이 없고 수중 마사지도 가능하기 때문이다.

35 퇴행성 관절염의 증상으로 거리가 먼 것은?

① heberden 결절
② bouchard's 결절
③ 비대칭적인 통증
④ 휴식 시 완화되는 통증
⑤ swan neck 기형

> **해설** ⑤ 류마티스 관절염의 증상이다.

	골관절염=퇴행성 관절염	류마티스 관절염
임상 증상	• 비대칭적 • 국소적 통증 : 휴식 시 완화, 추위, 습기시 악화 • 강직, 관절운동제한, 관절비대 • 원위 손가락 관절 골 증식 : Heberden 결절 • 근위 손가락 관절 골증식 : bouchard's (부르샤) 결절	• 대칭적 • 아침강직, 손발의 변형(swan neck 기형) • 초기 : 관절염증, 발열, 체중감소, 피로, 부종, 감각이상 • 후기 : 관절기형, 심한 통증, 골다공증, 피로, 빈혈, 체중감소, 피하결절, 심낭염 등 • 피부 아래에 콩만한 크기의 lump, nodule 발생

정답 34. ④ 35. ⑤

36 통풍대상자의 요산생성억제를 위해 처방하는 약물은?

① probenecid
② evista
③ colchicine
④ allopurinol
⑤ 메토트렉세이트

> 해설 ① 요산배설제 ② 골다공증치료제(골밀도 증가로 골 보호) ③ 통증완화 ⑤ 관절염치료제

37 인공슬관절대치술 후 간호중재로 옳은 것은?

① 통증관리를 위해 마약성 진통제 대신 NSAIDs 계열의 약물을 사용한다.
② 수술 후 혈액순환 증진을 위해 온찜질을 적용한다.
③ 지속적 수동운동(CPM)은 수술 후 3주부터 시행한다.
④ 수술 후 1주일은 움직이지 않고 절대 안정한다.
⑤ 수술 후 48시간 하지거상 및 무릎굴곡을 예방한다.

> 해설 ① 마약성 진통제, 체위 변경, PCA 적용이 가능하다.
> ② 얼음주머니를 적용한다.
> ③ 지속적 수동운동(CPM)은 수술 후 3~5일부터 하루 3~4회 시행한다.
> ④ 수술 후 1일째부터 보조기구를 이용하여 가벼운 체중부하를 시작한다.

38 류마티스 관절염 대상자에게 비스테로이드성소염제(NSAIDs)가 처방되었을 때 부작용 예방을 위해 주기적인 추적관리가 필요한 것은?

① 폐기능 검사
② 위장관증상
③ 혈액응고검사
④ 뇌압상승 여부
⑤ 백혈구 검사

> 해설 NSAIDs 약물은 소화불량, 속쓰림, 위 또는 십이지장궤양, 천공, 출혈 등의 증상이 나타날 수 있다.

39 통풍 대상자가 섭취 가능한 음식으로 옳은 것은?

① 호두
② 시금치
③ 아스파라거스
④ 쇠고기
⑤ 정어리

36. ④ 37. ⑤ 38. ② 39. ①

> **해설** 저퓨린식이 및 알칼리성 식품을 권장한다. 알코올은 요산배설 감소, 퓨린 합성자극, 요산합성증가 하므로 금지한다.
> - 고퓨린식이 : 내장류(곱창, 간, 허파, 천엽 등), 육즙, 멸치, 정어리, 진한 고기 국물
> - 중퓨린식이 : 쇠고기, 돼지고기, 닭고기, 흰살 생선(조기, 갈치, 명태), 도정 안 된 곡류(현미, 통보리), 버섯류(표고, 양송이, 느타리), 일부 채소류(시금치, 아스파라거스), 새우, 게, 조개류, 감
> - 저퓨린식이 : 곡류(빵, 쌀밥, 감자류), 계란, 우유, 치즈, 과일 및 주스, 당류(설탕, 꿀), 대부분 채소류(단, 시금치, 아스파라거스 제외), 호두 등
> - 알칼리성 식품 섭취 : 요산이 소변에 잘 녹아 요산 배출 효과
> - 과잉 체중 되지 않도록 조절 : 저칼로리식이, 탄수화물 제한하고 단백질 다소 늘리기

40 수근터널 증후군이 의심되는 대상자의 손목을 90도 구부린 상태에서 양손을 마주한 채 60초 정도 유지 시 무감각, 저리는지 여부를 알아보는 검사로 옳은 것은?

① phalen 징후
② Homan 징후
③ Kernig 징후
④ 수근압박검사
⑤ Tinel 징후

> **해설** ② 심부정맥혈전증 사정 검사
> ③ 뇌막염 사정 검사
> ④ 수근의 굴근 표면에 약 30초 가량 손으로 압박할 때 감각 이상 호소 시 → 수근터널증후군 양성
> ⑤ 정중신경 부위를 가볍게 두드릴 때 3개 반 정도의 손가락에 작열감, 저림 시 → 수근터널증후군 양성

41 수근터널증후군의 치료 및 간호중재로 거리가 먼 것은?

① 부목으로 고정하며 손과 팔을 올린다.
② 통증완화를 위해 냉찜질을 한다.
③ 수술 후 2주가 지나면 무거운 물건 들기가 가능하다.
④ 엄지와 검지의 능동적인 운동을 격려한다.
⑤ 모세혈관 충만, 온도감을 측정하여 혈류를 사정한다.

> **해설** 수술 후 4~6주간 무거운 물건을 들지 않는다.

정답 40. ① 41. ③

42 요통예방간호로 거리가 먼 것은?

① 몸을 앞으로 기울이는 자세는 체중을 분산시켜 요통에 효과적이다.
② 측위로 눕는다.
③ 단단한 침요를 사용한다.
④ 복근강화운동 및 유산소 운동을 규칙적으로 꾸준히 시행한다.
⑤ 물건을 들어 올리는 경우 무릎을 구부린다.

해설 ① 몸을 앞으로 기울이는 자세는 요통을 유발하니 금지한다. 이외에도 장시간 서 있는 경우에 발판에 한쪽 발을 올려놓는 자세를 유지하며 앉을 때 발바닥이 바닥에 닿도록 지지한다. 똑바로 누워 다리를 의자에 올려 골반관절과 무릎관절을 90도로 유지하는 요근 체위는 요통을 완화시킬 수 있다.

43 한정된 공간 내에서 조직 내 압력의 증가로 인한 국소적 근신경조직의 혈액순환 장애를 일으키는 질환은 무엇인가?

① 볼크만 허혈성 구축 ② 구획증후군
③ 석고붕대증후군　④ 지방색전증
⑤ 압궤(crush, 크러시)증후군

해설 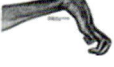 ① 전박골절로 구획증후군이 발생하면서 근육이나 신경이 손상을 입어 팔과 손이 마비되고 영구적으로 경직되어 갈고리 모양의 기형으로 변된 것이다.
③ 체간석고 고정이나 수상석고 후에 상장간막동맥이 십이지장을 압박하여 폐쇄를 일으킬 때 오심, 구토, 복부 팽만, 복통 등을 호소한다.
④ 골절 시 골수에서 나온 미세한 지방 조직이 폐, 뇌, 심장, 신장 등과 같은 주요 장기에서 발생하여 급격한 호흡 장애를 일으킨다.
⑤ 좁은 공간에서 장시간 압박당했을 때 압력에 의해 신체의 조직, 혈관, 신경 등이 손상을 입는 전신 장애로 무거운 것이 신체를 누르면 근육으로 산소공급이 중단되고 근육조직과 세포가 파괴되어 칼륨과 미오글로빈이 혈액으로 나와 심장으로 급속히 유입되어 부정맥과 급성 심부전을 일으킨다.

44 다음 중 피부견인에 해당되지 않는 것은?

① 골반띠견인　② 벅스견인
③ 평형현수견인　④ 골반현수견인
⑤ 러셀견인

42. ① 　43. ② 　44. ③

해설

	피부견인	골격견인
정의	• 피부에 힘을 가하여 뼈에 간접적으로 힘을 전달	• 뼈에 직접적으로 힘 전달
종류	• buck's traction(수평견인, 둔부, 대퇴, 무릎) • Russel's traction(수평+수직견인, 골반/대퇴골절, 요통 시) • bryant traction(3세 미만 소아, 고관절 90° 굴곡) • 골반띠견인, 골반현수견인 • 경부견인	• 평형현수견인 • 일리자로프

45 하지 절단으로 수술 받은 대상자의 간호중재로 옳은 것은?

① 부종관리를 위해 퇴원 시 까지 절단지를 상승시킨다.
② 푹신한 매트리스를 적용하여 안위를 도모한다.
③ 고관절을 굴곡시킨다.
④ 절단부위는 깨끗하게 씻고 로션으로 보습한다.
⑤ 하루 3~4회 30분정도 엎드려 쉬도록 한다.

해설 ① 수술 후 24~48시간은 손상사지를 상승하나 이후에는 금지하여 관절경축을 예방한다.
② 단단한 매트리스를 적용한다.
③ 고관절 내전을 유지한다.
④ 절단지 부위의 연화를 예방하기 위해 아무것도 바르지 않는다.

46 콜리스 골절(colles fracture)을 진단받은 노인대상자에게서 가장 우선적으로 사정해야 할 것은?

① 팔꿈치 운동범위 ② 경골의 운동범위
③ 전완의 회전장애 ④ 요척관절의 퇴행성 변화
⑤ 손목과 손가락 운동범위

해설 콜리스 골절은 요골원위부 골절 중 제일 흔하며 손목관절에서 팔꿈치 쪽으로 약 2cm 상방 이내에 생긴 골절이다. 손목과 연결된 요골원위부 골절편이 뒤로 밀려나 마치 손목이 포크 모양으로 변형되는 것이 특징이다.

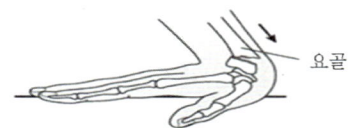

정답 45. ⑤ 46. ⑤

47 석고붕대를 적용중인 대상자의 신경혈관계 손상을 예방하기 위한 사정내용으로 가장 옳은 것은?

① 혈압
② 모세혈관 충만 검사
③ 호흡
④ 체온
⑤ GCS

> **해설** 신경혈관계 상태를 사정하기 위해 손상부위 또는 말단부위에서 CMS 사정, 모세혈관 충만검사를 하며 부종을 감소하기 위해 손상부위를 상승하고 냉찜질을 적용한다.

48 구획증후군의 증상으로 거리가 먼 것은?

① 청색증
② 창백
③ 맥박소실
④ 냉감
⑤ 마비

> **해설** 구획증후군 증상(6P's) : 심한통증(Pain), 창백(pallor), 맥박소실(pulseless), 냉감(poikilothermia), 마비, 움직임감소(paralysis), 감각이상(paresthesia)

49 대퇴골절로 벅스견인을 적용중인 대상자의 침상 발치를 높여주는 이유로 가장 적절한 것은?

① 근육의 경련을 방지하기 위해
② 상대적인 견인력을 유지하기 위해
③ 욕창을 예방하기 위해
④ 통증을 완화시키기 위해
⑤ 부종을 예방하기 위해

> **해설** 벅스견인은 피부에 힘을 가하여 간접적으로 힘을 전달하는 방법으로 상대적인 견인력을 유지하기 위해 침상 발치를 높여주거나 받침대를 이용하여 침대 다리 밑을 올려준다.

50 다음 중 골절의 합병증에 해당되지 않는 것은?

① 지방색전증
② 구획증후군
③ 대사증후군
④ 감염 및 골수염
⑤ 무혈성 골괴저

> **해설** 대사증후군은 복부비만, 고혈압, 혈당장애, 고중성지방, 낮은 HDL콜레스테롤 5가지 항목 중 3가지 이상이 해당될 때 나타나는 증후군으로 정의된다.

51 러셀견인을 적용 중일 때 즉시 보고 해야 되는 상황으로 옳은 것은?

① 뼈에 삽입된 핀 주변에 삼출물이 생겼을 때
② 견인 부위의 피부가 간지러울 때
③ 대상자가 미약한 통증을 호소할 때
④ 대상자가 체위 변경을 원할 때
⑤ 견인추가 바닥에 닿았을 때

> **해설** 러셀견인은 피부견인의 일종으로 피부견인 시 2~4kg의 견인력을 적용한다. 견인 추가 바닥에 닿으면 긴장도를 유지하지 못하고 근육경련을 막을 수가 없기 때문에 즉시 보고해야 된다.
> ① 러셀견인은 뼈에 핀을 삽입하여 견인하는 골격견인이 아닌 피부견인이다.
> ④ 체위변경 후 추의 위치를 확인하는 것이 필요하며 ②③과 같은 상황은 일반적으로 나타날 수 있는 상황이다.

52 골반골절 시 발생가능하며 손상 후 48시간 내 흥분, 섬망, 저산소증, 빈맥, 안절부절 못함 등이 나타나는 골절의 합병증은 무엇인가?

① 지방색전증
② 구획증후군
③ 무혈성골괴저
④ 쇼크
⑤ 석고붕대증후군

> **해설** 지방색전증에 대한 내용이다. 골절부위의 골수에서 지방조직이 나와 혈관으로 유입되어 발생한다. 고농도 산소공급, 스테로이드, 헤파린 등을 주의 깊게 투약하여 치료한다.

53 절단환자가 환상지감을 호소할 때 중재로 가장 거리가 먼 것은?

① 제거된 부분을 보게 한다.
② TENS 같은 만성 통증완화법을 적용한다.
③ 모든 것이 좋아질 것이라고 위로한다.
④ 관절가동범위 운동을 제공한다.
⑤ 베개를 대주어 압력을 완화시킨다.

> **해설** 환상지감은 절단된 신체가 있다는 느낌으로 저리고 불편하며 이상한 느낌을 호소한다. 통증을 표현하도록 지지하고 점차 감소됨을 설명하도록 한다.

정답 51. ⑤ 52. ① 53. ③

54 골다공증을 진단받은 대상자에게 권장하는 운동으로 가장 적절한 것은?

① 빠르게 걷기 ② 승마
③ 수영 ④ 오래 매달리기
⑤ 볼링

해설 골다공증 시 빠르게 걷기, 가벼운 에어로빅 같은 체중부하 운동을 권장한다. 척추에 무리가 가는 승마, 볼링, 물구나무서기, 오래 매달리기 같은 운동은 금지하며 수영은 관절염에 효과적이나 골다공증에는 도움이 안 된다.

55 골절 후 치유되는 단계로 옳은 것은?

① 혈종형성 – 세포증식 – 가골형성 – 골화 – 골재형성
② 혈종형성 – 세포증식 – 골화 – 가골형성 – 골재형성
③ 세포증식 – 혈종형성 – 가골형성 – 골화 – 골재형성
④ 세포증식 – 혈종형성 – 골화 – 가골형성 – 골재형성
⑤ 혈종형성 – 세포증식 – 가골형성 – 골재형성 – 골화

해설 [골절치유 5단계]
① 혈종형성 : 골절 발생 24시간 이내
② 세포증식 : 손상 2~3일 이내, 육아조직 형성, 괴사조직 흡수
③ 가골 형성 : 손상 6~10일 이내, 정상보다 느슨한 가골 형성
④ 골화 : 손상 3~6주 이내, 칼슘과 무기질 침착, 단단한 진성가골로 변화
⑤ 골 재형성 : 과도한 가골 파골 및 재흡수

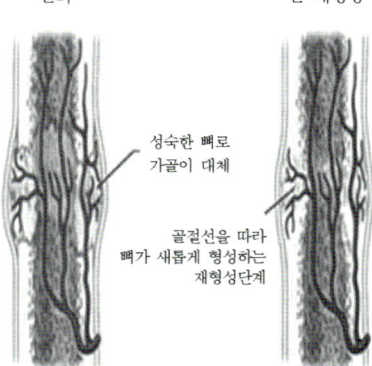

56 절단 후 관절 구축을 유발하는 자세로 거리가 먼 것은?

① 척추를 구부리는 자세
② 절단부를 외전하는 자세
③ 고관절 내전상태를 유지하는 자세
④ 대퇴사이에 베개를 놓는 자세
⑤ 둔부, 슬부를 굴곡하고 눕는 자세

> **해설** 관절 구축 유발 자세 금지 : ①②④⑤ 외에 둔부나, 슬부 아래에 베개를 놓는 것, 절단부를 내려놓은 채 휠체어에 앉는 것, 목발 손잡이 위에 절단부를 놓는 것, 침대에 절단부를 걸쳐 놓는 자세

57 골관절염 대상자의 교육내용으로 옳은 것은?

① "갑작스럽게 통증이 있으면 활동적인 운동을 통해 관절의 강직을 예방합니다."
② "근육경련이 있을 때는 냉찜질을 하세요."
③ "증상이 악화되면 관절이식이나 활막제거술을 고려해 볼 수 있습니다."
④ "퇴행성 질환으로 보행보조기가 필요하며 인공관절 대치술을 고려해 볼 수 있습니다."
⑤ "조조강직이 올 수 있습니다."

> **해설** ① 급성기 통증이 심할 때는 운동을 삼가고 안정을 취하도록 한다.
> ② 근육경련 및 통증을 완화하기 위해 온찜질을 시행한다.
> ③⑤는 류마티스 관절염에 대한 내용이다.

58 강직성 척추염에 대한 설명으로 옳은 것은?

① 여성이 남성보다 발병이 높다.
② 혈청에 류마티스 인자가 나타난다.
③ 저녁에 강직이 나타난다.
④ 활동 시 강직이 악화되고 휴식하면 완화된다.
⑤ 조조강직, 대나무 척추 증상이 나타난다.

> **해설** ① 남성의 발생비율이 더 높다.
> ② 류마티스 관절염시 나타난다.
> ③ 조조강직이 있다.
> ④ 활동 시 강직, 불편감이 완화되고 휴식 후에 심해진다.

정답 56. ③   57. ④   58. ⑤

59 보기에 제시된 대상자에게 내릴 수 있는 간호진단으로 옳은 것은?

> 65세 여성 김OO씨는 마른 체형으로 주 4회 음주를 하며 커피를 즐겨 마신다. 만나는 친구들은 없으며 사회활동이 전혀 없다. 최근 들어 식욕부진을 호소하며 보행 시 불안정한 걸음걸이로 힘들어한다. 골밀도 검사 결과 T점수가 -3.0으로 측정되었다.

① 부적절한 식사와 관련된 영양결핍위험성
② 낙상과 관련된 지식부족
③ 골밀도 저하로 인한 신체손상위험성
④ 잘못된 식습관과 관련된 신체상 장애
⑤ 사회적 고립

> **해설** 골다공증의 위험요인과 증상이 나타난 상태로 골밀도 검사 T값이 -2.5 이하 시 골다공증으로 진단한다. 골다공증은 예방이 최우선이며 필요시 약물치료, 식이요법(칼슘, 비타민D, 저염식, 금주, 카페인 제한, 과량의 인 섭취 제한, 적당량의 단백질 섭취 등), 낙상예방, 통증관리, 운동 등의 간호중재를 제공한다.

60 하지를 절단한 대상자의 재활을 위한 보행훈련 시작전 우선적으로 적용할 것은?

① 상지 근육 강화 운동
② 하지 근육 강화 운동
③ 목발 보행 교육
④ 의족 착용 후 보행하는 방법 교육
⑤ 의족의 구조 사용법에 관한 교육

> **해설** 절단환자 간호로 하지 절단 후 보행을 위해서 상지 근육을 주로 이용하기 때문에 먼저 상지 근력강화운동을 시행한다.

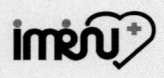

간호사 국가시험대비
성인간호학

성 인 간 호 학

인지·조절·감각 간호

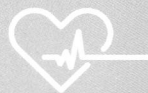

CHAPTER 01 인지/신경기능장애 : 신경계
- UNIT 01 신경계의 구조와 기능
- UNIT 02 신경계사정
- UNIT 03 신경학적 장애
- UNIT 04 인지기능장애(무의식)
- UNIT 05 뇌조직관류장애 : 뇌질환
- UNIT 06 신경운동장애

CHAPTER 02 감각기능장애
- UNIT 01 시력/시각장애
- UNIT 02 청력/청각장애

CHAPTER 03 조절기능장애 : 내분비계 장애
- UNIT 01 내분비계의 구조와 기능
- UNIT 02 뇌하수체 기능장애
- UNIT 03 당 대사 장애
- UNIT 04 갑상샘 기능장애
- UNIT 05 부갑상샘 기능장애
- UNIT 06 부신 기능장애

PART 4

CHAPTER 01
인지/신경기능장애 : 신경계

UNIT 01 신경계의 구조와 기능

사고, 기억, 판단, 감각, 운동, 인지, 대화, 행동과 인격을 관장하는 중추로 환경의 변화를 수용, 해석, 반응하여 신체와 정신을 통합, 조절하는 기능 수행, 말단 신체부위에서 중추신경계 간의 정보 교환

1. 신경계의 구성
① 중추신경계 : 신경작용의 중추적인 역할 → 뇌, 척수
② 말초신경계 : 중추신경계통과 말초기관을 연결하는 역할 → 뇌신경 12쌍, 척수신경 31쌍
③ 자율신경계 : 내장기관, 심장, 혈관, 샘 등에 분포, 소화, 흡수, 순환, 호흡, 배설, 생식 작용 조절 → 교감신경, 부교감신경

※ 신경원(뉴런) - 신경계의 가장 기본 단위

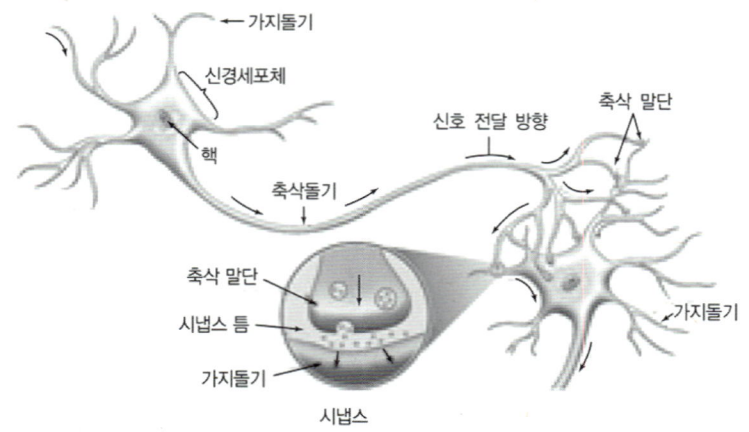

2. 중추 신경계

1) 뇌 : 성인의 뇌는 체중의 2%(1,300~1,500g)

(1) 대뇌피질(cerebral cortex) ★

가. 전두엽
① 수의적 움직임 담당-1차 운동영역
② 인격, 고위인지 기능(학습, 문제해결 능력, 판단 등)
③ 운동성 언어 영역(broca's area) : 말하는 기능 ★
④ 전운동영역(긴장이나 운동조절, 통합)

나. 두정엽
① 받아들인 감각(통각, 온각, 촉각 등)의 분석 및 해석
② 대상물체 구별 및 인지, 신체부분과 자세 인식
③ 노래, 악기연주, 비언어적 시각 경험

다. 후두엽
일차적 시각 중추 : 본 것을 인지 및 해석

라. 측두엽
① 청각(소리해석), 후각, 미각의 중추
② 복합적인 기억패턴
③ Wernicke's speech area : 언어이해영역(언어의 뜻 이해)

마. 변연계
① 본능적인 충동(공격성, 배고픔, 성적 흥분 등)의 감정적인 측면
② 자율신경계의 장기지배에 영향을 줌

바. 뇌실계(ventricles) : 뇌척수액의 생성과 순환

사. 뇌척수액(cerebrospinal fluid)
① 무색, 투명한 액체 500ml/일 생성 흡수
② 뇌와 척수 보호, 충격흡수, 신경세포에 영양공급, 노폐물제거
③ 뇌척수액 순환경로 폐쇄 시 IICP 발생

아. 혈관 - 뇌장벽(blood brain barrier, BBB)
산소, 당, 이산화탄소, 마취제, 알코올, 물은 모세혈관에서 뇌로 쉽게 이동하나 분자량이 큰 것은 쉽게 이동 못함(알부민, 대부분 항생제 등)

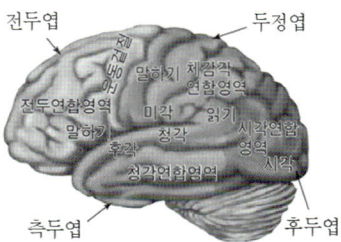

(2) 간뇌(diencephalon) : 대뇌피질 아래 위치, 시상/시상하부로 구성

가. 시상(thalamus)
① 냄새를 제외한 모든 감각(통증, 온도, 촉각)을 대뇌피질로 전달
② 정서적 반응해석(유쾌/불쾌 구분)

나. 시상하부(hypothalamus)
① 자율신경계의 활동, 호르몬 활동

② 자아본능과 관련된 정서와 충동
③ 체온조절, 수분대사, 식욕, 수면각성주기, 갈증조절, 당분 및 지방 대사
④ 성장과 성적 성숙
다. 뇌하수체(pituitary gland)
전엽/후엽으로 구성, 시상하부의 통제아래 특수 호르몬을 순환계로 방출

(3) 뇌간(brain stem)
① 인식과 각성을 조절하는 망상활성계가 넓게 분포
② 중뇌 : 안구운동, 동공반사 중추, 3,4뇌신경 위치
뇌교 : 호흡중추, 5~8뇌신경 시작
연수 : 호흡중추, 연하 및 구토/딸꾹질 중추, 9~12뇌신경 시작, 7,8뇌신경 일부수행

(4) 소뇌(cerebellum)
① 대뇌와 척수사이 위치(뇌교 후방)
② 골격근의 활동 조절, 자세, 근육의 평형과 긴장 유지
③ 무의식적 운동과 정교한 운동 조절

2) 척수(spinal cord)

길이 40~45cm, 지름 1cm, 무게 25g, 원주상의 연한 백색 장기, 척수는 뇌간과 연결, 대공~척추관~L_{1-2}까지 연결됨
① 하행로(운동전도로) : 뇌에서 시작, 척수에서 종결
② 상행로(감각전도로) : 척수에서 시작, 뇌에서 종결

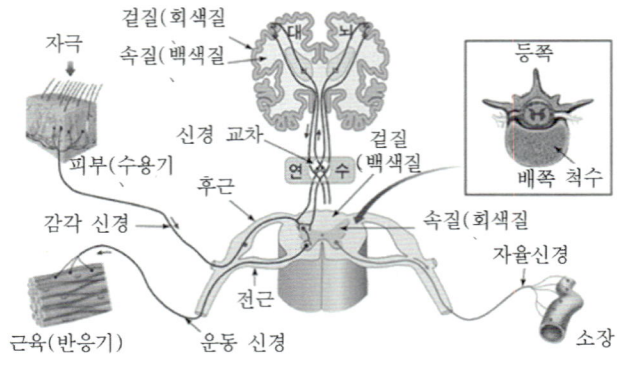

3. 말초 신경계

1) 뇌신경 ★★★★★

① 뇌저에서 나오는 순서대로 12쌍으로 구성 ★
② 감각신경(1, 2, 8), 운동신경(3, 4, 6, 11, 12), 혼합신경(5, 7, 9, 10)

제1뇌신경	후신경	후각 • 눈을 감고 한쪽 비강을 막은 후 커피나 비누 등의 냄새를 맡게 함(자극적인 향의 사용은 피함)	측두엽
제2뇌신경	시신경	시각 • 시력표이용, 양쪽교대로 검사, 시야검사	후두엽
제3뇌신경	동안신경 ★	안구운동, 동공축소, 안검거상 • 대광반사 ★ 는 어두운 방에서 손전등(penlight) 이용	중뇌
제4뇌신경	활차신경	안구운동 • 안구가 아래 쪽과 중간 쪽으로 움직이는 것을 검사	중뇌
제5뇌신경	삼차신경	얼굴감각, 각막반사, 구강, 혀, 치아감각, 저작기능 ★ • 눈을 감고 천이나 안전핀으로 좌우 대칭적 감각사정, 각막반사는 솜으로 각막의 모서리 부분을 접촉 시 눈을 깜빡이면 정상, 씹는 운동	뇌교
제6뇌신경	외전신경	안구측면운동 • 3, 4뇌신경과 함께 검사자의 손을 1시 방향에서 시계방향으로 움직여 대상자의 눈의 움직임을 사정	뇌교
제7뇌신경	안면신경 ★★	얼굴표정, 혀 전방미각, 타액분비 ★ • 웃기, 이마 찡그림, 주름 짓기, 뺨 부풀리기 등 얼굴의 운동 기능사정, 눈을 꼭 감게 한 후 의도적으로 안검을 열어 근력을 사정	뇌교
제8뇌신경	청신경	평형, 청각 • 청력검사를 위해 눈을 감게 한 후 시계를 대고 소리 난 쪽의 손을 들게 함	뇌교
제9뇌신경	설인신경 ★	혀 후방감각, 인후감각, 연하작용 • 7신경과 함께 쓴, 짠, 신, 단맛을 맛보게 하여 혀의 미각 검사, 한 가지 검사 후 입안을 헹구게 함	연수
제10뇌신경	미주신경 ★	인두, 후두, 외이감각, 연하작용, 흉곽, 내장기관 활동 • 운동기능 : 입을 벌리고 아...소리를 내어 좌, 우 구개수와 구개가 똑같이 올라가는지 파악 • 감각기능 : 설압자로 구토반사 자극 • 정상적으로 소리를 내고 말하면 9, 10신경 정상	연수
제11뇌신경	부신경	목, 어깨 운동 • 대상자의 얼굴을 한쪽으로 밀면서 반대로 저항하게 하거나, 어깨를 아래로 밀면서 대상자가 어깨를 으쓱하게 하여 저항하는 힘을 사정	연수
제12뇌신경	부신경	혀 운동 • 혀를 내밀어 한 쪽으로 치우치는지 사정, 대상자의 혀 한 쪽에 설압자를 대고 이를 저항하여 밀어보게 함으로써 혀 운동기능을 사정	연수

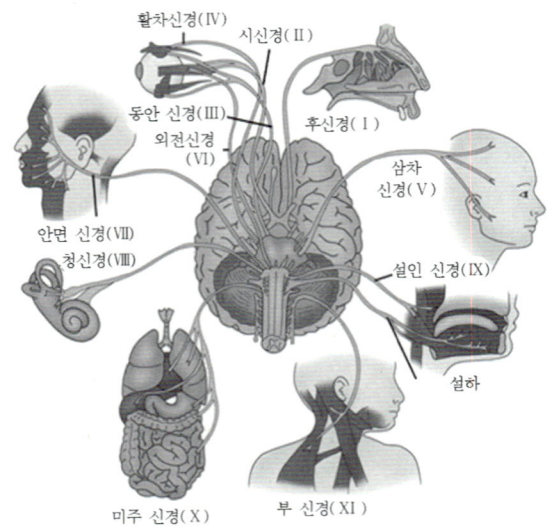

2) 척수신경

경신경(cervical n.)	8쌍	목, 횡격막, 늑간관장
흉신경(thoracic n.)	12쌍	흉강과 복부관장
요신경(Lumbar n.)	5쌍	하지와 복부관장
천신경(sacral n.)	5쌍	하지, 요로계, 장 관장
미신경(coccygeal n.)	1쌍	

4. 자율신경계
① 무의식적으로 작용
② 소화, 호흡, 순환, 대사, 체온, 분비, 생식 등 항상성 유지에 중요한 역할

1) 교감신경계
① 신체의 응급상황 시 빠르게 반응
② 에피네프린, 노에피네프린 분비
③ 심박동수, 수축력 증가, 골격근 혈관 확장
④ 혈관 수축과 혈당 상승, 땀분비 증가, 신혈관 수축, 갑상샘 자극 등

2) 부교감신경계 : 교감 신경계와 서로 길항작용
① 아세틸콜린 분비
② 심장 수축력 감소, 장의 연동운동 증가, 괄약근 긴장을 이완, 소화와 영양분 흡수 지연

부위		교감신경	부교감신경
눈	동공	확대	수축
폐	기관지평활근	이완	수축
	호흡	촉진	억제
심장	박동수	증가	저하
	혈압	상승	하강
	혈관	수축	팽창
간		당원분해, 지질분해, 혈당 상승	
위, 장	소화액분비	억제	촉진
	소화관운동	감소	증가
비뇨기	방광	이완	수축
	괄약근	수축	이완
부신수질		에피네프린/노에피네프린 분비	-
샘	침샘	감소	증가
	땀샘	증가	-
음경		사정	발기(혈관이완)

UNIT 02 신경계사정 ★★★★★★

1. 의식상태 사정

1) GCS(Glasgow Coma Scale) 사정 (3~7 : 혼수 ★, 15점 만점) ★★★

관찰반응	점수	반응
눈뜨는 반응 (eye opening, E)	4	자발적으로 눈뜸(open eyes spontaneously)
	3	부르면 눈을 뜸(open eyes to voice)
	2	통증자극에 눈을 뜸(open eyes to pain)
	1	전혀 눈을 뜨지 않음(no eye opening)

언어반응 (verbal response, V)	5	지남력 있음(appropriate and oriented)	
	4	혼돈된 대화(confused conversation)	
	3	부적절한 언어(inappropriate words)	
	2	이해불명의 언어(incomprehensible sound)	
	1	전혀 없음	
운동반사 반응 (motor response, M)	6	명령에 따름(obey commands)	
	5	통증에 국소적 반응이 있음(localize to pain)	
	4	자극에 움츠림(withdrawal to pain)	
	3	이상굴절반응(abnormal flexor response)	
	2	이상신전반응(abnormal extensor response)	
	1	전혀 없음	

2) 의식수준의 5단계★★ → 의식단계에 대한 질적인 사정

① 명료(alert) : 자극에 충분하고 적절한 반응이 즉시 나타남, 말에 반응
② 기면(drowsy, lethargy) : 졸음이 오는 상태, 자극에 대한 반응이 느려지고 불완전, 환자로부터 반응을 보기 위해 자극의 강도를 증가시켜야 됨
③ 혼미(stupor) : 큰소리나 통증 또는 밝은 빛에 반응, 통각 자극에 대해서는 어느 정도 피하려는 듯한 의도적인 행동 보임, 간단한 질문에 한 두 마디 단어로 대답
④ 반혼수(semi-coma) ★ : 표재성 반응 외에 자발적인 근육 움직임은 거의 없고 고통스러운 자극을 주었을 경우 어느 정도 피하려는 반응 보임
⑤ 혼수(coma) : 모든 자극에 반응 없음. 무의식 상태

2. 반사사정 ★★

1) 심부건 반사

① 반사망치로 건을 빠르게 쳐서 근육수축 여부 검사
② 이두근, 삼두근, 상완요골근, 슬개건, 아킬레스건 반사, 정상 (2++) ★★

2) 표재성 반사 ★

① 자극을 주어 근육수축을 보는 검사
② 족저반사(babinski reflex) : 발바닥을 발뒤꿈치에서 외측 옆으로 줄을 긋는 것처럼 자극
  ㉠ 정상 : 발가락을 아래로 구부림
  ㉡ 비정상 : 발가락을 부챗살처럼 폄

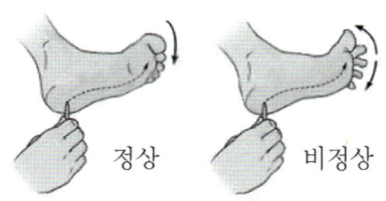

발바닥을 자극할 때

정상   비정상

3) 반사항진
상부운동신경질환, 파상풍, 저칼슘혈증 의미

4) 반사감소
하부운동신경질환, 신경근육 접합부위 질환, 근육질환, 당뇨병, 저포타슘혈증

5) 비대칭적 반사 : 질병 진행

3. 검사

1) 요추천자
① 진단목적 : 뇌척수액 분석
② 치료목적 : 두개강내압 하강위해 배액, 척추마취 등
③ 검사부위 : L_{3-4}, L_{4-5} (척수신경이 L_{1-2}까지 내려오기 때문)
④ 검사 전 : 충분한 설명과 함께 동의 받기, 배뇨 후 시행하며 바늘 삽입 시 움직이지 않도록 교육
⑤ 검사 후 : 앙와위 유지(두통감소 위해 머리 들지 않기), 뇌척수액 유출여부 사정, 두통여부 사정 후 필요시 진통제 투여
⑥ 금기 : 두개내압 상승 환자, 뇌종양 의심자, 유두 부종 대상자 → 뇌척수액의 급격한 제거로 뇌조직이 대후두공으로 탈출되어 연수의 생명 중추 압박 → 사망위험
⑦ 검사결과 정상 뇌척수액
  ㉠ 비중 1.007, 무색, 투명(감염 시 혼탁)
  ㉡ 단백질 : 15~45mg/dl(뇌종양, 척수종양, 감염 시 상승)
  ㉢ 당 : 50~80mg/dl(고혈당증 시 증가, 뇌종양, 감염, 백혈병 시 감소), 적혈구 검출 없음(뇌출혈 시 검출), 뇌척수압 5~15mmHg(60~180mmH$_2$O)

4. 소뇌기능사정 : 평형 및 조정 ★

1) 조정검사
빠른 교대 운동, 손가락-코 검사, 발꿈치-정강이 검사

2) 균형검사 : Romberg's test ★

눈을 뜬 상태에서 두 팔은 몸 양옆으로 자연스럽게 내리고 차렷 자세로 발과 무릎을 모으고 서서 흔들림 유무확인, 그 후 눈을 감은 자세로 흔들림 유무 확인 → 소뇌장애 시 둘 다 흔들림(고유수용기 문제시 눈 감은 상태에서만 흔들림, 알코올 중독, 다발성경화증 시 눈을 감으면 흔들림)

UNIT 03 신경학적 장애

1. 두개내압상승(increased intracranial pressure, IICP) ★★★★★★★★★
① 신경외과 환자의 주요 사망원인
② 중추신경계 손상 대상자에게 흔한 문제 중 하나
③ 두개조직압박 → 세포성 국소빈혈 → 괴사 → 영구적 뇌손상 초래
   뇌압상승 → 뇌간압박 → 연수압박 → 호흡정지 유발
④ 정상 두개내압 : 5~15mmHg, 20 이상 시 ICP 상승 의미

1) 원인 ★★
① 뇌용적 증가 : 뇌부종, 종창, 뇌수종, 뇌종양, 뇌농양
② 뇌출혈, 뇌척수액의 흡수 또는 생성장애
③ valsalva maneuver로 인한 복부와 흉부 내 압력 증가
   ※ 저산소증과는 큰 관련이 없음

2) 증상 ★
(1) 뇌간의 기능부전
① 의식수준저하 : 대뇌피질에의 산소공급 저하로 인함
② 활력징후 변화 → 연수압력증가로 쿠싱 3대 증상 발생 : 수축기혈압상승(맥압 30↑), 서맥, 불규칙적인 호흡(체인스톡형 호흡)
③ 시상하부의 영향으로 고체온증(후기증상)
④ 빛에 대한 동공반사 변화 : 대광반사(-), 유두부종 ★, 마지막에는 양측 동공 확대
⑤ 두통 : 기침, 배변, 재채기 시 두통 증가, 아침에 심한 두통(수면 시 혈중이산화탄소 농도 증가로 뇌부종, 뇌종창이 초래되어 뇌혈관 확장)
⑥ 구토 : 오심 없이 일어나거나 분출성 구토
⑦ 경련 : 대발작 형태로 발생
⑧ cushing 궤양 : 시상하부의 자극으로 미주신경이 활성화되어 가스트린 수치 증가, 염산분비 과다하여 발생, 식도, 위, 십이지장에 발생, 출혈 초래 가능
⑨ 운동과 감각변화 : 정도에 따라 약간의 결손증상~피질박리자세 → 제뇌경직, 통증에 무반응

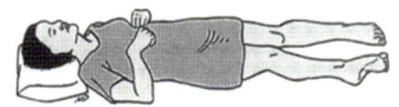
〈피질박리자세〉
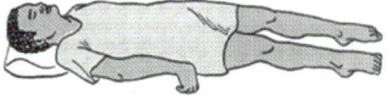
〈제뇌자세〉

3) 치료 ★★

(1) 외과적 치료

상승원인을 수술로 제거, 감압(측두엽, 두개골 일부제거), 두개내 튜브를 삽입하여 복막강이나 우심방으로 배액

(2) 내과적 치료 ★

가. 과호흡유도 : 고탄산증, 저산소증 예방
  ① 흡인시간을 10초 이내로, 흡인 후 100% 산소 공급 → 자극과 기침반사 줄이거나 흡인 금지
  ② ABGA검사, 저산소증 시 산소공급
  ③ 호흡 부적절 시 인공호흡기 적용, $PaCO_2$: 25~30mmHg 유지(저탄산혈증 → 뇌혈류량과 두개내압 ↓), 과도한 과환기는 국소 뇌빈혈 우려되니 짧은 시간 과환기 요법이 유용

나. 수분제한
  ① 약간의 탈수 상태 유지로 뇌압감소효과, 고농도, 식염수 사용(혈관 안에서만 순환)
  ② 24시간 동안 섭취량 800ml 이하로 제한

다. 삼투성 이뇨제 투여
  만니톨 투여 : 두개강내의 용액을 혈관내로 이동시켜 이뇨작용

라. 항경련제
  ① phenytoin, carbamazepine : 예방적 투여
  ② phenobarbital : 항경련제의 효과 증진

마. corticosteroid : 혈관부종을 감소, 10일 이상에 걸쳐 서서히 중단

바. 제산제, 항히스타민 수용체 길항제
  ① 스테로이드 제제로 인한 위장자극과 출혈 예방
  ② 두개내압 상승으로 인한 cushing 궤양 예방

사. 변 완화제 : 변비로 인한 valsalva maneuver 예방

아. acetaminophen : 두통이나 체온 상승 시 투여, 마약은 증상을 가리므로 사용 안함

자. barbiturate
  ① 다른 치료로 ICP 조절이 안 되는 경우 의도적으로 혼수상태 유도, 사망 가능성이 있어 신중히 결정
  ② 기계적 환기

4) 간호중재 ★★★★★★★

(1) 뇌조직관류 유지 ★★★★
① 서맥, 혈압상승 관찰(두개내압 상승 증상)
② 침상머리 15~30도 상승 시 : 경정맥 배액 촉진 ★
③ 배변 시 힘주거나 침상에서 움직임 금지, 관장, 하제 금지(복부팽만 예방)
④ 등척성 운동 금지(∵ 혈압상승, 두개내압 상승)
⑤ 조용한 환경, 스트레스 줄이기
⑥ corticosteroid : 혈관부종감소
⑦ 저체온요법 → 뇌 신진대사 감소 효과

(2) 정상적인 호흡유지
① 과도환기 → 뇌혈관 수축 → 뇌혈량 감소 → 두개내압 감소 유도
② 기도 청결, 기도개방 유지, 흡인은 짧게(시행 전 100% 산소 공급)

(3) 체액균형 유지
① 수분섭취 제한, 스테로이드 투여, 이뇨제 사용으로 인한 탈수 증상 관찰
② 만니톨 투여로 울혈성 심부전, 폐부종 여부 관찰
③ 정체도뇨관 삽입, 소변배설량, I&O 측정, 수분전해질 불균형 관찰, 구강건조시 oral care

(4) 감염예방

(5) 손상방지 – 패드, side rail, 낙상주의

(6) 뇌압상승 시 요추 천자 금기 (∵ 뇌조직 탈출 초래) ★

2. 실어증 ★★

뇌중추 손상, 질환으로 언어기능의 장애초래, 읽고 쓰는 능력, 말하고 듣고 계산하고 이해하며 행동을 알아내는 능력 손상 상태

1) 분류

운동성 실어증 ★★ (표현의 문제)	• 전두엽의 Broca area 관련 문제로 초래 • 말하기, 쓰기의 어려움
감각성 실어증 (이해의 문제)	• 측두엽의 Wernicke area 관련 문제 • 말, 글의 이해 어려움 • 의미 없는 말을 하거나 신어조작증 발생

2) 간호중재 ★

① 일을 단계별로 나누어 한 번에 한 가지씩 하도록 지시
② 대상자를 바라보며 천천히 명료하게 표현
③ 짧은 문장, 문장과 문장 사이는 충분히 쉬면서 말함

④ 대화는 구체적이고 실용적, 그림이나 물건의 보충자료 사용
⑤ 일관성을 유지한 질문과 지시를 하고, 들은 내용을 확인하고, 잘하면 격려로 강화
⑥ 실수를 정정하도록 강요하지 말고 문장을 끝내지 못해도 마무리를 강요해선 안 됨
⑦ 대상자가 이해, 정보조합, 반응하려면 시간이 걸리므로 충분한 시간 제공
⑧ 말을 하도록 격려, 긍정적인 행동 강화
⑨ 물건이름을 반복해서 말해줌
⑩ Broca 영역 손상 시 그림판이나 서판 제공
⑪ Wernicke 영역 손상 시 손짓, 몸짓, 접촉방법 함께 사용

3. 연하곤란 ★★

① 저작능력(5뇌신경), 연하기능(9,10뇌신경) 장애 시
② 좌위, 머리와 목을 턱과 함께 약간 앞으로 당겨 내려 충분히 음식을 씹기 전에 넘어가지 않도록 예방 ★★
③ 물, 액체보다는 연식이나 반연식 제공, 반찬은 잘 다져서 제공 → 기도흡인 예방에 효과적
④ 구강 안쪽 깊숙이 음식을 넣어주고 마비되지 않은 쪽으로 저작하게 함
⑤ 편안한 식사환경, 주 2회 체중 측정(영양상태 확인 필요), 식전/후 구강간호

UNIT 04 인지기능장애(무의식)

자신이나 환경을 인식하지 못하는 상태(실신~혼수까지 다양한 형태)

1. 간호 ★★

1) 기도유지나 환기 ★★

① 측위나 반복위(semi-prone position) 유지 : 분비물 배출 도움
② 인두의 분비물 제거로 흡인예방
③ 침상머리 30도 상승으로 분비물 흡인예방, 측위에서 흡인, 구강간호
④ 필요시 인공호흡

2) 수분과 영양균형유지, 정상 구강점막유지

무의식(예: GCS E1V2M3) 및 혼수상태 시 영양공급 시 위관영양 고려 ★

3) 피부통합성 유지

매 2시간 마다 규칙적인 자세변경, 공기침요 적용, 수동관절운동

4) 각막통합성 유지

각막반사 없고 눈 뜨고 있는 경우 인공눈물 2시간 마다 점적, 안대나 거즈 사용, 안와 부종 시 찬물 찜질

5) 체온조절
갑작스런 체온 저하나 오한 방지

6) 감각지각의 자극 촉진
① 의식이 없어도 평상시와 같이 대하며 대상자에게 현 상태에 대해 부정적으로 말하지 않기
② 시간, 장소, 사람에 대해 규칙적으로 이야기하기
③ 좋아하는 책을 읽어 주거나 즐겨 들었던 음악, TV, 라디오 프로그램을 제공
④ 평상시와 같이 낮에 활동, 밤에 수면하는 양상 유지

7) 안전유지
신체보호대 사용은 손상을 유발, 두개내압이 상승 → 가능한 피함, 침상난간 올리고 패드유지
∴ 신체보호대(억제대)는 신중하게 사용, 자극이 적은 환경

8) 가족지지
가족이 간호에 동참하도록 격려

9) 배뇨와 배변 간호
필요시 변 완화제, 유치도뇨관 삽입

10) 근육관절 경축 예방
수동적 ROM 시행, 고관절 지지, 베개, 핸드롤, 발판적용

UNIT 05 뇌조직관류장애 : 뇌질환

1. 뇌졸중(CerebroVascular Accident[CVA], stroke) ★★★
뇌의 한 동맥이 손상되면 그 동맥에서 혈액을 공급받는 뇌 조직이 허혈되는 현상으로 뇌 기능 손상 초래

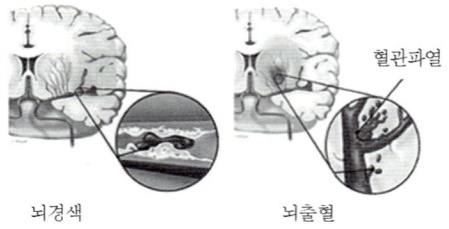

뇌경색　　뇌출혈

1) 위험요인
일과성 뇌허혈 발작의 경험자, 고혈압, 동맥경화증, 죽상경화증, 심장질환, 당뇨병, 경구피임약, 흡연, 비만

2) 종류
(1) 허혈성(폐색성) 뇌졸중 : 혈전성, 색전성

(2) 출혈성 뇌졸중
① 뇌내출혈 : 예후 나쁨
② 지주막하출혈 : 지주막과 연막 사이

구분	허혈성 80%		출혈성 20%	
	혈전성	색전성	뇌내출혈	지주막하출혈
원인	죽상경화증, 고혈압	심근경색, 죽상경화, 대동맥질환 등	고혈압성 심혈관질환, 응고장애	뇌동맥류, 외상, 혈관기형
경고증상	TIA(30~50%)	없음	두통(25%)	두통(흔함)
경과, 예후	서서히 발현되고 단계적으로 호전	갑자기 발생	24시간 이상 진행시 예후가 나쁘고 혼수 시 치명적	갑자기 발생, 혼수 시 치명적
활동관련	휴식중 발병	활동과 무관	활동과 관련	머리외상과 관련
의식수준	깨어있음	드묾	무의식	무의식
경련	드묾	드묾	흔함	흔함
호전	몇 주~몇 달 후	빠르게 호전	다양, 영구결손	다양, 영구결손
뇌척수액	정상	정상	혈액성	혈액성

> **TIA (transient ischemic attack, 일과성 허혈성 발작) ★★**
> - 혈관수축으로 혈액흐름이 일시적 중단, 국소적인 대뇌허혈이 발생하는 단순 가역성 신경계 기능장애
> - 호발부위 : 총경동맥의 분기점
> - 흔한증상 : 다리, 팔, 손, 입부분의 갑작스런 허약감이나 마비 ★, 언어양상의 변화, 한쪽 눈의 시야 장애, 후유증 없이 회복
> - 유경험자는 그렇지 않은 사람에 비해 뇌졸중에 걸릴 확률이 높다(9배) ★
> - 3~6개월 내 재발 가능성 높으므로 뇌졸중이 발병하기 전에 정확한 진단과 치료를 받아야 됨
> - 혈관이완제, 항응고제, 혈소판 응집억제제투여, 의식변화 감시, 산소 공급

3) 증상
① 일반증상 : 두통, 구토, 경련, 혼수, 목의 강직, 발열, 고혈압, 기억손상, 정신변화
② 인지변화 : 의식수준변화, 편측무시증상, 지남력 상실, 실어증
③ 운동변화 : 쇠약, 마비, 편측부전마비, 사지 부전마비, 운동실조
④ 감각지각변화 : 편측무시증상, 반맹증, 시각, 촉각, 청각장애
⑤ 뇌신경손상 증상 : 저작능력 장애, 안면마비, 부전마비, 연하장애
⑥ 요실금, 요의 못 느낌, 요정체
⑦ 언어소통장애 : 구음장애, 실어증

⑧ 두개내압상승
⑨ 정서적 증상 : 혼란, 감정변화, 사회적 위축, 어린아이 같은 행동

4) 치료 ★★

(1) 약물치료

① 혈전용해제 ★ : 급성허혈성 뇌졸중에 사용(t-PA)
② 항응고제 : 헤파린, 와파린, 안정된 이후 사용
③ 항혈소판제 : 아스피린, plavix, ticlopidine
④ 두개강내압 하강제 : 고삼투성 이뇨제(만니톨), 스테로이드(덱사메타손), 허혈부위에 충분한 혈액공급
⑤ 수액요법 : 포도당을 포함하지 않은 생리식염수 사용
⑥ 항경련제 : 급성 경련성 발작 시 phenytoin 투여
⑦ 항고혈압제 : 수축기 혈압을 150mmHg까지 감소
⑧ 뇌혈관확장제 : 급성기에 뇌혈관을 확장
⑨ 칼슘통로차단 : 뇌혈관 경련 시 혈관의 평활근 이완

(2) 저체온치료

혈전용해제를 투여하지 않는 대상자에게 시행할 수 있음

(3) 수술요법

동맥내막 절제술, 두개강 내외 우회술, 동정맥 기형수술 등

5) 간호중재 ★★★

안정 시 까지 자주 신경학적 상태 사정 → 반신마비(마비), 반신부전마비(근 허약), 운동실조증(비틀거리는 걸음), 경부 강직(내출혈 시)

(1) 뇌조직 관류 증진 ★★

① 서맥, 혈압상승 관찰(두개강 내압상승 증상)
② 침상머리 15~30도 상승하여 경정맥 배액촉진
③ 배변시 힘주거나 침상에서 움직임 금지
④ 등척성 운동 금지(∵ 혈압과 ICP 상승)
⑤ 흡인 전 100% 산소 공급 후 10초 미만 시행
⑥ 가능한 관장이나 하제 사용 피함(∵ 복부팽만)
⑦ 정서적 스트레스 줄이고 조용한 환경 제공
⑧ 기침 자극 금지

(2) 운동기능 증진

① 수동적 ROM 시행 : 마비환자 기형예방
② 둔근 힘주기, 사두근 힘주기 운동
③ 신체선열에 맞게 체위 유지

㉠ 마비가 안 된 쪽으로 조심스럽게 돌려눕기, foot drop 예방(발판적용)

㉡ 마비 온 쪽은 베개로 지지, 손에는 hand roll 적용, 무릎관절 아래 베개대어 굴곡유지(강직방지)

④ 합병증(심부정맥혈전증)예방을 위해 탄력스타킹 적용, 체위변경, 자주 움직임

(3) 감각 지각기능 증진

(4) 편측 지각기능 증진 ★

① 우측 대뇌 뇌졸중, 반맹증시 발생

② 반맹증 간호

㉠ 시야가 완전한 쪽에서 접근

㉡ 완전한 시야 방향에 출입문이 위치하도록 환자 침대 방향 조정

㉢ 거동 시 머리를 이쪽저쪽으로 돌려 감소된 시야를 보상하여 사고예방

㉣ 온전한 쪽에 물품 배치

㉤ 옷 입을 때 침범된 사지부터 입기 ★

㉥ 실내조명을 밝혀둠

(5) 언어소통 능력 증진 , 실어증 간호

① 대상자가 이해할 수 있도록 수준 고려, 쉬운 단어 사용

② 천천히 말하기, 대상자 반응을 기다리고 인내하기, 대상자와 눈높이 맞추기

(6) 연하증진 ★★

① 좌위, 머리와 목을 턱과 함께 약간 앞으로 당겨 내려 충분히 음식을 씹기 전에 넘어가지 않도록 예방 ★★

② 물과 같은 액체보다는 연식이나 반연식 제공

③ 구강 안쪽 깊숙이 음식을 넣어주고 마비되지 않은 쪽으로 저작하게 함

④ 식전/후 구강간호 시행

⑤ 섭취량/배설량 자주 측정

(7) 요실금과 변실금 개선

① 배뇨훈련, 수분섭취 2L/일 이상 섭취

② 고섬유식, 사과나 자두주스 제공, 변 완화제, 좌약 사용

(8) 환자와 가족교육

투약, 이동/대화기술, 안전조치, 활동수준, 식이관리, 자가간호기술, 심리적 지지, 가족지지 등

2. 뇌종양(brain tumor) ★★★★★

1) 정의

두개내강을 차지하는 국소적 두개 내 병변인 신생물, 두개내압 상승의 원인, 40~60세 호발

2) 분류

(1) 신경교종
원발성 두개내 종양, 종양발생의 65%, 발병빈도가 가장 높음. 신경교세포에 의함

(2) 뇌하수체 종양
뇌하수체에서 발생, 양성, 느린 성장

(3) 청신경섬유
말초신경 세포종, 청신경총에서 발생, 편측성 청력장애 및 어지럼증

(4) 수막종
수막의 지주막에 발생, 양성, 느린 성장이나 재발 높음

(5) 전이성 뇌종양
두개내의 종양의 10%, 폐 > 유방 등 부위에서 전이

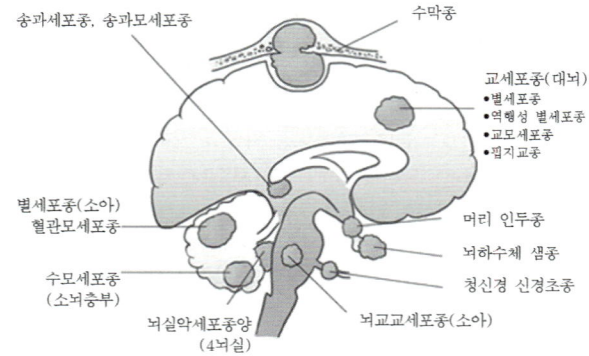

3) 증상
ICP 상승으로 인한 증상

4) 치료
① 수술 : craniotomy로 종양절제
② 방사선 치료 : 종양세포막을 변조시켜 빠르게 증식하는 종양세포 파괴
③ 화학요법 : 종양의 외과적 제거와 방사선치료를 마친 후 종양 재발 시 실시

5) 수술 후 간호 ★★★★★

(1) 체위
가. 천막상 수술(두개골 절개)
① 침상머리 30도 상승(정맥혈 배액촉진) ★
② 심한 고관절, 목 굴곡 금지
③ 중립적 자세 유지, 양 옆으로 돌려 눕히기, 앙와위
④ 큰 종양 제거 시 수술하지 않은 쪽으로 눕힘(∵ 중력으로 두개구성물 변위 방지)

나. 천막하 수술(후두골 부위 목 절개) ★
① 편평하게 눕히고 24~48시간 동안 한쪽 옆으로 누인 자세 유지
(∵ 목 절개부위의 압력, 수술부위 위쪽의 뇌 구조물 압력 차단)
② 24시간 금식(∵ 구토와 흡인 위험성)

(2) 약물요법
항경련제, 항히스타민제, 코데인, acetaminophen, 항생제, 스테로이드

(3) 두개내 관류 증진
섭취/배설량 측정, 수분은 하루 1,500ml 이하로 제한

(4) 운동기능 증진
① 상지 운동 강도 사정 위해 쥐는 힘과 회내운동 검사 ★, 탄력스타킹(∵ 심부정맥 혈전 예방)
② 관절가동 운동 2~3시간 마다, 체위변경 2시간 마다 실시

(5) 안구관리
① 냉찜질 : 안구주위 부종, 점상출혈 회복
② 눈세척 : warm saline 사용, 인공눈물
③ 동공사정 : 뇌압상승 초기 → 대광반사 느려짐, 뇌 조직 탈출 시 → 동공산대, 대광반사 소실

(6) photophobia(수명, 광선공포증)
조용한 환경으로 자극 최소화, 방안을 어둡게 유지

3. 뇌의 감염성 질환

1) 뇌막염(meningitis, 수막염) ★★★
세균성(연쇄상폐렴구균), 무균성(virus)으로 수막이나 뇌와 척수에 있는 막의 염증, 지주막, 연막에 호발

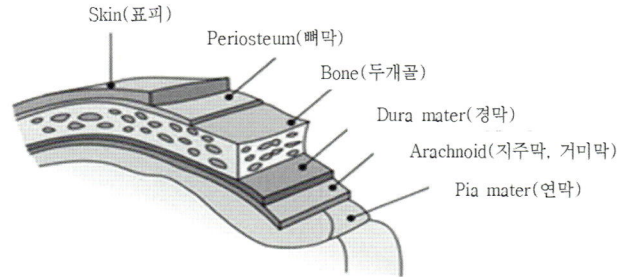

(1) 증상 ★
가. 두통, 열, 오한, 백혈구 수치 상승, 의식상태 변화, 광선 공포증, 발적이나 반점
나. 세균성 내막염시 뇌척수액 소견
① 압력 : 180mmH₂O↑

② 포도당 : 40mg/dl↓
③ 백혈구 : 10~10,000/mm³ (증가)
④ 단백질 : 45mg/dl↑, 혼탁함

다. 뇌막자극 증상 ★★★
① 경부 강직 : 목을 굴곡시키면 목이 뻣뻣하고 통증 동반
② Kernigs 징후(+) ★ : 앙와위에서 무릎을 구부렸다가 펼 때 통증과 경련 발생
→ 세균성 뇌막염
③ Brudzinski 징후(+) ★ : 목을 가슴 쪽으로 굽힐 때 고관절과 무릎이 저절로 굽혀짐
→ 세균성 뇌막염

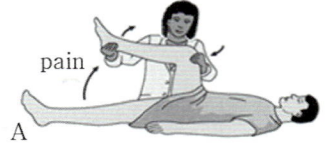
[kernig's 징후]

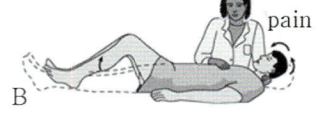
[brudzinski 징후]

라. 두개강내압 상승, 혈관기능 장애(DIC 초래로 색전 형성 가능)

2) 치료와 간호 ★

(1) 약물요법

항생제(페니실린, cephalosporin, vancomycin : 광범위 항생제 최소 10일 투여) ★, 스테로이드와 삼투성 이뇨제 투여(두개내압 상승 시 뇌부종 경감), 항경련제, 해열제(체온조절)

(2) 의식사정

자주 상태 사정, 수명증(눈부심)시 조용하고 어두운 환경제공

(3) 두통

acetaminophen 투여

(4) 활력징후 측정

(5) 2~4시간 간격으로 신경계 상태파악. 특히 뇌신경 3,4,6,7,8 집중적으로 사정

UNIT 06 신경운동장애

1. 중추신경계의 퇴행성 질환

1) 파킨슨병(parkinson's disease) ★★★★★★★

기저신경절내 흑질의 퇴행성 변화로 중뇌 흑질 내 도파민 분지 신경원의 파괴 → 도파민의 양 감소 → 아세틸콜린의 흥분 활동에 대한 도파민의 부적절한 조절로 수의적 동작의 시작과 조절이 잘 안됨

(1) 원인 : 뇌의 기저신경절 안에 도파민 부족, 유전적 결함관련(4번째 염색체)

기저신경절 일부퇴행 → 도파민 분비 저하 → 수의적 섬세한 움직임, 자발행동 시작하고 통제하는 것 곤란, 추체외로계 손상 → 조화로운 움직임, 반자동적 운동조절기능 감소

(2) 증상 ★★★

  가. 진전(tremor) ★★
   ① 피곤하거나 긴장 시 악화, 수면을 취하거나 활동에 집중해 있는 동안 사라짐 ★
   ② 손에서 시작해서 더 큰 관절, 하지까지 확산
  나. 경직(rigidity) : 모든 움직임의 강직 ★
   ① 저작 및 연하곤란, 침 흘림
   ② 안면근육 경직, 고정된 시선, 표정 없는 얼굴(마스크 얼굴, 가면같은 얼굴)
  다. 운동장애(akinesia)/운동완서(bradykinesia) : 동작을 빨리 시작하려 할 때 나타남
  라. 자세불안정(postural instability)
   ① 몸을 앞으로 구부리기와 걷기의 시작은 어려우나 시작되면 가속화되어 정지하기 어려움
   ② 걸음걸이 폭이 좁고, 질질 끄는 종종걸음, 보행 시 팔 흔들지 않음
  마. 소서증 : 진전으로 글씨가 흔들리고 작아짐
  바. 단조로운 목소리
   말의 높낮이가 없고 말이 빨라지고 쉬지 않아 이해 곤란
  사. 기타
   지능에는 영향 없음, 감정의 변화, 자율신경계 증상(기립성 저혈압, 침 흘림, 발한), 편집증적 사고, 우울

(3) 치료

  ① 도파민 작용제
   ㉠ Levodopa(L-dopa) : 주 치료제, Levodopa-carbidopa(sinemet), bromocriptine
   ㉡ 혈액-뇌 관문을 통과하는 도파민 전구물질, 뇌 속에서 도파민으로 전환 → 부족한 도파민 보충
   ㉢ 부작용 : 오심, 환각, 운동실조, 심한 체위성 저혈압
   ㉣ amantadine(항바이러스제) : 신경원으로부터 도파민의 분비를 증가시킴
  ② 항콜린성 제제 : 아세틸콜린 작용 감소로 진전환자에 효과적

(4) 간호중재 ★★★★

  ① 기동성 증진 ★ : 따뜻한 물로 목욕, 마사지, 신전운동, 매일 운동의 중요성 교육
  ② 영양상태 증진 : 저작 시 의식적으로 입 양쪽을 사용
  ③ 고칼로리, 소화가 잘되는 식이 조금씩 자주 제공, 식사도구는 편리한 것으로 교체
  ④ 머리를 뒤로 젖혀 침이 밖으로 흐르지 않도록 하고 의식적으로 침을 삼키도록 함
  ⑤ 의사소통능력 증진 : 짧고 간결한 언어, 문장을 사용
  ⑥ 안면근육의 움직임을 연습하며 책을 큰소리로 읽는 연습

⑦ 변비예방 : 규칙적인 배변시간, 배변 시 정상적 체위 유지, 고섬유식이, 수분섭취권장
⑧ 위험요소 제거하고 조명은 밝게 유지
⑨ 밤에 수면을 잘 못 이루므로 낮잠은 짧게 허용
⑩ 환자/가족 교육(Levodopa의 안전한 사용을 위한 지침) ★★★
　㉠ 안정제, 고단백, 비타민 B_6 식품섭취 주의(약물효과 방해, 우유, 돼지고기, 생선, 고기, 치즈, 땅콩, 계란, 콩류, 해바라기 씨 등)
　㉡ 흡수율 증가 위해 공복 시 복용, 오심 호소 시 식사 중 Levodopa 복용 ★
　㉢ 약물투여 시간 가까이에 단백섭취 피하기(약물효과 방해)
　㉣ 금주(알코올과 길항작용)

2) 다발성 경화증(multiple sclerosis, MS)

(1) 특성
뇌, 시신경, 척수 백질 등 중추신경계의 수초가 탈락되는 것
(말초신경계 손상X) → 중추신경계의 만성 진행성 퇴행성 질환,
면역 조절 기능이 손상되면서 유발되는 자가면역 질환,
20~40대 호발(10대 이전, 60대 이후 드묾), 여>남

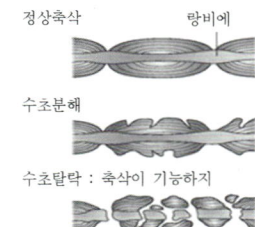

(2) 원인
자가면역반응, 유전적 소인, 바이러스 감염 등, 추운지방(환경요인)

(3) 증상 – 손상부위에 따라 매우 다양
① 수초탈락으로 신경자극 전도 이상, 중추 신경계에 반흔 조직이 퍼지면서 만성적, 점진적인 악화와 완화의 반복
② 피로와 쇠약, 비정상적인 반사, 시력장애(복시), 운동장애, 감각이상(통각저하), 방광기능 이상
③ 구음장애 및 신경계 행동 증상
④ 소뇌침범 시 조화로운 운동 불능, 떨림
⑤ 경직(특히 하지), 비정상적인 열감(80%)

(4) 치료
특이 치료 없으며 증상에 따른 대중적 치료와 환자의 기능 지지 → 증상경감, 악화 방지

(5) 간호중재
① 운동기능 증진 : 운동 전 얼음주머니를 대주어 경련을 감소, 근 피로를 피하고 부동 시 근 위축 방지를 위해 수동적 운동, 근육신전, 힘 강화 운동, ROM, 근력강화 운동
② 격렬한 운동 피함 ∵ 피로증가, 운동능력과 시력 감소, 적절한 휴식의 중요성 설명
③ 감각기능의 보상 : 안전한 환경 조성, 복시 호소 시 → 안대 사용
④ 방광조절 유지 : 방광염과 요정체 방지, 예방 교육
⑤ 영양 유지 : 충분한 수분섭취, 균형 잡힌 식사, 비타민, 무기질 보충 식이, 고섬유식이 (변비완화)

⑥ 질병악화요인 제한 : 과다한 활동, 스트레스, 체온상승, 열, 뜨거운 목욕, 과다한 추위와 가열, 습도, 상기도 감염환자와의 접촉 등
⑦ 인지기능증진
지남력 증진방법 : 시계, 달력은 잘 보이는 곳에 두기, 할 일의 목록 적기

3) 치매(dementia) & 알츠하이머병(Alzheimer's disease) ★★

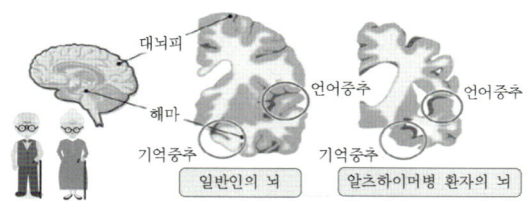

[일반인의 뇌와 알츠하이머병 환자의 뇌 비교]

(1) 치매
기억과 인지의 쇠퇴가 특징인 뇌의 기능장애, 정서증상, 성격변화, 행동증상 동반

(2) 알츠하이머 : 치매의 종류, 뇌 위축을 일으키는 만성진행성 퇴행성 질환, 치매의 60%

가. 특성
기억력, 지남력, 주의력, 언어, 판단력, 추론 능력의 기능 부전 및 소실로 특징되는 일련의 증후군으로 기억/인지의 쇠퇴가 특징적인 뇌의 기능장애

나. 증상
→ 초기, 중기, 후기 증상으로 진행
① 초기(경증) : 약간의 도움 필요, 기억장애, 집중력감소, 계산착오, 경미한 언어장애, 성격/기분 변화(우울, 짜증), 판단력 저하
② 중기(중등도) : 일상생활 상당한 도움 필요, 오래된 기억도 망각, 지남력장애, 길 잃음, 행동증상(배회, 난폭, 불안, 초조)
③ 후기(중증) : 거의 전적인 도움 필요, 대부분 기억 망각, 가족인식 불가, 자가간호 불가, 심한 언어장애(실어증, 이해 못함), 요실금, 변실금, 보행장애, 부동

다. 치료 및 간호 ★★

> **약물요법**
> 아세틸콜린분해효소억제제(aricept, Reminyl, Exelon), Memantine(뇌 학습 및 기억능력 증진), 항우울제 등

① 환자의 행동이 아이 같아도 어른으로서 인격적으로 존중
② 부드러운 신체접촉 및 직접적인 눈 맞춤을 하면서 의사소통
③ 인내심을 가지고 유연하게 대처
④ 단순하고 직접 할 수 있는 과업제공
⑤ 한 번에 한 가지 일에 초점

⑥ 이해되지 않은 행동 시 비판, 교정 금지
⑦ 인지적 자극
　㉠ 계획된 자극에 의해 주변 환경을 이해하고 인지 기능을 증진
　㉡ 다양한 사람과 접촉하게 하여 환경적 자극 제공, 달력제공, 지나친 자극 금지
　㉢ 휴식시간 제공
　㉣ 새로운 물건을 제공하기 위해 반복적으로 사용
　㉤ 정보는 적게 핵심적인 것을 제공, 치료적 접촉 사용
⑧ 기억력 훈련
　㉠ 기억력을 촉진한다. 경험한 기억 문제를 환자나 가족과 상의
　㉡ 환자가 마지막으로 표현할 생각을 적절하게 반복하게 함으로써 기억력 자극
　㉢ 과거의 경험에 대해 적절히 회상 ★
⑨ 손상예방 : 일몰증후군(해가 진 후 혼돈이 더욱 심해짐)시 더욱 주의깊게 관찰

4) 뇌전증(epilepsy) ★★★

(1) 정의

① 세포 삼투 조절 관여 요인들의 비정상 기능으로 뉴런을 과흥분시켜 비정상적인 전기를 뇌세포에서 방출하여 경련 유발
② 발작(seizure): 뇌의 신경원에서 전기 에너지가 갑자기 불수의적, 비정상적으로 과다하게 경련이 짧게 발생
③ 뇌전증(epilepsy): 반복적으로 발작이 일어나는 만성장애로 의식, 운동, 감각, 행동의 변화초래

(2) 환자 간호 ★★★

가. 약물치료

※ 항경련제 : 최소한의 부작용 발생 및 경련의 조절을 위함
　① lorazepam(ativan), diazepam(valium) : 급성 간질발작
　② Depacon : 지속적 간질발작
　③ phenytoin(Dilantin) : 재발방지목적, 대발작 시 사용, 잇몸과잉증식, 무과립세포증 주의, 심부정맥 초래 가능 : 분당 50mg 이상 빠르게 주입 금지, wafarin은 phenytoin의 흡수나 대사를 방해, 혼용 금지

나. 발작 전 후 간호 및 교육
① 대상자 침대 곁에 인공 구강기도, 설압자, 흡인장비 준비
② 침대난간 올려놓고 침대의 높이는 가능한 낮게 위치
③ 발작 유발하는 감염, 스트레스 외상 및 카페인, 초콜릿, 알코올 섭취 피함
④ 과다한 피로 피함
⑤ 의사처방 없이 약복용 금지, 간질발작 대상자 인식표, 약 지참

다. 발작동안의 간호 ★
　① 발작에서 깨어날 때 까지 기도확보
　② 주변의 위험한 물건 치우고 머리 보호
　③ 대발작 시 천으로 싼 설압자를 치아 사이에 끼워 혀 보호(강제로 하지 않음)
　④ 침대난간에 푹신한 것 대주어 손상 예방
　⑤ 침대를 가장 낮게 하고 환경을 어둡고 조용히 유지
　⑥ 대상자를 옆으로 돌려 눕힘(흡인예방), 구강투여 금지
　⑦ 옷을 느슨하게 해주고 필요시 흡인
　⑧ 억제대로 인한 손상 방지 위해 발작 중에는 억제하지 않음
　⑨ 발작 중 환자 곁에 있어주고 끝나면 휴식 취하도록 돕기

2. 척수 질환

1) 추간판탈출증(herniation of nucleus pulposus, HNP) ★★★★★

(1) 호발부위

$C_5\sim_6$, $L_4\sim_5$, $L_5\sim S_1$, 경추요추 부위에 가장 흔히 발생

(2) 증상 ★

탈출부위 운동제한, 방사통, 무감각 등

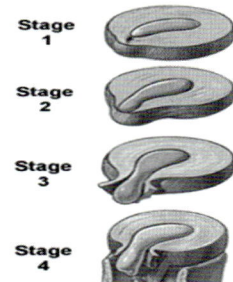

(3) 진단검사

① Lasegue검사(+) ★★ : 하지직거상 검사, 요추추간판 탈출 시 60° 이상 올리기 어려움 (정상 70° 이상 가능)
② 하지심부건 반사 감소
③ CT, MRI, 척수조영술, 근전도 검사

(4) 치료 및 간호 중재 ★★★

① 보존적 중재를 우선 적용 : 진통제, 근육이완제, NSAIDs, 마약성, 효과가 없을 때 외과적 중재
② 수술 후 간호 : 통증관리(필요시 마약성 진통제, PCA), 통나무 굴리기, brace 착용
③ 예방간호 ★★ : 목, 허리 과다 굴곡, 신전하지 않음, 목, 어깨, 복근 강화 운동, 서서 일할 때 한 쪽 다리 상승시킴
④ williams 자세유지 : 반좌위 상태에서 무릎을 굴곡하여 하부 등 근육이완 시키고 척수 신경근 압력을 제거하는 자세
⑤ 등 근육 강화 위해 등척성 운동
⑥ 열, 냉요법 적용 : 신경치유촉진, 급성통증, 염증완화, 통증완화
⑦ 식이 요법 : 체중조절로 척추 부담 감소
⑧ 금연, 장시간 서있는 것 자제

(5) 수술 후 간호 중재 ★★★★★

가. 통증 완화
① 수술 후 12~24시간 똑바로 앙와위 유지, 단단한 침요 사용 ★
② 수술 후 24시간 동안 모르핀 투여
③ 이후 NSAIDs, 근육 이완제, 마약성 진통제 투여, 편안한 체위 유지
④ 48시간 이내 얼음주머니, 이후 온습포 적용
⑤ 침요는 단단한 것을 사용
⑥ 하지 통증 심하면 2~4일간 침상안정(추간판에 가해지는 압력 줄이기 위해)

나. 체위 ★★
① 압박스타킹, 압박보조기 등 착용
② 24시간 침상안정 후 2시간 마다 측위로 통나무 굴리기식 체위변경
③ 수면 중 복위 금지, 머리는 중립 위치, 높은 베개 사용 금지
④ 요추간판수술 시 배변 시를 제외하고는 앉는 것 금지, williams 체위

다. 출혈과 감염예방

라. 운동
주 2~3회, 1회에 20~30분씩 걷기, 자전거 바퀴 굴리기, 가벼운 조깅

마. 척추유합술 후 간호 : 침상밖으로 나갈 때 보조기 착용   20

바. 합병증 관리
뇌척수액 누출, 마비성 장폐색, 지주막염 등

사. 퇴원교육 ★
무거운 물건 들기, 운전, 힘주는 운동 제한, 낮은 굽 신발, 적절 체중 유지, 서 있는 경우 발판 사용

2) 척수손상(spinal cord injury) ★★★★

→ 호발부위 : $C_{4~6}$, $T_{12}~L_1$, $L_{4~5}$, 교통사고 30~50%, 낙상, 폭행

(1) 부위별 장애 ★★★★

① $C_{1~4}$ ★ : 사지마비(경부 이하 운동기능 상실), 호흡기능장애 – 기관절개 및 인공호흡 필요, 기도유지 중요 ★
② C_5 : 사지마비, 어깨 이하 기능 상실, 방광, 장 조절 불가능, 목근육 기능 가능
③ $C_{6~8}$: 사지마비, 전완과 손 운동 조절 상실, 방광, 장 조절 불가능 ★, 목, 가슴 운동의 일부, 팔/손가락 일부 기능가능
④ $T_{1~6}$: 하지마비, 가슴 중앙 이하 기능 상실, 어깨, 가슴, 상부, 팔, 손 정상, 방광/장 조절 불가능
⑤ $T_{7~12}$: 하지마비, 허리 이하 운동기능 상실, 어깨, 가슴, 상부, 팔, 손 정상, 방광/장 조절불가능, 호흡기능 정상
⑥ 요추 : 하지마비(골반기능 상실), 방광/장 조절 불가능

(2) 임상증상
가. 자율신경증후군 ★★★★

구분	척수쇼크	자율신경성 반사부전 ★★★ (신경계 응급상황)
특징	• 외상 직후 신경 전달로가 파괴되어 나타나는 신경인성 쇼크 • 수일~수개월 지속 후 점차 반사활동 회복	• 제6흉추부위 이상의 손상에서 나타남 ★ • 척수 쇼크 후에 발생함 • 원인 : 소변이 방광에 가득 찬 경우 ★, 요로감염, 혈관염, 변비, 폐경색 등
증상	• 손상부위 이하 마비, 반사활동 소실, 저혈압, 척수반사 상실, 체온조절능력 상실, 감각 상실, 서맥	• 심한 고혈압, 서맥, 피부 홍조감, 박동성 두통, 코 막힘, 비울혈, 오심, 발한, 흐린시야, 복시, 하부의 냉감, 창백, 소름
응급 관리		• 원인을 찾아 제거하는 것이 중요 ★★ • 침상머리 올리고 좌위 유지 • 의사에게 알리기 • 조이는 옷 느슨하게 • 도뇨관 막히거나 꼬였는지 확인 ★★ • 분변매복 있으면 즉시 제거 • 실내온도 점검(찬기온, 외풍, 노출 피함) • 처방된 항고혈압제 투여

나. 기타증상
호흡장애, 출혈, 운동 및 감각장애, 의식수준 저하, 서맥, 저체온, 부정맥, 위장관출혈, 팽만, 마비성 장폐색, 요정체, 심부정맥혈전증 등

(3) 간호중재 ★★★

→ 손상초기 척추 조심스럽게 관리할 것

가. 응급관리
손상부위를 부목으로 고정, 신체선열 유지(목의 과신전을 피하고 머리와 경추 부목으로 고정 ★ 후 앙와위 자세로 후송), 업어서 옮기거나 무리하게 이동시키는 경우 척수손상 악화 유발 ★

나. 기도관리 및 체위
① 상부 척수손상 환자의 경우 계속적인 호흡관찰 및 기도유지 필요
② 흉부물리요법 수행, 기침, 심호흡, 체위변경 격려, 흡인 시행
③ 신체배열과 체위 유지, 두부와 경부 위치 같게 유지
④ 통나무 굴리기식 체위변경(2시간 마다)
⑤ 경추 칼라 적용

다. 약물치료
methylprednisolone(척수부종완화, 부작용 많으니 신중히 투여), atropine(서맥 완화), 도파민(심한 저혈압시), 혈장증량제

라. 합병증예방
  ① 심부정맥혈전증 : 척수손상 후 혈관손상, 혈관 내 삽관, 정맥울혈 등으로 발생, 첫 3개월간 흔함, 통증, 압통이 없어 발견 곤란
  ② 욕창, 관절구축 등의 예방 간호 시행 : 공기침요, 피부 관리 철저, roto rest 침대 사용(누운 상태로 회전 가능한 침대)
  ③ 경축 예방위해 8시간 마다 ROM 시행
마. 배뇨증진, 요정체 예방
  ① 도뇨관 삽입, 간헐적 도뇨
  ② 하루 2,000~2,500ml 수분공급
  ③ 경련성 방광 시 배뇨근 자극법 이용 → 상위 운동신경원 병변 시 발생, 치모를 가볍게 잡아 당기기, 대퇴안쪽 두드리기
  ④ 이완성 방광 시 부교감신경제 투여, 크레들 기법 적용 → 하위운동신경원 병변 시 발생, 배꼽 1인치 아래에서 꼬리뼈 방향으로 주먹으로 세게 누르기
바. 배변 훈련
  규칙적인 배변습관, 수분섭취 권장, 고섬유식이 섭취, 좌약 사용 등
사. 위장관계 기능 회복
  ① T_6 이상 손상 시 장폐색과 위 팽만 발생, 마비성 장폐색 유발되니 비경구 영양 시작
  ② 장음회복 시까지 금식, 비위관으로 흡인, 직장관 삽입(복부팽만 완화)
아. 적정체온 유지
  척수 손상 시 변온성으로 바뀜, 체온 측정 후 정상체온 유지 위해 간호, 손상받은 부위 이하 shivering(전율)은 체온이 떨어지고 있음을 의미
자. 통증 : 60~70% 호소
차. 가족지지 및 재활

3. 말초신경계질환

1) Guillain-Barre 증후군(급성 다발성 신경염, 다발성 척수신경증, GBS) ★★

(1) 특성
  ① 말초신경과 뇌신경을 광범위하게 침범하여 나타나는 급성 염증성 질환 말초 신경의 염증에 대한 자가면역 반응 → 축삭을 둘러싼 수초가 벗겨짐 → <u>근육쇠약과 마비가 특징</u>
  ② 다양한 수준의 운동 약화 또는 마비를 가져오는 것이 특징인 다발성 신경병(염증성 질환)
  ③ 수초가 얇은 통증·접촉·온도 신경섬유가 큰 영향, 감각기능은 가장 영향을 많이 받아 저리거나 벌레가 기어가는 느낌, 통증 느낌

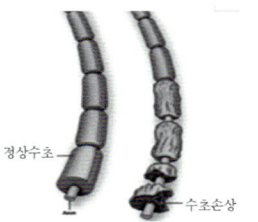

(2) 증상 : 진행 정도에 따라 상행성, 운동성, 하행성으로 분류
  ① 상행성 ★ : 가장 흔함, 허약과 감각 이상이 하지부터 시작

→ 점차 위로 올라와 몸통, 팔, 뇌신경 침범→ 가벼운 이상감각 ~ 완전 사지마비까지 다양, 호흡문제 발생(50%), 사지 심부건 반사 상실 및 마비
② 운동성 : 감각증상 없는 것 제외하고 상행성과 같음
③ 하행성 : 얼굴, 턱, 흉쇄유돌근, 혀, 인두, 후두근 먼저 허약 → 점차 하지로 진행
→ 안근마비, 복시, 연하곤란, 언어곤란, 빈맥, 통증 등
④ 회복은 발병순서 역방향으로 회복(2~18개월 소요), 85%는 6개월 경과 시 혼자 걸을 수 있음

(3) 치료 및 간호 ★★
① 혈장분리반출술(신경손상 원인물질 제거), 면역글로불린 주사 등
② 기도개방, 가스교환 증진 ★★ : 침상 45도 상승, 체위변경, 심호흡, 기침 격려, 운동 및 기동성 증진, 기계적 환기 보조, ABGA 측정 등
③ 통증 완화 : 밤에 더 심함, PCA, 마사지, 냉온요법, 이완, 전환 요법 적용
④ 언어소통 증진 : 눈 깜박이기로 표현, 손 접기, 글판 이용
⑤ 불안 완화 : 설명, 지지, 손이 닿는 곳에 물건 놓기
⑥ 영양상태 개선 : 주 3회 체중 측정, 혈청 알부민 검사, 필요시 위관영양 시행

2) 뇌신경질환

(1) 삼차신경통 ★★★

가. 특성

① 삼차신경(5뇌신경, 얼굴감각, 구강, 혀, 치아감각, 저작기능)을 침범하는 신경통(우측 〉 좌측, 하악분지 〉 상악분지 호발)
② 역학 50대 이상, 남 〈 여(2배)
③ herpes감염, 치아와 턱 감염, 뇌간의 경색 시 발생

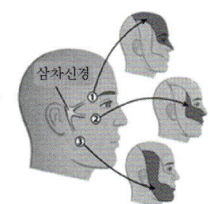

나. 임상증상
① 삼차 신경 분지를 따라 극심하고 참을 수 없는 갑작스런 통증이나 이후 자연 소실, 저작 시, 말할 때 통증 호소
② 날카롭게 쑤시고 찌르는 듯하며 틱 나타남
(통증은 3:2로 우측에서 호발)
③ 감각, 운동 결손 동반

다. 치료 및 간호 중재 ★★★

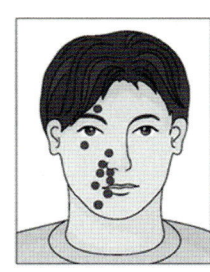

삼차신경통 발생부위

※ 1차적 치료는 통증완화를 위한 약물 요법
① 약물치료 : 항경련성 약물 → 통증 완화 carbamazepine, phenytoin, diazepam
② 수술적 요법 : 신경차단, 삼차신경근 절단술, 감압 등 수술 목적은 통증 경감
③ 통증완화 : 찬바람, 심한 더위, 추위 노출 삼가, 통증 없을 때 걷기 운동
④ 고단백질, 저작 용이한 음식 소량씩 자주 제공, 침범되지 않은 쪽으로 저작 ★
⑤ 미지근한 물로 목욕 ★, 구강 위생은 가볍게 함수

⑥ 각막 감각 상실 시 눈 간호 시행
⑦ 불안 완화 : 정서적 지지 필요, 극심한 통증, 무력감으로 대처기능 상실
⑧ 적절한 방안 온도 유지
⑨ 방문객 제한 : 3차 신경통은 아주 약한 자극에도 반응하므로 환자의 안위 증진이 가장 중요한 간호, 바람이 불거나 사람이 많은 곳 피하기
⑩ 정기적인 치과 방문 : 충치 시 뇌신경 마비 유발 ★

(2) 안면신경마비(Bell's palsy) ★★★

제7뇌신경을 침범하여 갑자기 마비를 초래하는 신경마비장애, 대상자 80%는 몇 주 ~ 몇 달 내 완전회복, 15~20% 영구 신경손상

가. 원인

불분명, 추운 날씨, 스트레스 요인, 바이러스성 감염

나. 증상 ★

① 안면 근육이 마비되어 표정 상실 : 입이 비뚤어짐, 눈이 잘 안감기고 눈동자는 위로 올라감, 이마주름 안 생김, 눈을 깜박이지 못하여 각막이 건조(=토안), 입, 코 주름 상실 → 말초성 안면마비

cf. 중추성 안면마비 : 이마 주름잡기 가능, 눈 감을 수 있음, 입 비뚤어짐, 입, 코 주름 상실

② 웃기, 휘파람 불기, 얼굴 찡그리기, 눈 감기, 뺨에 바람 넣기 등 불가능, 발음 부정확

③ 마비된 쪽에서 계속 눈물과 침이 흐르고 혀의 전방 2/3의 미각 상실, 청각 과민 증상

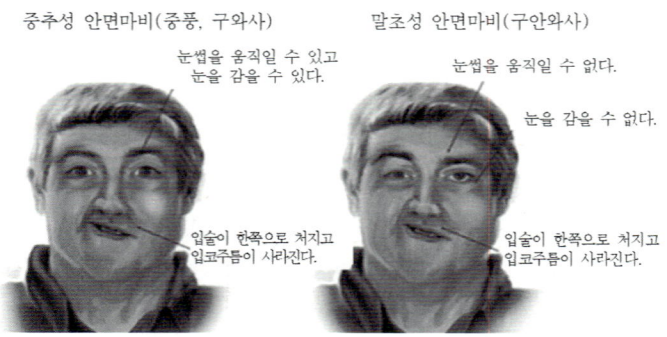

[좌측 안면마비 환자의 중추성과 말초성 안면마비 구분]

다. 치료 및 간호 중재 ★

① 스테로이드(부종, 통증감소), acyclovir 투여(70% 대상포진 동반)
② 눈 감기지 않을 때 눈 간호 시행, 낮에는 보호안경, 수면 시 안대(각막 궤양 예방 위함)착용
③ 안면근육 위축과 통증완화 위해 전기 자극, 습열 적용, 턱에서 상방으로 마사지
④ 통증 완화
⑤ 침범 받지 않은 쪽으로 저작, 식사 후 구강간호 시행
⑥ 감각이 결여되었으므로 너무 덥거나 찬 음식 삼가

3) 중증 근무력증(myasthenia gravis, MG) ★★

① 수의근(골격근)을 침범하는 만성신경근성 자가면역질환, 근육 약화 초래, 악화/완화 반복
② 만성 진행성, 근육 사용 시 악화, 휴식 시 회복
③ 20~30세 사이 호발(10세 이전, 60세 이후 드물다), 여(3배↑) > 남

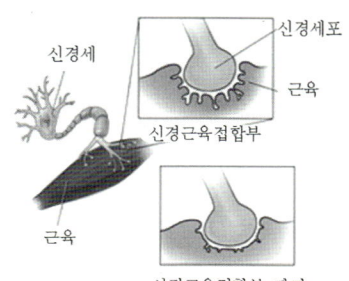

(1) 병리 ★

항체가 신경근 접합부에 있는 아세틸콜린 수용체를 공격 → 수용체가 20% 정도 감소 → 근수축 방해, 20~30대(여성), 50~60(남성) 호발

(2) 증상 ★

① 진행성 근 쇠약(하행성 운동마비, 휴식 시 개선), 피로, 불안정한 자세, 근력은 아침에 가장 강함
② 안면근육 침범 : 안구 마비, 안검하수, 복시, 눈 감는 기능 저하나 상실
③ 후두, 인두근육 침범 : 저작, 언어, 연하곤란, 기도흡인위험 → 호흡기계 합병으로 사망위험↑
④ 의식변화 없음, 감각상실 없음, 반사 정상, 근 위축 드묾

(3) 진단 검사 ★

① Tensilon 검사 : 아세틸콜린 분해효소 억제제인 tensilon을 정맥주사한 후 30초 이내에 근력이 호전되면 양성(+)으로 근무력증 진단내림
② 근전도 : 진폭 감소
③ CT : 흉선종, 흉선의 과증식

(4) 치료 및 간호

① 콜린 분해효소 억제제, 면역억제제, 스테로이드, 혈장교환, 흉선절제(흉선종에 의한 경우) 등
② 호흡기능 증진, 기도흡인 예방
③ 눈의 보호 : 각막 수분유지, 인공눈물, 수면 시 눈 가리개, 눈 세척
④ 소량 자주 섭취, 고칼로리 스낵 제공, 식사 중 침상 머리 높이고 식후 30~60분까지 유지
⑤ 처방대로 식전 30~60분 전에 콜린분해효소억제제 투여
⑥ 활동보조 : 이른 아침이나 약 복용 후 에너지가 최고일 때 활동 유도, 충분한 휴식, 체위 변경
⑦ 의사소통증진

단원별 문제

01 두개강내압의 상승여부를 확인할 수 있는 증상이 아닌 것은?

① 심한 두통　　　　　　② 동공 축소
③ 유두부종　　　　　　④ 투사성 구토
⑤ 30 이상 차이나는 맥압

> **해설** 두개강내압의 상승은 뇌간(brain stem)의 기능부전 진행을 의미한다.
> ② 동공의 확대, 그 외에 대광반사 소실, 낮거나 불규칙한 호흡, 의식변화 저하(대뇌피질 산소공급 저하), 경련 등

02 무의식 대상자에게 특별한 처치시를 제외하고는 측위를 유지하도록 교육하는 이유로 틀린 것은?

① 욕창과 고관절의 경축을 예방
② 호흡기 합병증을 예방
③ 혀에 의한 기도폐색을 예방
④ 구강 분비물의 흡인을 예방
⑤ 턱과 혀를 앞으로 내밀어 분비물을 배출하기 위해

> **해설** 무의식 환자는 자신이나 환경을 인식하지 못하는 상태로 중요한 포인트는 적절한 기도유지 및 환기, 기도폐색은 무의식 환자의 위험요소이므로 측위, 반복위를 유지한다.

정답　01. ②　02. ①

03 사고로 머리에 손상을 입은 30대 남자가 응급실에 이송되었고 의식수준을 평가한 결과가 다음과 같았을 때 GCS는 몇 점인가?

> 통증자극을 줄 때 눈을 뜬다.
> 통증에 의하여 움츠려 드나 자극을 피하지는 못한다.
> 질문에 제대로 대답하지 못하고 횡설수설 한다.

① 6점
② 7점
③ 8점
④ 9점
⑤ 10점

해설 GCS(glasgow coma scale) (3~7 : 혼수, 15점 만점)
통증자극을 줄 때 눈을 뜬다. (2점)
통증에 의해 움츠려 드나 자극을 피하지는 못한다. (4점)
질문에 제대로 대답하지 못하고 횡설수설한다. (3점)

관찰반응	점수	반응
눈뜨는 반응 (eye opening, E)	4	자발적으로 눈뜸(open eyes spontaneously)
	3	부르면 눈을 뜸(open eyes to voice)
	2	통증자극에 눈을 뜸(open eyes to pain)
	1	전혀 눈을 뜨지 않음(no eye opening)
언어반응 (verbal response, V)	5	지남력 있음(appropriate and oriented)
	4	혼돈된 대화(confused conversation)
	3	부적절한 언어(inappropriate words)
	2	이해불명의 언어(incomprehensible sound)
	1	전혀 없음
운동반사 반응 (motor response, M)	6	명령에 따름(obey commands)
	5	통증에 국소적 반응이 있음(localize to pain)
	4	자극에 움츠림(withdrawal to pain)
	3	이상굴절반응(abnormal flexor response)
	2	이상신전반응(abnormal extensor response)
	1	전혀 없음

03. ④

04 뇌출혈로 서맥, 수축기 혈압상승, 체인스톡형 호흡, 경련 등의 증상으로 보이는 대상자의 간호중재로 옳은 것은?

① 수분섭취를 격려한다.
② 두통 호소 시 마약성 진통제를 투여한다.
③ 변비를 예방하기 위해 하제를 투여한다.
④ 기도개방을 위해 흡인을 자주 시행한다.
⑤ 기침을 제한한다.

> **해설** 두개내압 정상범위 : 5~15mmHg
> ① 수분 섭취를 제한한다.
> ② 증상을 가리므로 투약하지 않고 대신 acetaminophen을 사용한다.
> ③ 하제는 복강내 압력이 상승되므로 피한다.
> ④ 흡인은 일시적으로 두개내압을 상승시키니 신중히 시행한다.

05 혼돈상태를 보이는 대상자의 간호중재로 옳은 것은?

① 좋아하고 즐겨듣던 음악을 틀어준다.
② 낙상 위험이 있으므로 절대 안정시키며 억제대를 적용한다.
③ 안전한 환경을 위해 커튼을 쳐서 어둡게 하고 조용히 혼자 안정하게 한다.
④ 가장 최근의 일, 경험에 대해 이야기한다.
⑤ 시간, 장소에 대한 언급은 혼란을 가중시킴으로 자꾸 묻지 않는다.

> **해설** 혼돈상태 환자 간호 시 일관된 환경과 반복되는 간호가 유익하다.
> ② 억제대는 오히려 불안과 혼란을 초래할 수 있다.
> ③ 그늘을 만들지 않을 가벼운 빛을 유지한다.
> ④ 과거회상요법이 좋다.
> ⑤ 혼란을 줄이기 위해 지남력을 제공한다.

06 다음 중 신경계 장애 사정 방법으로 잘못 짝지어진 것은 무엇인가?

① kernig 징후 - 뇌염 진단
② Romberg 검사 - 소뇌기능장애 판별
③ Tensilon 검사 - 중증근무력증 진단
④ Lasegue 검사 - 요추간판탈출증 진단
⑤ Brudzinski 징후 - 세균성 뇌막염 진단

> **해설** kernig 징후 : 뇌막 자극 증상, 앙와위에서 무릎을 구부렸다가 펼 때 통증과 경련 발생, 세균성 뇌막염 시 양성

07 뇌 손상으로 언어기능의 장애가 초래되어 읽기, 말하기, 듣고 계산하고 이해하는 행동을 알아내는 능력도 손상이 된 대상자의 간호 중재로 가장 옳은 것은?

① 긴 문장은 여러 번 반복하여 말한다.
② 문장을 짧게 하여 말한다.
③ 이해하지 못하면 자존감을 보존시키기 위해 대화를 다른 주제로 돌린다.
④ 말할 때 틀린 부분은 바로 정정해주고 제대로 하도록 따라하게 한다.
⑤ 그림이나 물건을 사용하면 집중력 및 자존감이 저하되므로 금지한다.

해설 [실어증 간호중재]
① 짧은 문장을 사용한다.
③ 이해하지 못하면 인내를 가지고 충분한 시간을 준다.
④ 정정이나 강요는 하지 않는다. 문장을 끝내지 못해도 마무리를 강요해서는 안 된다.
⑤ 그림, 물건을 사용한다.

08 제 5, 9, 10 뇌신경의 손상과 관련된 능력이 저하된 대상자의 간호로 거리가 먼 것은?

① 식사 전 후에 구강간호를 제공한다.
② 저작능력이나 연하곤란에 문제가 있을 것을 예상해본다.
③ 연식이나 반연식을 제공하는 것이 좋다.
④ 혀끝에 음식을 넣어주어 맛을 느끼게 도와준다.
⑤ 앉은 자세에서 식사하고 머리를 약간 앞으로 구부리도록 한다.

해설 [연하곤란 간호]
④ 혀끝이 아니라 구강 안쪽 깊숙이 음식을 넣어주되 마비가 없는 쪽으로 저작하도록 한다. 이외 편안한 식사환경 제공, 주2회 체중을 측정하여 영양결핍정도를 사정한다.

09 대상자의 구개수의 위치를 시진하고 구개반사를 확인하며 삼키는 능력을 사정하는 신체검진을 할 때 이와 관련된 뇌신경은 무엇인가?

① 제 7번 뇌신경
② 제 8번 뇌신경
③ 제 10번 뇌신경
④ 제 11번 뇌신경
⑤ 제 12번 뇌신경

해설 제 10번 뇌신경 미주신경 검진법이다.
인두, 후두, 외이감각, 연하작용, 흉곽, 내장기관 활동
운동기능 : 입을 벌리고 '아…' 소리를 내어 좌, 우 구개수와 구개가 똑같이 올라가는지 파악
감각기능 : 설압자로 구토반사 자극
정상적으로 소리를 내고 말하면 9,10신경은 정상이다.

10 두부외상으로 수술을 받고 회복 중인 대상자의 사지운동능력여부를 사정할 때의 질문으로 옳은 것은?

① "OOO님 눈 떠 보세요."
② "제 손을 꽉 잡아 보세요."
③ "(손과 발을 누르며) 어떤 느낌이 나세요?"
④ "(안전핀으로 안면을 찌르며) 어떤 느낌이 나세요?"
⑤ "(솜뭉치로 발바닥을 자극하며) 어떤 느낌이 나세요?"

> **해설** 두개 수술 후 상지 운동 강도를 사정하기 위해
> 1) 쥐는 힘 : 원위 근육기능검사, 간호사의 손가락을 힘껏 잡도록 시킨다.(양손 검사)
> 2) 회내운동 검사를 시행한다.

11 세포 삼투 조절 관여 요인들의 비정상 기능으로 뉴런을 과 흥분시켜 비정상적인 전기를 뇌세포에서 방출하여 증상이 나타나는 대상자의 간호중재로 옳은 것은?

① 억제대를 적용하여 안전을 유지한다.
② 단추를 풀고 옷을 느슨하게 한다.
③ 시원한 물을 마시도록 한다.
④ 반드시 누운 자세에서 머리를 옆으로 돌린다.
⑤ 입을 꾹 다물고 경련 중이라도 출혈을 예방하기 위해 설압자를 거즈에 싸서 입에 물려준다.

> **해설** ① 손상 받을 수 있어 발작 중에 억제하지는 않는다.
> ③ 흡인될 수 있어 금지한다.
> ④ 흡인을 막기 위해 옆으로 돌려 눕힌다.
> ⑤ 혀 깨무는 것을 예방하기 위해 적용할 수 있으나 입을 다문 상태라면 억지로 벌리지 말고 입안으로 어떤 것도 넣지 않는다.

12 김씨는 두개골 골절로 응급실로 이송되었다. 담당간호사가 환자를 사정한 결과, 바빈스키 반사 +/-, 슬개건반사 +++/++, 대광반사는 매우 느리게 나타났을 때 예측할 수 있는 상태로 옳은 것은?

① 감각기능 저하
② 호흡부전
③ 뇌신경 손상
④ 두개내압 상승
⑤ 혈압하강

> **해설** 우측 슬개건 반사 3+++ 의미 : 정상(2++) 보다 강하거나 과다활동 상태를 의미한다.
> 바빈스키 반사 비대칭 : 질병이 진행되고 있음을 의미한다.
> 두개내압 상승 시 운동 : 감각의 변화(손상받은 반대쪽 운동기능감소, 비정상적인 자세)대광반사(light reflex)는 느려지거나 소실된다.

정답 10. ② 11. ② 12. ④

13 뇌수술 대상자의 간호 중재 중 정정이 필요한 내용은?

① 천막상 수술로 큰 종양을 제거한 대상자는 수술 받은 부위를 아래로 하여 눕힌다.
② 고관절이나 목 부분의 심한 굴곡을 예방한다.
③ 하루 1,500ml 이하로 수분섭취량을 제한한다.
④ 천막하 수술 후에는 편평하게 눕히고 24~48시간 동안 한쪽 옆으로 누인 자세를 취해준다.
⑤ 동공산대, 대광반사소실 여부를 확인하기 위해 동공사정을 한다.

> 해설 두개골절개(천막상 수술) 시 수술 받은 부위를 위로 하고 수술하지 않은 쪽으로 눕혀 중력에 의한 두개구성물 변위를 방지한다.

14 연쇄상 폐렴구균에 의한 감염으로 뇌지주막이 감염된 대상자의 간호중재로 옳지 않은 것은?

① 안정을 위해 병실을 어둡고 조용하게 유지한다.
② 얼음팩을 대주어 안위를 증진한다.
③ acetaminophen으로 두통을 완화시켜준다.
④ 두개내압 상승 시 뇌부종 감소를 위해 반코마이신을 투여한다.
⑤ 경련여부를 잘 관찰한다.

> 해설 [뇌막염 간호중재]
> 두개내압 상승 시 뇌부종 감소를 위해 고삼투성제제, 스테로이드를 처방한다.

15 뇌혈관장애로 우측 지각기능장애가 나타난 대상자 임씨의 간호중재로 옳은 것은?

① 실내조명을 환하게 밝혀준다.
② 대상자의 우측이 방문을 향하도록 눕는다.
③ 대상자의 좌측부터 옷을 입도록 한다.
④ 물품은 대상자의 양쪽에 배치하여 시야를 넓게 갖도록 한다.
⑤ 대상자의 우측부터 접근하여 눈을 맞추도록 한다.

> 해설 [우측의 기능장애(좌측이 건강한 측)]
> ② 건강한 쪽이 방문을 향하도록 하기
> ③ 기능장애가 있는 쪽부터 옷 입기
> ④ 건강한 쪽에 물품배치
> ⑤ 건강한 쪽부터 접근

13. ① 14. ④ 15. ①

16 파킨슨 대상자가 상의 단추를 풀 때 손 떨림이 괜찮아 진다고 하며 다 나은 것 같다고 말할 때 간호사의 대답으로 가장 적절한 것은?

① "일시적으로 그럴 수 있으니 조금 더 지켜봅시다."
② "진전은 심리적이고 의지로 조절이 가능합니다. 힘내세요."
③ "진전은 단추를 풀려고 하는 것처럼 목적이 있는 수의적 운동 시 줄어듭니다."
④ "섬세한 손 떨림이 단추를 풀려고 할 때 단지 가려진 것뿐입니다."
⑤ "주의 집중 정도에 따라 손 떨림이 줄어들었다면 병이 많이 심각하지 않다는 것입니다."

> **해설** 파킨슨 질환은 신경계의 퇴행성 질환, 진전, 근육강직, 운동장애 등이 발생한다. 진전은 피곤, 긴장 시 악화되고 수면, 활동에 집중할 때 사라진다.

17 파킨슨으로 레보도파를 투여할 때 간호사가 잘못 이해하고 있는 것은?

① 비타민 B_6 보충제는 레보도파 효과를 차단하니 제한한다.
② 오심이 있으면 공복 시 투여한다.
③ 고단백식이를 제한한다.
④ 연하장애 시 찬 음식, 연식을 제공한다.
⑤ 돼지고기, 생선, 치즈, 땅콩 등의 음식을 제한한다.

> **해설** 공복 시 흡수가 잘되나 오심이 있는 경우 식사와 함께 투여한다.

18 치매노인에게 제공하는 환경간호 중 거리가 먼 것은?

① 큰방을 사용하고 알록달록 화사한 벽지를 발라 분위기를 밝게 한다.
② 환자가 익숙한 물건을 구비해 놓는다.
③ 밤에 형광등을 켜서 밝게 유지한다.
④ 읽기 쉬운 큰 시계와 달력을 걸어놓는다.
⑤ 서두르지 말고 조용한 환경에서 의사소통을 해야 한다.

> **해설** 작은방을 사용하고 단순한 가구를 배치한다. 벽장식이나 그림을 없애 지나친 자극을 줄인다.

19 골격근을 침범하는 만성 신경근성 자가면역질환으로 증상의 악화와 완화가 반복되는 대상자를 간호할 때 바르게 이해하고 있는 내용으로 옳은 것은?

① 가역적인 근무력이 초래된다.
② 저녁에 비해 아침에 더 심해진다.
③ 후두신경손상이 가장 많이 발생하며 호흡기 합병증이 있다.
④ 휴식을 취해도 손상된 근력이 회복되지 않는다.
⑤ 증상이 원위부부터 온다.

해설 중증근무력증 : 항체가 신경근 접합부에 있는 아세틸콜린수용체를 공격하여 수용체 수가 20%정도 감소 → 근 수축 방해
② 아침에 근력이 강하고 활동 시 약해진다.
③ 후두신경손상은 없다.
④ 휴식 시 근력이 회복된다.
⑤ 하행성이다.

20 중추신경계의 퇴행성 질환으로 뇌, 시신경, 척수 백질 등의 중추신경계의 수초가 탈락되어 증상을 유발하는 대상자에게 최적의 건강상태 유지를 위해 실시하는 간호로 옳은 것은?

① 고섬유식이, 저단백식이를 제공한다.
② 수분 섭취를 줄여 배뇨장애를 예방한다.
③ 배뇨를 돕기 위해 유치도뇨관을 삽입한다.
④ 24시간 침상안정으로 피로를 예방한다.
⑤ 추위로 인해 악화될 수 있으니 주의한다.

해설 [다발성경화증]
악화요인 : 과다활동, 스트레스, 과다한 추위와 가열, 상기도 감염환자와 접촉 등
① 단백질, 비타민을 충분히 제공한다.
② 감염예방위해 수분 섭취를 권장한다.
③ 배뇨장애 예방위해 아랫배를 눌러 방광을 짜주거나 kegel운동을 권장한다.
④ 관절가동운동, 근육신전운동, 힘 강화운동을 제공하고 적절한 휴식을 권한다.

21 경추 제 6,7번 손상으로 치료중인 대상자가 가능한 기능으로 잘못된 것은?

① 대소변을 조절할 수 없다.
② 휠체어 바퀴를 돌릴 수 없다.
③ 보조기를 적용하고 걸을 수 없다.
④ 자기 손으로 음식을 먹을 수 있다.
⑤ 호흡근기능은 정상이다.

19. ①   20. ⑤   21. ②

> **해설** $C_{6~8}$: 전완과 손 운동 조절 상실, 방광, 장 조절 불가능, 사지마비를 보이나 목, 가슴 운동의 일부, 팔/손가락 일부 기능이 가능하여
> ② 휠체어 바퀴는 돌릴 수 있고 자기 손으로 음식도 먹을 수 있다.

22 공사현장 추락사고로 하반신이 마비된 대상자에게서 주의 깊게 사정해야 할 것은?

① 영양 문제
② 근골격계 문제
③ 호흡기 문제
④ 방광기능 문제
⑤ 하지 부종과 통증 문제

> **해설** 하반신 마비 시 호흡기능은 완전하나 방광, 장 조절이 불가능하다.
> 1. 요로감염 : 정체도뇨관, 간헐적 도뇨, 방광팽만, 요정체 등 사정
> 2. 피부손상(하지의 감각상실과 관련됨)
> 3. 욕창예방 : 2회/일, 압박부위를 사정한다.

23 78세 노인이 압박골절로 인해 $T_{10~11}$ 척수손상(완전손상)이 발생하였을 때 대상자가 가능한 기능으로 바르게 이해하고 있는 것은?

① 누워서 다리 들기가 가능하다.
② 휠체어를 잘 움직인다.
③ 보조기 도움을 받아 걸을 수 있다.
④ 보조기구를 이용한 호흡이 가능하다.
⑤ 대소변 조절이 가능하다.

> **해설** $T_{10~11}$ 손상 : 하지마비, 허리 이하 운동기능 상실, 어깨, 가슴, 상부, 팔, 손 정상, 방광/장 조절 불가능, 호흡기능은 완전
> ① 하지마비로 불가능하다.
> ② 하지마비를 보이나 상지, 복부, 허리상부의 조절이 가능해 휠체어를 잘 움직일 수 있다.
> ③ 하지마비로 불가능하다.
> ④ 호흡기능은 완전하다.
> ⑤ 대소변 조절이 안 된다.

24 제5번 뇌신경의 문제가 있는 대상자의 통증을 감소시키기 위한 중재로 옳지 않은 것은?

① 음식은 침범되지 않은 쪽으로 씹는다.
② 미지근한 물로 목욕한다.
③ 고칼로리, 고단백식이를 제공한다.
④ 찬바람을 맞지 않는다.
⑤ 양치질을 자주하여 구강위생을 유지한다.

해설 [삼차신경통 간호중재]
통증을 완화하기 위해 양치질 대신 가볍게 함수하여 구강위생을 유지한다.

25 눈감기, 웃거나 울거나, 볼 부풀리기, 얼굴 찡그리기 등이 되지 않는 대상자에게 시행할 수 있는 간호중재로 바람직하지 않은 것은?

① 마비되지 않은 쪽으로 씹도록 한다.
② 마비된 쪽에 마사지를 적용한다.
③ 인공눈물을 넣어주고 안대로 가려준다.
④ 실내조명을 켜주고 충분히 휴식을 취하게 한다.
⑤ 되도록 찬 음식으로 주고 식후 구강간호를 시행한다.

해설 [제7번 뇌신경, 안면신경 마비(Bell's palsy) 간호중재]
감각 결여로 인해 뜨겁거나 찬 음식은 제한한다.

26 다음 중 제5뇌신경의 사정내용으로 거리가 먼 것은?

① 얼굴감각   ② 구강감각
③ 저작기능   ④ 대광반사
⑤ 각막반사

해설 ④ 대광반사는 제3뇌신경(동안신경)의 기능이다.

27 혀 후방 1/3 감각, 인후 감각, 연하작용에 관여하는 뇌 신경은?

① 설인신경   ② 설하신경
③ 미주신경   ④ 제7뇌신경
⑤ 안면신경

해설 ① 제9뇌신경(설인신경)의 기능에 대한 설명이다.

28 다음 중 부교감신경의 기능에 해당되는 것은?

① 방광이완, 사정
② 침 분비 억제
③ 방광수축, 음경 발기
④ 소화관 운동 및 소화액 분비 억제
⑤ 부신 수질 자극

해설 ①②④⑤는 교감신경의 기능에 해당된다.

부위		교감신경	부교감신경
눈	동공	확대	수축
폐	기관지평활근	이완	수축
	호흡	촉진	억제
심장	박동수	증가	저하
	혈압	상승	하강
	혈관	수축	팽창
간		당원분해, 지질분해, 혈당 상승	
위, 장	소화액분비	억제	촉진
	소화관운동	감소	증가
비뇨기	방광	이완	수축
	괄약근	수축	이완
부신수질		에피/노에피 분비	-
샘	침샘	감소	증가
	땀샘	증가	-
음경		사정	발기(혈관이완)

29 의식수준의 단계에 대한 설명으로 옳은 것은?

① 기면 시 자극에 충분하고 적절하게 반응한다.
② 혼수 시 표재성 반응 외에 자발적인 근육 움직임이 거의 없게 된다.
③ 혼수 시 모든 자극에 반응이 없으며 연수 또한 기능하지 않는다.
④ 혼미는 큰소리나 통증, 밝은 빛에 반응하며 간단한 질문에 한두 마디 단어로 대답한다.
⑤ 반혼수 시 졸음이 오는 상태로 자극에 대한 반응이 느려지고 불완전하다.

정답 28. ③ 29. ④

해설 ① 명료에 대한 내용이다.
② 반혼수에 대한 내용이다.
③ 혼수는 모든 자극에 반응 없는 무의식 상태로 뇌의 연수는 기능한다.
⑤ 기면에 대한 내용이다.

30 다음 중 두개내압 상승의 증상으로 틀린 것은?

① 유두부종 ② 저체온증
③ 맥압증가 ④ 서맥
⑤ 분출성 구토

해설 두개내압 상승 시 시상하부의 영향으로 ② 고체온증이 나타난다. 이외에도 두통, 경련, 운동감각의 변화, 의식 수준의 저하 등이 발생한다.

31 정상 두개내압으로 옳은 것은?

① 1~5mmHg ② 3~10mmHg
③ 10~15mmHg ④ 15~20mmHg
⑤ 5~15mmHg

해설 정상 두개내압의 범위는 5~15mmHg이며 뇌용적의 증가, valsalva수기, 뇌출혈, 뇌척수액의 장애 등으로 인해 증가한다.

32 두개내압상승 대상자의 뇌조직관류 유지를 위한 중재로 거리가 먼 것은?

① 서맥, 혈압상승 등을 관찰한다.
② 침상머리를 30도 정도 상승한다.
③ 근력을 유지하기 위해 등척성 운동을 권장한다.
④ 관장을 금지한다.
⑤ 뇌의 신진대사를 감소하기 위해 저체온요법을 적용한다.

해설 배변 시 힘주거나 침상에서 움직임 금지, 관장, 하제를 금지하며 혈압상승 및 두개내압 상승을 예방하기 위해 등척성 운동을 금지한다.

30. ② 31. ⑤ 32. ③

33. 무의식 대상자의 간호중재로 옳은 것은?

① 분비물 배출을 위해 복위를 유지한다.
② 근육관절의 경축을 예방하기 위해 수동적 ROM을 적용한다.
③ 안와부종 시 더운물 찜질을 한다.
④ 억제대를 사용하며 2차 손상을 예방한다.
⑤ 변비가 있는 경우라도 변 완화제를 사용해서는 안된다.

해설 ① 측위나 반복위를 유지하며 분비물 배출을 돕는다.
③ 안와부종 시 찬 물 찜질을 한다.
④ 억제대 사용은 손상을 유발하고 두개내압을 상승시키므로 가능한 피한다.
⑤ 뇌압상승 상태가 아니라면 변 완화제로 변비를 예방한다.

34. 폐색성 뇌졸중의 약물치료로 옳은 것은?

① 급성 경련발작 시 할로페리돌을 투여한다.
② 항응고제로 T-PA를 사용한다.
③ 저삼투성 이뇨제인 만니톨을 투여한다.
④ 급성허혈성 뇌졸중 시 혈전용해제로 헤파린을 투여한다.
⑤ 아스피린, 플라빅스같은 항혈소판제제를 투여한다.

해설 ① 보통 급성 경련발작 시 phenytoin을 투여한다.
② T-PA는 혈전용해제이다.
③ 만니톨은 고삼투성 이뇨제로 두개강내압 하강 효과가 있다.
④ 헤파린은 항응고제로 응고작용을 방해한다.

35. 반맹증 대상자의 간호중재로 틀린 것은?

① 시야가 완전한 쪽에서 접근한다.
② 시야가 가린 쪽에 출입문이 위치하도록 침대 방향을 조정한다.
③ 머리를 이쪽 저쪽으로 돌려 감소된 시야를 보상하여 사고를 예방한다.
④ 시야가 온전한 쪽에 물건을 배치한다.
⑤ 실내조명을 밝혀둔다.

해설 ② 완전한 시야 방향에 출입문이 위치하도록 환자 침대 방향을 조정한다. 옷 입을 때는 침범된 사지부터 입도록 한다.

정답 33. ② 34. ⑤ 35. ②

36 다음 중 파킨슨질환으로 치료중인 대상자에게 가장 드물게 발생하는 증상은?

① 망상
② 운동완서
③ 경직
④ 진전
⑤ 소서증

해설 ① 망상은 파킨슨 대상자에게 주로 발생하는 증상과 거리가 멀다. 이외에도 운동장애, 단조로운 목소리, 감정의 변화(편집증적 사고, 우울), 자율신경계 증상(기립성 저혈압, 침 흘림, 발한), 표정 없는 가면 같은 얼굴, 안면근육 경직, 고정된 시선 등이 발생하며 지능에는 영향이 없다.

37 파킨슨으로 레보도파를 투여하는 대상자의 교육내용으로 가장 옳은 것은?

① "약물의 흡수를 돕기 위해 비타민B₆와 함께 복용하세요."
② "고단백 식이를 통해 약물의 흡수를 높이세요."
③ "식사 중에 투여해야 약물의 흡수가 높아집니다."
④ "부작용으로 구강이 건조해지면 껌을 씹으세요."
⑤ "알코올은 약물의 효과를 상승시킵니다."

해설
① 비타민B₆는 약물의 흡수를 방해한다.
② 약물투여 시간 가까이에 단백섭취는 약물효과를 방해한다.
③ 약물의 흡수를 높이기 위해 공복 시 투여한다.
⑤ 알코올은 약물 작용을 방해한다.

38 중증근무력증의 간호중재로 틀린 것은?

① 이른 아침이나 약 복용 후 에너지가 최고일 때 활동한다.
② 기도 흡인을 예방한다.
③ 콜린분해효소 억제제는 식사 직후에 투여한다.
④ 소량씩 자주 섭취한다.
⑤ 식사 중 침상머리를 높이고 식후 30~60분간 자세를 유지한다.

해설 ③ 식전 30~60분에 투여한다.

39 다발성 경화증의 주요 증상으로 옳은 것은?

① 피로, 쇠약
② 호흡부전
③ 시각장애
④ 섬망
⑤ 무도증

> **해설** 다발성 경화증은 뇌, 시신경, 척수 백질 등 중추신경계의 수초가 탈락되어 발생하는 만성 진행성 퇴행성 신경 질환이다. 수초탈락으로 신경자극 전도이상, 피로와 쇠약, 비정상적인 반사, 시력장애(복시), 감각 이상(통각 저하), 방광기능 이상, 구음장애, 신경계 행동증상(우울, 인지장애, 정서불안), 경직, 비정상적인 열감 등이 나타난다.

40 요추간판 탈출증의 수술 후 간호중재로 거리가 먼 것은?

① 수술 후 12~24시간은 앙와위를 유지한다.
② 단단한 침요를 적용한다.
③ 압박스타킹을 착용한다.
④ 수술 후 통나무 굴리기로 체위변경한다.
⑤ 수술 후 1주간은 움직이지 않고 침상에서 안정하도록 한다.

> **해설** ⑤ 4일 이상은 침상안정하지 않고 서서히 걷기 운동을 시작한다.

41 급성다발성 신경염의 증상으로 옳은 것은?

① 하행성이 가장 흔한 형태이다.
② 근육쇠약과 마비가 특징적이다.
③ 가벼운 이상감각의 형태가 대부분이다.
④ 호흡문제는 발생하지 않는다.
⑤ 하행성인 경우 감각이상의 문제가 발생한다.

> **해설** 급성다발성 신경염은 말초 신경의 염증에 대한 자가면역 반응으로 축삭을 둘러싼 수초가 벗겨지면서 발생하는 급성 마비성 질환이며 다발성 척수 신경증, 길리안바레 증후군이라고 한다.
> ① 상행성이 가장 흔한 형태이다.
> ③ 가벼운 이상 감각에서 완전 사지마비까지 다양하다.
> ④ 상행성인 경우 50%에서 호흡문제가 발생한다.
> ⑤ 하행성인 경우 얼굴, 턱, 흉쇄유돌근, 혀, 인두, 후두근이 먼저 허약해지며 점차 하지로 진행된다.

정답 39. ① 40. ⑤ 41. ②

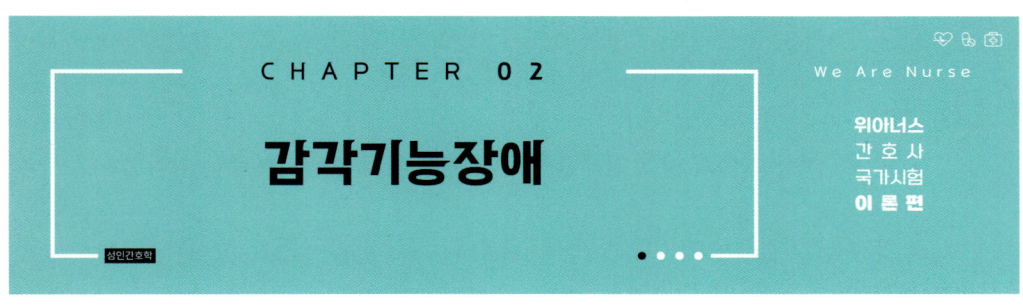

CHAPTER 02 감각기능장애

UNIT 01 시력/시각장애

1. 눈의 구조와 기능
※ 안구의 층

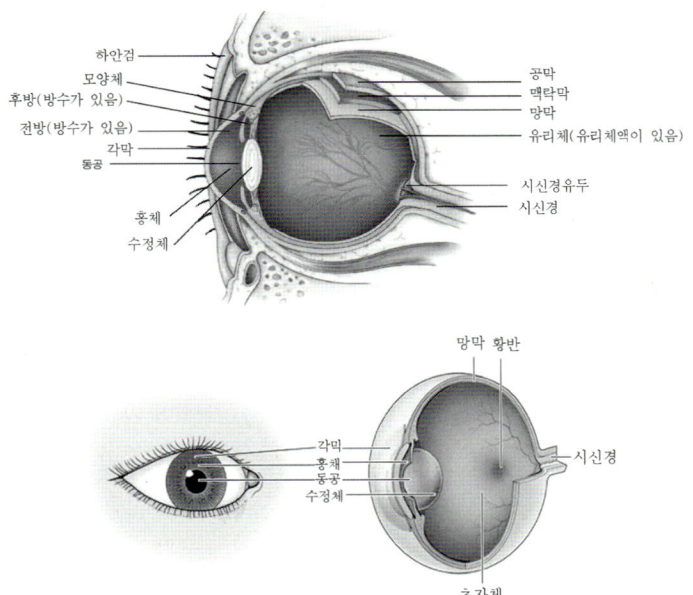

(1) 외막 : 가장 바깥쪽 섬유층

① 각막 : 투명한 둥근 형태, 치밀하고 불투명한 공막부위로 이어짐
② 공막 : 안구의 뒷 부분으로 희고 단단, 시각신경 분포, 혈관으로 영양 공급 받음

(2) 중막

① 맥락막 : 공막과 망막 사이 흑갈색 막, 망막에 영양 공급하는 많은 혈관 분포, 망막을 통해 들어오는 광선 차단

② 홍채 : 눈 색깔, 동공의 크기와 빛의 양 조절, 조리개 역할
③ 모양채 : 맥락막을 홍채와 연결, 방수 생산과 배출

(3) 내막
① 망막 : 가장 안쪽의 얇고 섬세한 막, 시신경에 자극을 전달해주는 감각섬유분포, 혈관 포함
② 안저 : 검안경으로 확인하는 망막의 후안부, 시신경유두, 황반, 중심와 존재

(4) 안내용물
① 방수 : 모양체 돌기에서 생성, 안압유지
② 수정체 : 홍채 뒤 초자체 앞, 투명함, 동공을 통해 들어온 빛 굴절, 초점 조절
③ 초자체 : 젤라틴 형태의 물질로 눈의 모양을 유지하며 빛을 전달

2. 백내장(cataract) ★★★★★
① 수정체 혼탁으로 망막에 선명한 상을 맺지 못하여 시력손상 초래
② 후천성, 노인성 백내장(대부분)

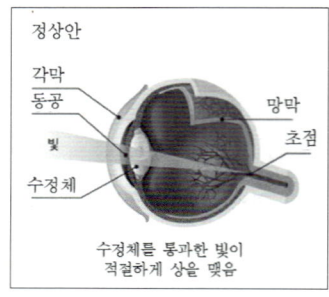 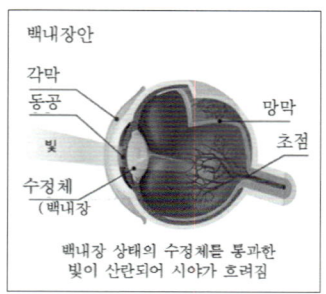

1) 증상
① 초기 : 시력저하(흐리게 보임), 색깔 인식 감소
② 후기 : 한쪽 눈 복시, 실명으로 진행, 적반사 소실, 하얀 동공, 동공의 크기 변화로 시력 변화 정도 확인
③ 통증, 발적 없음

2) 진단검사
시진(불투명한 수정체), 시력검사, 검안경검사(적반사가 뒤틀리거나 없음), 현미경 검사

3) 치료 및 간호중재
※ 유일한 치료방법 : 수술

(1) 낭외적출술
낭의 전방부분을 열고 초음파를 이용하여 수정체 핵을 부수고 수정체 후낭만 남기고 인공수정체를 삽입 → 가장 흔한 유일한 치료 방법

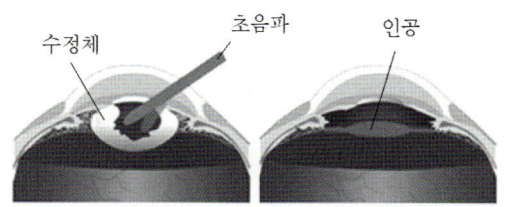

(2) 간호중재

    가. 수술 전
        ① 진정제 투여, acetazolamide PO(∵ 안압감소)
        ② 산동제, 모양체근 마비제 점안

    나. 수술 후 ★★★★★
        ① 수술한 눈 드레싱과 보호용 안대 착용으로 눈 보호
        ② 드레싱 교환 수술 6시간 후 가능, 항생제, 스테로이드 점안
        ③ 체위 : 반좌위, 수술하지 않은 쪽으로 눕기, 앙와위에서 머리 올림
        ④ 절개한 봉합부위의 가려움증 호소 시 차가운 습포 적용
        ⑤ 통증관리 : 아세트아미노펜 투여
        ⑥ 수술 후 초기 통증 : 출혈, 안압상승(오심,구토 사정) 합병증 의미 ★★
        ⑦ 갑작스런 통증 : 혈관이나 봉합 파열, 출혈
        ⑧ 안압상승(주요합병증) ★ : 진통제로 조절 안 되면 → 즉시 보고, 글리세린 구강투여나 만니톨IV
        ⑨ 안압상승 예방 : 활동제한, 변비, 허리 굽히기, 재채기, 기침, 무거운 물건 들기 등 피하기
        ⑩ 축동제 점적(∵ 산동으로 인한 탈출을 예방)

    다. 환자 교육 ★
        ① 점안법, 드레싱 방법
        ② 오심, 구토를 동반한 통증 시 보고
        ③ 무거운 물건 들거나 힘주지 말며, 수술한 쪽으로 눕지 않기 ★
        ④ pilocarpine(축동제) 지속적 투여로 산동 예방(∵ 산동 시 인공수정체 탈출)
        ⑤ 안 손상 예방 : 선글라스나 알루미늄 보호용 안대 사용, 눈 비비지 말 것
        ⑥ 합병증인 망막박리 주의
        ⑦ 수술 후 다음날, 2주후, 1개월 후 추적관찰

3. 녹내장 ★★★★★
비정상적인 안압 상승으로 시신경 위축, 시력손실 발생(정상 안압 10~21mmHg)

1) 원인 및 위험요인
    ① 원발성 : 노화, 유전, 중심망막정맥 폐쇄

② 속발성 : 포도막염, 홍채염, 혈관신생질환, 안구종양, 변성질환, 눈수술, 외상, 흡연, 카페인, 알코올, 약물 과다, 부신피질호르몬 등의 변화
③ 질병동반 : 당뇨병, 고혈압, 심한 근시, 망막박리

2) 증상 ★★★

(1) 만성 광우각형(원발성 개방각) 녹내장 : 가장 흔한 형태, 양측성
① 전방각 통한 방수 배출이 감소되어 안압상승
② 증상 없이 천천히 발생
③ 흐릿한 시력, 조절기능 감소, 눈의 가벼운 통증, 두통, 과도한 눈물 분비
④ 후기 : 주변시야 상실(터널시야) ★★, 시력저하, 불빛 주위에 무지개 색의 달무리(halo)

(2) 급성 협우각형(폐쇄각) 녹내장 : 응급처치 필요
① 전방각이 좁아지거나 폐쇄되어 방수배출 방해
② 시야가 급격히 좁아짐, 급성으로 발생
③ 눈 주위의 심한 통증, 두통, 오심, 구토, 복부 불편감
④ 불빛 주위에 무지개 색의 달무리, 광각감소로 시력이 흐릿

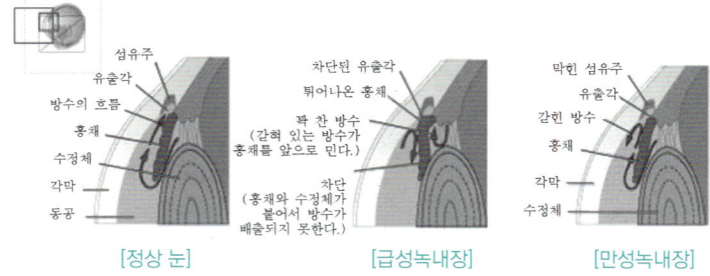

[정상 눈]   [급성녹내장]   [만성녹내장]

3) 진단검사
① 검안경 검사(안저 검사) : 시신경손상 확인
② 세극등 현미경 검사 : 급성 협우각형 녹내장에서 홍반성 결막, 전방수 혼탁, 동공반응 없음
③ 안압검사 : 23mmHg 이상 상승
④ 시야검사 : 중심 시야를 측정하여 시신경 손상 확인

4) 치료 및 간호 중재 ★★

(1) 약물치료 ★ : 방수 배출 증가 및 방수 생성 감소로 안압 떨어뜨리기
① 축동제 : 방수배출 증가, pilocarpine
② 베타교감신경차단제(timolol) 점적, 탄산탈수효소억제제(Diamox) : 방수 생성 감소
   베타교감신경차단제는 동공수축 없음
③ 금기약품 : 모양근마비제(동공이완), 산동제(동공확대)
   ∵ 협우각형 녹내장 시 방수 유출을 억제, 안압상승시킴

(2) 수술 및 수술 후 간호 ★
방수의 새로운 배액 통로를 만들거나 방수를 생성하는 구조를 파괴하는 수술 시행
① 약물 및 레이저수술로 치료에 실패 시 적용
② 수술 후 항생제를 결막 아래로 주입
③ 아스피린 복용 금지
④ 수술한 쪽으로 눕지 않도록 함
⑤ 합병증 : 맥락막 출혈 → 눈 심부의 급성 통증, 활력징후의 변화 ★

(3) 급성 협우각형 녹내장 간호 ★
① 안압 저하 위한 투약 즉시 시행
② 방을 어둡게 하고 이마에 찬물 찜질, 조용한 장소에서 휴식제공 ★

(4) 퇴원 시 교육
※ 녹내장은 치료가 되는 것이 아니라 조절하는 것이므로 추후관리의 중요성 교육
① 시력감퇴, 광원 주위 무지개, 안통 등의 증상 시 즉시 내원, 규칙적인 검진 필요
② 심리적 안정 : 가급적 흥분, 분노, 불안 피할 것
③ 혈액순환 촉진, 치아건강 유지, 감기예방, 금주
④ 안압 상승 활동 금지 : 무거운 것 들기, 재채기, 기침, 코풀기, 허리 굽히기 등
⑤ 어두운 곳, 암실 피할 것
⑥ 과도한 나트륨 섭취를 피할 것
⑦ 정기적인 추적관찰 중요성 강조
⑧ 의사 허락 없이 안약을 점적하거나 눈 씻기 금지

- 산동제(atropin) : 부교감신경차단제(항콜린성) → 동공확대(눈 근육 이완), 부작용(구갈, 빈맥, 광과민) → 녹내장시 금기
- 축동제(pilocarpine) : 부교감신경흥분제(콜린성) → 동공수축, 방수배출증가(모양근이 섬유주 잡아당김), 부작용(두통) → 녹내장 치료
- β교감신경차단제(timolol) → 방수생성감소로 안압저하 시킴, 부작용(두통, 기관지 경련, 저혈압) → 녹내장 치료

4. 망막박리(retinal detachment) ★★★★
망막 바깥쪽의 색소상피세포층과 안쪽의 감각층 사이가 떨어져서 발생

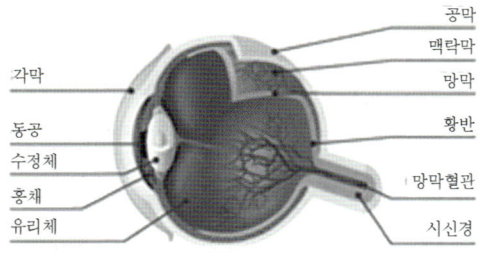
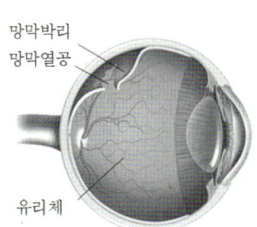

1) 원인 및 위험요인
노화, 백내장 적출, 외상, 당뇨병, 종양, 고도근시, 가족적 소인 등

2) 증상 ★★★
무통, 섬광(눈앞이 갑자기 번쩍거림), 부유물 보임, 시야결손(커튼을 드리운 듯 가려진 듯) ★

3) 검사
검안경 검사

4) 치료 및 간호중재
수술(공막돌륭술), 투열요법, 냉동요법, 가스 및 실리콘기름 주입술

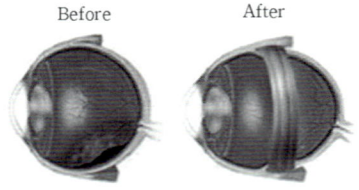

[공막돌륭술]

5) 수술 전 간호 ★
① 절대안정(손상 악화 방지), 양안 안대 적용
② 눈의 긴장 감소, 정온제, 진정제 투여
   • 정온제 : 간뇌영향, 정신활동의 불안전 동요 진정
   • 진정제 : 중추신경계 안정(마취, 체면, 진통, 항불안제 등)
③ 안압 상승 행위 피하기, 배변 완화제 투여
④ 10% phenylephrine과 산동제 투여

6) 수술 후 간호 ★
① 공막돌륭술 후 항생제 점안
② 패드, 플라스틱 안대로 압박 드레싱
③ 수술 직후 머리 움직이지 않도록, 눈의 완전한 휴식상태 유지
④ 오심, 구토, 통증 호소 시 진토제와 진통제 투여
⑤ 첫 24시간 안압관찰, 상승 시 acetazolamide 투여
⑥ 항생제와 스테로이드가 합성된 안약 점적
⑦ 모양근마비제 투여 : 눈 산동 → 휴식 도모
⑧ 눈꺼풀에 부종, 소양감, 통증, 염증 있으면 냉찜질, 이완, 진정작용 위해서 온찜질 적용

> 체위 : 수술 방법에 따라 다르니 주치의에게 수술 후 반드시 확인
> 가스나 오일 주입술 시 : 엎드린 자세를 취하여 가스를 망막쪽으로 밀어낼 수 있게 함
> 공막 돌륭술 시 : 박리된 열공 위치에 따라 앙와위 혹은 수술한 쪽으로 눕기

⑨ 안압상승 활동 피하기
⑩ 눈 관리 : 비비지 않기, 이물질 들어간 경우 눈물 흐르도록 해서 세척

5. 안연고 점안법 ★
① 투여 전 손 씻기
② 결막 노출 후 내안각 → 외안각, 결막 위에 직접 도포
③ 튜브의 끝이 눈 주위 피부에 닿지 않도록 주의
④ 안연고 주입 후 시야 흐려짐을 설명
⑤ 안약과 안연고 모두 투여 시 안약 우선 투여

UNIT 02 청력/청각장애

1. 귀의 기능

1) 기능
청각기능 : 골전도, 공기전도의 기전
평형기능 : 눈, 관절, 근육, 뇌, 미로의 상호작용으로 인체의 균형 유지

2) 구조

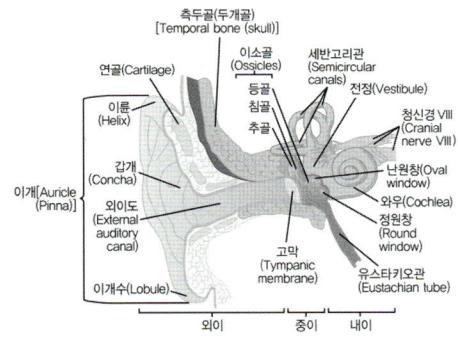

① 외이 – 귓바퀴, 외이도
② 중이 – 고막, 이관(유스타키오관), 이소골, 난원창, 정원창
③ 내이 – 반고리관, 와우, 전정, 코르티기관

2. 청력손상 – 난청
① 특정한 단어 혹은 소리를 듣는데 어려움
② 완전 청력 상실

1) 원인

(1) 전도성 난청 ★★
① 외이 혹은 중이의 기계적 전달 장애
② 귀의 폐색(귀지, 이물질), 감염, 고막경화증, 고막의 외상

(2) 감각신경성 난청
　① 내이신경 혹은 뇌신경의 신경전도상 장애
　② 노인성 난청(노화 또는 머리나 귀의 외상), 급성, 선천성 청각 상실, 소음과 관련된 청각 상실, 악성종약, 메니에르 병, 중추성 청각 기능장애

(3) 혼합형 난청
　전도성 난청 + 감각신경성 난청 혼재

(4) 기능성 난청
　기질적 장애 없는 심인성 청력 장애

2) 난청검사 ★★★★

(1) 음차검사
　① Weber test ★★ : 편측성 청력손상 위치 확인
　　㉠ 정상 : 양쪽 귀 동일
　　㉡ 전도성 난청 : 환측에서 더 잘 들림
　　㉢ 감각신경성 난청 : 환측에서 잘 안 들림(건측 잘 들림, 신경이 손상된 귀는 소리에 대한 인지 불가능)
　② Rinne test : 청력손실의 원인이 전도성인지 감각신경성인지 구별 시 골전도, 공기전도의 비교
　　㉠ 정상 : 골전도 < 공기전도(약 2배)
　　㉡ 전도성 난청 ★★ : 이환된 쪽이 골전도 > 공기전도
　　㉢ 감각신경성 난청 : 이환된 쪽이 골전도 < 공기전도(2배 이상이 아닌 전체적으로 감소)

(2) 평형검사 ★★ : 지시검사, 차안 서자검사, one leg rising test
　① Romberg 검사 ★ : 눈을 감고 똑바로 30초간 서서 직립반사 검사
　　㉠ 정상 : 최소한의 움직임, 똑바른 자세 유지
　　㉡ 비정상 : 평형상실로 비틀거림 → 양성

3) 증상 ★

① 진행이 매우 느림, 의사소통의 문제가 일어나기까지 알아차리지 못함
② 원인이 노화 혹은 소음 시 고주파 청취 곤란
③ 언어적 의사소통에 대한 반응 부족, 부적절한 반응
④ 대인관계가 불안정, 적대적, 과민
⑤ 비정상적으로 부드럽게 혹은 과도하게 큰 말소리
⑥ 긴장된 얼굴표정, 들을 때 머리를 기울임
⑦ 대화할 때 끊임없이 설명 필요, 불완전한 발음
⑧ 라디오나 TV 소리를 크게 함, 이명 호소
⑨ 점점 냉담해지고 다수나 소수의 청중모임을 피하게 됨

4) 치료 및 간호 중재

(1) 감염조절

항생제, 바이러스제, 스테로이드제

(2) 갑작스런 청력상실

스테로이드 제제 투여(진행성 청각상실의 감소와 회복)

(3) 보청기 사용 : 전도성 난청에 도움

종류 : 고막형, 귓속형, 귀걸이형, 안경형, 주머니형, 박스형 등

(4) 청력보조 기구

전화벨 소리크기 조정, 전화벨, 초인종 대신 전등 이용

(5) 이명(tinnitus) 관리

바이오피드백, 전기 자극, 최면, 명상, 보청기 등

(6) 재활

다른 감각 이용(시각, 촉각, 진동각) : 입술 읽기, 수화, 쓰기, 그림, 도표 등

(7) 청력손상 대상자와의 의사소통

① 팔이나 손을 올려 상대방 주의 끌기
② 소음이 없고 충분히 밝은 곳에서 얼굴을 마주하고 눈을 보며 대화
③ 정상 혹은 약간 높은 톤으로(고음은 이해하지 못함), 또박또박 말할 것
④ 간단, 명확, 자연스러운 대화
⑤ 중요문장 반복
⑥ 입 모양이 분명할 것 : 웃기, 껌 씹기, 입 가리기, 담배 피우기 금지
⑦ 의사전달 돕기 : 몸짓, 얼굴표정, 손짓 등을 적절히 활용하여 대화
⑧ 대상자의 주의가 흐트러질 때 : 피로, 이해부족 상태
⑨ 전문용어를 사용 시 글로 설명

3. 중이염(otitis meia)★★

중이, 이관, 유양돌기 염증

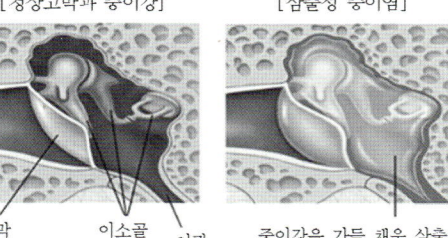

[정상고막과 중이강] [삼출성 중이염]
고막 이소골 이관   중이강을 가득 채운 삼출액

1) 원인

① 중이는 비강, 부비동 등과 연결되어 호흡기계 감염이 흔한 원인

② 인플루엔자(아동), 폐렴구균(성인), 용혈성 연쇄상구균(감기 합병증)

2) 증상
① 발적기 : 이통, 발열, 부종, 청력정상
② 삼출기 : 삼출물 형성, 전도성 난청
③ 화농기 : 고막천공 전 심한 이통, 천공 후 무통

3) 치료 및 간호 중재

(1) 통증완화 : 진통제

(2) 감염예방
① 전신적 항생제 투여, 국소적 항생제 점적
② 항생제 7~10일간 투여(감염 재발 방지)
③ 조기 항생제 처방 : 근접기관의 유양돌기염, 부비동염, 뇌수막염, 뇌농양 예방
④ 감염의 주위 확산 예방 : 깨끗한 외이 유지, 귀를 솜으로 느슨하게 막기
⑤ 귀에 물이나 샴푸가 들어가지 않도록 주의
⑥ 얼음주머니 : 국소 열, 부종완화

(3) 항히스타민제, 충혈완화제, NSAIDs, 해열제 투여

(4) 피부간호

분비물이 자극되지 않도록 크림 적용

(5) 적절한 수분섭취, 휴식

(6) 외과적 관리

고막절개술, 액체와 압력 제거, 환기관 삽입

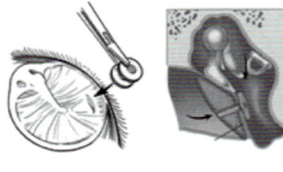
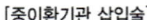
[중이환기관 삽입술]

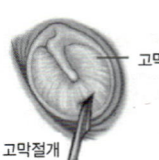
고막절개 / 고막

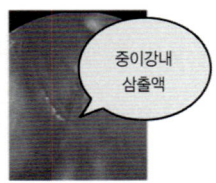
중이강내 삼출액

4) 수술 후 간호
① 통증은 수술 후 농과 삼출액이 배액되면 즉시 완화
② 수술한 귀 아래로 유지
③ 외이도 주변에 바셀린 적용 : 배액으로 인한 피부손상 예방
④ 환기관 삽입 : 일시적 혹은 6~18개월 유지
　 환기관 삽입으로 소리가 크게 들린다는 점 알림

※ 고막절개술 후
⑤ 수술 후 2~3주간 빨대 사용 금지
⑥ 코 풀 때 입을 벌린 채 한쪽씩 풀기
⑦ 배변 시 긴장감 완화시키기
⑧ 3주 정도 머리 빨리 돌리기, 흔들기, 숙이지 않기
⑨ 귀의 드레싱 매일 교환 - 6주간 바세린 솜뭉치를 귀에 넣어 건조하게 유지
⑩ 분비물 많을 경우 즉시 보고

4. 메니에르 질병(Meniere's disease) ★★★★★★★
① 막미로의 확장, 내림프의 양 증가로 내림프수종 유발
② 20~50세, 남 〉여, 한쪽 귀(60~70%)에서 시작 → 양측으로 진행
③ 흡수장애, 바이러스성 감염, 알레르기, 내분비장애, 정서적 긴장, 갑작스런 혈관운동장애

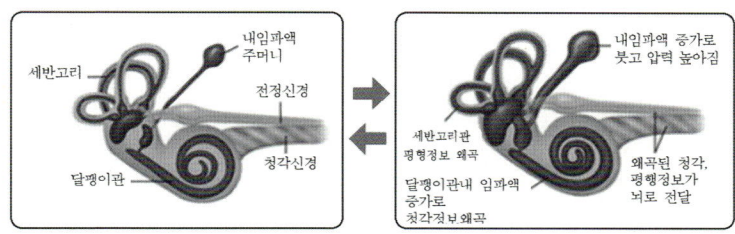

1) 증상 ★★★
① 3대 증상 : 심한 현훈(오심, 구토 동반), 감각신경성 난청, 이명
② 급성 발작기 : 안구진탕증, 운동실조
③ 균형 장애, 점차적인 청력 감소

2) 진단 검사
평형검사(Romberg test) 양성 : 다리를 모으고 서서 팔은 옆으로 하고 눈을 감음, 정상은 최소의 움직임으로 똑바른 자세를 유지하고 평형상실은 전정문제나 소뇌의 운동 실조증 암시

3) 치료 및 간호 중재 ★★★★
① 항현훈성 약물 투여
② 진정제, 항콜린성 약물은 오심, 구토, 발한 조절
③ 이뇨제, 염분 제한 식이 → 귀의 충만감, 압력완화 ★
④ 카페인, 설탕, 화학조미료, 알코올 섭취 제한
⑤ 급성기 중 낙상 예방 위해 침대난간 올리고 침상안정 취해 줌
⑥ 안위 증진 : 불안 감소, 증상 유발할 수 있는 환경(소음, 불빛), 스트레스, 피로 피하기
⑦ 현기증 시 : 베개로 환자 머리 양쪽지지
⑧ 갑작스런 현훈 시 중재 ★ : 즉각 평편한 바닥에 눕혀서 현훈이 멈출 때까지 눈을 감도록 함, 머리움직임 제한, 휴식, 어두운 방에서 안정

⑨ 전정재활 : 물리치료나 균형 훈련운동
⑩ 외과적 수술 : 내과적 치료 실패 시 파괴 막고 청력보존 위해 실시, 내림프 감소시키는 shunt 수술 등

5. 귀 수술후 간호 ★

① 통증 완화 : 진통제 투여
② 항생제 투여
③ 현훈, 어지러움 호소 시 걸을 때 보호, 침대 난간 올려줌
④ 출혈은 드물지만 소량의 장액혈액성 분비물 배액 관찰
⑤ 수술 후 몇 시간 동안 수술을 한 귀가 아래로 가게 할 것
⑥ 코 풀기 : 한쪽 코로 부드럽게 한 번에 한쪽씩 코를 풀게 함
⑦ 기침, 재채기 : 1주간 입을 벌리고 할 것
⑧ 감기 예방, 상기도 감염환자와 대면 피할 것
⑨ 대개 3~7일 후에 일상에 복귀, 격렬한 작업일 경우 3주후 복귀
⑩ 무거운 물건 들기 금지(특히 등골절제술 시)
⑪ 귀 수술 후 초기의 정상 증상 교육 ★
  ㉠ 드레싱이나 패킹으로 인한 수술 받은 귀의 청력 감소
  ㉡ 깨지는 것 같거나 터지는 것 같은 귀의 소음
  ㉢ 약간의 통증과 턱의 불편감
  ㉣ 귀의 부종

6. 귀 점적법

① 주입할 점적제를 준비
② 정확한 용량과 시간을 확인
③ 귀심지(packing)를 제거
④ 고막이 완전하다면 귀 세척
⑤ 점적제 병을 체온과 같도록 5분 동안 따뜻한 물에 담가둠
⑥ 환측을 위로 하여 반대쪽으로 기울이고 투약 점적기를 삽입한 다음 점적
⑦ 대상자 머리를 부드럽게 앞뒤로 5번 정도 움직임
⑧ 부드러운 솜으로 느슨하게 막기

단원별 문제

01 눈 수술을 받은 대상자에게 눈에 냉습포를 적용하는 이유가 아닌 것은?

① 분비물 흡수 촉진 ② 출혈 억제
③ 소양증 감소 ④ 통증 감소
⑤ 부종 감소

> 해설 이외에도 세균 성장억제, 감염을 예방하기 위함이다.

02 백내장 수술 후 교육내용으로 거리가 먼 것은?

① "수술한 눈을 누르지 마십시오."
② "수술 후 기침은 하지 않습니다."
③ "산동제를 투여하세요."
④ "머리를 30도 올린 자세로 앉아서 휴식하십시오."
⑤ "드레싱 교환은 수술 24시간 이후에 가능합니다."

> 해설 ③ 산동으로 인한 수정체 탈출을 예방하기 위해 축동제를 점적한다.

03 급성협우각(폐쇄각) 녹내장을 진단받은 대상자에게 다음과 같은 증상이 나타났을 때 제공하는 간호중재로 옳은 것은?

> 갑작스러운 두통, 안통, 안압 28mmHg

① 조명을 밝혀주어 불안감을 해소한다.
② 양쪽 눈에 안대를 적용하고 쉰다.
③ 즉시 안압 상승제를 투여한다.
④ 산동시킨다.
⑤ 이마에 찬물 찜질을 한다.

01. ① 02. ③ 03. ⑤

해설 [급성협우각 녹내장(폐쇄각)]
홍채가 비정상적으로 앞쪽으로 이동하여 전방각이 좁아지거나 폐쇄되어 방수 배출이 방해된다.
시야가 급격히 좁아지고 급성으로 발생, 안압이 상승되어 나타나는 증상으로 안압을 낮추는 것이 중요하다.
① 조명은 어둡게 해준다.
② 망막박리 시 중재
③ 안압하강제 투여
④ 축동시켜 방수배출 증가

04 급성 협우각 녹내장으로 치료 후 퇴원예정인 대상자의 교육내용으로 옳지 않은 것은?

① "고개를 뒤로 젖히지 말고 앞으로 숙이세요."
② "어두운 곳에 있지 마세요."
③ "몸에 꼭 맞는 옷이나 장식품은 피하세요."
④ "커피나 술은 마시지 마십시오."
⑤ "불빛을 볼 때 무지개가 보이면 즉시 진찰을 받으세요."

해설 녹내장은 조절하는 것이 중요하며 조기치료로 시력 상실을 예방하도록 한다.
① 안압상승 자세이므로 피한다.

05 우측 수정체의 혼탁으로 망막에 선명한 상을 맺지 못하여 수술 받은 68세 대상자의 간호중재로 옳은 것은?

① 안대를 적용한다.
② 우측으로 눕는다.
③ 48시간 절대 안정한다.
④ 우안에 온습포를 적용한다.
⑤ 수술 후 2~3일부터 일반식이 가능하다.

해설 [백내장 수술 간호]
② 좌측으로 눕는다.
③ 수술 당일 퇴원이 가능하다.
④ 수술부위 냉습포를 적용한다.
⑤ 아침수술이면 저녁에 일반식사가 가능하다.

06 결막염의 간호중재로 옳지 않은 것은?

① 등장액으로 눈 세척하여 눈에서의 전해질 상실을 예방한다.
② 안대사용을 금지한다.
③ 어두운 방에서 휴식한다.
④ 철저한 손 씻기, 양 눈 수건을 따로 사용한다.
⑤ 냉찜질을 적용한다.

> **해설** 결막염 원인 : 알레르기원, 자극물질에 의한 염증성, 세균이나 바이러스 감염에 의한 세균성
> ② 박테리아 성장이 촉진될 수 있어 안대사용을 금지하며, ⑤ 온찜질을 적용한다.

07 다음 중 올바른 안약 점안과 관련된 교육내용으로 옳은 것은?

① OD는 좌안, OS는 우안이다.
② 안약 점적 후 고개를 숙여 자연스럽게 흐르도록 한다.
③ 안약의 효과를 증진시키기 위해 직접 각막에 떨어뜨린다.
④ 집게손가락을 이용하여 하안검을 부드럽게 아래로 잡아당긴다.
⑤ 점안 후 환자에게 눈을 크게 뜨도록 하고 비비거나 힘주지 않도록 한다.

> **해설** ① OD는 우안, OS는 좌안이다.
> ② 고개를 숙이지 않는다.
> ③ 직접 각막에 떨어뜨리지 않고 하안검 중앙부에 점적한다.
> ⑤ 눈을 가볍게 감도록 하고 비비거나 힘주지 않는다.

08 망막바깥쪽의 색소상피세포층과 안쪽의 감각층 사이가 떨어져서 수술을 준비 중인 대상자의 수술 전, 후 교육내용으로 옳은 것은?

① "독서는 수술 2일 후부터 가능합니다."
② "공막 돌륭술 후 엎드린 자세를 유지합니다."
③ "눈의 긴장 완화를 위해 수술 전 진통제를 투여할 것입니다."
④ "낭외 적출술을 시행한 경우에는 수술 자세는 자유롭게 하셔도 됩니다."
⑤ "수술 전 절대 안정을 유지해야 되며 양안을 안대로 가리겠습니다."

> **해설** [망막박리 상태]
> ① 2주 후에 독서가 가능하다.
> ② 체위 : 수술 방법에 따라 다르니 주치의에게 수술 후 확인가스나 오일 주입술 시 : 엎드린 자세를 취하여 가스를 망막쪽으로 밀어낼 수 있게 한다.공막 돌륭술 시 : 박리된 열공 위치에 따라 앙와위 혹은 수술한 쪽으로 눕기
> ③ 긴장완화위해 진정제, 정온제를 투여할 수 있다.
> ④ 낭외적출술은 백내장 수술이다.
> ⑤ 수술 후 자세는 망막부위와 수술방법에 따라 다르므로 주치의에게 꼭 확인한다.

09 눈 수술을 받은 대상자들이 수술 후 안압상승을 방지하기 위해 피해야 할 행동은?

① 기침　　　　　　② 보행
③ 식사　　　　　　④ 앙와위
⑤ 심호흡

> **해설** 안압상승 행위 : 기침, 무거운 것 들기, 허리 굽히기, 심한 재채기, 코풀기 등

10 전방각 통한 방수배출이 감소되어 안압 상승이 발생한 환자가 안약투여를 언제 중단할 수 있는지 질문하였을 때 간호사의 대답으로 가장 옳은 것은?

① "평생 안약을 사용하셔야 됩니다."
② "시력이 향상되면 안약을 중단할 수 있습니다."
③ "증상이 있을 때만 안약을 사용하시면 됩니다."
④ "주기적으로 진료해 줄 의사선생님 처방을 따르세요."
⑤ "정상적 눈 검사를 하는 3달 후에 안약사용을 중단할 수 있습니다."

> **해설** 녹내장은 완치의 개념보다는 조절하는 것으로 관리가 중요하다. 증가된 안압을 조절하기 위해 남은 일생 동안 안약을 계속 사용해야 된다. 시력손상(상실)은 영구적이며 아무런 증상 없이 점차적으로 발생할 수 있다.

11 메니에르 질환의 3대 대표 증상으로 옳은 것은?

① 현훈, 이명, 근 무력　　　② 오심, 구토, 관절통
③ 난청, 현훈, 이명　　　　　④ 실신, 두통, 난청
⑤ 안구진탕증, 관절통, 현훈

> **해설** 메니에르 질환은 막미로의 확장과 내림프의 양이 증가하여 내림프수종을 일으키는 질환으로 한쪽 귀에서 시작하여 양측으로 진행된다.
> 3대 대표 증상으로 심한 현훈(오심, 구토 동반), 감각신경성 난청, 이명이 있다.

12 메니에르 질환의 일반적인 간호중재로 옳은 것은?

① 침상을 높여준다.
② 가벼운 운동을 통해 안정을 취하도록 한다.
③ 침상난간을 올려 낙상 사고를 예방한다.
④ 큰 소리로 말하여 잘 들을 수 있게 한다.
⑤ 좋아하는 TV프로그램을 보며 안정을 취하도록 한다.

> **해설** ① 침상을 낮춘다.
> ②,⑤ 현훈이 심할 때는 아무것도 하지 않고 안정한다.
> ④ 상관없다.

13 난청을 호소하는 대상자에게 음차를 이용한 weber 검사를 시행한 결과 난청을 호소하는 귀에서 소리가 더 크게 들린다고 할 때 의미하는 것은?

① 전도성 난청 ② 감음성 난청
③ 혼합성 난청 ④ 기능성 난청
⑤ 감각신경성 난청

> **해설** Weber 검사 : 음차를 가볍게 진동시켜 대상자의 머리중앙, 이마에 댄 후 소리가 양측에서 어떻게 들리는지 확인하는 검사
> • 정상 : 양측에서 동일하게 들림
> • 전도성 난청 : 난청 있는 쪽 귀에서 더 잘 들림
> • 감각신경성 난청 : 난청이 없는 쪽 귀에서 더 잘 들림

14 폐렴구균에 감염된 후 왼쪽 귀의 통증이 심하고 분비물이 흘러내리며 부종 등의 증상이 반복되어 고막절개술을 받은 대상자의 간호중재로 옳지 않은 것은?

① 배변 시 긴장되지 않도록 주의한다.
② 배액을 흡수하기 위해 우측 귀에 느슨하게 솜으로 막아준다.
③ 수술 후 빨대사용을 금지한다.
④ 좌측 외이도 주변 피부손상을 예방하기 위해 바셀린을 적용한다.
⑤ 수술 후 소리가 크게 들리는 것은 환기관 삽입 때문임을 설명한다.

> **해설** 왼쪽 귀를 중이염으로 수술 받은 상태이므로 왼쪽 귀에 느슨하게 솜으로 막아 배액을 흡수하도록 한다.

12. ③   13. ①   14. ②

15 청각장애가 있는 대상자와 의사소통을 할 때 잘못된 방법은?

① 천천히 차근차근 말한다.
② 말하면서 담배를 피우거나 껌을 씹지 않는다.
③ 목소리를 아주 크게 하고, 단어를 하나하나 강조해 준다.
④ 어두운 곳보다 밝은 조명이 있는 장소에서 대화한다.
⑤ 이해를 돕기 위해 똑같은 말을 반복해서 말해준다.

> **해설** 목소리를 조금 높이는 것은 도움이 되나 너무 낮거나 큰소리는 도움이 되지 않으며 단어를 하나하나 강조하지 않는다.

16 성인의 귀에 약물을 주입하는 방법으로 옳은 것은?

① 문제가 있는 쪽 귀를 아래로 한다.
② 점적제나 연고를 외이도 안에 주입하며 적어도 5분간은 자세를 변경하지 않는다.
③ 문제가 있는 귀의 이개를 후하방으로 잡아당긴다.
④ 심지를 박을 때는 멸균된 솜만 사용한다.
⑤ 점적제는 시원한 온도로 투약한다.

> **해설** ① 문제가 있는 쪽을 상부로 한다.
> ③ 문제가 있는 귀 이개를 후상방으로 잡아당긴다.
> ④ 솜에 필요한 약물을 소량 묻힌다.
> ⑤ 체온정도로 준비한다.

17 급성중이염에 대한 교육 내용으로 옳은 것은?

① "상기도 감염 시 코를 세게 풀면 병원균이 전파되는 것을 예방할 수 있습니다."
② "중이염 수술을 한 후 입을 꼭 다물고 코를 풉니다."
③ "고막 절개술 후 물을 마실 때는 빨대를 사용합니다."
④ "귀 심지는 중이의 압력감소를 위해 적용합니다."
⑤ "전신적 항생제는 3일간 투여하며 이후에는 국소적 항생제로 점적하게 됩니다."

> **해설** ② 수술 후 코 풀 때 입을 벌린 채 한 쪽씩 푼다.
> ③ 2~3주간 빨대 사용을 금지한다.
> ④ 감염이 주위로 확산되지 않도록 귀 심지를 사용한다.
> ⑤ 전신적 항생제는 약 7~10일간 투여한다.

정답 15. ③ 16. ② 17. ①

18 일반적으로 적용할 수 있는 귀 간호에 대한 설명으로 잘못된 것은?

① 외이도에 있는 귀지는 방어기능을 하므로 적당히 제거한다.
② 귀 청결은 축축한 수건으로 손가락 끝을 이용하여 닦아내는 것이 좋다.
③ 귀에 가려움증이 있는 경우 면봉을 사용하면 상처나 감염이 우려될 수 있으니 주의한다.
④ 급성 상기도 감염이 있는 경우 코 세척을 하면 도움이 된다.
⑤ 코를 풀 때는 양쪽 콧구멍은 열고 입은 다물어야 오염물질이 이관을 통해 중이로 올라가는 것을 예방할 수 있다.

해설 양 콧구멍은 열고 입은 벌린다.

19 메니에르병을 진단받은 대상자가 갑자기 심한 현기증을 호소하며 고통스러워 할 때 즉각적으로 취해야 할 중재로 옳은 것은?

① 즉시 심호흡을 통해 어지러움을 감소시킨다.
② 눈을 힘껏 꼭 감는다.
③ 머리를 무릎 사이에 두고 밝은 장소에서 가만히 있는다.
④ 즉시 기대거나 누워서 눈을 감도록 한다.
⑤ 처방받은 진정제를 즉시 투여하고 시원한 공기를 쏘이도록 한다.

해설 갑작스런 현훈 시 가능한 즉시 평편한 바닥에 눕혀서 현훈이 멈출 때까지 눈을 감도록 하며 머리 움직임을 제한하고 휴식, 어두운 방에서 안정하도록 한다.

20 청력기능의 감소를 호소하는 난청대상자의 1차 예방법으로 적절하지 않은 것은?

① 하루 12시간 이상 100db에 노출되지 않도록 한다.
② 소음에 노출 시 귀마개를 적용한다.
③ 오염된 물에서의 수영을 제한한다.
④ 귀의 손상을 예방하기 위해 운동 시 헬멧을 적용한다.
⑤ 딱딱한 물건을 귀에 넣거나 막지 않는다.

해설 하루 12시간 이상 80db에 노출을 금지한다.

18. ⑤ 19. ④ 20. ①

CHAPTER 03
조절기능장애 : 내분비계 장애

UNIT 01 내분비계의 구조와 기능

1. **외분비샘(exocrine gland)**
   분비물 운반
   예) 침샘, 땀샘, 기름샘, 간, 위, 장, 췌장, 전립샘, 젖샘, 눈물샘 등

2. **내분비샘(endocrine gland)**
   ① 혈행 내로 호르몬을 직접 분비하여 표적 세포에 운반
   ② 항상성 유지
   예) 뇌하수체, 갑상샘, 부갑상샘, 부신, 췌장의 langerhans섬, 송과샘, 흉샘, 난소, 고환

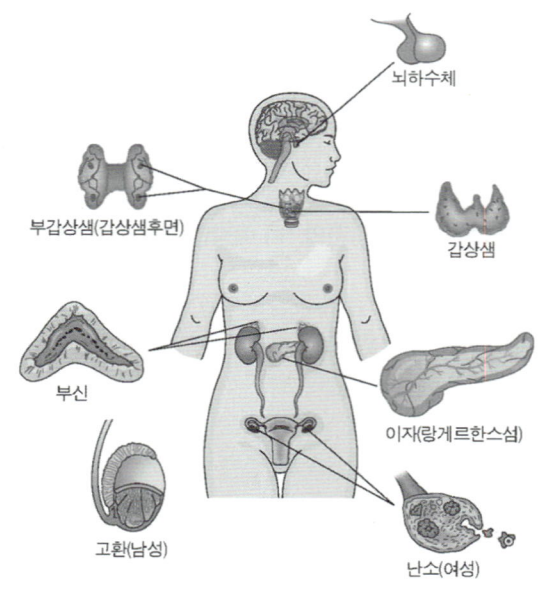

3. 호르몬의 조절 기전

1) 분비

(1) negative feed-back(음성회환체계)
① 호르몬계의 주요 조절기전
② 혈중에 호르몬 양이 적을 때 추가호르몬 분비
③ 혈중에 호르몬 양이 많을 때 호르몬을 방출 차단
④ 예) 혈중 갑상선 호르몬 저하 → 뇌하수체 전엽에서 TSH분비 → 갑상선 자극, 갑상선 호르몬 분비 촉진

(2) positive feed-back(양성회환체계)
① 추가적으로 호르몬 분비 유발
② 호르몬 양이 많아도 호르몬 유리 억제 인자 방출 안함
③ 분만 시 옥시토신 작용

2) 운반
순환계를 통해 자유로운 상태나 혈장 단백과 결합하여 운반

3) 작용
세포내 수용체나 막수용체와 결합하여 세포활동 개시

4) 기능
물질대사 관여, 에너지 생성, 성장과 생식, 전해질 균형, 성격발달 등 조절

4. 내분비계의 기능과 호르몬 분비

1) 시상하부와 뇌하수체의 관계

- 방출호르몬(Releasing Hormone, RH)분비 → 뇌하수체 전엽 호르몬 분비 촉진
- 옥시토신과 항이뇨 호르몬 직접 생산

시상하부	뇌하수체 전엽	표적기관
TRH(TSH방출호르몬)	THS(갑상샘자극호르몬)	갑상샘
CRH(ACTH방출호르몬)	ACTH(부신피질자극호르몬)	부신피질
FSHRH(FSH방출호르몬)	FSH(난포자극호르몬)	생식선
LHRH(LH방출호르몬)	LH(황체화호르몬)	생식선
PRH(Prolactin방출호르몬)	Prolactin(유선자극호르몬)	유방, 생식선
GHRH(GH방출호르몬)	GH(성장호르몬)	신체 전체

2) 내분비계와 호르몬 분비

분비기관	호르몬	기능	분비과다	분비저하
뇌하수체 전엽	TSH (갑상샘자극호르몬)	T3,T4 분비자극	갑상샘기능 항진증	갑상샘기능 저하증
	ACTH (부신피질자극호르몬)	cortisol, 알도스테론, 성 호르몬 분비자극	쿠싱증후군	저혈압과 스트레스에 민감, 에디슨병
	Gn(FSH, LH, 성선자극호르몬)	성선분비자극 : 성기관의 성장 및 성숙	성조숙증	불임, 성욕저하, 2차 성징 지연
	Prolactin (유선자극호르몬)	유즙분비, 유방조직성장자극, 남녀생식기능 조절	무월경, 임신에 관계없이 유즙분비	유즙분비 부족
	GH(성장호르몬)	세포, 골, 연조직성장 촉진, 당 이용감소, 단백질 합성증가	거인증(어린이), 말단비대증(성인)	난쟁이(어린이)
뇌하수체 후엽	항이뇨호르몬 (ADH=vasopressin)	원위세뇨관과 집합관 수분 재흡수 증가 → 삼투조절, 혈압 상승	SIADH (항이뇨호르몬 부적절분비증후군)	요붕증(DI)
	옥시토신(oxytocin)	강한 자궁수축, 유선에서 유즙 배출	분만촉진, 유즙분비과다	분만지연, 유즙분비감소
갑상샘 (소포)	T₃(삼요오드티오닌) T₄(티록신)	골격성장, 중추신경계 성숙, 기초대사량 증가	Graves병	크레틴병(신생아), 점액수종(성인)
갑상샘 (소포곁)	칼시토닌	혈중 칼슘 농도 감소 (PTH와 길항작용)	혈중 칼슘 농도 저하 (골석화증)	혈중 칼슘 농도 상승
부갑상샘	PTH(부갑상샘호르몬)	혈중 칼슘 농도 증가	혈중 칼슘 농도 상승	혈중 칼슘 농도 저하
부신 피질	당류코르티코이드 (코티졸)	당질/지방/단백질 대사 → 당신생(혈당상승), 항 스트레스	쿠싱증후군	저혈압
	염류코르티코이드 (알도스테론)	수분전해질 균형유지(혈압조절), 혈청내 나트륨↑, 칼륨배설	고혈압	
	성호르몬(androgen)	2차 성징의 발달에 영향	사춘기 조기 발현	
부신 수질	에피네프린 노에피네프린	응급작용 : 교감신경자극	갈색세포종, 고혈압	
췌장	인슐린	혈당감소, 당질/지방/단백질 대사	저혈당증	당뇨
	글루카곤	혈당증가	고혈당증	저혈당증
	somatostatin	위에서 가스트린 분비 촉진	위산과다(위궤양)	
고환	테스토스테론	2차 성징, 성 기관 유지		
난소	에스트로겐, 프로게스테론	2차 성징, 월경 후 자궁내막 재생에 영향		

UNIT 02 뇌하수체 기능장애

1. 시상하부, 뇌하수체의 구조와 기능

1) 시상하부
① 간뇌의 일부
② 자율신경계 조절, 스트레스, 식욕, 체온 및 감정 조절, 내분비 조절
③ 뇌하수체 전엽과 혈관으로 연결 → 시상하부의 방출인자, 억제인자 분비

2) 뇌하수체 전엽
성장호르몬 ★, 갑상선 자극/여포자극/황체자극/부신피질 자극/호르몬, 프로락틴 분비

3) 뇌하수체 후엽
① 호르몬 생산이 없고 신경통로로 연결
② 시상하부에서 생산한 항이뇨호르몬(ADH), 옥시토신(자궁수축호르몬) 저장 및 방출
 → 시상하부가 신경전달물질인 아세틸콜린, 노에피네프린의 자극을 받으면 뇌하수체 후엽에서 방출

뇌하수체 전엽	
성장호르몬 (GH)	뼈와 연조직의 성장을 자극 ; 공복 시 포도당 합성을 자극 : somatotropin 이라고도 함
프로락틴 (PRL)	유방을 자극하여 유즙이 생산되도록 함
갑상선자극호르몬 (FSH)	갑상선을 자극하여 갑상선호르몬 (T_3, T_4) 분비자극
부신피질자극호르몬 (ACTH)	부신 피질을 자극하여 스테로이드, 특히 코르티졸(당류), 알도스테론(염류), 안드로겐(성)을 생산하도록 함
난포자극호르몬 (FSH)	난자와 정자를 자극함
황체형성호르몬 (LH)	여성의 배란이 일어나도록 하고 여성의 프로게스테론과 남성의 테스토스테론이 생성되도록 함
뇌하수체 후엽	
항이뇨호르몬 (ADH)	수분이 신장으로 재흡수 되도록 자극함 ; 혈관을 수축시킴
옥시토신	분만 중에 자궁이 수축되도록 함 ; 유선으로부터 유즙이 나오도록 함(모유수유 시)

2. 뇌하수체 전엽 기능항진증 ★★★★

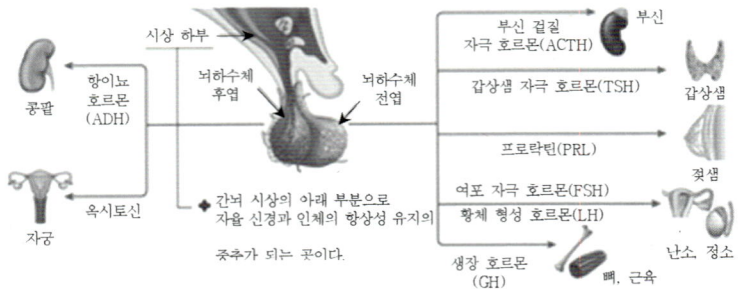

1) 성장호르몬 과잉분비 ★★★★

(1) 원인 : 뇌하수체선종

성장호르몬이 과잉 분비, 원치 않는 뼈와 연조직의 성장 초래 ★

(2) 임상증상 : 거인증(사춘기 이전), 말단비대증(사춘기 이후) ★★

① 거인증 : 영아기, 아동기에 시작 ~ 골단이 융합될 때까지 계속 성장, 신체장기 비대, 대사율 증가, 2차 성징 지연
② 말단비대증 : 20대에 시작 ~ 서서히 지속, 키가 크지 않으나 말단부위(코, 입, 귀, 혀, 손, 발)연조직이 넓고 두껍게 자람

(3) 치료

경접형동 뇌하수체 절제술, 방사선 요법, 약물요법

(4) 경접형동 뇌하수체 절제술 후 간호중재 ★★

① 신경학적 상태 관찰 → 시력, 지남력, 의식수준
② 뇌척수액 누출 의심 : 비강분비물이 목 뒤로 넘어감
  (혈당측정, 뇌척수액 누출시 당 검출)
③ 두개내압 상승 관찰, 수술 후 기침, 재채기, 코풀기
  금지 : 절개부위 압력증가, 뇌척수액 누출 주의
  배변시 힘주면 두개내압 상승되니 변비 주의(고섬유식이, 수분섭취 권장)

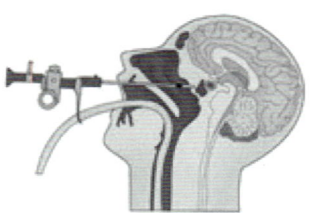

④ 체위 : 머리를 30도 상승
⑤ 감염예방(뇌막염 증상 관찰) : 두통, 체온상승, 목의 경직
⑥ 합병증 관찰 : 일시적 요붕증(I & O 면밀히 관찰)
⑦ 호르몬대체요법(ADH, cortisol, 갑상선호르몬 등):일생동안 필요
⑧ 수술 후 두통, 성기능 변화 등 일부 증상이 호전됨을 설명
⑨ 비심지는 2~3일간 유지하므로 구강호흡권장
⑩ 최소한 10일간은 봉합선 보호하고 불편감 완화 위해 칫솔질은 삼가기

3. 뇌하수체 후엽 기능장애 ★★★★

1) 요붕증(diabete insipidus, DI) ★★

(1) 원인 및 병태생리

항이뇨호르몬(ADH)결핍 → 다량의 희석된 소변 배설 → 다뇨로 수분 손실 → 혈장삼투압 증가, 수분, 전해질 불균형

(2) 임상증상 ★★

① 주요증상 : 지속적인 다뇨, 심한 갈증, 탈수
② 소변량 2~20L/일, 요비중(1.005 이하) ★ 및 요 삼투압↓, 혈장 삼투압↑(295mOsm/L↑, 물섭취 제한 시 상승, 식수 보충 시 거의 정상 삼투압 유지가능)
③ 고삼투압 시 과민반응, 멍함, 혼수, 고열, 혈액량 감소 시 저혈압, 빈맥, 점막건조, 피부 긴장도 저하

(3) 치료와 간호

※ 탈수의 징후를 조기에 발견하고 적절한 수분공급 중요!
① 섭취량과 배설량(I&O) 측정
② 경구와 정맥으로 적절한 수분공급, 단백질과 염분제한
③ 탈수와 전해질 불균형 증상(갈증, 체중감소, 피부탄력성 감소 등) 관찰
④ 2시간 간격 체위변경, 조기이상 실시, 피부 보습
⑤ 호르몬 대체요법(vasopressin) ★★ : 정맥, 피하, 비강분무, 경구 등 다양한 방법으로 투여, 신세뇨관에서 수분의 재흡수를 증가시킴, 비강 내 충혈, 자극, 초조감 등 관찰
⑥ ADH유사제 주입 시 체중증가, 두통, 불안정, 저나트륨혈증, 수분 중독 사정
⑦ 커피와 차 등 금지(∵ 심한 이뇨유발)

2) 항이뇨호르몬 부적절분비 증후군(SIADH) ★★★

(1) 원인

① 항이뇨호르몬(ADH)과다 → 수분 정체로 수분과 전해질의 불균형 초래
② 질병이나 약물(폐암, 결핵, 인공호흡기 적용환자, 폐렴, 폐농양, 전신마취제 등)
③ 스트레스

(2) 병태생리

항이뇨호르몬 분비↑ → 수분축적 → 혈액희석 → 저나트륨혈증 → 혈량↑

(3) 증상 ★

① 소화기계 변화 : 오심, 구토, 식욕부진
② 신경학적 변화 : 혼돈, 무기력, 기면, 두통, 안절부절, 불안
③ 수분-전해질 변화 : 혈중 Na+↓ ★, 소변량↓ ★, 체중증가

(4) 치료와 간호 ★

① 수분제한 : 500~600ml/일

② 수분섭취 : 섭취량/배설량 측정, 혈압, 체중 측정, 갈증 시 얼음 제공
③ 약물치료 : 이뇨제, 고장성 saline(3%) 투여
④ 신경학적 상태 사정(혼수, 경련 등) ★ 안전한 환경 제공, 소음과 빛 감소(환경자극 감소)

UNIT 03 당 대사 장애

① 인슐린 : 혈당을 낮춤, 탄수화물, 지방, 단백질 대사, 수분 전해질 균형 등
② 글루카곤 : 혈당을 높임

1. 당뇨병(diabetes mellitus, DM) ★★★★★★★★★★

1) 병태생리 ★

인슐린 → 탄수화물, 지방, 단백질 대사 조절 → 인슐린의 부족과 분비장애, 인슐린의 작용 결함으로 당뇨병 발생

2) 1형 VS 2형 당뇨

(1) 1형 당뇨병
① 췌장의 베타 세포 파괴, 인슐린 전혀 생성 안 됨
② 젊은 연령, 유전, 면역, 환경요인(virus나 독소)
③ 증상, 징후가 갑자기 나타남, 전체 당뇨의 5%

(2) 2형 당뇨병
① 췌장의 베타 세포에서 인슐린이 분비되나 인슐린 저항으로 발생
② 서서히 진행됨, 전체 당뇨병의 90%
③ 유전, 비만, 노령, 가족력, 고혈압, 고지혈증 등

3) 임상증상

① 전형적인 3대 증상 : 다뇨, 다음, 다식
② 공복감, 체중감소, 피로감과 전신 소양감, 탈수, 갈증, 상처치유 장애, 피부감염 등

4) 진단검사 ★★★

① 공복 혈당(FBS) : 신체의 포도당 사용 정도 평가, 8시간 금식 후 정맥 채혈
  정상 : 100mg/dl 미만, 당뇨 : 126mg/dl 이상
② 식후 2시간 혈당 : 신체의 당 이용 및 배설 상태 평가
  정상 : 140mg/dl 미만, 당뇨 : 200mg/dl 이상
③ 당화혈색소(HbA1C) ★★★ : 평균 2~3개월의 혈당치, 당뇨 관리상태 평가
  정상 : 5.7% 미만, 당뇨 : 6.5% 이상
④ C-peptide 검사 : 췌장 β세포의 인슐린 분비량 반영, 공복 시 혈중 0.6ng/ml 이하
  (정상 1.3~1.5) → 1형 당뇨병 진단

5) 치료 및 간호 ★★★★

(1) 식이요법 ★

가. 당뇨식이 일반적 원칙
① 기본 원칙 : 적절한 양, 골고루, 제때에 섭취
② 총열량 조절 : 3대 영양소 균형유지, 비타민, 무기질의 적절한 공급
③ 규칙적인 식사습관
④ 교육을 통한 식이요법 이해(식품교환표) : 식품들을 영양소의 구성이 비슷한 6군으로 구분하여 각 군의 음식을 서로 교환·섭취 할 수 있도록 함
⑤ 다른 치료방법과의 조화 : 운동, 경구 혈당강하제, 인슐린 주사 등
⑥ 개인별 식이 계획표 작성 ★ : 나이, 성별, 체중, 혈당수치, 생활양식 고려

나. 영양군별 섭취 조절
① 탄수화물 : 복합탄수화물 권장, 단당류와 이당류(과일과 설탕)는 제한, 고섬유질 식이
② 단백질 : 식물성 단백질 섭취 권장
③ 지방 : 총 열량의 30% 이내로 섭취, 포화지방, 콜레스테롤 제한

다. 혈당지침
① 전분을 단백질이나 지방함유 식품과 함께 섭취 시 흡수가 느려져 혈당 감소
② 잘게 썰어 정제, 조리된 음식보다 통째로 생식하면 혈당 감소

(2) 운동 ★★

가. 효과
① 근육의 포도당 흡수 증가, 인슐린 이용을 촉진하여 혈당 감소, 체중 감소, 스트레스 완화
② HDL 증가, 중성지방, 콜레스테롤 감소, 심혈관 상태 개선 및 합병증 감소

나. 방법
① 혈당농도가 최고에 이르는 시간(식사 시작 후 1시간)에 실시
② 저혈당 예방 위해 운동 1~3시간 전 식사나 간식 섭취 ★
③ 적절한 강도의 장기간의 유산소 운동 : 에어로빅, 보행, 수영 권장 ★
④ 강도가 높은 단기간의 무산소 운동 금지
⑤ 운동 후 저혈당증 예방 위해 필요시 운동 직후 간식 섭취
⑥ 장시간 운동은 저혈당 위험이 높으니 1시간 내로 마무리

(3) 약물치료 ★

가. 경구용 혈당 강하제
① 식이요법만으로 치료가 어려운 제2형 당뇨병 시 유용
② 췌장의 베타세포 자극하여 인슐린 분비 증가(저혈당 주의), 간의 포도당 합성 감소, 당흡수 지연, 근육, 간, 지방의 인슐린 감수성 개선, 인크레틴 분해 억제 효과 등

나. 인슐린 주사제
　① 적응증 : 제1형 당뇨, 제2형 당뇨병 중 경구혈당강하제 실패, 식이조절 실패 시
　② 저장방법 : 냉장보관
　③ 종류 ★
　　㉠ 초속효성 : 휴마로그, 노보로그, 15분 후 작용, 최대효과 60~90분, 지속 3~4시간
　　㉡ 속효성 : 포도당을 세포내로 이동시켜 혈당 강하, 투명한 약, 휴무린R, 노보린R, RI 등 30분~1시간 후 작용, 최대효과 2~3시간, 지속 3~6시간
　　㉢ 중간형 : NPH, 휴무린N, 노보린N, 혼탁한 약 2~4시간 후 작용, 최대효과 6~10시간, 지속 12~18시간
　　㉣ 장시간형 : Lantus, 1~2시간 후 작용, 지속 24시간 이상
　　㉤ 혼합형(NPH/regular) : 휴무린 70/30, 50/50, 75/25, 노보린 70/30
다. 주사부위 ★
　① 주사가능 부위 : 대퇴, 상박, 복부, 요부
　② 통증에 덜 민감한 부위(신체 중앙은 피함)
　③ 주사 부위를 변경(회전) : 지방조직의 국소적인 변형 예방 ★
　④ 같은 부위에 4주 이내에는 주사하지 않음(4주마다 1회 이상 맞지 않도록 인슐린 주사부위 회전) ★
라. 주사방법
　① 투여 시 실내온도로 하며 인슐린이 잘 섞이도록 양 손바닥 사이에서 굴리기
　② 피하주사 실시, 주사 후 비비지 말고 눌러주기 ∵ 흡수시간에 영향
마. 합병증 ★★
　① 저혈당 : 인슐린 과량 투여, 식사거름, 운동 과다(혈당치 70mg/dl 이하)
　② 조직비후나 위축 ★ : 인슐린 종양, 주사부위 지방 상실, 함몰
　③ 인슐린 저항 : 혈액 내 길항 작용하는 물질이나 항체 존재
　④ 소모기 현상(somogi) ★
　　전날 저녁의 과량 인슐린 투여, 저혈당발생 → 혈당상승 위해 호르몬분비, 포도당 생성(간) → 반동성 고혈당 발생 → 치료 : 인슐린 용량 감소
　⑤ 새벽현상
　　㉠ 새벽 3시까지 정상 혈당 이후 혈당치 상승
　　㉡ 제1형 당뇨에서 발생, 새벽에 분비되는 성장호르몬이 인슐린 필요량을 증가시킴
　　　→ 치료 : 인슐린 용량 증가
　　※ 소모기 현상과 감별 위해 자기 전, 새벽 3시, 잠에서 깰 때 혈당 측정

(4) 인슐린 요구 증가 상황 확인 및 대처 ★★
　수술, 외상, 임신, 스트레스, 사춘기 및 감염 → 스트레스 호르몬(글루카곤, 콜티졸, 에피네프린, 노에피네프린, 성장호르몬)수치 상승 → 포도당 생성(간) 촉진 → 포도당 소비 억제(근육, 지방세포) → 인슐린 효과 감소 → 인슐린 양 증가 필요

6) 합병증 ★★★★★★★★★

(1) 급성 합병증

가. 저혈당증 ★★★★ : 혈당 70mg/dl 이하
① 원인 : 인슐린, 경구 혈당강하제 과량 투여, 소량의 음식섭취, 과도한 신체활동
② 증상 ★ : 빈맥, 심계항진, 진전, 불안, 과민, 발한, 두통, 쇠약감, 피로 등
③ 치료 및 중재 ★★★
  ※ 먼저 의식변화 여부 확인 ★
  ㉠ 의식 있는 경우
    단당류 10~15g 섭취 시 40~45 혈당 상승 : 오렌지 주스 1/2컵, 사탕 3~5개, 꿀/설탕 1숟가락
  ㉡ 의식 없는 경우 ★
    50% 포도당 20~50ml 서서히 주입 ★, 글루카곤(정맥, 근육, 피하주사)
④ 예방간호 : 인슐린 최고작용 시간의 운동 피하기, 식사와 규칙적인 혈당측정, 신체활동량 증가 시 간식과 음식 추가 섭취, 당뇨병 인식표지 지참

나. 당뇨성 케톤산증 ★★★★★ : 주로 1형 당뇨에서 발생(1차 합병증)
① 원인 : 인슐린 용량이 현저히 부족하거나 생성되지 않을 때
  ㉠ 인슐린 부족 → 세포내 포도당↓ → 간에서 포도당 무한 생산 → 고혈당
  ㉡ 인슐린 부족 → 지방세포 분해 → 지방산이 간에서 케톤체로 전환 → 대사성 산증
  ㉢ 체내 과다 혈당 제거위해 소변배출(수분, 전해질 포함) → 고삼투성 탈수 유발
② 증상 ★★ : 과다환기(kussmaul 호흡, 호흡을 통한 아세톤, 이산화탄소 배출, 빠르고 깊은 호흡), 체위성 저혈압, 따뜻하고 건조한 피부, 당뇨성 혼수, 의식변화, 신경 반사 저하, 쇼크, 음, 오심, 구토, 다뇨, 갈증, 흐린 시력, 케톤뇨 등
③ 치료
  ㉠ 수액요법 ★ : 신장관류 증가, 포도당 소변 배설로 혈당 감소, 탈수 교정
  ㉡ 인슐린요법 : 저용량 속효성 인슐린(RI)투여, 항진된 이화작용 진정
  • 원인 질환 치료, 전해질 교정(인슐린 투여로 인한 저칼륨혈증 교정), 산증교정

다. 고혈당성 고삼투성 비케톤성 혼수 ★★
① 인슐린 부족으로 고혈당증과 고삼투상태 초래, 의식장애 발생
② 주로 2형 당뇨 환자에서 혼수가 나타나는 가장 흔한 원인 ★
③ 증상 : 심한 고혈당, 삼투성 이뇨로 다뇨, 다음, 빈맥, 심한 탈수, 수분 및 전해질 손실, 단, <u>쿠스말 호흡 및 아세톤 냄새 없음</u>
④ 치료 : 다뇨와 탈수 완화를 위한 수액공급(저장성, 등장성 생리식염수로 삼투압을 낮추고 손실된 수분 보충이 우선 ★), 전해질 균형 유지

(2) 만성 합병증 ★

가. 대혈관 합병증 : 뇌혈관질환, 관상동맥질환
나. 미세혈관 합병증 : 당뇨성 망막증 → 안저검사 ★, 당뇨병성 신경병증 ★, 당뇨병성 신증(사구체 기저막 비후 및 투과성 증가로 단백뇨 → 신부전 → 투석 → 이식)

다. 발과 다리의 합병증 : 당뇨병성 발 궤양
라. 기타 : 감염, 상처치유 지연
마. 발간호의 중요성 교육 ★★★
① 규칙적으로 발을 사정(감염, 손상, 티눈, 굳은살 등, 처방 없이 티눈, 굳은살 제거 금지)
② 약한 비누와 미온수로 씻고 발가락 사이 잘 건조
③ 발톱은 넉넉하게 직선으로 자르기
④ 발에 맞는 신발 착용, 양말신기(꽉 끼지 않도록 하기)
⑤ 신발 안에 거친 면이나 이물질이 있는지 관찰
⑥ 다리 꼬는 것, 맨발로 걷는 것, 가열된 깔개, 피부 굳은살을 깎아내는 것 피하기
⑦ 오랜 시간 같은 자세로 앉기 및 흡연 금지
⑧ 보습(단, 발가락 사이는 금지)

UNIT 04 갑상샘 기능장애

1. 갑상샘기능항진증 ★★★★★★★★

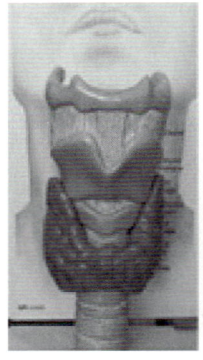 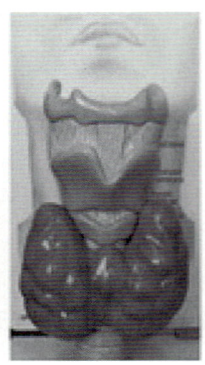 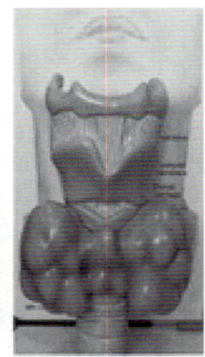

[정상]　　　　[갑상선기능항진]　　　　[갑상선기능저하]

1) 특징

- 혈장 내 갑상선 호르몬(T_3, T_4)이 과다하게 분비되어 말초조직 대사가 항진됨, 여성↑
- Grave's 병 ★ : 갑상샘 자가 항체에 의해 자극(자가면역 질환), 대부분이 해당(60~90%)
- 중독성 다발성 갑상샘 종양 : 갑상샘 조직 일부에서만 갑상선 호르몬 생성 및 항진

T_3, T_4	칼시토닌
탄수화물, 지방 대사 단백질 합성 비타민 대사(Vit.B_{12} 흡수) 열 생산, 대사율 조절 심근작용 촉진	혈청 칼슘농도 저하(뼈에서 칼슘 유리 억제)

2) 증상 ★
① 발한, 매끈한 머릿결, 빈맥, 혈압 상승, 식욕증가, 체중 감소, 설사, 근육 허약, 피로
② 기초대사율 증가, 안구돌출, 갑상선 비대(연하곤란), 놀란 표정, 무월경, 흐릿한 시야
③ 더위에 민감, 갑상선 위기
④ 주의집중저하, 안절부절, 불안정, 수면장애

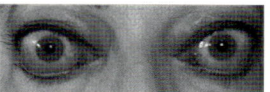 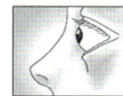

3) 진단검사
맥박 증가, 혈청 T_3, T_4 호르몬 증가 ★, 혈청 콜레스테롤 감소

4) 치료 및 간호중재 ★★★★★★★★

(1) 내과적 중재
① 항갑상샘 약물(PTU) 투여 ★★ : 갑상샘 호르몬 합성 차단, 많은 용량 투여 후 점차 감량하여 일정 용량 유지, 무과립구증 ★, 알러지반응 주의(주기적 검사 필요)
② 요오드(SSKI, lugol's solution) 투여 : 갑상샘 호르몬 분비 억제, 일시적, 단기간 사용, 우유 및 주스와 병용(맛을 좋게 함), 빨대사용(치아착색 예방)
③ 방사선요오드(^{131}I) 치료 : 갑상샘 세포 파괴, 치료 후 기능 저하증 발생 빈도↑(50%)

> **방사선요오드(^{131}I) 치료 시 교육지침**
> ① 변기 사용 후 물 2~3회 내리기, 수분섭취 증가로 배설 촉진
> ② 식기, 수건 분리사용, 침구류 분리 세탁, 치료 후 2~3일간 독방사용하며 격리
> ③ 사용한 세면대 및 욕조 철저히 세척, 화장실 사용 후 손 씻기 강화
> ④ 치료 시 격리, 타인과의 접촉 제한, 치료 후 6개월간 피임
> ⑤ 모유수유 금지, 약 평생 복용

④ 안위 유지, 눈 보호(각막건조 예방)
⑤ 영양공급 ★ : 고칼로리, 고탄수화물, 고단백, 고비타민 식이제공, 필요시 간식 제공
  → 체중유지, 에너지 보충
⑥ 시원한 환경 제공
⑦ 충분한 수분섭취 4L/일↑ : 발한이 심하고 대사율 증가
⑧ 방문객 제한, 정서적 지지 : 쉽게 흥분하며 불안

(2) 갑상선 절제술 시행 ★★★★★★
항갑상샘 약물 부작용 시, 큰 종양이 주변조직 압박 시

> **갑상샘 절제술 간호 ★★★★★**
> • 수술 전 간호
>   Lugol 용액 수술 7~10일 전부터 투여 → 갑상샘 크기, 혈관분포감소, 이후 수술 시 출혈 예방
> • 수술 후 간호 ★★★★★★
>   ① 후두신경 손상 : 쉰 목소리 시 의심(4일 이후에도 지속되는 것은 비정상)

② 출혈, 조직부종 관찰 ★ : 활력징후 측정(수술부위가 호흡기 근처이므로 출혈 가능성 많음), 목, 어깨 뒤로 조심스럽게 손을 넣어 드레싱 아래 부위 확인
③ 저칼슘혈증성 테타니 관찰 ★ : 수술 시 부갑상샘 손상 또는 제거, 부종 시 발생 ★
  ㉠ 초기 : 입 주위나 발과 손의 저린 감각
  ㉡ 후기 ★ : chvostek's sign(+), trousseau's sign(+), 전신경련
    • Chvostek징후 ★
      귀 바로 앞부분의 안면신경 타진 시 같은 측의 안면 근육이 수축하면 양성
    • trousseau징후 ★
      팔에 혈압기 cuff 감고 압력 올린 후 1~4분 가량 그대로 두었을 때 손이 동물의 발톱모양으로 수축, 손과 발에 경련 발생 시 양성
④ 호흡 부전 관찰
⑤ 응급 간호 제공 : 기관절개 세트(급성 호흡부전에 대비), 칼슘글루코네이트 준비(테타니에 대비)
⑥ 통증완화 수술부위 긴장 피함 : 체위 변경 시 목 뒤로 두 손을 받쳐 환자 지지, 필요시 진통제 처방
⑦ 영양 상태 유지
  ㉠ 고탄수화물과 고단백 식이
  ㉡ 적응할 수 있도록 부드러운 음식으로 시작(수분섭취 가능)
⑧ 반좌위, 머리 옆에 모래주머니 대주기(머리와 목 부동유지로 과다신전 예방) ★
⑨ 환자교육
  ㉠ 목의 영구적 운동 제한 예방 위해 상처가 치유될 때 목의 ROM운동 실시
  ㉡ 전체 갑상샘절제술 후 영구적인 갑상샘호르몬 투여 필요

(3) 갑상샘위기(thyroid crisis) ★★
- 갑상샘 기능항진의 악화, 감염, 갑상샘절제술 등으로 나타나는 증후군, 적극적 중재가 필요한 응급상황
① 증상 : 고열, 심한 빈맥, 탈수, 발한, 복통, 설사, 구토, 심한 불안정, 저혈압, 심계항진, 섬망, 혼수, 사망
② 치료 및 간호 중재 : 다량의 항갑상샘제(PTU), 덱사메타손(갑상샘호르몬 분비억제) 투여, 체온 조절(저온 담요 사용), 탈수 교정, 유발요인 교정, 실내온도 낮추고 시원한 환경 제공, 신경학적 상태 및 심맥관계 사정

2. 갑상샘기능저하증(hypothyroidism) ★★★★★★★
- 갑상샘 호르몬 생산부족 → 보상기전으로 갑상샘종 발생 → 갑상샘 비대
- 조직의 느린 대사, 열 생산의 감소, 조직의 산소 소모 저하

1) 원인 ★
크레틴병(선천성 갑상선부족) ★, 요오드 결핍, 갑상샘기능항진증 수술 시 제거, 방사선 치료 후, 뇌하수체 조양, 갑상샘자극호르몬 결핍

2) 증상 ★★

① 경한 갑상샘기능저하증
  ㉠ 푸석한 외모, 가늘고 건조한 모발, 창백, 차갑고 건조하고 거친 피부, 맥박 감소, 식욕 감퇴, 체중증가
  ㉡ 갑상선 비대(연하곤란), 변비, 기초대사율 감소, 열 생산 감소, 저체온, 추위에 민감
  ㉢ 지질대사 감소로 혈청 중성지방 및 콜레스테롤 증가, 기면, 졸림, 무감동, 불임증 등
② 점액수종 : 피부와 다른 조직에 뮤신이 비정상적으로 축적, 건조하고 창백한 부종

3) 진단검사 ★

콜레스테롤 증가, 혈청 TSH 수준 상승, 갑상샘호르몬(T3,T4) 감소, 방사성 요오드 흡수율 감소

4) 치료 및 간호 중재 ★★★

① 갑상선호르몬(synthyroid)투여 ★ 투여 시 부작용 사정: 불안, 협심증, 심근경색, 빈맥(100회/분 이상시 보고) → 소량으로 시작하여 점차 양을 늘려 유지량 지속, 호르몬 흡수 최대화를 위해 이른 아침 공복에 복용
② 저칼로리, 고단백, 고섬유소 식이, 식욕부진 시 소량씩 자주 제공
③ 충분한 수분 공급
④ 따뜻한 환경 제공, 보온(∵ 오한, 추위를 많이 느낌)
⑤ 체위 변경, 압박 감소시켜 피부 손상 예방
⑥ 감염예방(∵ 저항력 감소), 신체상 변화에 따른 정서적 지지

5) 주요 합병증

→ 점액수종 혼수(myxedema coma) ★ : 갑상샘기능저하증의 가장 심각한 상태
피부와 다른 조직에 뮤신(mucin)이 비정상적으로 축적되는 건조하고 창백한 형태의 부종, 내과적 응급상태로 즉각적인 치료 필요!

(1) 원인
  수술, 감염과 같은 스트레스, 치료에 대한 불이행 시 발생, 노인환자, 겨울에 호발

(2) 증상
  급격한 대사율 감소, 호흡성 산증을 유발하는 과소 환기, 저체온증, 저혈압 → 혼수 초래 저나트륨혈증, 고칼륨혈증, 이차적 부신부전, 저혈당증, 수분중독증 유발 가능

(3) 치료
  ① 기도유지, 산소공급, 수액의 정맥 내 투여
  ② levothyroxine(synthyroid)정맥 투여 ★
  ③ 부신피질호르몬 투여 : 갑상샘기능저하증이 장기간 지속되어 속발성 부신기능부전 예방
  ④ 보온, 회복 시까지 활력징후 측정
  ⑤ 조직관류 유지 위해 혈관수축제 사용, 혼수 유발 상황 평가하여 치료

UNIT 05 부갑상샘 기능장애

갑상샘 뒤쪽 후면에 위치, 상하 두 쌍(4개), 혈청 칼슘 농도에 반응하여 PTH 분비

1. 부갑상샘기능항진증(hyperparathyroidism) ★★

1) 특징

부갑상선 호르몬의 과잉 분비, 순환 혈청 내의 칼슘농도 증가, 인 농도 감소, 여성 > 남성, 40세 이상

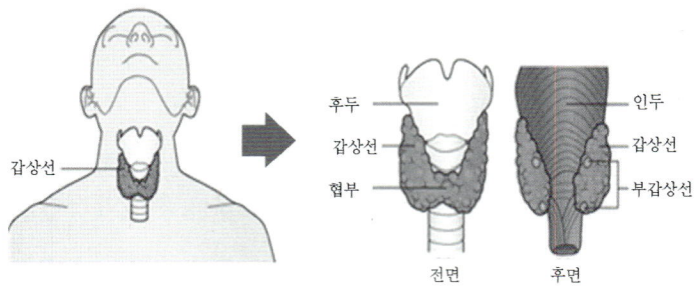

[칼슘 대사에 작용하는 요인]

	뼈	신장	소화기계	혈중칼슘
PTH (부갑상샘)	뼈의 재흡수 증가 (뼈에서 칼슘 빠짐) 골세포 골연화 증가	신장의 칼슘 재흡수 증가, 인 재흡수 역치 수준 감소 (칼슘 배출 방해)	비타민 D 활성화 자극으로 칼슘 재흡수 증가	증가
칼시토닌 (갑상샘)	뼈의 재흡수 감소 (뼈에 칼슘이 머뭄)	칼슘과 인의 재흡수 감소	직접적인 작용 없음	감소
비타민 D	뼈에서 PTH와 상승작용 : 인의 칼슘 펌프 자극	최소한의 신장작용 : 칼슘 재흡수 증가	칼슘과 인 흡수 증가	증가

2) 원인

① 원발성 → 단독 양성선종(90%), 부갑상선 비후, 증식, 악성 종양
② 속발성 → 만성 신부전

3) 증상 ★

① 신장결석, 요독증, 심부전증, 칼슘소실, 병리적 골절, 골다공증, 구루병, 관절염, 위궤양, 위장 증상, 고혈압, 췌장염
② 대부분 무증상, 무력감, 피로 등 호소

4) 진단

혈중 칼슘 증가와 인 감소, 혈중 alkaline phosphatase 증가, 소변 내 칼슘과 인 증가

5) 치료 ★

① 약물
  ㉠ 이뇨제 : 칼슘배설촉진(thiazides 금지 ∵ 신장에서 칼슘보유)
  ㉡ 인(장에서 Vit-D 칼슘 흡수 억제)투여
  ㉢ calcitonin : 골재흡수억제(혈중칼슘 저하) 및 칼슘의 신장배설 촉진
② 식이
  ㉠ 수분섭취 : 3,000ml/일, 칼슘제한
  ㉡ 산성식품 : 토마토, 옥수수, 포도, 육류, 생선, 달걀, 곡류, 서양자두 등 → 신장결석, 요로감염 예방, 칼슘이 산성소변에서 더 잘 녹기 때문
  ㉢ 고섬유질 식이, 배변완화제 투여
③ 골절예방 : 침대 높이 낮추고 침대 난간 올림, 이동 시 부축, 억제대 사용 피하기
④ 수술 : 부갑상선 절제술

6) 수술 후 간호

① 저칼슘혈증 증상(테타니) 관찰
② 호흡부전(기도유지, head up 30도), 출혈, 후두신경손상의 증상(쉰 목소리) 모니터링
③ 기관절개 세트 준비, calcium gluconate 준비
④ 수분섭취 유지

2. 부갑상샘 기능저하증(hypoparathyroidism) ★★★★★★

1) 특징 ★

PTH 분비↓ → 골흡수↓, 비타민 D의 활성화↓(장의 칼슘흡수↓), 신세뇨관의 칼슘배설↑, 인산 배설↓ → 혈청 칼슘 농도↓, 인 농도↑

2) 원인

① 갑상선 수술 중 제거, 혈액공급 저하, 수술 후 반흔 조직
② 유전적 소인, 자가 면역 장애

3) 증상 ★★★

① 저칼슘혈증, 저칼슘성 테타니(chvostek's sign, trousseau's sign) ★

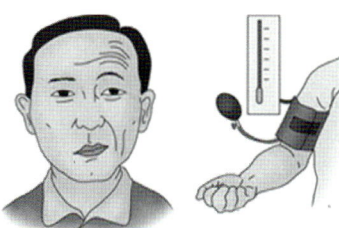

chvostek's sign   trousseau's sign

② 경련, 테타니 증상, 후두천명, 성대마비, 호흡곤란, 두통, 유두부종 등

③ 부정맥, 심박출량 감소, 저혈압, 심부전증
④ 우울, 불안, 불안정, 기억력 손상, 혼돈
⑤ 치아 늦게 나거나 나지 않음, 부서지기 쉬운 손톱, 가는 모발, 건조한 피부, 위장관 증상
⑥ 눈 : 수정체 칼슘화로 복시, 수명, 흐린 시야 등

4) 진단
저칼슘혈증, 고인산혈증, PTH 감소

5) 치료 및 간호 ★★★
① 칼슘 글루코네이트 투여 : 정맥혈관 자극하므로 정맥염, 괴사 등 관찰
② 경구용 칼슘제 보충 : 경련 위험 없어지면 정상 혈청 칼슘 유지 목적
③ 비타민 D 투여(∵ 칼슘흡수 시 필요)
④ 고칼슘, 고비타민, 저인산식이 제공(인 포함 식품 : 어육류, 난류, 우유 및 유제품, 곡류, 가공식품, 탄산음료) 단, 우유에는 칼슘도 많으나 인도 많아 유제품 제한
⑤ 테타니 발생 시 기도유지, 필요시 기관 내 삽관, 기관절개술
⑥ 침상 난간 올리고 발작에 대비한 세심한 관찰, 항경련제, 진정제 투여

UNIT 06   부신 기능장애

1. 부신피질기능항진증

> **부신피질 호르몬**
> - 당류피질호르몬(glucocorticoids) : 코티졸(95%)
> - 염류피질호르몬(mineralocorticoids) : 알도스테론(가장 강력)
> - 성호르몬 : 안드로겐

1) 쿠싱증후군(Cushing's syndrome) ★★★★★
부신피질 기능항진으로 glucocorticoids 과잉 분비 ★

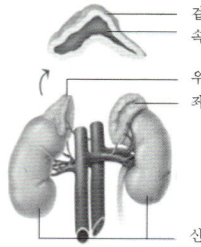

(1) 원인
부신종양(원발성), 뇌하수체 종양(속발성), 스테로이드 과량 투여

(2) 증상
① 단백질 대사장애 : 근허약, 골다공증, 병리적 골절
② 지방 대사장애 : 만월형얼굴, 들소목, 가는 사지, 몸통 비만
③ 탄수화물 대사장애 : 고혈당
④ 염증면역반응장애(T림프구 감소, 호중구 증가 → 감염 민감성↑→ 상처치유지연, 감염)
⑤ 고혈압, 체중 증가, 다행감, 인지능력 감소, 다모증, 머리카락 가늘어짐, 피부 얇아짐, 피부 색소침착

(3) 일반적 간호 ★★★★

① 외상위험성 감소 : 보조기구사용, 침대난간 올림, 중증 고혈압과 기립성 저혈압 증상 확인
② 감염예방 : 손 씻기, 감염증상 관찰, 감염 있는 사람들과의 접촉 피하기
③ 휴식과 활동 조절 : 최대한 휴식을 제공하고 중등도의 활동 권장
④ 피부손상 예방 : 피부상태 사정, 2시간 마다 체위 변경, 피부건조 예방
⑤ 병리적 골절예방 : 칼슘과 비타민 D 섭취, 우유, 치즈, 유제품, 녹색채소 권장, 알코올, 카페인 섭취 금지
⑥ 식이 : 저칼로리, 저탄수화물, 고단백, 저염, 고칼륨식이

(4) 외과적 중재 : 부신절제술 후 간호 ★

① 출혈관련 쇼크 관찰
② 1시간 마다 핍뇨, 신부전 증상 관찰
③ 처방된 혈압 상승제, corticosteroid 투여
④ 부신위기 관리
　㉠ 조기증상 : 안절부절 못함, 탈수 빈맥
　㉡ 후기증상 : 허약감, 저혈압, 발열, 구토 → 쇼크
　㉢ 치료 ★ : corticosteroid의 용량 증가, 수액, 전해질 투여-부신위기 증상 확인 및 관리
⑤ 활력징후 안정 시 까지 2~3일간 침상안정, 체위변경
⑥ 일측 부신절제술 ★ : 충분한 양의 스테로이드 분비 시까지 일정기간 투여
⑦ 양측 부신절제술 ★ : 일생동안 cortisol 복용
⑧ 회복기에 호르몬 대체요법 자가 투여 지침교육

(5) 내과적 요법 : cortisol 약물교육

① cortisol 투여지침 : 2/3는 아침에 일어나면서, 나머지 1/3은 오후 일찍 복용
　(∵ cortisol은 중추신경자극, 오후 늦게 투여 시 불면)
② 식사나 간식과 함께 복용 : 위장관 장애 예방
③ 매일 체중 측정
④ 스트레스 증가 시 처방에 따라 용량 증가, 갑작스런 약물 중단 금지
⑤ medical alert 팔찌 착용
⑥ 균형 잡힌 식사, 운동, 규칙적 생활습관유지, 스트레스 관리

2) 원발성 알도스테론증(염류 코르티코이드 과잉)

(1) 특징

알도스테론의 분비↑ → 신장에서 Na 재흡수 자극 → 수소이온배출↑, 포타슘 배출↑
→ 수분과 전해질 대사 이상, 신세뇨관의 소변 농축력 저하로 다뇨, 야뇨, 신부전 유발

(2) 원인

부신선종(종양)에 의한 부신피질에서의 알도스테론 과잉 분비

(3) 증상
　① 고혈압, 두통, 소변을 통한 과도한 포타슘 상실 → 부정맥, 근육 약화, 다뇨, 야뇨, 다음, 다갈
　② 테타니, 감각이상
　③ 소듐정체(신장에서 재흡수 증가) → 혈액량 증가 → 고혈압, 좌심실 비대

(4) 치료
　① 고혈압 완화, 저칼륨혈증 교정(칼륨보존 이뇨제 알닥톤 처방), 신장손상 예방
　② 수술 : 부신절제술, 알도스테론 길항제 투여

(5) 간호
　① 섭취량/배설량/체중 측정
　② 고혈압 증상, 울혈성 심부전, 부정맥 증상 관찰
　③ 저칼륨혈증, 근육 약화, 경련, 피로, 피부손상 증상 사정
　④ 야뇨로 인한 불면 해소 위해 낮잠 필요, 적당한 휴식 제공, 조용한 환경, 스트레스원 제거
　⑤ 식이 : 고단백, 저나트륨, 고칼륨 식이 권장
　⑥ 부신절제술 후에 평생 약물 복용 설명

2. 부신피질기능저하증 : 애디슨병 ★★★

1) 특징
ACTH의 비정상적 분비, 부신조직 장애, 시상하부-뇌하수체 체계 장애 → 부신의 스테로이드 3가지 생산 감소
① 당질코르티코이드(cortisol) 결핍
② 염류코르티코이드(알도스테론) 결핍
③ 성호르몬(안드로겐) 결핍

2) 원인
자가면역질환, AIDS, 결핵, 전이성 암, 부신절제술, 뇌하수체 및 시상하부종양, 뇌하수체 기능 저하증, steroid 장기투여

3) 증상
① cortisol 감소 : 저혈당(특히 공복시 저혈당), 무기력, 피로, 식욕부진, 저혈압, 피부색소(구강점막) 침착, 감염 및 잦은 질병, 스트레스 취약
② 알도스테론 분비 감소 ★ : 탈수, 저나트륨혈증, 고칼륨혈증, 체위성 저혈압, 쇼크
③ 안드로겐 생산 감소 ★ : 액와모/치모의 감소, 월경불규칙, 성욕감퇴, 발기부전

4) 치료 : 호르몬 대체요법 시행(부족 호르몬 보충)

5) 간호중재 ★
① 규칙적인 활력징후 측정 : 기초혈압 이하로 감소 시 보고

② 감염의 증상과 징후 관찰 : 감염 시 신체 스트레스가 증가 → 스테로이드 용량 증가
③ 규칙적 체중 측정 : 수분과 나트륨의 정체로 인함
④ 고단백, 고칼로리 식이, 규칙적으로 섭취 : 금식은 부신위기 진전 ★
⑤ 처방된 약물을 정확히 매일 투여해야 되는 중요성을 교육
⑥ 저혈당 증상 관찰

6) 부신위기(애디슨 위기) 예방 및 중재 : 부신부전이 악화된 상태

(1) 원인
① 만성 부신부전증 시 감염이 있거나 신체적·정서적 긴장 시
② 부적절한 약물치료, 불충분한 스테로이드 섭취나 갑작스런 중단
③ 스트레스 상황 : 임신, 수술, 감염, 탈수, 발열, 식욕부진, 감정적 동요

(2) 증상
갑작스런 극심한 허약감, 심한 저혈압, 저혈량성 쇼크, 심한 복통, 오심, 구토, 다리의 통증 등

(3) 치료 및 간호 중재
① 원인교정 : 감염, 불충분한 약물투여나 갑작스런 중단, 스트레스 등
② 스테로이드 대체 : 당질코르티코이드 즉시 투여(hydrocortisone정주), 점차 감량한 뒤 경구용 투여
③ 체액과 전해질 불균형 교정 : 등장성 수액, 산소, 혈관수축제, 혈량증량제
④ 저혈당 교정 : 포도당 정주
⑤ 체액감소로 인한 쇼크, 신부전에 대처 : 시간당 소변량, V/S(혈압, 급성기 시 매 15분마다), 체중 측정
⑥ 적절한 휴식과 점진적 활동 증진

3. 부신수질 기능 항진증 : 갈색세포종

카테콜라민(에피네프린, 노에피네프린)을 분비하는 부신수질의 종양
스트레스 인지 → 시상하부 자극 → 카테콜라민 분비 ↑ → 교감신경자극

1) 특징

① 원인불명, 유전
② 스트레스가 증상을 촉진, 악화가능
③ 대부분 일측성 부신 양성종양, 호발 : 40~60대

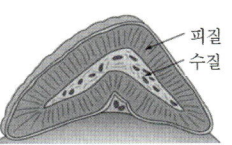

2) 증상

① 고혈압(대표적), 심한 두통, 빈맥, 흉통, 복통, 심혈관계 손상
② 교감신경계 과다 활동 : 발한, 불안, 심계항진, 혈당 상승, 정신적 스트레스

3) 치료 및 간호 중재

① 수술 : 부신절제술(대표 치료)
② 수술 전 혈압 조절
③ 고혈압 예방 : 스트레스 요인 차단, 금연, 급한 체위변경 피하기, valsalva 금지, 변비 예방
④ 안정(가장 중요) : 어두운 독방의 휴식제공, 두통 심할 시 움직임 제한
⑤ 안전관리, 목욕 자주 시행
⑥ 비타민, 미네랄, 칼로리 충분한 식이, 커피, 홍차, 탄산음료 제외

단원별 문제

01 갑상샘기능저하 시 간호중재로 옳은 것은?

① 칼슘 섭취를 제한한다.
② 고인산 섭취를 권장한다.
③ 비타민 D 섭취를 제한한다.
④ 경련예방 간호를 제공한다.
⑤ 치즈나 우유 섭취를 권장한다.

해설 [부갑상선 호르몬 기능]
- 혈청 칼슘, 인 조절(혈청 칼슘 농도 증가 시 인 농도 감소)
- 부갑상선 호르몬 작용을 위해 반드시 식이 통해 비타민 D 흡수 필요
① 칼슘섭취 권장 ② 저인산 섭취 권장 ③ 비타민 D 권장 ⑤ 치즈, 우유 같은 인 함유 식품 제한

02 갑상선 기능저하 대상자의 간호사정 시 확인할 수 있는 증상은?

① 들소 목, 하지허약
② 신경과민, 황홀감
③ 체중감소, 식욕증가
④ 안구돌출, 갑상선 비후
⑤ 피부건조, 느린 맥박

해설 갑상선 기능저하 : 갑상선 호르몬 결핍으로 조직의 느린 대사, 열 생산의 감소, 조직의 산소소모 감소를 초래한다. ①②③④ 갑상선기능항진증 시 증상, 이외에도 사지 무감각, 체중증가, 식욕감퇴, 무석한 외모, 상처 치유 지연 등이 있다.

01. ④ 02. ⑤

03 갑상선 종양이 너무 커서 주변 조직을 압박하여 갑상선 절제술을 받은 대상자의 간호중재로 거리가 먼 것은?

① 수술 전 lugol 용액으로 갑상선 크기와 혈관 분포를 감소시킨다.
② 수술 후 반좌위를 유지한다.
③ 전갑상선절제술 후에는 평생 갑상선 호르몬제를 복용한다.
④ 저탄수화물, 고단백 식이를 제공한다.
⑤ 수술 후 chvostek's 징후와 Trousseau's 징후가 양성인 경우 칼슘을 투여한다.

> **해설** ② 반좌위와 함께 머리 옆에 모래주머니를 대주어 과신전을 예방한다.
> ④ 고탄수화물, 고단백 식이를 제공한다.
> ⑤ 저칼슘혈증성 tetany 후기증상에 해당된다.

04 부갑상샘기능항진증 대상자의 치료 및 간호중재로 정정이 필요한 내용은 무엇인가?

① 수분 섭취를 1일 1,500ml로 제한한다.
② thiazides계열 이뇨제는 투여하지 않는다.
③ 고섬유질 식사를 제공하고 경우에 따라서 대변완화제를 투여한다.
④ 침대 난간을 올려 골절을 예방한다.
⑤ 토마토, 육류, 서양자두 같은 산성식품 섭취를 권장한다.

> **해설** ① 충분한 수분섭취를 3,000ml/일 이상 하여 요로감염 및 결석을 예방한다.
> 부갑상선 기능항진 시 혈중 칼슘농도 증가, 인 농도 감소 상태이므로 ② 신장에서 칼슘을 보유하기 때문에 투여를 금지한다.

05 갑상샘기능저하증으로 치료중인 대상자가 점액수종성 혼수에 빠진 경우 나타날 수 있는 증상은?

① 빈맥　　　　　　　　　② 고혈압
③ 고체온　　　　　　　　④ 부운 혀
⑤ 호흡 증가

> **해설** 점액수종성 혼수 : 치료하지 않은 상태에서 스트레스에 취약, 추위 노출, 감염, 외상 시 저체온, 저혈압 등 동반하며 혼수에 빠질 수 있다. ① 서맥 ② 저혈압 ③ 저체온 ⑤ 호흡감소

정답　03. ④　04. ①　05. ④

06 갑상선 절제술을 받은 대상자가 수술 후 2일째 신경과민, 입 주위와 손가락 끝이 저리다고 호소할 때 중재로 옳은 것은?

① 저린 부분을 마사지한다.
② 혈청 칼슘 검사 결과를 확인한다.
③ 수술부위의 출혈 유무를 확인한다.
④ 진정제를 처방한다.
⑤ 근전도 검사 결과를 확인한다.

> **해설** 저칼슘혈증성 tetany 증상으로 수술 후 24~48시간 특히 주의 깊게 관찰한다. 혈청칼슘수준 및 혈청 인 수준 측정결과를 확인한다.

07 갑상선 기능항진증 치료를 위한 PTU(prophylthiouracil)와 관련된 교육내용으로 옳지 않은 것은?

① "모발 손실, 미각 감소의 부작용 여부를 확인하세요."
② "약은 항응고제의 효과를 증가시킵니다."
③ "약 흡수율을 높이기 위해 공복 시 복용 하세요"
④ "투약 중 열, 인후통, 구강 내 병소가 있으면 바로 의사에게 알려주세요."
⑤ "약을 차광용기에 보관합니다."

> **해설** 항갑상샘약물로 갑상샘호르몬의 합성을 차단한다. 약의 흡수를 높이기 위해 식사와 함께 복용한다.

08 내분비샘에서 분비되는 호르몬의 기능에 대한 교육내용으로 옳은 것은?

① "cortisol은 혈당을 떨어뜨립니다."
② "노에피네프린은 혈관을 이완시킵니다."
③ "프로락틴은 자궁수축을 촉진합니다."
④ "갑상선 호르몬은 혈중 칼슘농도를 조절합니다."
⑤ "알도스테론은 세뇨관에서 수분과 나트륨을 재흡수합니다."

> **해설** ① 혈당을 증가시킨다.
> ② 혈관을 수축시킨다.
> ③ 유즙분비를 촉진한다.
> ④ 갑상선 호르몬은 T_3, T_4 분비하며 대사 활동을 자극한다.

06. ② 07. ③ 08. ⑤

09 다음 중 뇌하수체 후엽 기능장애로 나타날 수 있는 증상으로 옳은 것은?

① 요붕증
② 거인증
③ 쿠싱 증후군
④ 말단비대증
⑤ 성기능 장애

> 해설 뇌하수체 후엽 : 호르몬 생산은 없으며 시상하부가 아세틸콜린, 노에피네프린의 자극을 받아 뇌하수체 후엽에서 시상하부에서 발생한 항이뇨호르몬, 옥시토신을 저장하고 방출한다.
> ②③④⑤ 모두 뇌하수체전엽기능 항진증 시 발생하는데 구체적으로 다음과 같다.
> ②④ 성장 호르몬 과잉 시
> ③ 부신피질자극 호르몬 과잉 시
> ⑤ 생식선 자극 호르몬 과잉 시

10 Glucocorticoids가 과잉 분비되는 대상자의 내과적 중재로 옳지 않은 것은?

① 상처가 발생하지 않도록 한다.
② 규칙적으로 혈당을 측정하고 조절한다.
③ 매일 같은 시간에 체중을 측정한다.
④ 고칼륨, 고단백, 저나트륨 식이를 제공한다.
⑤ cortisone을 투여한다.

> 해설 [쿠싱증후군 중재]
> 목표 : 혈중 cortisol 수치 낮추기
> ⑤ 양측 부신절제술, 뇌하수체 절제술 시행 시 평생 투여하게 된다.
> 이외에도 병리적 골절예방, 휴식과 활동조절, 외상위험성 감소를 위한 간호중재를 제공한다.

11 항이뇨 호르몬 부적절증후군(SIADH)으로 중환자실에서 치료중인 대상자에게서 관찰하기 어려운 증상은?

① 체중 감소
② 핍뇨
③ 수분 중독증
④ 의식상태 변화
⑤ 저나트륨혈증

> 해설 항이뇨 호르몬 부적절증후군 : 항이뇨 호르몬 과다분비→수분정체→혈청 내 나트륨저하→혈량 증가→ 중추신경계 기능장애
> ① 체중이 증가한다. 이외에도 두통, 불안, 식욕부진, 오심/구토 등이 나타난다.

정답 09. ① 10. ⑤ 11. ①

12. 시상하부의 종양으로 인해 부신피질 기능저하증이 발생한 대상자에게 제공된 간호중재로 옳은 것은?

① 금식으로 부신위기를 예방한다.
② 규칙적으로 체중을 측정하고 변화 여부를 관찰한다.
③ 잦은 운동을 권유한다.
④ 고혈당 관리를 한다.
⑤ 주기적인 혈압측정으로 고혈압을 확인한다.

> **해설** 부신피질 기능저하증(애디슨병)의 흔한 증상 : 체위성 저혈압
> ① 금식은 부신위기를 진전시키므로 고단백, 고칼로리 식이를 제공한다.
> ② 체중감소여부를 확인한다.
> ③ 자주 휴식을 취하게 한다.
> ④ 저혈당 관리
> ⑤ 저혈압 확인
> 부신피질기능저하시 감염의 증상, 징후를 관찰하고 감염 시 스테로이드 용량을 증가해야 된다.

13. 다음 중 내분비 내과 간호사가 부신위기에 대해 잘못 이해하고 있는 것은 무엇인가?

① 심한 복통, 전신근육 쇠약이 있을 수 있다.
② 고열 후 체온이 저하된다.
③ 감염이나 지나친 긴장상태에 노출되어 발생한다.
④ 증상을 완화시키기 위해 신체활동을 늘린다.
⑤ 쇼크는 말초혈관의 허탈로 초래될 수 있다.

> **해설** ④ 호르몬 균형이 회복될 때까지 근육 허약감을 호소하므로 적절한 휴식을 권장한다.
> 부신위기는 부적절한 약물치료, 스테로이드 용량을 불충분하게 섭취하거나 갑자기 중단 시 발생할 수 있다.

14. 양측 부신절제술 후 cortisone을 복용하는 대상자에게 반드시 교육해야 할 내용으로 옳은 것은?

① "6개월 동안만 빠짐없이 복용합니다."
② "식사와 함께 복용합니다."
③ "증상이 완화된 후에는 주1회 복용합니다."
④ "약물은 매일 잠자기 전에 복용하는 것이 좋습니다."
⑤ "약물은 식사 30분전에 복용합니다."

> **해설** ①③ 양측 부신절제술 후에는 평생 동안 스테로이드를 복용한다.
> ④ 2/3는 아침에 일어나면서, 1/3은 오후 일찍 복용(중추신경자극으로 오후 늦게 투여 시 불면 유발)한다.
> ⑤ 소화성궤양을 예방하기 위해 식사와 함께 복용한다.

12. ② 13. ④ 14. ②

15 정확한 기전은 밝혀지지 않았으나 주로 고혈압이 발생하며 심리적인 스트레스나 신체적 운동, 체위변경에 의해서 나타난다. 위험요인은 흡연, 배뇨반사, 굽힘, 운동, 긴장, 임신 등이다. 어떤 질환에 대한 설명인가?

① 애디슨 병
② 원발성알도스테론증
③ 갈색세포종
④ 그레이브스 병
⑤ 쿠싱증후군

해설 에피네프린, 노에피네프린을 분비하는 부신수질의 종양(갈색세포종)으로 주된 치료법으로 부신절제 한다.

16 15번 대상자의 간호중재로 옳지 않은 것은?

① 커피를 제한하고 고비타민 식사를 권한다.
② 금연에 대해 교육한다.
③ 변비를 예방하고 valsalva를 금지한다.
④ 안정이 가장 중요하므로 두통이 심한 경우 밝은 조명과 조용한 공간에서 쉬도록 한다.
⑤ 땀을 많이 흘리므로 샤워를 자주 한다.

해설 안정이 가장 중요하며 두통이 심한 경우 움직임을 제한하며 어두운 독방에서 휴식하도록 한다.

17 부신종양으로 좌측 부신절제술을 받고 당류코르티코이드를 처방받은 대상자가 투약 관련 질문을 할 때 간호사의 대답으로 가장 옳은 것은?

① "수술부위 통증과 불편감을 예방하기 위해서 꼭 복용하십시오."
② "호흡기 감염을 방지하기 위해 퇴원 후 2주간은 꼭 복용하고 이후에는 경과를 봐주세요."
③ "부신절제술 후 cortisol의 혈중농도를 유지하기 위해 평생 투여합니다."
④ "수술 후 출혈로 인한 쇼크를 방지하기 위해 1회만 투여합니다."
⑤ "남은 부신이 충분량의 cortisol을 분비할 때까지 약물은 일시적으로 투여합니다."

해설 한쪽 부신절제술을 한 경우에는 ⑤번이 약물치료의 기본 원칙이다. 또한 부신피질 부전을 잘 관찰하는 것이 중요하다.

18 원발성 알도스테론증 대상자가 간호사에게 극심한 두통을 호소할 때의 중재로 가장 옳은 것은?

① 즉시 금식시키고 수액을 유지한다.
② 알닥톤을 투여한다.
③ 침상에서 절대안정하며 낮잠은 금지한다.
④ 고혈압이 있는지 면밀히 측정한다.
⑤ 서늘한 환경과 가벼운 의복을 제공한다.

> **해설** 원발성 알도스테론증 : 부신피질 기능 항진증으로 알도스테론의 분비 증가로 수분과 전해질 대사 이상이 오며 소듐 정체로 고혈압이 초래된다.
> ④ 고혈압증상 : 두통, 시력변화, 고혈압성 망막증 등이므로 고혈압 여부를 잘 관찰한다. 이외, 야뇨로 인한 불면 해소 위해 낮잠 필요, 적당한 휴식제공, 고단백, 저나트륨, 고칼륨 식이, 근육약화, 경련, 피로, 피부손상 증상을 사정하며 부신절제술 후에는 평생 약물을 복용함을 설명한다.

19 다음 중 당뇨병 대상자에게 제공할 식이로 옳은 것은?

① 체중을 조절하고 적절하게 칼로리량을 정한다.
② 염분 섭취를 제한하여 수분 불균형을 예방한다.
③ 단백질 섭취를 줄여 질소균형을 맞춘다.
④ 지방섭취를 늘려 지방이 흡수되지 않는 것을 예방한다.
⑤ 탄수화물섭취를 70%로 조정하여 당분 부족을 예방한다.

> **해설** 표준체중을 유지할 수 있는 적정열량, 균형 잡힌 식이를 제공하며 골고루, 제때에 먹는 것이 중요하다.
> 탄수화물 : 55~60%, 단당류와 이당류 제한
> 단백질 : 15~20%, 식물성 단백질 섭취 권장
> 지방 : 20~30%, 포화지방, 콜레스테롤 제한

20 당뇨를 진단하는 기준으로 옳은 것은?

① 당화혈색소(HbA$_1$C)가 6.6%인 경우
② 공복 시 혈당이 125mg/dl인 경우
③ 식후 2시간 혈당이 145mg/dl인 경우
④ C-peptide 검사수치가 1.4ng/ml인 경우
⑤ 경구당부하검사 2시간 후 혈장혈당이 188mg/dl 이상인 경우

> **해설** ① 정상 5.7% 미만, 당뇨 6.5% 이상
> ② 정상 100mg/dl 미만, 당뇨 126mg/dl 이상
> ③⑤ 정상 140mg/dl 미만, 당뇨 200mg/dl 이상
> ④ 정상 1.3~1.5

18. ④ 19. ① 20. ①

21 당뇨병 대상자의 발 관리로 잘못된 것은?

① 맨발로 걷는 것을 피한다.
② 발톱은 약간 여유를 두고 일자로 깎는다.
③ 혈액순환을 위해 미지근한 물에 자주 담근다.
④ 한 여름에 통풍을 위해 앞이 뚫린 슬리퍼를 맨발로 착용한다.
⑤ 건조함 예방을 위해 발가락 사이를 제외하고 로션을 바른다.

> **해설** 앞이 뚫린 슬리퍼를 맨발로 신는 것은 상처나 손상의 위험이 크기 때문에 피한다.

22 다음 중 저혈당에 관한 내용으로 옳지 않은 것은?

① 피부가 차고 축축해진다.
② 불충분한 음식섭취, 인슐린의 과량 투여, 과도한 신체활동이 원인이 된다.
③ 혈당이 70mg/dl 이하로 내려갈 때 발생한다.
④ 빈맥, 발한, 심계항진, 공복감이 나타난다.
⑤ 인슐린 주사 직후 바로 나타나는 경우가 많다.

> **해설** ⑤ 인슐린 최고작용 시간에 발생하는 경우가 많다.
> 저혈당이 온 경우 의식이 있으면 단당류 10~15g을 섭취하며 의식이 없는 경우에는 정맥으로 포도당을 주입한다.

23 당뇨로 인슐린 치료를 받는 대상자의 교육내용으로 옳지 않은 것은?

① "같은 부위는 4주 이내에 주사하지 않습니다."
② "주로 대퇴, 상박, 복부, 요부를 주사부위로 선택합니다."
③ "통증에 덜 민감한 부위를 주사부위로 선택하는데 신체 중앙은 피합니다."
④ "투명한 것은 속효성 인슐린, 뿌연색은 중간형 인슐린입니다."
⑤ "주사 후에는 빠른 흡수를 위해 적당한 강도로 문질러줍니다."

> **해설** 피하주사를 실시하며 주사 후 문지르면 인슐린 흡수와 작용시간에 영향을 미치므로 문지르거나 비비지 않고 가볍게 눌러준다.

정답 21. ④ 22. ⑤ 23. ⑤

24 다음 중 제2형 당뇨병에 대한 설명으로 옳은 것은?

① 인슐린 저항성에 의해 발생한다.
② 가장 먼저 인슐린을 주사하여 조절한다.
③ 곧바로 약물치료를 시작한다.
④ 젊은 연령에서 흔하게 발생된다.
⑤ 단백질, 지방으로 열량을 분산하는데 탄수화물은 식이요법에서 제외한다.

> **해설** 제2형 당뇨는 췌장의 베타 세포에서 인슐린이 분비되나 저항성으로 인해 발생하며 서서히 진행되고 전체 당뇨의 90% 이상으로 유전, 비만, 노령, 가족력, 고혈압, 고지혈증 등이 원인이다.
> ②③ 1형 당뇨 시 인슐린 치료를 바로 시작하나 2형 당뇨는 식이요법, 운동 등 생활습관개선을 먼저 시도해 본다.
> ④ 1형 당뇨
> ⑤ 탄수화물을 포함한 식이 요법을 계획한다.

25 당뇨병 치료로 매일 오후 5시에 중간형(NPH)인슐린을 투여하는 대상자에게 저혈당의 위험이 가장 높은 시간은 언제인가?

① 오전 1시, 취침 중
② 오후 1시, 점심식사 후
③ 오전 11시, 점심식사 전
④ 오후 4시, 저녁식사 전
⑤ 오후 6시, 저녁식사 직후

> **해설** NPH 최고 효과는 투여 후 6~10시간으로 ①의 시간에 저혈당이 발생할 수 있음을 교육한다.

26 당뇨병 대상자가 쿠스말 호흡을 하는 이유로 옳은 것은?

① 혈중 젖산 농도가 올라가므로
② 호흡으로 산증을 줄이기 위해
③ 당뇨로 인한 호흡기계의 손상으로 인해
④ 중추신경계의 손상으로 인해
⑤ 케톤 대사를 떨어뜨리기 위해

> **해설** 당뇨병 케톤산증은 인슐린 용량이 부족하거나 생성되지 않을 시 발생한다.
> 인슐린 부족 시 세포내로 들어가는 포도당 감소 → 간은 포도당을 무제한 생성 → 고혈당 발생 → 인슐린 부족 → 지방세포가 지방산, 글리세롤로 분해 → 지방산은 간에서 케톤체로 전환 → 케톤체 생성 → 대사성 산증 유발, 빠르고 깊은 호흡인 쿠스말 호흡을 하는 이유는 호흡을 통해 산증을 줄이기 위함이다.

24. ① 25. ① 26. ②

27 다음 중 새벽현상에 대한 내용으로 옳은 것은?

① 치료를 위해 인슐린 용량을 증가한다.
② 혈당을 조절하는 초기 단계에서 발생하는데 치료를 위해 인슐린 용량을 감소한다.
③ 자기 전에 간식을 섭취하여 일정한 당 수치를 유지하도록 한다.
④ 중간형, 장시간형 인슐린 투여 시 발생할 수 있다.
⑤ 급성 저혈당에 대한 반응으로 반동적으로 고혈당이 발생한다.

> **해설** ②③④⑤ 소모기 현상에 대한 내용이다. 새벽현상은 새벽까지는 혈당이 정상이다가 이른 아침에 혈당이 상승 하는데 새벽에 분비되는 성장호르몬 때문으로 추정하며 주로 1형 당뇨병에서 나타난다. 치료를 위해 인슐린 용량을 증가한다.

28 다음 중 요붕증의 증상으로 옳은 것은?

① 요비중 1.005 이상 ② 혈장삼투압 감소
③ 농축된 소변 ④ 다갈
⑤ 신장에서 수분 재흡수 증가

> **해설** 요붕증은 ADH(항이뇨호르몬)의 부족으로 인해 신장의 수분 재흡수 장애가 발생하는데 다뇨, 다갈이 주로 발생한다.
> ① 요비중 1.005 이하
> ② 혈장 삼투압 증가
> ③ 소변이 농축되지 않음
> ⑤ 신장의 수분 재흡수 장애, 과다 수분 손실로 다갈 유발

29 뇌하수체 후엽의 호르몬 결핍 시 나타나는 증상으로 옳은 것은?

① 수분, 나트륨의 재흡수 촉진
② 수분 배설 촉진, 나트륨 재흡수 촉진
③ 수분, 나트륨 배설 촉진
④ 자궁수축, 유즙분비 감소
⑤ 자궁이완, 유즙분비 촉진

> **해설** 뇌하수체 후엽의 항이뇨호르몬은 수분의 재흡수를 촉진하며, 옥시토신에 의해 자궁이 수축되고, 유즙분비를 촉진한다. 결핍으로 이상의 기능에 문제가 발생한다.

정답 27. ① 28. ④ 29. ③

30 요붕증의 간호 중재로 거리가 먼 것은?

① 탈수의 징후를 조기에 발견한다.
② 정확한 섭취량과 배설량을 측정한다.
③ 커피와 차 등은 이뇨 효과가 있으므로 섭취를 금지한다.
④ Desmopressin을 정맥, 피하, 비강분무, 경구 등 다양한 방법으로 투여한다.
⑤ 고장성 saline(3%)을 투여한다.

해설 ⑤ 항이뇨호르몬 부적절 증후군의 중재방법이다.

31 뇌하수체절제술을 받은 대상자가 심한 두통을 호소할 때의 가장 우선적인 중재는?

① 즉시 진통제를 투여한다.
② 침대머리를 올려주고 침상안정을 시킨다.
③ 재채기, 기침을 권장한다.
④ 호르몬 약물을 투약했는지 확인한다.
⑤ 입으로 호흡하도록 교육한다.

해설 뇌하수체절제술 후 두통은 보통 두개내압, 뇌부종으로 인해 발생하기 때문에 ②번과 같이 해주고 필요시 진통제를 투여한다. 혈압, 맥박을 관찰하여 이상 시 의사에게 보고한다.

32 갑상샘 위기에 대한 설명으로 거리가 먼 것은?

① 조용하고 따뜻한 환경을 조성해 준다.
② 불안, 복통, 설사, 구토, 심계항진 등의 증상이 나타난다.
③ 다량의 항갑상샘제를 투여한다.
④ 탈수를 확인하기 위해 I&O를 측정한다.
⑤ 갑상샘 기능항진증의 적절하지 않은 치료로 인해 대사가 항진된 상태이다.

해설 ① 시원한 환경으로 안정할 수 있도록 한다.
갑상샘 위기는 갑상샘 기능항진이 극도로 악화되어 나타나는 증후군으로 위의 증상 외에도 고열(40~41℃), 발한, 부정맥 동반 빈맥 등이 발생하며 섬망, 혼수, 사망에 이를 수 있는 위기 상태이다.

30. ⑤ 31. ② 32. ①

성인간호학 간결

초판 1쇄 발행 2023년 5월 22일
초판 1쇄 인쇄 2023년 5월 22일
2판 1쇄 발행 2025년 4월 07일
2판 1쇄 인쇄 2025년 4월 07일

편저자 위아너스 편집위원회
발행처 (주)IMRN
주 소 경기도 파주시 금릉역로 84, 청원센트럴타워 606호 (금촌동)

ISBN 979-11-93259-34-4